医门问津（一）

传承岐黄瑰宝，创新发微医理

张军平 主编

医门问津

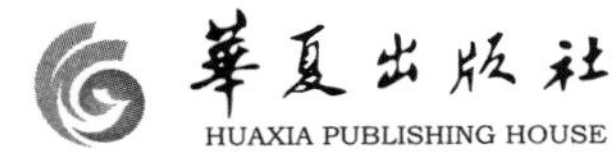

《医门问津》
丛书编委会

《传承岐黄瑰宝，创新发微医理》
（医门问津丛书）
编委会

主　编

张军平

副主编

朱亚萍　陈晓玉　徐士欣　谢盈彧　陈馨浓　方子寒　施　琦

主　审

阮士怡

编　委　（按姓氏笔画排序）

王亚楠　王丽蓉　王铭扬　白晓丹　刘　琪　刘　璐　刘婉莹
杨立基　杨惠林　杨雅倩　李　皓　李渊芳　宋美莹　张文博
张晓囡　陆春苗　赵一璇　贾秋瑾　黄灿灿　黄娟娟　葛其卉
廉　璐　漆仲文　冀　楠　穆怀玉

前　言

中医药学是中华民族传统文化的重要组成部分，也是中华文化伟大复兴的先行者，中医药历经数千年变革发展至今，其道一以贯之又与时俱进。在与现代医学的碰撞和对话中，其医理研究、诊断方式、用药思路、传承模式等已经形成了自己独特的风格。中医学既讲究读经典、做临床，也需要懂研究、搞创新，才能做到“遵古不泥古，创新不离宗”，才能继往开来，推动中医药事业不断发展。

自二十世纪八十年代以来，我们深入开展了动脉粥样硬化性心脑血管病、高血压病、病毒性心肌炎等疾病的科学研究工作，组建、培养了一支团结精干的队伍，从理论创新、科学研究与临床实践多方面着手，对心血管领域中医理论继承、发展、应用进行了不懈探求，并颇有成效。

多年来，我们基于病证结合、方证对应的临床治疗思路，完善、构架中医辨证论治体系；提出以维护血管稳态为切入点，构建“血－脉－心－神”一体观治疗缺血性心脏病的整体干预理念，明确其时间序贯性和空间多维性；开展动脉血管壁的中医药保护系列研究，从血管内膜的斑块形成阶段、易损阶段、破裂阶段构建血管稳态的“病－证－时”治疗新体系；提出解毒护心、益气养阴、清透伏邪法治疗病毒性心肌炎等学术观点。

为全面总结学术思想，凝练研究成果，加强中医理论创新的交流与推广，特辑本丛书。《传承岐黄瑰宝，创新发微医理》作为“医门问津丛书”第一册，共分为三卷，分别为理论创新卷、临证实践卷与科学研究卷。全书围绕我们近年提出的理论创新观点、临床诊疗创新及验案分析、方药基础研究等内容，进行系统回顾总结、整理及二次创作。第一卷以中医经典理论的继承与创新为主线，内容包括中医经典理论的思考发挥、各家学术源流的融会贯通、病证结合与病证统一，主要为中医经典理论的学习、思考、发挥及创新观点的提出、归纳与应用。第二卷以临诊实践为基础，着重就部分常见病的证候演变规律、诊疗方案优化、临床疗效评价开展示范性研究，并列举临床典型案例加以印证，内容涵盖了不同时期主持的中医药治疗心脑血管疾病临床研究成果和验案，以求全方位展现中医药在现代心血管病诊疗中的确切效用。第三卷分为学术热点实时追踪、中药现代化研究的有效单体实验研究和部分组方成药实验研究，系统评价了心脑血管疾病相关的实验方法，回顾总结了近年来的研究进展，并全面展示了实验的设计、实施、完成等研究过程，为中医科学研究提供有益参考。

“问津”一词，语出《论语·微子》：“长沮、桀溺耦而耕，孔子过之，使子路问津焉。”原为询问渡口，后世引申为探访寻求之意。南朝沈约有语：“寻师讲道，结友问津。”传承经典之精华，珍视名医之成果，开辟研究之思路，弘扬中医为己任，我们期冀与广大中医同仁，在传承、创新、应用中医的漫长道路上，上下求索。

不忘初心，文以载道。

编者

2020 年 9 月

目录

第一卷　文以载道，继承创新——理论创新卷

第一章　追本溯源，一断于经——中医经典理论的思考发挥 003

第一节　何为“经典”与中医学经典 003

第二节　知行合一，中医经典与临床 006

一、追根本溯源头，指导临床认识疾病 006

二、传道授业解惑，指导临床辨证施治 007

三、体悟中医经典，指导临床遣方用药 008

第二章　谨守病机，病证统一——病证结合的理论认识 011

第一节　病、证关系的讨论 011

一、辨证论治源于辨病理论 011

二、辨证论治的实施手段是病证结合与方证对应 012

第二节　病证结合的重要性 013

一、病证结合是准确认证的基石 013

二、病证结合是辨证施治的关键 014

第三节　病证结合的临床应用 014

一、中医药临床疗效评价现状 014

二、病证结合是中医药临床疗效评价的关键环节 015

三、病证结合模式下的疗效评价 016

第三章　百家争鸣，兼蓄融容——不同学术流派的融通 017

第一节　大气学说 018

一、历史沿革 018

二、大气与大气下陷学说的内涵 021

三、大气下陷学说在临床疾病的应用 023

第二节　毒邪学说 027

一、历史沿革 027

二、毒邪学说的内涵 …… 028
三、毒邪学说在临床疾病的应用 …… 029
第三节 伏邪学说 …… 035
一、历史沿革 …… 035
二、伏邪学说的内涵 …… 036
三、伏邪学说在临床疾病的应用 …… 038
第四节 络病学说 …… 042
一、历史沿革 …… 042
二、络病学说的内涵 …… 044
三、络病学说在临床疾病的应用 …… 045
第五节 “心－脾－肾”三脏一体观 …… 049
一、“心－脾－肾”三脏一体观的理论依据 …… 049
二、从“心－脾－肾”三脏一体观探讨动脉粥样硬化病机 …… 050
三、基于“心－脾－肾”三脏一体观论治动脉粥样硬化 …… 051
第六节 “血－脉－心－神”一体观 …… 055
一、“血－脉－心－神”一体观的内在生理联系 …… 055
二、“血－脉－心－神”一体观的时空整体性 …… 056
三、“血－脉－心－神”一体观下的缺血性心脏病证候变化规律 …… 057
四、“血－脉－心－神”一体观下缺血性心脏病的整体防治 …… 058

第四章 循理论治，以药为本——临床用药与疾病防治的思考 …… 060
第一节 以药为本——中药临床应用 …… 060
一、中成药的主要分类方法 …… 060
二、中医临床药物组方模式 …… 062
第二节 循理论治——中医药在心血管疾病中的应用 …… 063
一、中医药干预心肌纤维化的作用 …… 063
二、中药复方在心血管疾病防治中的应用 …… 064
三、提高防治心血管疾病疗效的难点与思考 …… 065
第三节 循理论治——疾病模式再思考 …… 066
一、转化医学模式下中医药防治心血管疾病思考 …… 066
二、精准医学理念指导下的中医药应用思考 …… 069
参考文献 …… 071

第二卷　薪火相传，临证治验——临证实践卷

第一章　体天格物，触类而通——证候演变观察 077

第一节　病毒性心肌炎 078

一、文献研究 078

二、证候学分析 080

第二节　冠心病 082

一、文献研究 082

二、证候学分析 085

第三节　缺血性中风 087

一、文献研究 088

二、证候学分析 089

第二章　人有我优，和而不同——诊疗方案优化 092

第一节　病毒性心肌炎 092

一、病毒性心肌炎的诊断现状与策略 093

二、病毒性心肌炎的诊查手段 094

三、病毒性心肌炎的中医诊疗方案优化 095

第二节　冠心病 096

一、优化证候分类用药 097

二、优化阶段性治疗方案 097

三、优化人群分类治疗方案 097

第三章　践行真知，医理求效——临床疗效评价 099

第一节　病毒性心肌炎 099

一、患者生活质量量表的研究 099

二、基于患者生活质量量表的条目筛选分析 101

三、关于患者生活质量量表的信度、效度及反应度的研究 102

四、患者随访 102

第二节　冠心病……107
一、稳定型心绞痛的临床疗效评价……107
二、不稳定型心绞痛的临床疗效评价……109
第三节　高血压病……111
一、舒脑欣滴丸干预高血压的临床疗效……112
二、舒脑欣滴丸干预高血压眩晕的临床疗效……113
三、舒脑欣滴丸干预高血压眩晕血瘀证及炎症因子水平……114
第四节　缺血性脑病……115
一、舒脑欣滴丸治疗后循环缺血性眩晕的研究……115
二、舒脑欣滴丸治疗缺血性中风的临床观察……117

第四章　验案举隅，抛砖引玉——临床典型案例……119
第一节　如何选取和利用临床典型医案……119
一、选取医案时应遵循的原则……119
二、记录医案要点……120
第二节　冠心病……122
一、诊治概况……122
二、临证验案……124
第三节　高血压病……169
一、诊治概况……169
二、临证验案……171
第四节　心律失常……192
◎心房颤动◎
一、诊治概况……192
二、临床验案……194
◎其他心律失常◎
一、诊治概况……201
二、临床验案……202
第五节　心力衰竭……207
一、诊治概况……207
二、临床验案……209

第六节 心肌病……216

◎扩张型心肌病◎

一、诊治概况……216

二、临床验案……217

◎肥厚型心肌病◎

一、诊治概况……220

二、临床验案……221

◎成人心肌炎◎

一、诊治概况……228

二、临床验案……229

附录……232

参考文献……233

第三卷 潜研精思，与时俱进——科学研究卷

第一章 聚焦热点，日新月异——学术热点实时追踪……237

第一节 靶向治疗动脉粥样硬化的研究进展……237

第二节 抗动脉粥样硬化相关病理反应的研究进展……243

一、脂质代谢……243

二、自噬和氧化应激……245

三、免疫功能调节……247

四、内质网应激……247

五、斑块内血管新生……248

第二章 本草求真，潜探幽微——中药单体实验研究……250

第一节 丹酚酸 B 的实验研究……250

一、丹酚酸 B 对脑缺血再灌注损伤的保护研究……251

二、丹酚酸 B 对炎症反应的抑制作用研究……256

第二节　三七总皂苷保护脑缺血再灌注损伤的实验研究……262
第三节　红芪多糖的实验研究……264
一、红芪多糖对培养兔主动脉平滑肌细胞内脂质过氧化物和超氧化物歧化酶含量的影响……264
二、红芪多糖对培养血管壁平滑肌细胞的影响……266
第四节　冰片中有效成分的实验研究……269
第五节　阿魏酸调节血管内皮细胞的实验研究……273
一、阿魏酸对人脐静脉血管内皮细胞的增殖作用观察……273
二、阿魏酸通过上调细胞周期蛋白 D1 和血管内皮细胞生长因子促进内皮细胞增殖……275
三、阿魏酸对血管内皮细胞生长因子诱导的血管平滑肌细胞迁移的影响……277

第三章　方随法出，科研寻证——组方成药实验研究……281

第一节　益气软脉法抗衰老的实验研究……281
一、敦煌长寿方药延缓衰老的机制探讨……281
二、益气软脉方延缓动脉粥样硬化的实验研究……285
第二节　清脑益智法治疗脑血管疾病的实验研究……288
一、清脑益智法血清在缺氧培养条件下对人胚大脑神经细胞的影响……288
二、清脑益智法对烟雾病脑血管壁细胞的影响……291
第三节　解毒活血法干预动脉粥样硬化斑块的实验研究……295
一、四妙勇安汤对血管内皮细胞（人脐静脉内皮细胞）增殖的影响……296
二、四妙勇安汤对动脉粥样硬化炎症反应和氧化应激的影响……303
三、四妙勇安汤稳定动脉粥样硬化易损斑块的机制研究……311
第四节　补肾软坚法抑制动脉粥样硬化的实验研究……320
一、补肾抗衰片对动脉粥样硬化炎症反应的影响……321
二、补肾抗衰片对实验性动脉粥样硬化家兔海马及主动脉氧化应激的影响……327
三、相关信号通路的研究……335
第五节　益气活血法对心肌保护作用的实验研究……347
参考文献……363
缩略词表……368

第一卷

文以载道，继承创新

——理论创新卷

第一章

追本溯源，一断于经
——中医经典理论的思考发挥

中医学中的经典理论来自古代医家临床经验的总结与升华，学习研究经典，不仅要取其精华，领悟其内涵道理，更应深刻体会先哲们认识世界和人类自身生命活动规律的思维方式。而学习经典的目的是运用于临床，通过临床实践的检验方能体现其学术价值。“千秋邈矣独留我，百战归来再读书”，许多经历过中国传统文化熏陶的大医，在临床身经百战后仍不忘秉持冷静恬淡的心态去读书。古人倡导“知行合一”，行是知之基，亦是知之成，知源于行而成于行。中医学属于应用学科，有些学者不结合临床实践，空谈经典理论，难免有些虚无缥缈、不着边际之感，除了会把中医经典之学引向“假、大、空”之外，对中医学术发展与进步于事无补。此外，学习经典也需要做到“遵古而不泥古”，在继承的基础上创新，立足当下，实事求是。

第一节　何为“经典”与中医学经典

唐代陆德明在《经典释文》中云“经者，常也，法也，径也”，认为“经”为常道、规范、门径之意；“典”是指可以作为典范的重要书籍。所谓“经典”，就是古今中外，各个知识领域中具有重大原创性、奠基性、典范性、权威性的著作。经典是经由历史甄选而来的“最有价值的书”，是经久不衰的万世之作。我国传统文化中的“十三经”就是中国人最重要的经典，长久以来都作为人们行事的准则。如今，在振兴中华文化精神的感召下，人们依然倡导从孔子的《论语》中汲取核心价值理念及为人处世的道理。

关于中医学的经典，《礼记·曲礼》中有“三世医学”之说，唐代孔颖达在其《礼记正义》中将《黄帝针灸》《素女脉诀》《神农本草经》归为经典。1955 年，中国中医研究院第一届“西医学习中医班”将《黄帝内经》《伤寒论》《金匮要略》《神农本草经》视为中医学“四大经典”。20世纪70年代，中医教材把其中的《神农本草经》调整为“温病学”。任应秋先生在《内经十讲》中提出中医学有“十大经典”，即《素问》《灵枢经》《伤寒论》《金匮要略》《神农本草经》《难经》《中藏经》《脉经》《针灸甲乙经》《黄帝内经太素》。王新华教授主编的《中医基础理论》将《黄帝内经》《难经》《伤寒杂病论》《神农本草经》作为“四大经典”，颇得学界认同。

中医界亦有把《医学三字经》《濒湖脉学》《药性歌括》《汤头歌诀》作为中医学“四小经典”，是学习中医学的基本启蒙读本。2005年，由国家中医药管理局组织编写的《中医经典必读》把《黄帝内经》《伤寒论》《金匮要略》以及“温病名著”作为“四大经典”。其中“温病名著”收录了叶天士《外感温热篇》、薛生白《湿热病篇》、吴鞠通《温病条辨》三本著作的有关内容。

我们认为，中医学的“四大经典”包括《黄帝内经》(中医学理论的经典)、《伤寒论》(中医治疗外感病的经典)、《金匮要略》(中医治疗内伤病的经典)、《神农本草经》(中医药物学经典)。“温病学”和“温病名著”不属于经典著作，前者是学科名称，后者是多本著作的总称，成书年代主要在明末清初，其内容被认为是外感病学术经典《伤寒论》的延伸和发展，而经典一般指学术上具有划时代意义的权威之作。用《神农本草经》取代“温病学”和“温病名著”，说明中医学“四大经典”的学术体系在汉代(西汉至东汉年间)已日臻成熟，学术框架已基本构建。

总之，中医学经典所阐述的是医学的基本原理和诊疗法则，是中医防治疾病的经验汇总，也是学习和研究中医学的必由门径。

经典是古今中外各个领域中的典范性著作和常道，它们给人以启发。众所周知，中医的发展与中国传统文化息息相关。何为文化？关于文化的定义可谓仁智互见，众说纷纭。《易·贲卦》曰：“观乎人文，以化成天下”，意思是观察人文现象，以教化天下。从功能上讲，文化就是用人文精神教化人，即以文化人。就其内涵而言，胡适先生有“文化是一种文明所形成的生活方式”之论。人们容易将知识与文化的概念相混淆。的确，知识是文化的载体，一般而言，有了知识即有了一定的文化。但知识与文化是两个不同的概念。知识是经验的标化，是实践中人们获得的认识和经验，中国当代作家、学者余秋雨曾在书中说到，“文化是一种由精神价值、生活方式所构成的集体人格”。而中医药文化的内涵是以中国传统文化为母体，解读中医学对生命、健康、疾病、生死等问题的价值观念，独特的认知思维方式，人文精神和医德伦理等。

《孙子兵法》作为我国古代军事名著之一，就其哲学思想来讲，与中医学的朴素唯物辩证法相一致。研究《孙子兵法》，可发现其与中医学诸多法则不谋而合。中医之临证施治，正如排兵布阵。《兵法》云“用兵之法，全国为上，破国次之，全军为上，破军次之……攻城之法，为不得已”，示之于医，则提示医生不要仅着眼于局部症状，应从整体入手，体现了中医整体观念。同时，详辨阴阳，细审虚实，分清寒热，从而确定治法。此外，《兵法》首篇即言明“五事之说”，“五事”者“一曰道，二曰天，三曰地，四曰将，五曰法”，“经之以五事，较之以计而索其情”。应用中医临证思维方法解决病证难题，犹如战争中之攻守，同样也需要有先决条件，即成功之基本要素。“道者，令民与上同意”，即医患之间要相互信任密切配合，融洽相处，故有《素问·汤液醪醴论篇第十四》曰：“病为本，工为标，标本不得，邪气不服，此之谓也。”

《孙子兵法》云：“三军之众，可使必受敌而无败者，奇正是也；兵之所加，如以碫投卵者，虚实是也。”又云：“凡战者，以正合，以奇胜，故善出奇者，无穷如天地，不竭如江海。”而中医辨证施治莫不如此，既要采用常规方式与敌人正面交战，还要采取特殊手段，出奇兵，以奇制胜。在长期的中医临床实践过程中，很容易形成某种固定思路，即“思维惯性”，容易使思维被固定的框架束缚。因此对临床的一些奇难杂症用惯性思维方式往往收效甚微，而采用奇特的治疗理论与方法，往往可收到事半功倍的临床效果。这种求异性思维即为“奇治法”，它具有逆众性、开拓性、探索性及多维性。正是这种求异性思维的前提突破了习惯的逻辑壁垒（即“正治”），以新的方式解决前人未曾解决的问题。在临证实践中，我们应该选择常规的、传统的经验方法去治疗常见病证，选择超常的方法解决那些奇难杂症，合理选择所需的“正合”与“奇胜”。因二者既有联系又有区别，奇中有正，正中有奇，奇正相生，正奇互变，且“奇正原则”的这种辩证关系以不变应万变的原则具有极大的灵活性。

《孙子兵法》云：“故善用兵者，避其锐气，击其惰归，此治气者也”，说明用兵之道，必须知敌方盛衰之情。举一反三，以此告诫医者，治病时不仅要知己知彼，而且要从时间角度上掌握病情的“锐惰”之情，先其时补泻。中医治疗疾病，理、法、方、药有机配合，而在立法组方遣药的过程中，也常借助兵家的思维方法。如清代黄凯钧《友渔斋医话》云：“医之用药，如将之用兵。热之攻寒，寒之攻热，此正治也；因寒攻寒，因热攻热，此因治也。子虚者补其母，母虚者益其子，培东耗西，增水益火，或治标以救急，或治本以湔缓。”

第二节　知行合一，中医经典与临床

治经典之学，只有实实在在解决临床中遇到的问题，才能把经典理论真正化为自己的知识，得有所悟。先哲之理法，若能灵活应用于今时今事今病，方见其生命力。“经典源于临床，临床需要经典”。利用经典理论解答、解决在学习和临床中遇到的问题，即对中医经典理论的思考与临床实践的发挥相结合，才是弘扬中医经典理论的初衷和中医临床应用的精髓。

一、追根本溯源头，指导临床认识疾病

梁启超曾在《学与术》中说：“学也者，观察事物而发明其真理者也；术也者，取所发明之真理，而致诸用者也。”严复在《原富》中也曾表达了同样的意思：“盖学与术异。学者考自然之理，立必然之例；术者据已知之理，求可成之功。学主知，术主行。”二人所言，明确了“学”与“术”之间的关系：学是格物致知，追本溯源；而术是据理求成，学以致用。即学以“求真”，术以“务实”。中医作为一门独立学科，有着自己的“学术”，则更需“求本源之真，务临床之实”。

中医学之所以能绵延数千年而不衰，关键在于中医药在防治疾病中有很好的疗效。至于中医经典，人们承认其在中医学术发展史上曾经发挥了重要的作用，但若谈及当今社会对其的推崇度，即便是临床及相关科研工作者，经常阅读经典的人恐已不多。

在临床实践中，遇到病情复杂患者，症状相似难以辨病辨证。比如呕与哕是两种迥然有别的疾患，但在《中医诊断学》中，却对“呕吐”释云：“呕吐有呕、干呕、吐三种不同情况。”干呕指有声无物，又称“哕”。亦云：“呃逆，唐以前称‘哕’，因其呃呃连声，后世称之呃逆。”在此以一“哕”而兼名两病，使后世学者倍感扑朔迷离，惑而不解。其实早在《黄帝内经》中已有明确论述，《素问·宣明五气篇》云：“胃为气逆为哕。”在《金匮要略》中，仲景亦明确提出哕病，将哕（即呃逆）分为寒呃、虚热呃、实热呃三种。而干呕，出自《金匮要略·呕吐哕下利病脉证并治》：“干呕，吐涎沫，头痛者，吴茱萸汤主之。”张景岳云：“哕者，呃逆也，非咳逆也……干呕者，无实物之吐即呕也，非哕也。”

又如“冲任二脉”，起始于胞宫，此乃《黄帝内经》之言，仿佛冲任之疾为女子所独有，而男子连有无冲任二脉，都鲜有人问津。《素问·骨空论》云：“任脉者，起于中极之下”，“督脉起于少腹”，“冲脉起于气冲”，而“中极之下”“气冲”，男女均有，故

而推知男子冲任起始于会阴部。因此，男子冲脉为病主要循经而病，与胃、肾联系；而任脉为病，于男子而言更为重要，《素问·骨空论》云：“任脉为病，男子内结七疝，女子带下瘕聚”，且列缺通任脉，故其还包括头面胸腹诸疾。

古时哲人对于学习中国古代经典有“我注六经”“六经注我”之说。所谓“我注六经”，就是对经典抱着一种敬畏感，强调恢复经典的原貌和本义；所谓“六经注我”，是在准确理解经典原义的基础上，阐释“我”对经典的理解和发挥。无独有偶，著名哲学家冯友兰先生也说：“对古人的东西有两种态度，一是照着讲，二是接着讲。照着讲，实际就是还古人本来面目，重述古人的东西；接着讲，即从古人的东西出发，将古人提出的问题向前推进，开出一个新的局面，达到一个新的境界。”两种说法异曲同工，意思是开始学习经典首先应该理解其本来意义，其后在领会本义的基础上有新的建树。前者旨在继承，后者崇尚创新。这也是当今我们对待经典应该采取的正确态度。

世界卫生组织提醒人们对待传统医学应该避免两种错误的态度：“盲目的热情”和“无知的怀疑”。这是告诫世人对于传统医学的态度不要陷入两种错误的医学史观：一种是妄自尊大的“中医超科学论”，另一种是妄自菲薄的“中医伪科学论”。现代学者马伯英先生曾谈到过，历史辩证法的原理告诉我们，把中医学描绘得尽善尽美、毫无缺陷，与将它说得一无是处，没有多大差别，同样是在扼杀它的生命，无助于中医学的发扬光大。如果我们承认中医学有其内在的科学性，就应该加以挖掘、研究、提炼这种科学性，使它成为世界文化和医学中的一部分，更好地为人类健康做出贡献。对待中医学如此，对待中医学经典亦复如此。

基于此，有不少学者研读经典，创新发散思维，提出自己的见解，与同道探讨。例如，有学者从《灵枢·天年篇》之“五十岁，肝气始衰，肝叶始薄，胆汁始灭，目始不明”中得出结论认为，老年人的生理性衰老为“行年五十，衰自肝始”。有学者提出异议，认为原文只提到肝气五十“始”衰，且下文还提到“六十岁，心气始衰”，“七十岁，脾气虚”，“八十岁，肺气衰”，“九十岁，肾气焦”等论述，显然脾气虚、肺气衰、肾气焦并无“始”字，说明在达到“虚、衰、焦”之前，有一定发展过程，认为衰老一般来说是自 35 ~ 40 岁始，女子始于阳明经而男子始于肝经。后又有国医大师阮士怡提出，养生应从孕胎开始，同样是对中医经典的思考发挥。

二、传道授业解惑，指导临床辨证施治

许多刚毕业进入临床实践岗位的年轻医生，不免会遇到以下问题：病人表现的症状

符合疾病某证型特点，但治疗未见明显效果；大部分病人基础疾病众多，现代辅助检查结果头绪繁杂，影响医生厘清中医辨证思路；一些医生对于中医经典理论的学习不求甚解，缺乏临床思维，导致经方、验方临证应用少，治疗效果差，等等。

中医讲究辨证论治，辨证准确则效如桴鼓，然此并非易事。以中医切诊为例，缓脉与迟脉是临床容易混淆的两类脉象，正所谓“心中了了，指下难明”。要做到辨证准确，中医医生不仅需要熟练掌握中医基础理论，还需充分践行理论与实践相结合。不单是切诊，临证论治需要熟练做到“望、闻、问、切”四诊合参，辨证施治，其中掌握理论是基础。那么如何掌握理论呢？这绝不是仅仅依靠教科书便能做到的，或者说并非简单掌握书本知识就行，其中尽可能多地阅读中医经典书籍，将知识融会贯通，是深刻理解理论的有效途径。比如《中医诊断学》中提到的“缓脉”，李时珍《濒湖脉学》中认为“缓脉阿阿四至通，柳梢袅袅飐轻风”，亦如《脉经》中云“缓脉去来亦迟，小快于迟”，以此理论为指导有助临床脉诊。临床遇到缓脉与迟脉难以分辨时，我们可以参考《伤寒论·平脉法中》对缓、迟二脉的表述，所谓“卫气和，名曰缓”，“阳脉浮大而濡，阴脉浮大而濡，阴脉与阳脉同等者，名曰缓也”，“寸口脉缓而迟，缓则阳气长，其色鲜……迟则阴气盛，骨髓生”。再根据临床所见所闻，总结体会出：缓脉是相对于紧脉而言，指脉体宽缓松懈散大；临证中，缓脉多以营卫不和，湿浊中阻多见，如太阳中风、胃脘痛、食积、噫气等，此为经典理论解惑临床的过程。又比如中医认为“夫四时阴阳者，万物之根本也”，对阴阳的认识，大多停留在一个哲学层面，无具体征象，理解困难。我们通过研究则发现，“阳”在《伤寒论》中所指代的包括病位、脉象、邪气、病证、人身之阳气等多个方面。诸如此类对“经典”的研究可使经典概念的含义更加具体，更方便中医工作者解答临床问题。通过研读经典，解答疑惑，完善知识体系，从而立足于临床实践，这类例子不胜枚举。

三、体悟中医经典，指导临床遣方用药

临床上遇到中医药难以缓解的复杂病情，又或者运用名老中医验方却始终未能提高疗效等情况时，我们应该重新思考中医经典理论和方药应用技巧之间的关系。即对于临床遣方用药，单单依靠阅读背诵经典理论是不够的，须得领悟其精妙、奥义，用中医思维去研判病况，才能更好地付诸临床实践。

举个例子，通过总结归纳《金匮要略》中从表达邪的方证，研究者发现诊疗时可以不局限于对邪气病位的考量。邪在表，可因势利导，例如治风湿历节的桂枝芍药知母

汤、治寒湿历节的乌头汤、治外寒内饮夹热的厚朴麻黄汤、治肌表之寒湿的麻黄加术汤、治肌表之风湿的麻黄杏仁薏苡甘草汤。邪在里，可从表而达，《中风历节病脉证并治第五》篇中云“防已地黄汤，治病如狂状，妄行，独语不休，无寒热，其脉浮。”无表证故以防已、桂枝、防风三药重在“透表”，使风热从表而透，又有《水气病脉证并治第十四》篇第 31 条云：“气分，心下坚，大如盘，边如旋杯，水饮所作，桂枝去芍药加麻辛附子汤主之”，是使水饮从表而达的体现。

中西医结合或中西医并重，是传统中医药事业发展离不开的一个旋律。当临床应用中医经典方药疗效不佳时，我们还应该考虑是否因为没有理解中医经典与现代医学之间的关系。例如陈竺院士说：“当前要特别强调对中医的尊重，如果不知道中医的内涵、优点、精华是什么，需要改进和改善的部分是什么，就草率对它下结论，不是一个严谨的科学家应该有的态度。”他说：“中医强调阴阳平衡，与现代系统生物学的基本概念有异曲同工之妙；中医强调天人合一，与现代西方科学讲的健康环境因素十分相似；中医强调辨证施治，与近年来西方医学中强调为每一个病人找到最适合药物的药物遗传学不谋而合；中医的复方理论，实际上也是对应着西医近年来高度重视的各种疗法的综合协同。因此，我们要充分认识中医药理论与实践对当代医学发展的启示作用和独特贡献，并使之发扬光大。”

《伤寒杂病论》第 317 条云：“病皆与方相应者，乃服之”，病证结合、方证相应理论是运用经方的基石，例如小柴胡汤是和解少阳的代表方剂，具有表里同治、寒热并用、升降相因、宣通内外的功效，学者通过临床观察实践，发现小柴胡汤目前广泛应用于心血管病诊疗中，如不稳定型心绞痛（Unstable Angina Pectoris，UAP）、心肌梗死（Myocardial Infarction，MI）、心律失常、病毒性心肌炎（Viral Myocarditis，VM）、高血压病、动脉粥样硬化（Atherosclerosis，AS）、心脏神经官能症、血管性抑郁等。《灵枢・本神》曰：“心藏神，脉舍神，心气虚则悲，实则笑不休”，说明心脉、心络受损将导致情志异常。心络损伤是冠状动脉粥样硬化性心脏病（冠心病）的基本病因，说明心损则神伤，而《灵枢・口问》曰：“悲哀愁忧则心动”，可见情志异常首先影响心；《难经・四十九难》曰：“忧愁思虑则伤心”；《景岳全书・郁证》曰：“至若情志之郁总由乎心”，即神伤心已损；《杂病源流犀烛・心病源流》曰：“喜之气能散外，余皆足令心气郁结而为痛也”，通过“心藏神”理论，认为对心血管疾病患者采用“养心安神”法可改善其生活质量和临床疗效，临床上常在活血化瘀、宽胸理气基础上，选用如生龙齿、生牡蛎、珍珠母等重镇安神，当归、黄芪、生地黄、熟地黄、黄精、茯苓、酸枣仁等养心安神，合欢花、玫瑰花、郁金等解心郁、除心烦。此外，肝为心之母，心为肝之子，心气通于肝气，用药可酌情加用疏肝之品。

经典理论乃中医之根源，两千余年以前的医学经典自然是不可能回答和解决当前医学面临的所有问题。然而我们今天学习和研究经典的目的，是学习先哲们认识自然、认识人体生命现象的思维方法和实践经验，它可以启发我们从事科学研究和临床实践的思路。学习经典，是为了在临床实践中古为今用，为继承、弘扬、创新中医学术做贡献。

第二章

谨守病机，病证统一——病证结合的理论认识

“病证结合”作为一种理论体系，从萌芽到成熟不断发展完善，经历了漫长的过程，此过程积淀了历代医家所有理论与实践的精华，具有丰富的内涵。从古至今，历代医家在诊疗疾病、辨证论治的过程中对病证结合理论的认识与应用经历了从无意识自发状态到有意识自觉应用的转变。在众说纷纭、百家争鸣中促使人们不断思考病证结合这一问题，从而推动了此理论的日臻完善。

第一节　病、证关系的讨论

辨证论治是中医学的基本特征之一，在中医学发展史中占据越来越重要的地位，但是辨病论治并没有随着辨证论治理论发展的日趋完善而消亡，而是以病证结合的形式服务于临床。辨证论治与辨病论治，一经一纬，反映了医生对于疾病不同层面的认识，并指导临床用药。在现代医学理念的影响及现代中医对于“证”概念之内涵、外沿的重新审视下，病证结合理论有了新的发展，同时也受到了更广泛的关注，原因在于中医诊疗疾病的核心是辨证论治，而辨证论治是在辨病论治的基础上产生的，辨证论治的实施手段是病证结合与方证对应。

一、辨证论治源于辨病理论

辨病论治与辨证论治在传统医学发展过程中并非同时产生，而是先有辨病论治，后有辨证论治。传统医学发展的早期也是通过辨病的方式诊疗疾病。但是中医学是通过天

人合一、注重整体与个人、阴阳、五行、气血津液等哲学观、物质论来认识人体与疾病，故辨证论治理论的产生有其必然性。

辨病理论对于病程认识的细化是辨证论治方法产生的内在要求。如六经辨证、卫气营血辨证、三焦辨证等都是在观察了大量病例后，发现了一类疾病的共同分期、传变规律及不同时期的主要症状、体征等，并发现不同时期给予不同药物对于患者的转归及预后有不同的影响，最终在辨病论治的基础上总结了相应的证候及与之对应的有效方剂——即辨证论治、方证对应。目前所知，最早的甲骨文中仅记载了40多个病名，《五十二病方》中记录了5种疾病及其治疗方药，《伤寒论》成书时期大约记载了500余病名，而到辨证论治确立核心地位的明清时期，诸如《普济方》《本草纲目》等书中记录的病名已超过3000余种。正是人类对于疾病种类认识的细化，使医生发现不同的疾病可能会有共同的特征，具有共同特征的不同疾病可以选用一种方法、一种方药来治疗，即所谓方证对应模式，而不再是单病单方的模式。然而，历代医家并没有因为辨证论治理论的成熟和核心地位的确立而忽略了辨病。如宋代陈言在《三因极一病证方论·五科凡例》中言“因病以辨证，随证以施治”。因为传统医学中的辨证方法有很多，反映疾病的内容和层次亦不同。医者只有针对疾病才能选择适当的辨证方法，如外感病多选六经辨证、卫气营血辨证、三焦辨证等，而内伤病则以气血津液辨证、脏腑辨证等为主。

二、辨证论治的实施手段是病证结合与方证对应

这里论述的“证”，是在中医理论的指导下，对客体运动状态的概括和描述，也就是中医对客体运动在空间上所呈现的形状和态势，即客体临床表现——“症”的概括和描述，因此，可以看作是疾病过程中的一个阶段，也可以认为是某一人群在患有该病时可能出现的同一种病证类型，其本身就有疾病类概念的属性。临床上，病的证候表现是错综复杂的，多种多样的证候反映了疾病整个发展过程各个方面（包括个人体质、疾病发展阶段）的异常变化，故有同病异治、异病同治之说。辨证论治是在对“四诊”所获得的“症”的基础上进行辨证的，带有整体化治疗的思维和个体化治疗的特点。“方证

对应”指在治疗疾病时所选用的方必须与证候相对应，有是证用是方，方随证立，证变则方变。

辨证论治，就在于根据患者的体征及其所表现的种种症状，经过综合分析，辨知其为表、里、寒、热、虚、实中的某一种证候，这证候足以反映机体病变的实质，抓住了病变的实质，便可进行对症施治。要做到这一点，就需要把病与证结合在一起考虑，故辨证论治的第一步实施手段为病证结合。而只有把证的主次与方的君臣佐使，证的虚实与方的虚实补泻，证的病位与方的归经及作用部位合理对应，才可能根据辨证的结果确定正确的治疗方案。

第二节　病证结合的重要性

一、病证结合是准确认证的基石

（一）病证结合——空间定位

如果我们把人体的生理病理状态比作一个坐标系，那么辨病和辨证就好比是横、纵坐标，两者结合便可以分别从横、纵坐标上找到对应的一条线，两者交叉处便是最好的结合、最准确的认证。只辨证或只辨病是坐标系中的一条线，如果想做到准确认识证，必须两者结合，横向（病）和纵向（证）综合考虑，准确定位为一点，而不是一线。证这条线可以和若干病有交叉点，即同一证型可见于不同的病中。同样，病这条线也和若干证型形成交叉点，即一种病可出现若干个证型，因为病在不同个体、不同时间地点或不同发展阶段会表现出不同证型。由此可见，要做到准确认证，其关键就是病证结合。

（二）病证结合——时间定位与动态定位

每种疾病的发生发展，预后转归各不相同；它决定了证的特殊性。随着疾病的演变，气候、饮食、情绪、体质、治疗措施等不断变化而出现相应动态的证。它反映了在病程中不同时点，机体对不同病理变化的整体反映状态，具有一定的动态时空性。病证结合时，要关注证候的这种“动态时空性”，在以病为纲时，探讨证候才有意义，才会归纳出证候演变的发展规律，从真正意义上体现证候的动态时空观，最终达到正确认识证的目的。病证结合使得中医辨证在每一具体疾病范围的限定下都能体现中医证候自身的演变规律，并使之更加清晰。同时，还可以通过西医诊断疾病演变的这条主线将不同阶段的中医证候贯穿起来，突出了不同疾病阶段的中医证候特点，更易于把握对证的认识。

二、病证结合是辨证施治的关键

病证结合，可取长补短，相得益彰，提高论治水平，优化疗效。由于病种有别，证在不同病种中表现出差异性，使证的临床表现、病理变化、动态演变规律及诊断与治疗各不相同。疾病的演变将不同阶段的中医证候贯穿起来，突出了不同阶段疾病的中医证候特点。朱良春先生曾指出，每一种病各有自身的病理变化特点，即使辨证为同一证型，病不相同其临床特征也不尽相同。而同一种病因不同个体，或不同时间地点，或不同发展阶段，表现出不同证候特征，其治法方药也相应而变；若只辨证不辨病，治疗时就不能丝丝入扣，疗效自然受到影响。只辨病不辨证，一病一方到底，便失去了中医辨证的意义。所以单纯对病治疗和单纯对证治疗都不可行，在临床上常见病已治愈，而证依然存在的情况。比如，有些高血压病人血压恢复正常后，仍有耳鸣，视物模糊，腰膝酸软等肝肾阴虚的证候存在，仍需滋肝肾之阴，调和阴阳，以平为期；也有证已消失而病依存迹象，血压虽未下降至正常范围，但头晕、头痛缓解，症状消失。此时病未痊愈仍应继续治疗，即使“头晕、头痛”症状消失，也不可放弃治疗，应在“病”的框架下，继续辨证施治。因此，在临床辨证论治过程中我们必须把病与证结合起来考虑，才能提高临床疗效。

第三节　病证结合的临床应用

一、中医药临床疗效评价现状

中医药临床疗效评价仁者见仁，智者见智，多年来莫衷一是。有削足适履，用现代医学的方法去评判的；亦有高屋建瓴，用文化、哲学层面的认识去评判的。真正形成富有中医药特色，遵循中医药规律的评价方法至今鲜有案例可循。目前的评价方法不外以下两种：

（一）沿用传统中医临床疗效评价方法

传统的临床评价多以中医专家和医师在临证实践过程中对个案病例或系列病例的经验总结，将疾病某些症状或体征的消失、改善作为临床疗效的评价标准。这是传统

“证”的疗效评价，侧重于患者的痛苦与不适，注重医生的个人经验，疾病治愈标准很大程度上依赖于个人经验。这种以个体诊断治疗和临床事件评价为特点的思维模式，从现代评价理念来看带有一定的主观性，且缺乏一致的评价标准，难以量化推广，严重影响了中医临床疗效评价的系统性和真实性。为降低医生主观因素的影响，原卫生部药政局制订了《中药新药临床研究指导原则》，对一些证型的主要症状进行了半定量化分级，这对中医药疗效评价起到了积极的推进作用，但需要注意的是，症状的简单叠加，并不能完全反映病或证。此外，有学者用现代研究方法诠释“证”的本质，试图寻找能反映“证”本质的客观化指标，以便于定量诊断和疗效的客观评价，但收效甚微。

（二）遵循现代医学的疗效评价指标

长期以来，许多人盲目地照搬现代医学的疗效评价指标来衡量中医药的疗效，并以此来评价中医药临床的有效性和科学性，忽视了中医辨证论治的特点，无法说明中医药的真实疗效。现代医学的临床疗效评价指标多注重痊愈率、显效率、有效率、伤残率、死亡率以及实验室检查等客观指标。如患者理化检查正常，则认为痊愈，至于患者是否仍有痛苦或不适，却因没有客观指标的支持而无法判断。数千年来，中医都是通过望、闻、问、切搜集四诊信息进行辨证论治，而不是根据实验室指标辨证。中医药治疗疾病的优势在于辨证论治，掌握疾病的动态演变规律，通过整体调节来改善“证”的失衡，提高患者的生活质量。中西医具有不同的理论体系，若简单地把西医的疗效指标用于中医，中医药治疗的特点和优势便无法彰显，也难以反映中医临床的综合疗效。

二、病证结合是中医药临床疗效评价的关键环节

中医药要融入国际主流医学，不仅需要运用科学的方法来验证中医药的疗效，以国际通用的语言解释中医药治病的机制，更为重要的是要建立起符合中医自身规律的临床疗效评价方法和标准。病证结合是中医药临床疗效评价的关键环节，是中医药融入国际主流医学的切入点。中医强调辨证论治，具有调整人体脏腑气血功能活动和整体机能状态，提高人体对社会和自然环境适应能力的特点，在常规西医“病”的疗效评定标准的基础上，建立适用于中医药发展需要，包括中医证候、生存质量评价在内的综合的临床疗效系统评价的方法、指标体系和标准，提供中医药对重大疾病、疑难病症和亚健康状态临床疗效的科学证据，有利于显示中医临床疗效的优势，科学评价中医药临床疗效。

三、病证结合模式下的疗效评价

首先，建立多维度的中医药临床评价体系。根据病证结合理念，中医的疗效评价首先应该做到客观疗效与主观疗效相结合、短期疗效与长期疗效相结合。“客观疗效”即运用现代医学实验室检查指标为手段来评价疾病疗效；而“主观疗效”是以患者的主观感受为出发点，通过各类评分量表来反映中医药疗效；两者相结合即是将以疾病为主的客观疗效和以患者为中心的主观疗效结合起来。现代中医药疗效评价多取短期疗效观察，而中医药是针对患者气血阴阳整体的调节，具有缓和、持久的特点，故其远期治疗效果不可忽视。目前中医中药较多地运用于慢性病或需要终身治疗的疾病，中医药的应用使慢性病得到缓解、控制、好转，而且可以减用、停用副作用大的一些药物。因此，应将短期与长期的疗效评价相结合，进而肯定中医药的疗效。其次，根据中医药理论的特点，把握病证结合模式下的中医药临床疗效评价着力点。此外，应该完善中医循证医学的“证据”体系。证据是循证医学的核心，基于西方哲学思维的证据和东方传统文化的证据是存在差异的，证据的不同就可能导致评价结果的不同。中医的“证据系统”还不尽完善，我们应不断完善中医循证医学的“证据”体系，加强临床证候“证据”环节，重视临床证候以外的“证据”环节及完善文献“证据”环节。具体来讲，加强临床证候“证据”环节要求我们应该将反复多次出现的临床“基础证候”“基本证候”或反映病机的证候组群，结合全国名老中医问询，加以严格的数理统计分析，最终建立完善的证候专家量表。重视临床证候以外的“证据”环节，即临床上不仅要以“病”为研究对象，而要注重个体化治疗，因人、因时、因地制宜，根据每个病人的具体情况予以干预治疗。完善文献“证据”环节，提示我们应该运用临床流行病学和循证医学方法对某一课题或项目所有的研究论文进行全面、系统地质量评估的定性分析，可以针对符合条件的研究论文进行荟萃分析，以较全面、准确地掌握该项研究的现状、研究结构的真实程度及其可应用性，从而为临床决策或者为未来的研究决策提供依据。

第三章

百家争鸣，兼蓄融容
——不同学术流派的融通

中医学漫长的发展历史中，涌现出一位又一位医学大家，他们不仅继承前人的学说，而且结合自身的临床经验不断地创新理论，这些医家以著作或师承的形式传播自己的学术观点，从而出现了学术上百家争鸣的局面，不同的学术流派也在这个过程中逐渐形成。中医的学术流派从医经、经方两家开端，围绕《黄帝内经》的研究，以及编写自身临床经验方或善用仲景方的医家推动方剂学的研究，到宋金河间、易水学派的相继崛起，到清代温病学说趋于完善，再到近代西方医学的传入，都使得中医各家学说越发丰富多彩。本章将系统介绍大气学说、毒邪学说、伏邪学说、络病学说，以及结合我们前期经验与研究提出的“心－脾－肾”三脏一体观、“血－脉－心－神”一体观学术假说。不仅溯本求源、关注发展，更是将重心放在各种学说还能给从医者带来何种思考，为心系疾病治疗带来怎样的借鉴上。

中医药文化的传承与创新是一个永恒的话题，传承与创新是一对矛盾共同体，正如中医所言的阴阳一般，阴中有阳，阳中有阴。笔者认为中医药文化传承中有创新，而创新要基于传承。很多中医理论都是从《黄帝内经》《伤寒论》起源，经过成百上千年的历史积淀和发展，来自实践又被运用到实践中去，才得以融汇传承，推陈出新。历史如车轮般周而复始不停向前，我们置身于这历史长河之中，正如前人一般继承理论的同时，再结合现在的医疗背景进行创新发展，中医药文化传承是必要的。如何传承是永远要思考的问题，但不变的是，传承的理论必须能为临床服务才具有生命力。而创新应该注重熟读中医经典，并且充分了解其发展历史，不可为了创新而创新，应该在服务临床，有所感悟的基础上进行创新。简而言之，不管怎么创新，都得接受实践的检验，无意义甚至虚假的创新终将被淘汰。

第一节　大气学说

大气，是中医学中独特的概念之一，其乃诸气之宗主，不同于宗气、中气等，是较高功能层次的气，是保持人体阴阳平衡和治疗各种疾病的关键。历代医家对其认识略有差异。其沿革发展受到传统儒学思维方法的影响，经自然与人体的关系论及自然对疾病的影响演变后，由张锡纯提出“大气下陷致病”的理论，对后世医者影响颇深。“大气学说”至今对于临床治疗的指导仍有重要价值，要深入研究，必须溯其源，究其流。因此厘清“大气学说”的发展演变情况，对于整体把握其学术内涵及创新应用具有重要的意义。

一、历史沿革

（一）起源于《黄帝内经》

《黄帝内经》中涉及“大气”的篇章共有十一篇，包括概念、病因、病机等范畴。《素问·五运行大论》云：“帝曰：地之为下否乎？岐伯曰：地为人之下，太虚之中者也。帝曰：冯乎？岐伯曰：大气举之也。”言“大气”为太虚之气，也就是自然之气、空气之意，具有任持、支撑的意思。《灵枢·五味》云：“谷始入于胃，其精微者，先出于胃之两焦，以溉五脏，别出两行，营卫之道。其大气之抟而不行者，积于胸中，命曰气海，出于肺，循喉咽，故呼则出，吸则入。”另有《灵枢·邪客》云：“五谷入于胃也，其糟粕、津液、宗气分为三隧，故宗气积于胸中，出于喉咙，以贯心脉，而行呼吸焉。”两相对照可知，“大气”与“宗气”都来自后天水谷之精所化之气，都聚于胸中，且有“司呼吸、统血脉”之功效，故后世多有医家解读“大气”即为宗气之意。《素问·离合真邪论》云：“吸则内针，无令气忤，静以久留，无令邪布，吸则转针，以得气为故，候呼引针，呼尽乃去，大气皆出，故命曰泻。”“候吸引针，气不得出，各在其处，推阖其门，令神气存，大气留止，故命曰补。”还有《素问·气穴》云：“肉之大会为谷，肉之小会为溪，肉分之间，谷之会，以行荣卫，以会大气。”在此“大气”理解为经脉之气。另有《素问·热论》云：“其不两感于寒者，七日巨阳病衰，头痛少愈……十二日厥阴病衰，囊纵，少腹微下，大气皆去，病日已矣。”《素问·调经论》云：“泻实者气盛乃内针，针与气俱内……必切而出，大气乃屈。”《素问·离合真邪论》云：“故曰候邪不审，大气已过，泻之则真气脱，脱则不复，邪气复至，而病益蓄，故曰其往不可追，此之谓也。”此处的大气与正气相对，意为大邪之气。《黄帝内经》所论“大气”之含义可归纳为四种，而对其病机的描述可分以下两种，《灵枢·刺节真邪论》云：“振埃者，阳气大逆，上满于胸中，愤䐜肩息，大气逆上，喘喝坐伏，病恶埃烟，䬃不得息。”此文论述了大气逆上的病机，阳气逆于内使得运行有碍而无法充养周身，并描述了其“喘喝坐伏，愤䐜肩息”的临床表现。《素问·刺法论》云：“只如厥阴失守，天以虚，人气肝虚，感天重虚，即魂游于上，邪干厥大气，身温犹可刺之，刺其足少阳之所过，复刺肝之俞。”此为气机逆乱导致的厥逆。还有《灵枢·九针论》云：“九曰大针，取法于锋针，其锋微员，长四寸，主取大气不出关节者也。”此为大气留滞而导致的关节水肿。《黄帝内经》关于“大气学说”含义、病机、治疗等方面的诸多论述，正是此学说在后世得以发展的源泉所在。

（二）发展于《金匮要略》

《金匮要略·水气病脉证并治第十四》曰：“寸口脉迟而涩，迟则为寒，涩为血不足。趺阳脉微而迟，微则为气，迟则为寒。寒气不足，则手足逆冷。手足逆冷，则荣卫不利。荣卫不利，则腹满肠鸣相逐；气转膀胱，荣卫俱劳；阳气不通即身冷，阴气不通即骨疼。阳前通则恶寒，阴前通则痹不仁；阴阳相得，其气乃行，大气一转，其气乃散；实则矢气，虚则遗溺，名曰气分。气分，心下坚，大如盘，边如旋杯，水饮所作，桂枝去芍药加麻辛附子汤主之。”《金匮要略》依旧沿用了“大气”一词，然此“大气”非彼“大气”。《黄帝内经》中的大气有指宗气之意；然此条文介绍水肿病的治则，若人体大气运转正常，则阴寒邪气自行消散，主要是因为脾肾阳虚导致的阳虚水停证，且以桂枝去芍药加麻辛附子汤主之，故《金匮要略》所言“大气”实为阳气之意，与《黄帝内经》有本质区别。如《金匮玉函经二注》补注为：“必从膻中、气海之宗气通转，然后阴阳和，荣卫布，邪气乃从下焦而散也。下焦者，中渎之官，水道出焉，前后二窍皆属之，前窍属阳，后窍属阴，阳道实，则前窍固，邪从后窍失气而出，阳道虚，则从前窍遗尿而去矣。为大气一转而邪散，故曰气分。”

（三）充实于《医旨绪余》

《医旨绪余》对明清时期新安医家的理论创见及用药风格进行了总结，对“大气学说”也做出了充实。《医旨绪余》再次强调大气即为宗气，且进一步解释大气是气的宗主，它出自上焦而聚在胸中，肺脏因为大气才能呼，肾脏因为大气才能吸，并且人一身之气可分为宗气、营气、卫气，但是只有在宗气的统摄之下，其余各气才能正常发挥功能。对于这一认识，在《医旨绪余·宗气营气卫气说》有详细的描述：“宗气者，为言气之宗主也，此气抟于胸中，混混沌沌，人莫得而见其端倪，此其体也。及其行也，肺得之而为呼，肾得之而为吸，营得之而营于中，卫得之而卫于外。胸中，即膻中。膻中之分，父母居之，气之海也。三焦为气之父，故曰宗气出于上焦也。”另言“人与天地，生生不息者，皆一气之流行尔。是气也，具于身中，名曰宗气，又曰大气。”

（四）成就于《医门法律》

喻嘉言首创了“胸中大气”名称，并将其提升到可关乎生死的地位，言之“大气一衰，则出入废，升降息，神机化灭，气立孤危。”《医门法律》云：“身形之中，有营气、有卫气、有宗气、有脏腑之气、有经络之气，各为区分。其所以统摄营卫、脏腑、经络，而令充周无间，环流不息，通体节节皆灵者，全赖胸中大气为之主持。”然而本书又言“或谓大气即宗气之别名，宗者，尊也主也，十二经脉奉之为尊主也。讵知宗气与营气、卫气，分为三隧，既有隧之可言，即同六入地中之气，而非空洞无著之比矣。膻中之诊，即心包络。宗气之诊在左乳下，原不与大气混诊也”，“或谓大气即膻中之气，所以膻中为心，主宣布政令，臣使之官……膻中既为臣使之官，有其职位矣，是未可言大气也。”另外，喻嘉言受《金匮要略》的影响，将胸中大气皆理解为胸中阳气。然而，《金匮要略》所指为脾肾阳气，病位在中下二焦，而喻嘉言之胸中阳气在上焦。他首创右寸主胸中大气，言：“然则大气于何而诊之？《黄帝内经》明明指出，而读者不察耳。其谓上附上，右外以候肺，内以候胸中者，正其诊也。肺主一身之气，而治节行焉。胸中包举肺气于无外，故分其诊于右寸主气之天部耳。”胸中大气的损伤与医生的误治有很大的关系，“凡治病，伤其胸中正气，致令痞塞痹痛者，此为医咎；虽自昔通弊，限于不知，今特著为戒律，不可获罪于冥冥矣。”

（五）完善于《医学衷中参西录》

张锡纯在《黄帝内经》《金匮要略》《医旨续余》《医门法律》的基础上，结合自身临床经验，创造性地阐释了胸中大气和大气下陷学说。《医学衷中参西录》言：“愚既实验得胸中有此积气与全身有至切之关系，而尚不知此气当名为何气。涉猎方书，亦无从考证。惟《金匮》水气门桂枝加黄芪汤下，有‘大气一转，其气乃散’之语。后又见喻嘉言《医门法律》谓‘五脏六腑，大经小络，昼夜循环不息，必赖胸中大气，斡旋其间’。始知胸中所积之气，当名为大气。因忆向读《黄帝内经》热论篇有‘大气皆去病日已矣’之语，王氏注大气，为大邪之气也。若胸中之气，亦名为大气，仲景与喻氏果何所本？且二书中亦未尝言及下陷。于是复取《黄帝内经》挨行逐句细细研究。乃知

《黄帝内经》所谓大气，有指外感之气言者，有指胸中之气言者。且知《黄帝内经》之所谓宗气，亦即胸中之大气。并其下陷之说，《黄帝内经》亦尝言之。煌煌圣言，昭如日星，何数千年著述诸家，不为之大发明耶。”至此，胸中大气和大气下陷学说已臻完善成熟。

二、大气与大气下陷学说的内涵

（一）大气的功能

张锡纯谓大气“为其实用，能斡旋全身”，具体来说功用有三：其一，行呼吸。张锡纯认为，肺气所以能呼吸者，实赖胸中大气，大气者，充满胸中，以司呼吸之气，能撑持全身，为诸气纲领，大气能鼓动肺脏使之呼吸，排出浊气，吸入清气，这是气化之妙用。故凡语言、声音、呼吸之强弱，均与大气的盛衰有关。其二，司血脉。张锡纯云：“贯膈络肺之余，又出于左乳下为动脉，是此动脉，当为大气余波”，又据《灵枢·邪客》中宗气“以贯心脉而行呼吸”之语，得出大气不但为诸气之纲领，并可为周身血脉之纲领，意即维持心脉搏动，推动气血运行。故凡气血的运行、肢体的寒温和活动能力、视听的感觉能力、心搏的强弱及节律等均与大气的盛衰有关。其三，统摄三焦，斡旋气机。喻嘉言谓：“人身亦然，五脏六腑，大经小络，昼夜循环不息，必赖胸中大气，斡旋其间。”张锡纯云：“此气，且能撑持全身，振作精神，以及心思脑力、官骸动作，莫不赖乎此气。”心肺同主上焦阳气，中焦饮食水谷的消化腐熟及下焦命门之火的生长旺盛，都靠心肺之阳的布散、宣通，但其布护宣通之原动力，实又赖于胸中大气。由此可见，大气撑持全身，主持机体功能活动，为生命之宗主。但凡上述人体功用发生改变，皆可从大气学说进行论治。

（二）大气下陷证的病因病机

1. 大气不升而陷

我们认为大气以元气为根本，养于后天水谷，贮于胸膺空旷之府而主全身，为一身诸气之纲领，确有因邪导致气机功能失常出现不升而陷者。中医强调功能作用，多重用而轻体，鉴于对大气的认识是基于唯物主义宇宙观大气必举的理论，故提出大气有不因虚而致下陷者，属于“大气”自身升提功能由于外邪等因素影响而失常，即大气失去升提之势而下陷致病。我们认为，大气升提的功能与人体它气功能相似，多喜升发上举，如针对其大气功能的损害多因外感邪气或情志抑郁内伤的直接影响。或因外感六淫或疫疠之邪，先犯肌表，由于邪气过盛或卫气不足以抗邪外出，邪犯上焦心肺，致使宗气为之所伤、所迫而下陷。如临床感冒引起心肌损害的患者常感胸闷、短气、乏力等症状。或因平素多思善虑、情志不舒，直接使大气郁滞而失去升提之势，迫使大气下陷，常见短气、胸闷、善太息，甚则努力呼吸似喘，如心脏神经官能症及通气过度综合征患者。

2. 大气虚极致陷

根据张锡纯对大气的认识及文献记载，大气确易因虚下陷，其为大气下陷较为多见的情况。因大气居于上焦，贯心脉而行呼吸。因心之鼓动与肺之呼吸是一时一刻也不能停息的，故而大气也处于一种持续的劳作中，无以休养。若稍有供养不足或耗伤太过则会出现大气虚，甚则陷，再甚而危。临床常见导致大气虚损的病因有以下几种：①肺气虚：肺气虚则呼吸不利，一方面不能充分摄取自然界之清气以养大气，另一方面又迫使大气努力助肺气行呼吸而耗伤，终致大气虚陷。②心气、心阳不足：心气、心阳不足则运血无力，宗气被迫努力斡旋胸中以行心脉，久而耗伤，终至虚陷。③脾胃不足：不能运化水谷精微以充养大气，使其渐虚而陷。④肾气亏虚：肾中元气为大气之根，若元气不足，则根源匮乏，大气亦随之而虚陷。⑤过于操劳：过劳则伤气，大气为后天气之宗主，若不知养护，过度耗伤则终至虚陷。

3. 大气凝滞下陷

本型致陷的机理不同于大气不升而陷，此处所言的大气下陷是因寒、痰、湿、饮、瘀等有形之邪阻滞或凝滞大气上举升提之势，也就是说大气升提的功能也许未受损伤或影响，而其下陷的原因是有形之邪在气机升降调节过程中阻碍了大气的升举；同时也可因有形之邪凝滞日久后出现大气迟迟无法升举，伤及大气而出现虚衰的表现。临床常见病因有：①寒痰水饮：寒痰水饮均为阴邪，性沉而滞，一旦阻滞于胸中：瘀血凝滞脑中大气或斡旋不利，或久滞不升而迫之下陷。②瘀血凝滞于胸中：瘀血凝滞胸中迫使大气下陷，并使心、肺脉道不利，除短气、胸闷外，常可见剧烈胸痛的表现。③平素多思善虑、情志不舒之人：一则劳伤心脾，气血运行无力，累及大气，二则气机郁滞，郁气上乘其位，迫使大气下陷。常见短气、胸闷、善太息，甚则努力呼吸似喘。此处的大气下陷可按虚实夹杂证辨识。

三、大气下陷学说在临床疾病的应用

（一）大气下陷证的临床特征

大气的功能，一司呼吸，二行血脉，三统摄三焦，斡旋气机。若大气下陷则脏腑必然失其本位，而气机升降失常。在临床上可见多种疾病符合大气下陷证，如冠心病、病毒性心肌炎、低血压、哮喘、咳嗽、胃下垂、子宫脱垂、脱肛等。《医学衷中参西录》中言“其病之现状，有呼吸短气者，有心中怔忡者，有淋漓大汗者，有神昏健忘者，有寒热往来者，有胸中满闷者，有努力呼吸似喘者，有咽干作渴者，有常常呵欠者，有肢体痿废者，有食后易饥者，有二便不禁者，有癃闭身肿者，有张口呼气外出而气不上达、肛门突出者，在女子有下血不止者，更有经水逆行者，种种病状，实难悉数。其案亦不胜录。”并且张锡纯对大气下陷证的脉象进行了描述，他认为此脉象可见于左右寸脉，《医学衷中参西录》云：“然其脉之现象，或见于左部，或见于右部，或左右两部皆有现象可征，且其脉多迟，而又间有数者，同一大气之下陷也，何以其脉若是不同乎？答曰：胸中大气包举肺外，原与肺有密切之关系，肺之脉诊在右部，故大气下陷，右部之脉多微弱者其常也。然人之元气自肾达肝，自肝达于胸中，为大气之根本。其人或肝肾素虚，或服破肝气之药太过，其左脉或即更形微弱，若案中左部寸关尺皆不见，左脉沉细欲无，左关参伍不调者是也。至其脉多迟，而又间有数者，或因阴分虚损，或兼外感之热，或为热药所伤，乃兼证之现脉，非大气下陷之本脉也。”

（二）大气下陷证的辨证论治

张锡纯“深悯大气下陷之证医多误治”，故基于临床实践创制了治疗胸中大气下陷之方药，将其命名为升陷汤，该方列为全书诸方之首，专补气升提，由生黄芪六钱、知母三钱、柴胡一钱五分、桔梗一钱五分、升麻一钱组成。本方以黄芪为君药，因黄芪善补气且升气，其质轻，与胸中大气有同气相求之妙，但因其性稍热，故配以知母凉润济之；柴胡为少阳之药，能引大气自左上升；而升麻为阳明之药，能引大气自右上升；桔梗为药中之舟楫，能载诸药之力上达胸中，故用之为向导也。诸药合用，能正常发挥大气司呼吸、行血脉以及统摄三焦气化的功能。并阐述了升陷汤的临证加减化裁，文中曰“至其气分虚极者，酌加人参，所以培气之本也。或更加萸肉，所以防气之涣也。至若少腹下坠或更作疼，其人之大气直陷九渊，必需升麻之大力者以升提之，故又加升麻五分或倍作二钱也。方中之用意如此，至随时活泼加减，尤在临证者之善变通耳。”另外，我们需要注意的是张仲景和喻嘉言所论脾肾阳虚和胸阳亏虚也可导致胸闷憋气，此两者都可有阳虚水停之证，张锡纯言："而其脉象之微细迟弱与胸中之短气，实与寒饮结胸相似。然诊其脉似寒凉，而询之果畏寒凉，且觉短气者，寒饮结胸也；诊其脉似寒凉，而询之不畏寒凉，惟觉短气者，大气下陷也。且即以短气论，而大气下陷之短气，与寒饮结胸之短气，亦自有辨。寒饮结胸短气，似觉有物压之；大气下陷之短气，常觉上气与下气不相接续。临证者当细审之。"

（三）大气和大气下陷论的临床疾病运用

1. 病毒性心肌炎

正虚和毒邪是病毒性心肌炎（VM）发病之主要原因。正虚主要是因情志不遂、饮食失节、劳逸失度、久病体虚、服破气药太过等，造成肾元亏虚，脾运化受损，使宗气生成不足或损伤太过，造成大气虚而下陷；温热、风寒或湿热等外来之邪，皆可从皮毛或口鼻而入，袭表侵肺或伤及脾胃，造成宗气虚损或生成不足。也有直接入里伤及心与心包和宗气者，而造成大气下陷。大气虚而下陷，贯心脉、行气血，走息道、司呼吸之职失常，而发为VM。VM临床主要表现为：心悸，气短，乏力，咽干，口干欲饮，或神疲健忘，或头晕头痛，或胸闷憋气，或满闷怔忡，舌淡苔薄，脉沉迟微弱，或结代促。体征主要为心尖第一心音明显减弱，舒张期奔马律和各种心律失常。大气虚而下陷，无力包举肺外，司呼吸功能失常，呼吸不利，表现为气短不足以息、胸闷憋气；大气下陷，无力贯心脉，行气血功能失职，表现为心悸怔忡、脉沉迟微弱或结代促，心音低钝和心律失常；大气下陷，不能上承津液，表现为咽干、口干欲饮；大气下陷，气血不能上荣于清窍，表现为头晕头痛、神昏健忘。

大气为全身气血之纲领，气阴耗伤损及宗气，气虚而使大气升举无力，造成贯心脉、司呼吸功能受损，遂致心脉痹阻，心血不畅，心神扰动，而发为VM。VM早期主要表现为毒邪袭肺侵心，伤及气阴；中期主要表现为毒邪余留，伤津耗气，化瘀成痰，痹阻心脉；晚期主要为正气亏虚，气血阴阳损耗。气阴两虚始终贯穿于VM各期，毒邪耗伤气阴，导致大气下陷，是病程发展的必然趋势，也是VM病程演变和进展的关键。

临床上，中、重型VM患者常缠绵难愈，反复发作。研究表明，大气下陷证是VM迁延期和慢性期常见证候。急性期热毒侵心证发展到迁延期最易转化为大气下陷证；迁延期阴虚火旺证、气阴两虚证发展到慢性期多转化为心血瘀阻和大气下陷证。毒邪耗损气阴伴随大气升举无力，虚而下陷，心肺功能失司，而使疾病缠绵难愈。VM三周前多表现为恶寒发热、鼻塞、流涕、咽痛、咳嗽、全身肌肉酸痛等类似上呼吸道感染的症状。在临床上，清解毒邪，清利咽喉，对于该病的治疗非常重要。毒邪是VM的主要病因，是通过皮毛或口鼻，由表入里，伤及心肺。咽喉为肺胃之门户，也为口鼻之关隘，与皮毛同为病毒入侵之源头。大气居胸中，包举肺外，循咽喉，司呼吸，与肺和咽喉关系密切。大气虚而下陷，肺失顾护，无力卫外，表现为发热恶寒、鼻塞、流涕、肌肉酸痛等呼吸道症状，同时造成正虚无力御毒，毒邪入里而发病。因此，升举大气、化毒利咽，是VM的首要治法。益气升陷是针对VM大气下陷证病机而设，虚和陷是大气下陷证的两种病理层次，补益和升提是治疗的关键，补益针对虚而设，升提针对陷而设，补益是升提的前提，升提得补益方可彰显效果。临床证候复杂多变，在参酌张锡纯升陷汤的基础上，化裁运用，取得了确切疗效。

益气升陷兼以化毒利咽适用于VM早期，热毒侵心袭肺，耗伤气阴，大气未虚而陷，治则以升提为主，兼以利咽化毒。临床表现为初起发热，或有恶寒；心悸，气短，乏力，口干，咽痛，或头痛，身痛，舌红苔白或黄，脉浮数或沉细数。方以升陷汤加连翘、蒲公英、山栀子、白花蛇舌草、夏枯草、射干、牛蒡子、黄芩、玉蝴蝶、贯众等。

毒邪入里，里虚已成，大气下陷，气机升降失司，肝失疏泄，常伴情志抑郁不遂。临床表现为心悸，气短，胸闷不舒，情志抑郁或平素性情急躁，或发胁肋胀痛，脉沉弦或结促。方以升陷汤加白芍、川楝子、枳壳、苏梗、木香、茵陈、槟榔等。

病程日久，迁延反复，大气之虚与陷并存，贯心脉之职失司，血行迟缓，或滞成瘀。临床表现为心悸，气短，心前区刺痛，夜间或进食后加重，舌质紫黯或有瘀斑，舌下络脉瘀滞，脉沉细涩或结代。方以升陷汤加丹参、红花、川芎、当归、姜黄、葛根、地龙、延胡索、泽兰、刘寄奴、降香等。

湿邪壅滞常伴随大气下陷而作，是升提大气的主要障碍，多源于饮食不节，脾胃运化受损，大气生源不足，大气下陷，无力行津，津聚为痰，阻滞气机升降之道，使升提受阻。临床表现为心悸，气短，胸闷，憋气，头重昏沉，或咳嗽有痰，舌白苔腻，脉沉滑。方以升陷汤加陈皮、半夏、茯苓、猪苓、泽泻、白术、砂仁、白豆蔻、薏苡仁、莱菔子等。

大气源于肾中元气，久病及肾，伤及肾元，则致大气生化无力，虚陷日重。临床表现为心悸，动则尤甚，气短乏力，自汗或盗汗，或五心烦热，腰膝酸软，舌红绛或淡白少苔或苔薄，脉沉细。方以升陷汤加女贞子、墨旱莲、淫羊藿、沙苑子、山药、玄参、五味子、黄精、山茱萸、鳖甲等。

心脉痹阻，心血不畅，久则扰动心神；虚则下陷，陷而日久则虚益甚，终致神无所归。临床表现为心悸，怔忡，气短乏力，神疲，寐少或差，舌淡苔薄，脉沉细弱，方以升陷汤加酸枣仁、远志、生龙骨、生牡蛎、石菖蒲、甘松、鹿衔草等。

2. 冠状动脉粥样硬化性心脏病

冠心病是冠状动脉粥样硬化（Coronary Atherosclerosis，CAS）或者是冠状动脉痉挛引起的冠状动脉管腔狭窄甚至闭塞，导致该血管供应区的心肌缺血缺氧而引起的心脏病。冠心病是临床常见心血管疾病，并且其发病率和死亡率呈逐年上升趋势。通过临床观察可见多数冠心病患者有气短不足以息，上下气不相续接，胸中坠胀感，故可试从大气下陷角度对冠心病进行辨证施治。因肺心气虚、脾胃虚弱等原因导致胸中大气下陷，此为因虚致陷，大气不足可导致心阳不振，血脉失于温运而出现胸闷空痛、气不足息等症状，并且若加之脾胃运化无权，则血虚无法充养大气，而导致大气不能贯心脉而出现下陷之证。除了因虚致陷以外，还可因为痰浊、瘀血、寒凝等实邪盘踞胸中，阻遏大气，使之不能升运，此为因实致陷。临床可见有的冠心病患者胸部空闷，时欲喘不能，短气不足以息，多伴胸部空痛，脉沉细无力，关前尤甚。大气下陷证的患者气虚为病理基础，气短乏力便是其主症，大气虚而下陷，呼浊之力弱，便觉满闷，并且无力行血、散津而成痰成瘀，发为胸痛，气陷致气不能上达心肺，呼吸不畅而觉气短无力。冠心病大气下陷证的病理过程为“邪气壅盛－阻遏大气－大气升举无力”，应该以祛邪升陷为主要治疗原则，先活血化瘀、清热解毒以祛除瘀血、痰浊、热毒等实邪，然后在祛邪的基础上注重提升大气，多以升陷汤为主方加减，方用黄芪、黄精、柴胡、升麻、桔梗、葛根、枳壳、白术、茯苓等。若伴有心肺肾阳虚者酌加桂枝、干姜、附子、薤白等温阳之药；若伴有气机郁结者酌加香附、紫苏梗、柴胡、石菖蒲等理气之药；若伴有痰浊内生者酌加半夏、茯苓、陈皮、胆南星等化痰之药；若伴有心血瘀阻者酌加降香、泽兰、鸡血藤等活血之药。

3. 经皮冠状动脉介入治疗

接受经皮冠状动脉介入治疗（Percutaneous Coronary Intervention，PCI）的患者多有高脂血症、糖尿病、高血压病等基础病史，且以中老年人居多；中老年人往往脾胃亏虚，消化、吸收功能存在不同程度的障碍，加之“多痰湿”，更易引起“痰浊”在体内的蓄积，影响中气的生成，失其升清降浊功能致浊邪蓄积体内。临床可见脘腹胀满、大便溏泄等；体内“浊毒”（脂质）代谢紊乱、沉积都加速了动脉粥样硬化的进程，进而导致气机升降紊乱。中气下陷还可间接导致肝疏泄失职，加重气血紊乱。PCI 术使得“邪实”在短时间内得到有效解决，具有“祛邪通络”的功效，胸痛、胸闷等症状得到明显改善，而自汗、气短、倦怠等症状无明显改善，此症状非单纯的心气虚，而是大气失其居所、陷而不升所致，故认为 PCI 术后患者由于基础病史及手术因素，使气机处于“陷而不升、囿而不举、困而不运”的状态，故用“升、举、运、转”治疗 PCI 术后的大气下陷证，临床治疗常以升陷汤加减为基础，辨证施治。方药由生黄芪、知母、炒白术、柴胡、升麻、桔梗组成。方以黄芪为君，取其既善补又善升之性也，惟其性稍热，稍以知母凉润以佐之；脾胃之气喜升发而不喜闭塞，以白术健脾开胃；柴胡为少阳之药，引大气之陷者自左上升；升麻为阳明之药，引大气之陷者自右上升；桔梗为药中之舟楫，能载诸药之力上达胸中。诸药合用达到“升、举”之功。若瘀血重者，可加丹参、川芎、三七粉；遇寒易发者，可加肉桂 3g 或细辛 3g；偏于气滞者，加木香、柴胡；合高血压者，重用天麻、钩藤。临证常加大檀香用量至 3g ~ 5g，以暖中而调转大气；以扁豆花、佛手花助“运、转”之力；以杏仁、茯苓携提“升、举”之功。

第二节　毒邪学说

一、历史沿革

《黄帝内经》将“毒”的病因分为阴阳两类：“生于阳者，得之风雨寒暑”，“生于阴者，得之饮食、居处、阴阳、喜怒”。表明中医认为疾病的发生，与六淫、情志、饮食、阴阳居处等有密切的关系。汉代张仲景在《金匮要略》中将病因按其传变概括为三个途径：“经络受邪入脏腑，为内所因”，“四肢九窍，血脉相传，壅塞不通，为外皮肤所中”，“房室、金刃、虫兽所伤”。宋代陈无择提出“三因学说”：外所因，内所因，不内外因。这种把致病因素与发病途径结合起来进行研究的分类方法较之以往更为合理、明确，对后世影响很大。近代医家将病因分类，其中外感病因包括六淫（风寒暑湿燥火）和疠气；内伤病因包括七情（喜怒忧思悲恐惊）、饮食失宜、劳逸失度；继发病因包括痰饮、瘀血、结石；其他病因包括外伤、寄生虫、胎传、诸毒、医过。随着社会的发展和经济科学的进步，疾病的病因也在不断改变，人们对疾病的认识不断刷新，毒邪致病理论，也是中医学病因病机中重要的组成部分。

历代医家也尤为重视对毒邪的研究，如《黄帝内经》提出了寒毒、热毒、温毒、燥毒、大风苛毒等概念；《金匮要略》提出阴毒、阳毒；《诸病源候论》列述了蛊毒、兽毒、蛇毒、水毒、饮酒中毒等；《备急千金要方》提出时气瘟毒；明代吴又可、清代王清任提出疫戾毒邪；《重订通俗伤寒论》提出血毒、溺毒。可见毒邪的概念在中医学中源流久远，种类繁多，涉及广泛，值得进一步探究。“毒”的概念在传统医学中应用非常广泛，病名、病因病机、治疗与药物等诸方面都与“毒”有不同程度相关性。古代医家认为，“毒，害人之草”；现代毒物学认为，凡是少量物质进入人体后，能与人体组织发生某些作用，破坏正常生理功能，引起机体暂时或永久的病理状态，就称该物质为毒物。又如《灵枢·痈疽》言：“寒邪客于经络之中，则血泣，血泣则不通，不通则卫气归之，不得复反，故痈肿。”外邪入里导致气血运行不畅、停滞凝聚，所谓“营气不仁，逆于肉理，乃生痈肿”（《素问·生气通天论》），指出经脉不通，血滞不行，则卫气壅遏不得行，气血不行则化热，大热不止，热盛则腐肉，肉腐则为脓。《灵枢·刺节真邪》又言：“虚邪之中人也……搏于脉中，则为血闭，不通则为痈。”

随着现代生活方式的改变以及医疗手段的进步，疾病的病因病机也随之发生了改变。王永炎院士提出，“毒”系脏腑功能和气血运行失常导致体内的生理或病理产物不能及时排出，蕴积体内过多而生成病理产物，从而致毒。故将痰浊、瘀血、痈疽及由此引发的虚邪统归为毒邪范畴。通过临床观察和回顾性分析，在坚持宏观辨证、微观辨证与现代研究相结合的原则下证明，高血脂是心脑血管病的主要危险因素，而血脂增高或脂蛋白异常与中医学之“痰”有关，血脂和脂蛋白异常，又常发生血液流变学异常，血液流变学异常是血瘀证的重要生化基础。而血脂的异常，使血液呈高黏、高凝、血瘀状态。有研究表明，痰浊和瘀血与高脂血症密切相关，痰浊瘀阻是形成高脂血症的病理基础，痰瘀证是心脑血管系统疾病的主要证型，痰瘀交阻是其发病过程的主要病理基础。痰浊瘀血日久郁而化热成毒，热毒燥扰，耗气伤阴，故疾病中后期可见热毒炽盛、气阴两虚之证。综上而言，认为痰浊、瘀血、热毒、痈疽及因此进展的虚邪毒证在心脑血管系统疾病发病中互为因果，共同推动病情进展。

二、毒邪学说的内涵

“毒”的本意是指毒草，考《说文解字》载：“毒，厚也，害人之草，往往而生，从中从毒。”中医历代古籍中有关“毒”的论述十分广泛，主要包括以下四个方面：一是指病因，如热毒、湿毒等，《素问·生气通天论》有“虽有大风苛毒，弗之能害”即是此意；此外，金代张从正《儒门事亲》将药物致病（即毒副作用）称为“药邪”，亦称“药毒”。二是指病名，如《伤寒论·伤寒例》中“温毒，病之最重者也”，还有中医外科常说的“疮毒”“丹毒”均为病名。三是指药物属性，如《神农本草经》所言“药有酸、咸、甘、苦、辛五味，又有寒热温凉四气及有毒无毒”，并根据药物毒性强弱分为上品、中品、下品三大类。四是指治法，如解毒、攻毒、泄毒等。

随着对毒邪学说认识的深化，毒邪有内外之分被明确提出。所谓外毒，意为来源于体外，可单独害人，亦可杂六淫侵袭的一类致病因素；与此相反，内毒则是脏腑功能障碍，机体代谢减退、紊乱或乖戾失常过程中产生的一些新的致病因素和/或新的病理变化。古代医家倾向于对外来之毒的研究，外袭之毒有邪化为毒及邪蕴为毒两种变化方式，前者常由六淫之邪转化，后者多由外邪内侵，久而不除，蕴积而成。现代医家则多倾向于对内毒的研究，内生之毒顾名思义就是来源于体内，是排毒系统功能发生障碍的标志。内毒的产生多是一种长期的慢性潜变过程，既可以单独产生，亦可夹杂其他内生之邪而现。当内生之邪气累积到一定程度后，便会因众邪蕴积，阴阳状态严重失衡，导致众邪的积－化－酿生毒。有学者认为，内毒的形成主要有：饮食变毒（酒毒、食积化毒、粪毒、糖毒、脂毒等），水液成毒（水毒、湿毒、痰毒、尿毒、浊毒等），诸气生毒（火毒、热毒等），血瘀生毒（瘀毒、出血、癥瘕等）。

近年来，由于现代病理机制研究的不断深入，对传统毒邪的认识得以深化和拓展。氧自由基、兴奋性神经毒、过敏介质、钙离子超载、凝血及纤溶产物、微小血栓、新陈代谢毒素、突变细胞、自身衰老及死亡细胞、致癌因子、炎性介质和血管活性物质的过度释放等，这些均可看作中医毒邪的范畴，疾病过程中形成的这些“内生毒邪”，直接影响着疾病的病理变化、预后和转归。

三、毒邪学说在临床疾病的应用

（一）毒邪致病的临床特征

《中医大辞典》载：“内毒，指内发的热毒。表现为痈疮、发斑或吐血、衄血，神志不清，舌绛，苔焦甚或起芒刺，脉浮大而数或六脉沉细而数等。”毒邪的临床表现复杂多变，各种毒邪致病特点不一，但共同特点表现为毒邪致病者具有以下特性：①发病急骤，传变迅速。毒邪致病一般都具有发病急骤、传变迅速的特点，其中尤以风毒及火热毒邪表现得更为明显。②病情危重。毒邪致病后多易出现较危重的临床症状。外毒可表现为：高热、神昏抽搐、脉数疾、吐血、发斑等破血动血热毒之象；或畏寒肢冷、四肢厥逆、脉微细欲绝等寒毒之象；或皮肤瘙痒，色泽枯槁等风毒之象；或浸淫流水，肢体浮肿等湿毒之象等等。内毒则可见身体羸瘦，刺痛，固定不移，肌肤甲错，面色黧黑，脉结代涩等瘀毒；咳吐痰涎黏稠而量多，或皮下包块、瘰疬、痰核，甚或癫狂痫等痰毒。③易侵袭内脏。毒邪性烈，易侵脏腑，导致病情迅速恶化。④病程迁延，缠绵难愈。由于毒邪致病性强，易损伤人体的正气，因此容易出现邪盛正虚之格局，致使病程较长，病情反复，迁延难愈。也有学者提出毒邪致病尚具有诸如依附性：在外常依附于六淫，在内常依附于痰饮、瘀血、积滞等病理产物，损害机体；酷烈性：发病急，来势猛，变化快，变证多；秽浊性：在症状表现上常具有秽浊性；从化性：以体质学说为根据发生变化，不同的体质类型，产生不同性质的病证，或阳证、实证、热证，或阴证、虚证、寒证。

（二）毒邪学说指导下的辨证论治

毒邪治疗应根据毒邪形成的不同病因病机和证候特征辨证施治，如热毒采用泄热解毒之法，痰浊之毒就应芳香化浊、祛痰解毒，瘀血所致者活血解毒，由实致虚者驱邪的同时兼以扶正，且兼乎各致病因机，而对于痈疽者，早中晚三期病理演变的“消、托、补”治疗法则，根据脓未成、脓已成、溃脓三期，分别施以消其肿、托其毒、补其正气之治则；如果因为外环境因素所致则需及时脱离有毒环境；此外，还要注重毒邪赖以存在的内环境，如正气不足时可以在解毒的同时扶助正气，阴虚体质则要注重滋阴，提高机体的抗毒能力，减轻毒邪对机体的损害程度；如果合并有阴阳的偏盛偏衰，当根据阴阳偏盛偏衰使用不同的药物。在毒邪的致病过程中出现合并六淫，在解毒的同时可以使用清热、化湿、祛风等治疗。

（三）毒邪学说与心系疾病的相关性

随着科技的发展，生活方式的改变，诊疗技术的进步，目前疾病谱发生了极大的变化，对中医认识、治疗疾病提出了挑战。生活水平的提高、饮食结构的改变使人们的体质逐渐向肥胖痰湿转变；现代社会生活节奏的加快使人们长期处于精神紧张、劳逸失度的生活状态；外环境的改变如温室效应、大气污染等逐渐侵害人体。这些生活及环境的改变导致机体代谢失常产生痰饮、血瘀等病理产物，日久可致毒聚体内。

心系疾病作为危害人类健康的常见病之一，其病机、证型也在随之改变。既往冠心病以胸部刺痛、舌紫暗等血瘀证为多见，治疗多以活血化瘀法为主；如今患者多见心前区闷痛、体胖、苔厚腻等痰瘀互结之证，单纯的活血化瘀之法疗效甚微；此外，介入治疗也给冠心病病机带来了新的变化。难治性高血压日益多见，传统的从痰虚瘀论治以及运用平肝潜阳之法已无法应对。此时，需要重新审视这些病机的变化，而从毒邪学说去分析，可能会为心系疾病的治疗提供新的思路。

1. 高血压病

高血压病是心脑血管系统中的常见病、多发病，长期持续的高血压会使心、脑、肾等全身重要器官出现损伤。中医将高血压病归为中医的“头痛”“眩晕”等范畴。其病因病机多从肝阳上亢、痰湿中阻、气血亏虚、肾精不足、瘀血阻窍等立论，强调本虚标实者居多，临床常从平肝潜阳、滋水涵木等论治，疗效不著。需详审证候病机，辨证施治。基于当今社会的快速发展，生活节奏的不断加快，人们的压力不断增加，再加上饮食结构的变化，嗜食膏粱厚味，导致病因病机的演变，我们认为高血压病机关乎浊毒闭塞，壅塞脑络或热毒充斥于内，热毒炽盛所致。

高血压病的重要病机之一为浊毒生变。浊者，不清也，《丹溪心法》中载有“浊主湿热、有痰、有虚”，古人又谓其为害清之邪气。《金匮要略心典》中载：“毒，邪气蕴结不解之谓”，今人亦有邪盛即谓毒的观点。无论是嗜食膏粱厚味还是嗜酒无节，都会损伤脾胃运化功能而病湿热。湿热积于中焦日久，进而影响脾胃气机升降，酿生浊毒之邪。现代研究表明，饮酒是促进血压升高的独立危险因素，长期饮酒可以使交感神经系统活性增强，肾素－血管紧张素－醛固酮系统激活。流行病学资料证实，高血压病的发病率与机体盐的摄入呈线性相关。若人们恣食无度，超过了自身所能代谢利用的范围，则成为停滞不化的体内浊毒。当今社会吸烟者在人群中亦占有较高比例，大量的尼古丁及烟碱进入体内，这两种物质都有明显的缩血管作用，能引起血压增高。在吸烟环境中的被动吸烟者，也同样会受到尼古丁和烟碱这两种“毒邪”的危害。此外，现代研究证实，50% 以上的高血压病患者有胰岛素抵抗，临床中多见高血压病往往与肥胖、血脂异常及糖代谢异常等并存，称为代谢综合征。血糖、血脂及胰岛素本为血中之精微物质，其代谢失常则瘀积于血分，成为内生之浊滞之邪，而日久浊易化热，与之相搏进而酿生浊毒。此外，肝为泄浊毒之重要器官，十二经脉循行，始于手太阴肺经，终于足厥阴肝经。肺输清血至百脉，至肝则为“受脏腑经脉浊气毒气改变之血”。如李东垣在《医学发明》中说：“血者，皆肝之所主，恶血必归于肝，不问何经之伤，必留于胁下，皆肝主血故也。”人身之血营周不休，至卧则血归于肝，其浊气借肝以外泄。现代生理学亦认为，肝脏是人体的主要解毒器官。当肝的生理功能正常时，即使体内产生一些浊毒，也可经由肝而得到及时清除，但是一旦出现肝失疏泄或肝阳上亢等病理变化，则可影响到肝的泄浊解毒功能，为浊毒在体内的停积不消提供可能。

另一方面，原发性高血压病具有火热性、从化性、损伤广泛性、兼夹性、病情复杂多变性等特点，热毒证是其重要病理类型，体质是其形成的内在基础，五志过极、饮食失节是其主要促危因素。长期不良的情志因素刺激，可致肝之疏泄与藏血功能失常。情志舒畅，气血调和，才可保持人体血压正常。情志不遂，耗伤肝肾之阴，使肝体失养，不能制约肝阳。肝疏泄太过，导致肝阳上亢，肝气上逆，甚至肝风内动，或肝疏泄不及而致情志不舒，气郁化火，均可令血压升高。刘河间《素问玄机原病式·火类》曰："五志过极，皆为热甚。"热为火之渐，火为热之极，热极生风，机体阳气功能亢奋致使机体火热有余而成火热毒。现代医学也认为，高血压病是一种心身疾病，与高级神经活动障碍及自主神经中枢兴奋性增高有关，反复的精神刺激，如过度紧张、焦虑、愤怒以及情绪的压抑，可使大脑皮质兴奋与抑制过程失调，最终造成儿茶酚胺（Catecholamine，CA）类物质增多，外周血管阻力升高和血压上升，导致原发性高血压病。此增多的CA类物质，可看作"内毒"的物质基础之一。然针对热毒炽盛者，治疗上采用解毒泄热法为主，以镇肝熄风汤或半夏白术天麻汤加减黄连解毒汤以兼顾标本。遣方用药时据证加入连翘、栀子、黄芩、白花蛇舌草、夏枯草、莲子心、玄参、知母、黄柏等药物治疗顽固性高血压，不仅能提高中医药的临床疗效，而且对于西药治疗还有增效作用。临床体会到此法方药能够有效地改善高血压病患者的临床症状，使异常波动的血压得到有效控制而保持稳定或有所降低。临床研究也证明运用具有清热解毒功效的清热降压合剂治疗原发性高血压病92例，总有效率91.30%，优于对照组牛黄降压丸；黄连清降合剂对自发性高血压大鼠（Spontaneous Hypertensive Rat，SHR）有明显的降压效应，其机制为降低血浆内皮素（Endothelin，ET）和升高血清一氧化氮（Nitric Oxide，NO），并调整二者的平衡，降低血浆血管紧张素Ⅱ（Angiotensin Ⅱ，Ang Ⅱ）。

另外，高血压病的常见并发症之一是肾损害，"五脏之伤，穷必及肾"。浊毒潜伏下注于肾，损伤肾络，可使肾不固藏，精微泄漏而出现蛋白尿。浊毒犯肾造成肾气虚衰，开阖失司，膀胱气化无权，浊液潴留，或推动无力，令大肠传导失司，均导致邪无出路，浊毒可重新吸收入血，进一步损伤精气，败坏形体，形成恶性循环，出现诸多变证，如高血压日久可出现肾功能损害甚至肾功能衰竭。综上所述，以上诸多因素决定了如今高血压病因浊毒为患，病位在血脉，与肝、脾、肾关系密切。浊毒既可以是高血压病发病的始动机制，也是高血压病程进展中多种因素相互作用的结果，并主导着病机的变化，贯穿疾病的全程。故针对浊毒之病机，芳香化浊、清热解毒是治疗大法。以小柴胡汤和五苓散化裁的柴苓汤，有升有降，调理中下二焦，使中焦气机得舒，湿浊从下焦小便而出，临证加入佩兰、石菖蒲、苍术、砂仁等芳香化浊之属，连翘、黄连、栀子、玄参等清热解毒之类，达解毒化浊之效。

2. 病毒性心肌炎

病毒性心肌炎（VM）是由病毒感染引起的局限性或弥漫性心肌炎性病变为主的疾病。发病人群以儿童和40岁以下的成年人居多，是青少年不明原因猝死的重要原因之一。临床表现轻重不一，轻者无自觉症状，重者可表现为心源性休克或/和心力衰竭（Heart Failure，HF），导致急性期死亡。现代医学对VM至今尚缺乏有效而特异的治疗，主要是休息、改善心肌营养代谢、调节免疫、抗感染、抗心律失常等支持疗法和对症处理。

中医将其归为“心痺”，《灵枢·胀论》谓：“邪在心，则病心痛，喜悲时眩仆。”隋代巢元方《诸病源候论》曰：“风惊悸者，由体虚、心气不足，心之府为风邪所乘，或恐惧忧迫，令人气虚，亦受于风邪，风邪搏于心，则惊不自安，惊不已则惊动不定。”本病发病前多有外感，温热之邪袭表侵肺，肺卫受阻，宣肃失司，见恶寒、发热、咳嗽、流涕等症。邪毒淫心，心阴受损则心悸，心气被邪所遏，失于舒展，则胸闷不适，心悸，胸痛等。如果早期失治或误治，正不胜邪，导致病程缠绵，逐步发展为“怔忡”“水肿”。现代医学研究表明，感染时病毒直接侵犯心肌细胞，毒素对心肌产生损害，病毒对心肌内小血管的损伤和免疫机制产生的心肌损伤，是心肌细胞产生局灶性或弥漫性炎症反应，形成心肌间质性炎症，心肌细胞水肿、溶解及坏死，进而形成心肌纤维化或瘢痕，导致形态改变，机体局部瘀血形成。在疾病的发展过程中，产生不同的细胞因子，加重疾病，形成恶性循环，最终导致心脏扩大和HF发生。由此可知，VM病因病机与痈疽有相似性，故VM亦可从毒邪论治。

在治疗上，VM按痈疽三期原则加以施治，根据不同的阶段选用不同的治则治法、方药。早期邪气较盛，正气未虚，当以解毒为要，针对本病为外感时邪，热毒上受，内舍心，以致心体受损，热壅血瘀，因毒致瘀等病理特征，故当及时祛邪解毒，兼活血化瘀。临床常用仙方活命饮、五味消毒饮、四妙勇安汤等加减治疗。恢复期邪气渐退，正气已伤，当以扶助正气为主，兼祛余邪。常选用四神煎、四妙汤、内补黄芪汤等加减治疗。后遗症期，正气大伤，心气亏虚，心阳不振，水瘀内停，当温阳化气、利水消肿。可选用阳和汤加减治疗；并可依据现代药理研究，在辨证选方的基础上选用能有效抑制病毒，减轻对心肌的损伤，调节免疫功能，加强心肌营养，有正性肌力作用，改善心功能，调整血流动力学，抗心律失常及抗心肌重塑等作用的药物，如黄连、丹参、五味子、夏枯草、川贝等。同时本病病程较长，治疗时间长，用药相对寒凉，因此顾护脾胃在治疗中十分重要。应适当配伍健脾和胃之品，防止寒凉药物损伤胃气，可选用白术、薏苡仁、山药等。综上治疗以祛邪为原则，解毒护心为其常法，强调祛邪务要彻底，不应过早弃用清热解毒之品，注意诊察有无余毒留恋，彻底清除余毒，以控制病毒反复感染。

3. 冠状动脉粥样硬化性心脏病

冠心病是冠状动脉血管发生动脉粥样硬化（AS）病变而引起血管腔狭窄或阻塞，造成心肌缺血、缺氧或坏死而导致的心脏病，常常被称为“冠心病”。冠脉斑块的稳定性对延缓疾病尤为重要。稳定斑块向易损斑块发展，继而破裂并导致血栓形成，是引起冠脉急性血栓事件的主要病理学基础，而易损斑块的存在处于核心地位。其中，血栓和炎症是斑块易损的关键环节，炎症反应加速血栓形成，而血栓形成又能放大炎症级联反应，两者相互作用，形成包括 ST 段抬高和非 ST 段抬高的急性 MI 以及 UAP 在内的冠心病。

中医学将冠心病归为“胸痹”“真心痛”“厥心痛”等病证范畴，认为冠心病属于本虚标实证，本虚为气、血、阴、阳之虚，标实为痰浊、瘀血、热毒等，主张从痰瘀毒虚论治 AS。其一，阴虚与易损斑块相关性：《素问・阴阳应象大论》云“年四十而阴气自半也，起居衰矣”，强调正气亏虚是起居有变的基础，临床上观察到冠心病多发于中老年人，常表现为心肾阴虚，脉道失润，不荣则痛，或肾水不足，水火失济，则心火上炎，阴虚火旺，灼津成痰，郁积成毒，痹阻心脉。同时，当前气候环境、饮食结构、工作压力、生活习惯、体质等较以往有很大不同，现代人生活节奏快，精神过度紧张，饮食偏于肥甘厚味，加之全球变暖，易致阴血暗耗，肾阴不足，虚火内生，心络失养，导致冠心病的发生。其二，热毒与易损斑块相关性：现代中医多按胸痹辨治冠心病，《金匮要略》着重指出胸痹的病机为“阳微阴弦”，温阳散寒为后世论治冠心病的重要治法。然而在《内经》及历代医家的论述中也不乏热邪致痛的记载。《素问・厥论》有云“手心主少阴厥逆，心痛引喉，身热。死不可治”。《灵枢・经脉》亦云“心主手厥阴心包络之脉，是主脉所生病者，烦心，心痛，掌中热”，说明胸痹心痛可伴有热证。现代医学认为，AS 是一种慢性炎症性疾病，开始于单核细胞、淋巴细胞与激活的内皮细胞黏附，该观点现在已被广泛接受，而且正在被越来越多的实验及临床研究所证实。有研究发现存在动脉硬化易损斑块的血管较健康血管温度升高，其温度与巨噬细胞数量的增多和纤维帽厚度（Fibre Cap Thickness，FCT）的减少有关，斑块温度的不均一性与体内炎症相关，表明炎症反应与热毒病机相通。其三，血瘀与易损斑块相关性：普遍认为冠心病病位在血脉，病机为心脉痹阻，正如《素问・痹论篇》所言“心痹者，脉不通”，叶天士亦云“久病入络，久痛入络”。王清任倡导久病多瘀，创制了一系列活血化瘀的名方，开后世活血化瘀法之先河。现代研究表明，AS 为血管慢性炎症增生性病变，易损斑块是在 AS 的基础上，由于内膜炎症级联反应的不断放大，内皮细胞的功能严重受损，导致其释放的抗凝血因子不足，血液呈高凝状态，在某些因素作用导致表面纤维帽破裂，继而使斑块内高度致血栓形成物质暴露于血流中，引起血流中的血小板、白细胞、纤维蛋白原等在受损斑块表面黏附、聚集并活化，形成不同类型的血栓，是形成血瘀证的病理基础，也是导致冠心病发生的机理。

基于以上研究认为，易损斑块主要的病理因素是阴虚，是病之本；热毒和瘀血是病情发展和恶化的病理基础，是病之标，即热毒血瘀痹阻心脉是冠心病主要的病机。四妙勇安汤为滋阴解毒活血法的代表方药，研究表明四妙勇安汤具有较好的降低血脂、拮抗炎症、抑制血栓形成等作用，进而达到稳定 AS 易损斑块的目的；离体研究进一步表明四妙勇安汤含药血清在正常培养条件下可以促进人脐静脉内皮细胞（ECV304）的增殖；在炎症损伤刺激下，可抑制内皮细胞白介素 -8（Interleukin-8，IL-8）、肿瘤坏死因子 -α（Tumor Necrosis Factor-α，TNF-α）、单核细胞趋化蛋白 -1（Monocyte Chemotactic Protein-1，MCP-1）分泌，起到抑制内皮细胞异常增殖、保护血管内皮细胞的作用。故针对阴虚为本，热毒血瘀为标提出的滋阴清热、活血解毒法是治疗冠心病尤其是急性冠脉综合征（Acute Coronary Syndrome，ACS）的一大法则。

第三节 伏邪学说

一、历史沿革

伏邪学说源于《黄帝内经》，用于阐述温病的病因和病机，以与伤寒鉴别。《素问・生气通天论》曰：“冬伤于寒，春必病温”，《素问・金匮真言论》曰：“藏于精者，春不病温”，《素问・热论》曰：“凡病伤寒而成温者，先夏至日者为病温，后夏至日者为病暑。”《黄帝内经》的这些理论描述了伏邪致病特点，为后世伏邪学说的提出奠定了基础。晋代王叔和在《注解伤寒论·伤寒例》中云：“中而即病者，名曰伤寒；不即病者，寒毒藏于肌肤，至春变为温病，至夏变为暑病。”“从立春节后，其中无暴大寒，又不冰雪，而有人壮热为病者，此属春时阳气，发于冬时伏寒，变为温病”，明确提出温病的病机是伏寒化温，同时指出伏邪的潜伏部位在肌肤。而隋代巢元方根据伏邪由内而发而非表里俱发的特点，认为伏邪潜伏部位在骨而非肌肤。伏邪学说初步形成，但仍仅局限于伏寒、伏温，未有发展。

至明、清时期，伏邪的病因、部位和病机的拓展，标志着伏邪学说的充实、完善。明代吴又可在《瘟疫论》中明确提出了“伏邪”概念，曰：“天地间别有一种异气所感，伏于膜原，发为瘟疫。”清代叶子雨指出，伏邪可以是多种邪气的结合，如《伏气解》云：“伏气之为病，六淫皆可，岂仅一端。”清代王燕昌认为，多种病理因素均可成为伏邪，如《王氏医存》云：“伏匿诸病，六淫、诸郁、饮食、瘀血、结痰、积气、蓄水、诸虫皆有之。”清代柳宝诒认为，伏邪的主要部位在肾，如《温热逢源》云：“寒邪之内伏者，必因肾气之虚而入，故其伏也每在少阴。”而清代田云槎则指出了寒湿阴邪伏藏的部位和特点，如《医寄伏阴论》云：“春夏感受寒湿阴邪，不即为病，伏于肺脾肾三经孙络，乘人阴气内盛之时，遂从阴化而发。”清代刘吉人在《伏邪新书》中云：“感六淫而不即病，过后方发者，总谓之曰伏邪。已发者而治不得法，病情隐伏，亦谓之曰伏邪。有初感治不得法，正气内伤，邪气内陷，暂时假愈，后仍作者，亦谓之曰伏邪。有已治愈，而未能除尽病根，遗邪内伏，后又复发，亦谓之曰伏邪。”详细论述了伏邪的病机。临床中的广泛运用，标志着伏邪学说的成熟与发展。《伏气解》《伏邪新书》中不仅提出了许多伏气温病的具体病名，还有温病以外的病名，而且均有具体的治法方药。

二、伏邪学说的内涵

伏邪学说从萌芽到成熟经历了漫长的过程，积淀了历代医家理论与实践的精华，蕴含着丰富的内容。“治未病”理论的起源可追溯到春秋战国时期，《黄帝内经》时代就提出了“治未病”的预防思想。《素问·四气调神大论篇》指出：“圣人不治已病治未病，不治已乱治未乱……”中医学对“治未病”的理解有三个层面，即养生保健的“未病先防”思想、治疗疾病的“既病防变”思想和病后防病的“瘥后防复”思想。《内经》“治未病”之“未病”状态，系邪已侵入人体，但患者自觉症状尚未明显或病情虽重，而症状较为隐匿的这一时期，由于这一概念的界定，必然要求在病因病机方面加以阐释，以促使这一理论更趋完善。而这种“未病”状态的出现，与其他新感类疾病、饮食所伤、精神因素等并不完全等同，难以划归同类以合理阐释，这就导致了“伏邪”学说的产生。

以伏邪学说为基础，对心脑血管疾病进行早期防御也充分体现了中医学“治未病”的思想。例如高血压病、冠心病、MI、HF、心律失常、VM等患者在没有出现明显症状之前，各期均符合伏邪致病的特点，即急性期正不胜邪，触动而发；缓解期正能胜邪，邪气内藏，伏而待发，发病之前其血糖、血脂及血压、心电图等指标已经出现异常，致病之邪已潜伏于内，因此我们也应该把伏邪学说放在“治未病”核心地位，根据不同的证型采取不同手段进行早期防治，调节糖脂代谢紊乱。这是中医治未病思想的最好体现。有学者认为，AS漫长的发病过程符合伏邪“逾时而发”的发病特点，并提出结合中医学“治未病”理论，从无症状期遏制伏邪从而预防冠心病的发病。此外，从脂质代谢异常到导致高脂血症疾病的发生经历的长期过程，恰恰是伏邪“晚发”的特征。其在发病过程中多无明显症状，临床不易发现，符合伏邪“隐匿”特征。高脂血症是脂质代谢紊乱逐步加重、突破自身调控能力的结果，与伏邪“自我积累”特征相合。现代医学中的多种系统疾病，例如非典型肺炎、哮喘、慢性阻塞性肺病等肺系疾病、慢性肝炎、艾滋病、白血病、多种自身免疫性疾病、高血压病、心脑血管疾病、肾小球肾炎、IgA肾病等肾系疾病、糖尿病、癌症、成人Still病等，表现为慢性过程，反复发作，可归属于温病来论治。伏邪学说在理论发展方面虽没有重大突破，但临床之中运用伏邪学说指导疾病的诊断与治疗得到显著成效。

《中医大辞典》将伏邪定义为：藏伏于体内而不立即发病的病邪。但是，伏邪的概念可分为狭义和广义。狭义伏邪是指伏气温病，即外邪侵犯人体，正气被束，不能托邪外出，使邪气得以伏匿，或伏于膜原，或伏于肌腠，或伏于脂膜，逾时而发；广义伏邪是指一切伏而不即发的邪气，即指七情所伤、饮食失宜、痰浊、瘀血、内毒等内在的致病因素。伏邪的特征主要有：动态时空，即随着时间的推移和机体内外环境的改变，伏邪可能发生由此发展为彼的改变，位置也会发生由浅入深或由深出浅的变化；隐匿，既包含有对伏邪特征和正邪交争态势的描述，又暗示特定的人体内外环境可以导致伏邪潜藏；自我积聚，即伏邪积聚到一定程度，超过发病阈值，就会发病；潜证导向，即指伏邪具有导致机体呈现潜证状态的特征。通过识别隐匿、潜在的伏藏之邪，调整伏邪赖以存在的机体内环境，使其伏而缓出或伏而不出，是中医“治未病”理念在慢性病防治中的重要体现。

三、伏邪学说在临床疾病的应用

（一）从伏邪学说论治病毒性心肌炎

1. 病因病机

从中医角度分析，VM 的发生多由感受温热或湿热毒邪或风寒侵入人体，酿生热毒，深入心包脉络，耗损心之气阴而发。热毒之邪煎熬阴血，既伤心体又伤心用，使心气不足，鼓动血行无力，令血流不畅而形成瘀血，阻滞络脉。湿浊中阻，脾胃升降失职，津液失布，聚而为痰，伏痰内结，日久入络，气血失和，亦致血瘀。人之气阴耗损，无力抗邪，加之治疗不及时或不彻底，可致邪气伏藏。经研究标准的 30 篇 VM 中医文献中提取证候要素得出气虚、阴虚、热（火）毒邪、瘀血、痰（湿）浊是 VM 中较为重要的证候要素的结论。故 VM 以气阴两虚为本，湿热、痰浊、瘀血、邪毒为标；气阴两虚是导致 VM 伏邪存在的前提和基础，真正的伏邪则是停于体内的湿热、痰浊、瘀血、邪毒等。

根据 VM 患者病情不同阶段的发展变化，可以推断病邪伏藏部位。一伏于心：VM 系由邪毒侵心，毒热内蕴，损伤心脉所致，常出现胸闷、心痛、心悸症状以及心脏扩大、心率增快、各种类型的心律失常等体征。由于致病病毒具有嗜心肌性，直接侵犯心肌并难以清除，可在患者心肌内长期存在，因此心不仅是本病主要受损之处，更是伏邪主要藏匿之所。二伏于咽：咽喉为呼吸之门户，肺系之通道，手少阴心经循喉咙，故热毒来犯首先侵袭咽喉。VM 患者由于正虚卫外不固，易反复感染温热邪毒，往往表现为咽部不适，邪毒亦易潜伏于咽部，遇感复发。咽红肿痛是 VM 患者常见临床表现，通过对咽部的诊察，可辅助辨别病情的向愈与否。三伏于肝：除上呼吸道感染外，劳累是另一个重要的导致病情复发的诱因。VM 复发患者多数为正在上学的青少年，疾病反复发作，需要休学或不能上体育课等原因常令其产生焦虑及抑郁情绪。肝主筋，为罢极之本，司调畅情志。邪伏于肝，可导致不耐劳累，乏力易疲，情志失调，气机阻滞，产生变证。四伏于络：心主血脉，温热邪毒侵心，耗气伤阴，气损则运血无力，阴伤则血行涩滞，易形成瘀血。瘀阻脉络，进一步使气血运行不畅，湿、热、毒等各种病邪难以清除而潜伏络中。伏邪为病具有病程长的特点，久病入络，除暗耗正气外，还加深伏邪的毒性，加重疾病的难治性，如部分 VM 患者会出现心律失常的后遗症。

2. 临床辨治

由于缺乏早期特异性检查，且 VM 患者病毒检测阳性率较低，临床上容易误诊漏诊。失治误治导致邪毒留念、伏藏是VM的基本病机之一，清除伏邪是治疗VM的关键所在。“伏邪”发病大致可分两种情况，一由新感诱发，二由伏而自发。新感诱发者多伴表证；伏而自发者在发病时是由里及外，甚至由里向更深层次发展，邪气难以短时间内透出。《蠢子集》谓：“治病透字最为先，不得透字总不沾，在表宜透发，在里宜透穿。”《未刻本叶氏医案》亦谓：“伏邪者，乘虚伏于里也，当从里越之。”透邪治疗思路的运用与邪气之所在并无必然联系，既可用于邪气在表之证（此言其“常”），亦可用于邪气在里之时（此言其“变”）。因温热或湿热毒邪侵袭内伏是VM的主要致病因素，故治疗自当重视“透邪外达”，以清透伏邪法则贯穿疾病治疗始终，采取不同治疗方法，目的是给邪气以出路。祛邪同时勿忘扶正，临床当在辨证论治指导下灵活掌握。

以清透之法为常，清法为八法之一，即“热者寒之”，清除热邪，消除病因。透法具有因势利导、分消病邪及用药多轻灵辛散等特点，是指通过使用轻清透达（散、发）之品，使邪气由表而解，或由里达外、由深出浅而解的一种治法。此为清透之常法。因风热侵袭而发病，伴肺卫表证者，治宜解表清热，疏邪清心，方用银翘散加减。此方微苦以清降，微辛以宣通，全方突出一个“透”字，使肺卫宣达，气机通畅，热邪疏解，更可起到“透热转气，从表达邪”之功。而如栀子伍豆豉，生石膏伍薄荷、桑叶，黄芩伍芥穗的药对配伍，既能解表又能清里热，相互为用，效果益彰。伴湿邪者，佐加宣肺理气、解郁散湿药，如杏仁、桔梗、藿香、白芷、前胡、郁金等，助湿邪从表解散。对于伴思虑过多、焦虑抑郁、舌苔厚腻的VM患者，可用小柴胡汤合升降散加减以和解升降、疏利气机，气清方能清宣郁热，常选蝉蜕、僵蚕、淡豆豉、姜黄、柴胡、黄芩、川楝子、竹茹等药物。

以清透之法为变，热、湿热等外来无形之邪易于“随其所得”，与有形之毒邪相合甚至携毒与痰瘀相合，伏于体内。热毒搏结，津更伤，气益损，推动VM病程发展，是VM变证峰起、缠绵难愈的关键。有形或无形之邪单独为病，病机较为简明，而二者相合为病则病机易发生变化，使得病情复杂，症状多样。医者当随其所结合的有形病邪施治，即《金匮要略》中“随其所得而攻之”。此为清透之变法。针对邪伏咽喉的问题，要重视消除咽部的感染病灶，以杜绝病情的反复，加用牛蒡子、射干、玄参等药物解毒利咽。随着咽炎的治愈，VM恢复期症状可以减轻以至消失。对于伏邪瘀滞血分，可遵叶天士“入血就恐耗血动血，直须凉血散血”原则治疗，其“散血”二字，即包括有透邪之意。可用赤芍、牡丹皮、丹参、桃仁等，这些药物大多辛散走窜，使瘀散而热无所附。对于瘀血的治疗，还当重视活血与行气相伍，既行血分瘀滞，又解气分郁结，治以透邪解郁，畅达气机，活血化瘀。

VM 初期为温热邪毒犯心，既有心体受损，灼津伤液，又有邪毒侵犯营卫之象，故在急当宣透邪毒的同时，要时刻顾护心之阴血的损伤，以不忘扶正，以助透邪。养阴生津有“滋而能通”的作用，故治疗配合运用养阴法亦有助于清热透邪。临证多合用生脉散，另常选配芦根、花粉、石斛、竹叶、沙参等甘寒生津而不滋腻、养阴而不恋邪之品，或黄芪、山药、黄精等益气养阴之品。

（二）从伏邪学说探究冠脉介入术后的病机及临床应用

1. 病因病机

中医学将冠心病归为“胸痹”“真心痛”“厥心痛”等病证范畴。本病有着复杂的临床表现及病理变化，汉代张仲景在《金匮要略》中论“夫脉当取太过不及，阳微阴弦，即胸痹而痛，所以然者，责其极虚也。今阳虚知在上焦，所以胸痹心痛者，以其阴弦故也”，明确指出胸痹病机是阳微阴弦，为本虚标实之证。本虚中以气虚为多，也有心阳不足、气阴两虚、心脾肾阳气亏虚等；标实多指血瘀、痰浊、寒凝、气滞等，其中以血瘀、痰浊最为常见。然病程绵长，从 CAS 到出现典型症状需要较长时间，正气逐渐亏虚，邪气日渐积聚，多数与新生瘀血共同潜伏心脉，伺机反复；介入术后元气大伤，心气更虚，无力驱邪外出，致使邪毒留恋，使其长期潜藏成为可能。刘吉人《伏邪新书》云：“感六淫而即发病者，轻者谓之伤，重者谓之中。感六淫而不即病，过后方发者，总谓之曰伏邪，已发者而治不得法，病情隐伏，亦谓之曰伏邪。有初感治不得法，正气内伤，邪气内陷，暂时假愈，后仍作者，亦谓之曰伏邪。有已治愈，而未能除尽病根，遗邪内伏，后又复发，亦谓之曰伏邪。”明确指出了失治误治导致邪毒留恋，伺机为病。在临床前期伏邪内藏，蕴结成毒，在感冒、激动或饱食的诱因下发病，即所谓伏邪中的“逾时发病”特征。PCI 虽为冠脉血运重建最为直接有效的治疗方法之一，但 PCI 后的再灌注损伤、无复流、慢血流等直接影响了 PCI 的远期预后。冠心病 PCI 后相当于人为地造成伏邪伏藏于内，体内宿痰旧瘀与介入治疗产生的新生瘀血胶阻，伏于血络，而正能胜邪，邪气内藏，伏而待发；临床期（急性期或发作期）正不胜邪，触动而发；缓解期（稳定期）正能胜邪，邪气内藏，伏而待发（低水平的平衡）。

2. 临床辨治

中医理论和中药在防治介入治疗的危险因素、缓解临床症状等方面存在优势，是对现代医学很好的支持和补充，随着对冠心病病机认识的不断完善，结合伏邪学说以及冠心病现代研究进展，从伏邪学说辨析冠心病 PCI 后的病机变化规律，为临床提供新的治疗思路。

“不治已病治未病”是早在《黄帝内经》中就提出来的防病养生方法，旨在未病先防、既病防变。基于伏邪学说的冠心病血运重建后病机变化规律，主要是：邪毒内伏易致疾病反复，即体内残留的宿痰旧瘀与介入治疗产生的新生瘀血共同形成以瘀为主，兼有痰浊的邪毒，内潜心脉，伺机反复；心气亏虚为邪毒提供存在的内环境，即 PCI 术后心气更虚，无力驱邪外出，致使邪毒留恋，使其长期潜藏成为可能，正所谓至虚之处，便是容邪之所；热毒为病情反复的诱发因素，即热毒贯穿疾病之中，既是病理因素，又是致病因素，是斑块易损和破裂的关键因素。有学者认为，支架的植入相当于人为地造成伏邪伏藏于内，极易出现痰浊和血瘀。进而基于国医大师任继学提出的“心病伏邪、蕴结成毒”的病因理论基础，总结出“以通为主，祛除伏痰、伏瘀以救心”的治疗法则，研制出具有益气活血、豁痰通络作用的参红化浊通络颗粒。临床研究表明，配合西药基础治疗，能够明显降低 PCI 治疗后冠心病再狭窄发生率及狭窄程度，减少心绞痛发作以及 MI 再发率和 HF 患病率，明显改善胸闷胸痛、心悸、乏力等症状，提高患者生存质量。

阴虚毒瘀是易损斑块的重要病机。研究证明，应用具有滋阴解毒、活血通络作用的古方四妙勇安汤不仅可以祛除瘀毒，畅通脉络，而且可以在一定程度上降低 AS 模型兔血清的细胞间黏附分子 -1（Intercellular Adhesion Molecule-1，ICAM-1）和 MCP-1 水平，增加斑块 FCT，抑制斑块内热休克蛋白 60（Heat Shock Protein 60，HSP60）、TNF-α、核因子 -κB（Nuclear Factor-κB，NF-κB）的蛋白表达，抑制斑块内的炎症反应，从而稳定斑块。稳定斑块对防治 PCI 中慢血流、无复流有着重要意义。冠心病患者气血亏虚，痰浊聚集，故应采用益肾健脾、涤痰散结以补益气血，化痰通络，驱伏邪外出。研究表明，补肾抗衰片（丹参、何首乌、夏枯草、茯苓、海藻、龟甲、石菖蒲、砂仁、淫羊藿、桑寄生等）具有益肾健脾、活血散结、涤痰降浊之功效，扶助正气驱邪外出，不仅可以使各种血管活性物质在体内的表达及比例正常，而且可以使内皮功能得以恢复，以达到抗氧化、抑制炎症反应、保护血管内皮、稳定 AS 斑块的目的，从根本上防治术后慢血流、无复流现象的发生。“调脾护心法”是国医大师邓铁涛教授运用“五脏相关”理论治疗冠心病的经验总结，以具有益气活血化痰功效之冠心方为基本方加减治疗，取得显著疗效。在一项应用调脾护心法治疗 PCI 术后患者的回顾性队列研究中，发现在西药常规治疗基础上应用调脾护心法方药，可以显著降低患者再次发生胸闷胸痛的比例，同时减轻由于服用阿司匹林引起的相关消化道症状，改善冠心病支架术后患者的生活质量。

第四节　络病学说

络病学说是中医理论体系中一个独特的组成部分，它的形成与发展历经多个时期，其中《内经》最早明确提出“络”的概念，并奠定了络脉与络病的理论基础。络脉是经脉的分支，络脉有十五别络、孙络、浮络之分，其生理功能为疏通气血、贯通营卫及津渗化血。而络病形成的原因有三：外邪、内伤以及久病，这些病因就导致了络脉的病理改变，形成病络而发为络病。其病理机制可用瘀、虚、痰、毒四字来概括，即为脉络受损、脉络瘀阻而导致的气血不通、营卫不和、脉络失养，络脉生理功能异常。

脉络作为脉这一组织器官的中、下层组织结构，与现代医学之中、小血管及微循环有着一定的相关性，但不等同，它并不是局限于器官、组织构成的局部功能实体，而是深入于细胞、蛋白质、基因等功能实体，这是中医整体观的一种体现，也有机地将中医学络病理论与现代医学理论结合在了一起。而病络，它不仅是络病发生发展过程中的一种病理状态，也是络病进一步发展恶化的原因。在现代疾病中，冠心病、缺血性中风及高血压性肾损害等都是与血管受损病变相关的疾病，且《灵枢·经脉》有云：“脾足太阴之脉，其支者，复从胃别上膈，注心中”，“小肠手太阳之脉，入缺盆络心”，“肾足少阴之脉，其支者，从肺出络心，注胸中”；高血压病则是全身性血管疾病，而且肾脏是络脉组织最丰富的器官，故均可以从络病学原理来进行医治，而“病络”作为病理结果及恶化原因则为治疗络病的关键点。

一、历史沿革

（一）始发于《黄帝内经》

《内经》论络，泛指各类络脉，如《灵枢·脉度》云：“经脉为里，支而横着为络，络之别者为孙。”《素问·调经论》云：“风雨之伤人也，先客于皮肤，传入于孙脉，孙脉满则传入于络脉，络脉满则传入于经脉。”从而奠定了络脉与络病的理论基础；并认为初病在络，络为疾病传变的途径。《素问·百病始生》曰：“是故虚邪之中人也，始于皮肤……留而不去，则传入于络脉，在络之时，痛于肌肉，其痛之时息，大经乃成，留而不去，传舍于经……稽留而不去，息而成积，或着孙络，或着络脉。”

（二）奠基于《伤寒杂病论》

《伤寒杂病论》中《脏腑经络先后病脉证》提出：经络受邪，入脏腑是疾病传变的主要途径之一，并认为“适中经络，未流传脏腑，即医治也……”，提出了外感热性病及内伤杂病的辨治总纲。《金匮要略》论述了肝着、黄疸、水肿、痹证、虚劳等络脉病证的发生与络脉瘀阻的病机有关，并首创活血化瘀通络法和虫蚁搜剔通络法。《金匮要略·血痹虚劳病脉证》中大黄䗪虫丸方的组方开启了辛温通络、虫药通络之先河。

（三）成就于叶氏之论

叶天士创造性地继承和发扬了前人的学术成果，将《内经》中有关“络”的生理认识，加以深化，引入到内伤杂病的病理阐释中，明确提出了“久病入络”和“久痛入络”的科学命题，强调“初为气结在经，久则血伤入络”，从全新的角度揭示了一般疾病（多属内伤、脏腑病变）由浅入深、由气及血的演变规律，认为络病分虚实，总以络脉阻滞为特点，其主要病变为络中气滞、血瘀或痰阻，并创立了辛温通络诸法，从而形成了较系统的络病理论，堪称是络病学说的集大成者。叶氏“久病入络”说和“久痛入络”说及其理、法、方、药，是对内伤杂病理论和治疗学上的一大发展，也为后世活血化瘀疗法的研究提供了重要的借鉴，启发了新的辨证思路和用药规律，予后世医家以巨大影响。

（四）完善于后世

叶天士之后诸多医家承其治疗法则，将其“久病入络”“久痛入络”的理论，广泛应用于临床诸多病证，屡有验案，但是理论体系上并无大的进展。直到近代一些医家利用络病理论治疗疾病，取得显著的疗效，伴随着现代医学的发展，充分吸收借鉴现代医学日新月异的先进技术手段与科研方法，才迎来了络病学的第四次大发展。史常永、王永炎、吴以岭等学者分别整理了络病学说的相关文献，很大程度促进了络病学说的发展。在较完善的理论研究基础上，对络病学说的临床和实验研究引起了学术界的重视，如吴以岭教授以“通心络胶囊”方为载体，完成了300余项分子水平的实验研究，表明该方对“脉络－血管系统病”的不同环节均有防治作用。这些进展进一步充实了络病学说，理论与实践相辅相成，取得了较大的发展和突破。

近20年来，邱幸凡、吴以岭等一批学者在络脉传统文献的整理研究方面做了较多的工作，对络脉学说的科学内涵有了较深入的认识，提炼出一系列关于传统络脉学说内涵的现代表述。当代学者对络病进行完善的论述，从络病的病因病机、临床表现、辨证、治疗法则、代表方剂以及常用药物进行全面的总结论述。

二、络病学说的内涵

（一）络病病因病机

络脉病证既可由邪气侵入络脉而产生，又可由经脉或脏腑之病传变所导致。络脉病证产生的原因首先是本虚气弱，再感受六淫之邪，或内伤七情、饮食劳倦、毒邪损伤络脉气血。其基本病理变化，包括络脉结滞、络脉空虚、络毒蕴结和络脉损伤四个方面。络病的病理过程，可分为四个阶段：络脉自病或气机瘀滞，引起血行瘀滞，进而出现津液凝聚，痰饮内毒生成。尽管络病有络脉结滞、络脉空虚、络毒蕴结及络脉损伤等不同类型，然而“瘀阻”却是它们的共同病机，并由此进一步加重病情，增加病邪锢结难解之势。如络脉结滞，系邪客络脉而成，络中有气郁、血滞、痰凝之“瘀”；络脉空虚，系络中气血不足所致，络中有血气停滞之“瘀”；络脉损伤，系络伤血溢之病，络中有血气留着之“瘀”；而络毒蕴结，系络邪蕴久生毒，络中邪毒久滞深伏为瘀，故络脉病变是以络脉阻滞为特征的一类疾病，标志着一种正虚邪实、病势胶着的病理状态。而由“络主血”可知，络病与血病有着非常密切的关系，从某种意义上说，“久病入络”也可理解为“久病入血”，或是对某些脏腑血分病证的病理阐发。

简而言之，络病学说认为脏腑内伤，由气累血，因虚致瘀，痰瘀互结，蕴久生毒，留恋于络中是络病产生的基础。“久病入络”的论点揭示了多种病证发展的总趋势之一，表明各种病证发展到一定阶段均存在络脉病变，其基本病理变化为虚、瘀、毒交织锢结，阻滞于浮络、孙络、缠络，此即是许多慢性常见病的基础病变和共同归路，也是多种病证在“入络”阶段异病同治的病理基础，这就是络病的实质所在。它说明了“久病入络”既是一个病理概念，又包含有具体的病位内容，具有丰富的内涵，可以说是中医病因病机理论的突破性发展。由于邪阻络道，郁久蕴毒，深滞于浮络、孙络、缠络，是络病病情缠绵、久发难愈的根本原因，因此，我们认为，“治络”的原则就是疏通络脉和透达络（毒）邪。祛邪之法当视病情需要而定，可理气、逐瘀、化痰、除湿、清热、解毒、散寒、扶正、通络、养络等法施治，也可多法兼用，以期荡涤络邪，驱邪外达，调畅气血，平衡阴阳。祛邪即祛毒，而祛毒之要是给邪以出路，其治重在祛邪，祛邪勿尽，又要宿病缓图，以免戗伐正气，要讲究“络病功夫”，使邪去络通，则络病向愈。

（二）络病病理变化

络病主要的病理变化是虚、瘀、毒，络脉病变的实质是虚、瘀、毒互结，痹阻脉络，因此导致络病经久难愈，渐成痼疾。中医络病的病理机制中血行不畅、络脉失养、气血瘀滞、津凝痰结、络毒蕴结等病理变化涉及了血管活性物质调控异常、血管内皮细胞、血管平滑肌细胞的损伤机制、细胞外基质代谢异常、细胞因子及信号传导通路调控异常等生物学内容。西医学的“毒性”均可看成中医的“毒邪”，西医学免疫力低下，微循环障碍，且微循环通过流动在其内的血液和淋巴液包含的巨噬细胞和免疫物质，起到吞噬侵入的病原微生物及自身变性物质，类似于络脉的“溢奇邪”作用。临床上，血瘀证是与微循环关系密切的常见临床证型，络病、微循环障碍、血瘀证三者之间有一定的内在联系。络脉病变时，可有血瘀的症状和体征，又可观测到微循环及血液流变异常的客观指标；且血瘀证久病、重证亦属于络病的范畴。血瘀证的病理生理学基础：血流动力学异常，血液流变性的异常，微循环障碍，内皮细胞损害，血小板功能亢进，凝血因子形成、激活和纤溶、抗纤溶系统的启动及异常的细胞因子网络调节机制，细胞外基质代谢异常亦是络病的病理生理学基础。近年来发现，血管内皮细胞损伤可产生较多的促栓物质并使抗凝物质减少，导致中医血瘀证的发生；这种内皮细胞损伤与心脑血管病密切相关，因此也为我们从络病角度治疗心脑血管病提供了依据。瘀毒阻络是络病形成的病理基础。邪入络脉标志着疾病的发展和深化，邪气侵入络脉，早期出现不同程度的络中气滞、血瘀或津凝等病理变化，日久延虚，虚气留滞、血瘀津凝等相互影响，互结互病，积久蕴毒，毒损络脉，败坏形体，加重病情，变生诸病，形成恶性循环，此即叶天士“邪与气血两凝，结聚络脉”之谓也。

三、络病学说在临床疾病的应用

（一）络病学说指导冠心病认识

1. 从络病认识冠心病成因

冠心病在临床上具有胸闷、胸痛反复发作或猝然加剧、经久不愈等特点；正如《灵枢·经脉》中所云：“心为诸脏主而藏神，其正经不可伤，伤之而痛为真心痛，朝发夕死，夕发朝死。”“若伤心之支别脉络而痛者，则乍间乍盛，休作有时也。”由此可知，其为病络而引起的疾病，则固然属于“络病”范畴，可按中医络病学说进行诊治。

心络受损是冠心病的病因，冠心病是由于患者素体阳虚，心阳不足，痰浊、瘀血、气滞、寒凝而引起心络痹阻不畅，“心络受损”为其根本病理基础。痰浊、瘀血、气滞、寒凝诸因作用于阳虚之体，致气血生化失常，气血津液输布障碍，心络瘀阻受损。其致病机理不外以下三个方面：①瘀阻心络之气血渗灌失常，心脏得不到气血濡养而致心悸怔忡、胸痹心痛。②痰阻心络之气血津液互化失常，水液凝聚，而致胸闷胸痛。③毒损心络之湿浊瘀血久滞，化热酿毒，致心痛如绞如灼，痛掣肩背。

络病形成之因有三：外邪、内伤以及久病，其表现无外乎虚实两端，即络虚和络瘀。脉络空虚包含了两层含义：①络中气血阴阳不足，络脉自身虚而不得以荣。②络中气血阴阳不足，脏腑百骸失其荣养。而气虚、气滞、血虚均可导致络脉空虚而最终成“瘀”，可运用补气、行气、补血之法改善患者的体质，以防治疾病的发生发展。内生邪毒或因虚致瘀而为络滞之证，应灵活运用活血化瘀、解毒通络药物，知晓变通。或清热解毒，或益气排毒，或泄利湿毒等；或滋阴活血，或理气活血，或养血活血等，以防止络病的加重和恶化。根据“毒滞络脉”的性质及其来源，又可分为“脂毒滞络”“痰毒滞络”和“热毒滞络”。若水不涵木，肝失疏泄，木不疏土，脾运失司，水谷不能正化，精微失运，变生膏脂，脂浊停聚，若脾、肾衰败为著，脾、肾阳气虚损，三焦气化障碍，津液输布不利，膏脂化生运转失常，壅滞心络，经久不去，是为脂毒滞。若络脉空虚，络中气滞，津血不能正常互换，输布代谢失常，津凝为痰，滞于心络，痰浊壅塞脉道，痰借血体，血借痰凝，胶结血脉，心气运营不畅，遂成斑块，是为痰毒滞。若迁延失治，或猝然加剧可见真心痛。《诸病源候论·胸痹候》云：“因邪迫于阳气不得宣畅，壅瘀生热。”《素问·刺热篇》云：“心热病者，先不乐，数日乃热。热争则卒心痛。”此二者为外邪化热或热邪中络，是为热毒滞。故可分别用消脂、化痰、清热法治之。

现代损伤反应学说认为，多种危险因子对血管内皮细胞的损伤，是CAS发生的始动环节，它导致了内皮通透性和分泌功能障碍，促进血液中的脂质进入动脉壁，引发中膜平滑肌向内膜迁徙并大量增殖，导致血小板的黏附聚集和多种活性物质释放。这其中血管内皮细胞损伤、脂质进入动脉壁、中膜平滑肌细胞迁徙并增殖均为络脉本身病变。微生物感染、氧化低密度脂蛋白（Oxidized Low Density Lipoprotein, ox-LDL）、同型半胱氨酸（Homocysteine，HCY）、血流剪切力、吸烟等因素被认为具有损伤血管内皮细胞的作用，它们在破坏络脉的生理结构同时破坏其生理功能，启动了络脉病变的病理进程，即“病络”。感染性微生物如巨细胞病毒、肺炎衣原体、幽门螺杆菌等在粥样斑块处均被发现，以及由此引发大量巨噬细胞和 T 淋巴细胞在病变部位的聚集，一方面刺激内皮细胞、血管平滑肌组织等表达多种黏附分子；一方面分泌炎性因子如 TNF、IL-1、IL-6 等。单核细胞进入内膜下转化为巨噬细胞，摄入 ox-LDL 又进一步分泌致炎因子，如 TNF、IL-1、生长因子如血小板源性生长因子（Platelet-Derived Growth Factor，PDGF）及多种水解蛋白酶，趋化、招募炎性细胞增强局部炎症反应、脂质及血小板在局部聚集。冠心病独立的危险因子 HCY 损伤内皮，导致内皮细胞表达凝血因子，纤维蛋白原合成增强，NO 释放不足，诱导内皮细胞—巨噬细胞的黏附，产生大量的氧自由基，诱导血管平滑肌细胞迁徙并增殖，导致粥样硬化斑块的形成。低密度脂蛋白（Low Density Lipoprotein，LDL）其颗粒较小，较易进入血管壁，是冠心病重要的致病因素。LDL 被氧化修饰后形成 ox-LDL 促进巨噬细胞清道夫受体识别，被内皮下巨噬细胞大量摄取，使巨噬细胞转化为泡沫细胞。巨噬细胞或泡沫细胞死亡后即释放出大量 ox-LDL、自由基等，更加重了内皮损伤，脂质的不断堆积形成了斑块的脂质核心。冠脉收缩因子如 ET 具有强烈的缩血管、升血压、促进血管平滑肌细胞增殖、加重心肌细胞脂质过氧化损伤的作用；血管生成素（Angiopoietin, Ang）具有缩血管、升血压的作用，是细胞分裂的生物活性物质；5-羟色胺（5-Hydroxy Tryptamine，5-HT）作用于血管平滑肌而引起多数动静脉血管收缩，同时增强其他血管活性物质如去甲肾上腺素的释放。上述众多危险因子共同作用，或拮抗，或叠加，破坏冠状动脉的生理结构和生理功能，造成了 CAS 的产生，导致“病络”向“络病”的发展。

2. 从络病认识冠心病发病机制

冠心病之络虚　“虚”即指正气虚损，正不胜邪的一种病理状态。络脉空虚是络脉气血不足、失于充养的病理反应，是发病的基本环节。《圣济总录纂要·心痛》云：“若经气虚，风冷伤则乘于心之络脉，痛归于心。”蒲辅周认为冠心病属虚证，病因是“心气不足、营气不周”，主张以补为本，以通为用。冠心病多见于中年以后，与生理功能的减退和内外病理因素的干扰致损密切相关。或年迈体衰、肾精亏损、化血无源，或饮食不节、脾胃受损、化生不足，导致心不化赤、肝失生发、久病损耗、失血亡津，均可导致气血虚弱，络脉空虚。络脉具有环流经气，渗灌血气，互化津血，贯通营卫等功能。气血阴阳是络脉发挥其功能的物质基础，络中气血充沛则输布渗灌正常，则五脏六腑与四肢百骸皆得其养，反之，络虚不荣则心脉失养，诸脏不平，因此冠心病患者除了有心前区疼痛，心之络脉自身不荣的表现外，还有全身乏力、气短等全身络虚不能濡养脏腑百骸的表现。临床上冠心病属络虚者甚广，但人们往往重视“络滞”而忽略“络虚”这个环节，每以活血化瘀为惯用之法。

冠心病之络滞 络脉空虚的后果便是叶天士所云“至虚之处，便是留邪之地”。此处的“留邪”即为“毒滞”，“毒”泛指正常生命过程中，机体不存在的物质，或原本适应机体生命活动的物质超过了生命机体的需求，而对机体形成危害。毒有外来和内生之分。《诸病源候论》云：“其久心痛者，是心之别络，为风之冷热所乘痛也，故成疹，不死，发作有时，经久不瘥也。”这是外来之邪毒致病。这与内生之毒都是相符合的。根据“毒”的性质和来源又可分为“脂毒”“痰毒”和“热毒”。

络病的临床特点为“久、瘀、痛、难、怪”。“久”的表现为病程长久，缠绵不愈。正如《内经》所云：“久发频发之恙，必伤及络”，故络病均为顽疾久证。“瘀”的表现可见局部肿大成结、青紫、失血等，往往兼加他邪而为患，如痰瘀胶结、水瘀互患等。“痛”往往有虚实之分，虚证乃络脉失养，实证常因络脉阻滞而为，其特点为痛处固定、痛类不一，如隐痛、胀痛、闷痛、刺痛、刀割样痛，可呈阵发性，也可呈持续性。“难、怪”之疾，常涉及多个脏腑，常规治疗效果不佳，临床表现怪异多变，病因复杂、病机多变或不明，是络病的又一特点。

（二）络病学说在冠脉介入术后的应用

《素问·胸痹篇》曰：“夫脉当取太过不及，阳微阴弦，即胸痹而痛，所以然者，责其极虚也。今阳虚知在上焦，所以胸痹心痛者，以其阴弦故也。”越来越多的学者认识到无复流（No-Reflow，NR）的微血管－络病定位，认为“伏痰阻络”，伺机而发，络脉瘀阻或绌急是无复流的核心原理。外力开通闭塞的络脉使得心络受损，引起络脉绌急，加之痰瘀内阻，导致气血运行缓慢甚至中断；或络脉再通后痰瘀之邪未能尽除，沿脉络走势下行，阻滞于下一级络脉，导致气血运行不畅，发生无复流。络脉绌急与络脉瘀阻相互影响，互为因果。

生活水平的提高、饮食结构的改变及好逸少动的生活方式，使得冠心病痰瘀互阻证逐渐增多。AS 及 PCI 术后的微血栓均可从痰瘀论治。痰浊与瘀血，二者同源而异物，既是病理产物又是致病因子，常互相影响，正如张山雷所说：“痰涎积于经隧则络中之血必滞，血积既久亦能化为痰水。”因而治疗上也应痰瘀同治，采用涤痰化瘀方药进行干预，可取得较好的效果。

清热解毒中药可减少炎性反应，保护血管内皮功能，稳定易损斑块。阴虚毒瘀是易损斑块及其所致的 ACS 的主要病机，热毒贯穿其中，是斑块易损和破裂的关键因素，阴虚则热，日久则热聚成毒，结于局部，造成炎症细胞在斑块内大量浸润，热毒日久又会耗伤阴液，加重阴虚；阴虚则血流不畅，血液稠浊，易于成瘀，热甚伤血，热与血结，亦可致瘀，瘀血日久不散，既可致新血不生，阴液难复，又可酝酿成毒，形成毒瘀相结于络脉的顽疾。研究发现，去除白细胞的血液再灌注缺血心肌可减轻 NR 和 MI 面积，提示白细胞聚集及其与内皮细胞的黏附，可能是产生 NR 的机制之一。运用清热解毒中药从抑制炎症反应角度防治 NR，具有其合理性。

第五节　“心-脾-肾”三脏一体观

一、“心 - 脾 - 肾”三脏一体观的理论依据

脾为后天之本，脾胃有病，可累及诸脏，其中心脾之间关系极为密切。《灵枢·经脉》言“脾，足太阴之脉……其支者，复从胃，别上膈，注心中”，《素问·平人气象论》云“胃之大络，名曰虚里，贯膈络肺，出于左乳下，其动应衣，脉宗气也”，可见，脾胃通过经脉与心互联。论五行，心属火，脾属土，心为脾之母，生理情况下心阳能温煦脾土，助脾运化，病理情况下心病可以传脾胃，脾胃病变亦可传心。《灵枢·决气》云“中焦受气取汁，变化而赤，是谓血”，表达了心与脾之间在气血生成方面相辅相成的关系。《灵枢·营卫生会》亦云营气“从脾注心中”，说明了心中气血之盈亏，实由脾之盛衰来决定，脾胃失调可影响心脏，导致心脏的病变。

肾为先天之本，寓元阴元阳，为一身阴阳之根本，正如张景岳云：“然命门为元气之根，为水火之宅，五脏之阴气非此不能济，五脏之阳气，非此不能发。”《医贯·玄元肤论》曰“五脏之真，唯肾为根”，肾气充盈与否直接关系到人体各脏腑功能的正常运行。《素问·五脏生成》云：“心之合脉也，其荣色也，其主肾也。”心与肾同属少阴，经络相连，心与肾的关系主要表现为以下几个方面：其一，水火相济。《千金要方》云“夫心者，火也；肾者，水也；水火相济”。在正常情况下，肾水可以上济于心，资助心阴以涵养心阳，使心火不亢；心火可以下移于肾，资助肾阳以温肾水，使肾水不寒。其二，精血互化。心主血，肾藏精，精血同源，相互转化。其三，君相安位。心为君火，肾为相火。君火以明，相火以位，君火在上，如明照当空，为一身之主宰。相火在下，系阳气之根，为神明之基础。君火相火，各安其位，则心肾上下交济。

综上，心主血脉，心受肾、脾两脏共同生化之血液，肾阳为一身阳气之源，心阳本

于肾阳，心阳非此不能生，非此不能发。血为阴，心血的生成，有赖于肾阴的滋养，心血的运行，得益于肾阳的激发。心与脾肾密切相关，心脾肾三脏相互资生，互相促进，息息相关。国医大师阮士怡教授在治疗心血管疾病时提倡治心不拘于心，治病求本，根据《素问遗篇·刺法论》“正气存内，邪不可干”，基于中医整体观，提出“心－脾－肾”三脏一体观，治疗 AS 的关键在于对人体“心－脾－肾”生理病理轴的合理协调。

二、从“心－脾－肾”三脏一体观探讨动脉粥样硬化病机

（一）“心主血脉”失司是动脉粥样硬化之关键

AS 是一种以动脉炎症性、增生性和退行性为特征的血管病变，主要累及大、中动脉，可见 AS 的病变部位主要在血脉，而血脉为心所主，提示 AS 与心之损伤密不可分。心主血脉，包括主血和主脉两方面，脉为心之体，血为心之用，心与脉管相连，血行脉中，血通过脉而归于心。心、血、脉密切相连，构成完整的功能系统，以心气为动力，以血脉为物质基础，濡养五脏六腑、四肢百骸，维持人体正常的生理功能，使“肝受血而能视，足受血而能步，掌受血而能握，指受血而能摄”。

年老体虚及素体亏虚，先天不足等因素均可导致心主血脉功能失调，血脉壅塞不通，机体失于濡养，常见心悸、胸闷或疼痛、唇舌青紫等症状，与 AS 症状相符。心主血脉功能失调致 AS 的机制主要表现为以下几个方面：其一，为心气、心阳不足。气为血之帅，气行则血行，心气、心阳不足，则血行无力，导致心力、心律、心率异常；其二，心血化生乏源，心血不足，脉道空虚，血脉失养；其三，气虚不足以推血，则血必有瘀，血行不利，血停脉中，则阻塞脉道，阻滞气机，瘀滞日久渐成 AS。可见，心主血脉功能失调是造成气滞血瘀、心脉痹阻、脉道不利，日久发展为 AS 的关键因素。

（二）“脾虚痰浊”是动脉粥样硬化之基础

脾为后天之本，气血化生之源，正如《素问·经脉别论》曰：“饮入于胃，游溢精气，上输于脾，脾气散精，上归于肺，通调水道，下输膀胱，水津四布，五经并行。”若饮食失节，寒温不适，则脾胃乃伤，脾失健运，水谷精微无以奉心化赤，心血亏虚，心失所养，则发为胸痹。且在 AS 早期，患者均有神疲、肢体倦怠、少气懒言、面色萎黄等脾气虚的临床表现。可见，脾虚是 AS 发生的根本原因之一。

现代人多饮食不节，嗜食肥甘厚味，脾失健运，水谷难以化生精微滋养血脉，脉道失养导致痰浊、瘀血等病理产物的积聚，痰瘀互结易形成粥样斑块，临证除胸痛、胸

闷外，尚可见脘痞、泛恶呕吐、肢体酸困等症。脂质代谢紊乱是AS形成的主要原因之一，现代研究表明，痰浊症患者的血清总胆固醇（Total Cholesterol，TC）、甘油三酯（Triglyceride，TG）、低密度脂蛋白胆固醇（Low-Density Lipoprotein Cholesterol，LDL-C）含量明显高于正常人，这说明了血脂水平与痰密切相关。脾为生痰之源，《证治汇补》云："脾虚不运清浊，停滞津液而为痰生。"《素问·至真要大论》言："诸湿肿满，皆属于脾。"脾失健运，则水谷积聚为湿而化痰，痰湿阻滞经脉，则血液运行涩滞或痰浊留聚血脉致血液污秽而为瘀血，正如《外证医案汇编》曰"流痰，……蓄则凝结为痰，气渐阻，血渐瘀，流痰成矣"，说明痰浊可影响气血运行，致瘀血内生，即"痰可致瘀"。现代研究亦表明，痰浊证可进一步引发血瘀证。《血证论》指出"瘀血既久，亦能化为痰水"，即"瘀血化痰"。表明"瘀血"一旦产生，又可痰瘀互生，导致痰瘀互结，使心之脉络不通，进一步加重AS。可见，脾虚是气血亏虚、痰浊内生、痰瘀互结的基础，是导致心失所养、血脉不利的病理生理基础，故曰"脾虚痰浊"是AS形成的基础。

因此，AS与心脾肾功能失调密切相关，脾肾不足则精不化气，气不化精，蒸腾气化不足而致脏腑功能紊乱，产生痰浊、血瘀等致病因素，加速AS的发生。故AS的根本病机为"脾肾亏虚，痰瘀互结"，其治疗应以益肾健脾、软坚散结为主。

三、基于"心－脾－肾"三脏一体观论治动脉粥样硬化

（一）益肾健脾、软坚散结的提出

AS病位在心脉，其根本在于脾肾亏虚，其标为痰瘀邪实内聚，《素问·标本病传论》曰："病发而有余，本而标之，先治其本，后治其标。"针对AS的根本病机"脾肾亏虚，痰瘀互结"，阮士怡教授提出"益肾健脾，软坚散结"法治疗AS。并依本法则研制出具有抗AS作用的降脂软脉灵1～4号、补肾抗衰片等系列方药，临床疗效肯定。"益肾健脾"以提高人体的正气，保护血管内皮细胞不受或少受血脂侵入，以治其本；"软坚散结"以行气化痰活血，抑制血管病变进程，以治其标。

"益肾健脾，软坚散结"法将益肾健脾之药和化痰祛瘀之品搭配使用，具有治病求本，标本兼治的特点，是单用一类药物无可比拟的。周慎斋云："欲补心者须实肾，使肾得升；欲补肾者须宁心，使心得降……乃交心肾之法也。"故临证重视补肾固本，常用益肾药物有桑寄生、枸杞、何首乌、杜仲、淫羊藿等。且在治疗中尤重补肾助阳，强心通脉，"天之大宝，只此一丸红日；人之大宝，只此一息真阳"，肾阳为一身阳气之

源，心阳本于肾阳，肾阳充足，心阳得肾阳之助，则血脉通利，饮水、脂膏得肾阳之化，痰浊、瘀血自不内生。现代药理研究表明，补肾中药可改善脂质代谢、调节内分泌、增强机体免疫力、调节自主神经、抑制血管平滑肌细胞（Vascular Smooth Muscle Cells，VSMC）增生。淫羊藿能增加心脑血管血流量、抗衰老、改善血液流变学，同时可促进血管平滑肌凋亡及抗高脂血症从而发挥抗 AS 的作用。何首乌具有抗衰老、降血脂及抗 AS 的作用。“心劳病者，补脾以益之，脾王则感于心矣”，明确地提出了调脾以治心的法则。故临证亦重益气健脾，脾胃强健则气血自出，上充心脉，健脾药常用绞股蓝、人参（或党参）、白术、茯苓、甘草。其中绞股蓝可调节血脂代谢，减少主动脉病变斑块程度，改善血液流变学，抑制血栓形成，防止 AS 的发生。人参、茯苓、白术等健脾药具有扩张冠状动脉血管、降低血脂、增强心肌收缩力的作用。朱丹溪云：“善治痰者，不治痰而先治气，气顺则一身津液亦随气而顺。五脏之病，俱能生痰……故痰之化无不在脾，痰之本无不在肾。”可见，“益肾健脾”不仅可提高人体的正气，还可净化机体的内环境，杜绝生痰之源。《素问·至真要大论》言“坚者削之”“结者散之”。因此在健脾的基础上，常用半夏、夏枯草、海藻、炙鳖甲等涤痰软坚散结，血瘀明显加丹参、当归、川芎等活血祛瘀，使气行血行，气行则滞消，滞消则痰化，从而消除病理产物，使脉道通利。现代药理研究认为，涤痰软坚、活血化瘀类中药可通过降血脂、抗氧化、抑制血小板聚集、改善血液流变学等作用抗 AS。现代研究亦表明，阮士怡教授基于“益肾健脾，软坚散结”法研制的补肾抗衰片可通过抗炎、抗氧化、抗硝基化作用发挥抗 AS 作用。

（二）益肾健脾、软坚散结法分期辨治动脉粥样硬化

AS 的发生发展是一个动态过程，随着颈部斑块的形成、成熟和破裂，机体在不同证候阶段可以呈现出不同的特点。既然“脾肾亏虚，痰瘀互结”为 AS 的关键病机，那么，中医治疗自然要从痰、瘀入手，标本兼顾，方能取得良好疗效。根据患者痰与瘀轻重程度的不同，分期辨证治疗。

1. 高危人群，补益脾肾为主，兼以化痰利湿

《素问·阴阳应象大论》云：“年四十，而阴气自半也，起居衰矣，年五十，体重，耳目不聪明矣。”随着年龄增长，人体脏腑之气日益衰退。本病起于脾肾二脏的亏虚，故临床对于有潜在发病危险的高危人群，应当进行早期干预，指导其养成健康的生活方式，顾护正气。《景岳全书》曰：“痰之化无不在脾，痰之本无不在肾”，脾为后天之本，

肾为先天之本，二者互根互用，健脾以运化水液，输送精微物质，健运中气，益肾以顾护肾气，助水液气化。补肾健脾法能减轻患者临床症状，令脾肾健旺而痰湿不生，病无从起，气血和畅，五脏经脉条达。常用药物有桑寄生、淫羊藿、何首乌、杜仲、补骨脂、绞股蓝、党参、白术、茯苓、陈皮、甘草等。

现代研究表明，补益脾肾的疗法能够达到保护血管内膜、抑制炎性反应、稳定斑块的作用，能够有效减少动脉内中膜厚度，减少不稳定斑块的数目、减小斑块面积，降低臂踝脉波传递速度和颈动脉内膜中层厚度（Intima-Media Thickness，IMT）。临床常用补益脾肾法调节炎性细胞因子，降低炎性因子C反应蛋白（C-Reactive Protein，CRP）、IL-1、IL-6、MCP-1、TNF-α，控制细胞NF-κB的活性，如补肾抗衰片、首参颗粒等。此类中药还能通过清除自由基、抗氧化途径保护血管内皮功能，提高NO、前列腺素（Prostaglandin, PG）和降低ET、血栓素B2（Thromboxane B2，TXB2）的水平，调节NO/ET、PG/TXB2的比值。调控丝裂原活化蛋白激酶（Mitogen Activated Protein Kinase，MAPK）mRNA和诱导型一氧化氮合成酶（Inducible Nitric Oxide Synthase，iNOS）mRNA的表达，使3-硝基酪氨酸（3-nitrotyrosine，3-NT）下降，NO和iNOS升高，影响iNOS/NO-环氧合酶-2（Cyclooxygenase-2, COX-2）通路中酶的活性。

2. 斑块将成，化痰为主，轻施活血之功

若高危人群的脾肾亏虚之病机未得到有效控制，则易发展为本病。CAS多是脂质代谢异常和内皮损伤功能失调影响的，单核细胞吞噬大量血液中的脂质与ox-LDL，形成泡沫细胞、形成早期脂质核心。随着疾病阶段发展，会出现大量炎性细胞因子浸润、较大的脂质核心和纤维帽，形成斑块。现代研究认为，血中“痰浊”的病理实质多反映现代医学的高脂状态及其最终形成“粥样”的斑块，为人体代谢异常所产生的病理产物。CAS属于中医“心脉积”范畴。患者初期以痰浊内盛、阻滞经络为主要病机，临床可无明显眩晕、头痛等表现，但必有痰浊内盛之证，如身体困重、脘痞纳呆、口气重浊、多痰、舌苔白厚腻、大便黏腻不爽，此时治疗当以化痰为主，兼以逐瘀，常用药物有半夏、陈皮、胆南星、海藻、昆布、瓜蒌、橘红、丹参、川芎等。着重应用化痰中药能够调节脂质代谢、改善血管内中膜厚度比、抗炎和抑制细胞外基质。通过调节血脂，可以降低TC、TG、LDL-C的水平，TC、TG与HDL-C比值较治疗前下降，HDL-C值明显增高，改善血脂代谢紊乱，降低血黏度，减小动脉IMT和动脉粥样斑块积分。机制研究方面，更多是从抑制炎性反应入手，使血清中黏附分子E-选择素、上调ICAM-1、CD40含量降低。如以“脉浊”为切入点，运用导痰汤使ICAM-1、C-Jun

氨基末端激酶（C–Jun N–Terminal Kinase，JNK）和 p38 丝裂原活化蛋白激酶（mitogen-activated protein kinase, p38 MAPK）阳性表达降低，且中、大剂量组对 ICAM–1 和 JNK 的抑制均明显强于小剂量组。陈皮、半夏有效抑制动脉硬化家兔基质金属蛋白酶 9（Matrix Metalloproteinases 9，MMP–9）的表达，降低蛋白酶分子（MMP–1，MMP–2，MMP–9）的含量，金属蛋白酶组织抑制因子 –1 升高，稳定斑块而发挥抗动脉硬化作用。

3. 斑块已成，痰瘀互结，逐瘀化痰并重

体内痰浊积聚，经络阻滞日久，血行不畅，可产生瘀血。瘀血内阻，与原有之痰浊互结，胶结成块，着于颈脉，气血受阻不能上达头面，则会变生诸症，如眩晕、头痛、厥证，甚则发为中风，危及生命。此时患者临床症状明显，多见眩晕、头痛、视物模糊等表现，舌质多见暗红或紫黯，可夹有瘀斑，动脉彩超可发现不同程度的斑块。此时需化痰与逐瘀并重，方能控制病情。常用药物在前文化痰药的基础上加入桃仁、红花、丹参、川芎、全蝎、三七、水蛭等。

斑块已成，需要突出活血化瘀药物的使用，主要用来降低血小板黏附、聚集，具有减少生物活性物质的释放和改善血流动力学发挥作用，同时具有抗炎、抗氧化、保护内皮、抑制平滑肌细胞增殖和迁移等作用。活血化瘀药物能有效地干预 CAS 斑块中软斑块的发生发展，对斑块质地有一定改善作用，降低心脑血管疾病事件发生，甚至可以将缺血性脑血管意外时间有效延长 4 个月，能够降低血栓性疾病患者或动物模型的血小板聚集率（Platelet Aggregation Ratio，PAR），抑制凝血酶诱导的血小板聚集反应，如补阳还五汤、复方丹参滴丸、芎芍胶囊等中药和单体阿魏酸（Ferulic Acid，FA）、川芎嗪等。通心络胶囊、丹红注射液等能降低血小板活化后 CD62P 的水平，抑制血小板活化；血府逐瘀汤能明显抑制腺苷二磷酸（Adenosine Diphosphate，ADP）诱导的血小板糖蛋白（Platelet Glycoprotein，PG）Ⅱ b/ Ⅲ a 复合物的分子表达，从而抑制 ADP 对血小板的激活。活血化瘀药物还能影响花生四烯酸代谢，调节血小板代谢过程，抗血小板治疗可能与干预血栓素 A2（Thromboxane A2，TXA2）、PG2I 及其代谢产物有关，降低 ADP 诱导的血小板最大聚集强度，促进 PG2I 的合成和释放，抑制 TXA2 的生成，降低血浆中 TXA2 浓度，抑制血小板聚集，起到抗血栓的作用。还能够改善患者动脉血液流变学水平，明显增加血流速度，改善血流状态，改善微循环障碍，具有活血化瘀作用。

AS 可能造成诸多病症，严重威胁着患者的生命安全。国医大师阮士怡教授认为，治疗 AS 的关键在于对人体“心 – 脾 – 肾”生理病理轴的合理协调，该病的根本病机为“脾肾亏虚，痰瘀互结”，因此，治疗当以“益肾健脾，软坚散结”为核心。在患病初期，有形成斑块的风险，此时病机以痰浊内盛为主，治疗当化痰为主，活血为辅；待斑块已形成，病机多变为痰瘀互结，治疗当化痰逐瘀并重。此外对于脾肾亏虚、痰湿内停的患病高危人群，除对其进行健康教育外，可给予具有补益脾肾兼以利湿化痰的方剂予以调治，未病先防，体现中医治未病的优势。

第六节　“血-脉-心-神”一体观

既往观点普遍认为“狭窄”是缺血性心脏病（Ischemic Heart Disease，IHD）的致命原因，将“狭窄”与“缺血”等同，但随着临床许多矛盾现象的出现，人们逐渐意识到针对“狭窄”的治疗并不能完全治愈“缺血”。“缺血”的发生涉及血管、血液、心肌甚至精神情志等多个方面，从整体多元论出发，一些国际心血管病著名学者倡导了以“心肌细胞”为中心的新的“哥白尼革命”，淡化了“狭窄”在IHD中的地位，这也为中医药治疗提供了契机。中医药治疗IHD不仅是针对疾病本身，更重要的是针对患者进行个性化治疗，在缓解症状的同时提高机体免疫力，扶助正气。近代医家对于IHD的治疗提出了许多系统完善的理论体系，在遵循胸痹心痛病总的病机特点是本虚标实的基础上，认为本虚贯穿疾病始末，正所谓“邪之所凑、其气必虚”，从气血理论、经络理论、脏腑辨证、瘀毒学说等不同方面对该病进行论述，其干预有效的机制主要与改善血液状态、改善血管痉挛、稳定斑块、保护心肌、调节情志有关，涉及血、脉、心、神多个方面。

一、“血-脉-心-神”一体观的内在生理联系

血液循脉周流全身，内养五脏六腑，外濡四肢百骸，为人身之精华。脉为血府，能裹血、舍血，亦为奇恒之腑，主气化，以行血并主导血之清浊更替和组织弥散。血随脉才得以联络脏腑百骸，无所不贯，发挥濡养功能，故有“脉道以通，血气乃行”，血之行止与顺逆皆由脉气所帅。又血脉同为心所主，其生根源于心，其用更赖于心气推动，心脏有序、有效的搏动是保证血脉运行不息、如环无端的根本，五脏六腑通过各级络脉与心相连，感知心的指令。同时脉为心之合，其不仅是传递信息的使道，作为奇恒之腑之一，更能通过自身特异性气化影响不同脏腑的血行状态。故心为“五脏六腑之大主”，为“君主之官”，而脉分属各级，既被动接受心之指令，亦具有一定的自主性，以达到与所属脏腑独特病理生理特征的匹配，尔后形成共振反馈于心。故可言心与脉共主

行血，心、脉、血组成一个循环于周身的独立密闭系统，一荣俱荣，一病俱病。关于神的问题历来有“心主神明”，“脑主神明”及“心脑共主神明”诸说。神以心为体，以脑为用，血脉和利，脑内玄府才能开阖有度，元神便可得以安养。邓铁涛在《心主神明论的科学性》中明言“心脏不仅有泵血的机械作用，它一定还有能作用于大脑的分泌物”，这也许就是我们常提的“心激素”或者心电磁场的作用。它提示心脑间亦存在神经—内分泌网络联系，这从心脏移植术后性格改变及人工心脏植入后虽可正常泵血但却接连出现脑、肾等多脏器衰竭中得到佐证。故可言神之常以“血－脉－心”功能正常为根本，而神之变则以脑为中介，通过中枢系统的神经－体液调节复作用于相应的效应器，如心脉以调控其机械活动、电活动等，从而表现出不断变化的心脉搏动节律。故血、脉、心、神是一个紧密联系的整体，一变则全局皆变。

二、“血－脉－心－神”一体观的时空整体性

（一）“血－脉－心－神”一体观的时间序贯性

疾病早中期，血失清宁、脉失畅达是“血－脉－心－神”失稳态的直观表现，心、神之变隐匿存在，贯穿始终。病机重点在“虚、痰、瘀、毒”的递进演变，脾肾亏虚，血气不能尽化而痰涎日多，随气升降，壅遏脉道；痰挟瘀血，窠囊渐成，发酵蕴毒，损伤脉络，而衰其气化、弥散之能，更因“瘀毒”作乱，乖戾善变，时刻存在着结聚爆裂、脉道闭塞的风险。故治疗关键在利脉、和血，速通血脉，通过滋阴、解毒、活血、理气、化痰、散结诸法来宁血、运血、畅脉、稳斑以改善血液易损态、斑块易损态，达到心有所养、神有所舍的目的。某种意义上说，这是利血脉而养心神的旁治之法，以促进营卫气血“壅”“凝”“塞”“闭”等病理状态的恢复，使气血调和，营卫展布，偕行交会，气化有常。

疾病的中后期，心体因长期慢性失养及局部瘀、毒微环境的戕害，已发生了不可逆改变，此时虽通过药物或血运重建术解除了血脉失和的大部分问题，但心体自身的适应性改变、再灌注损伤——二次打击、微循环障碍可长期存在，为大邪已去，微邪深伏，正气中伤阶段，直接导致了与血管解剖学狭窄相矛盾的顽固性心绞痛和进行性心室重构的发生。治疗重点在兼顾血、脉的同时需拓展到心之体和神之守方面，通过养心育心以修复损伤，重建或加强其抗缺血能力；并通过宣教、药物等抚神诸法，使心、脉（大脉、络脉）诸器，神之靶位，弛张有序，动静相宜，则血亦能如水之流，不生瘀滞，不

酿毒邪。故此期，育心、调神可能是诱导疾病长期缓解的重中之重。

（二）“血－脉－心－神”一体观的空间多维性

割裂“血－脉－心－神”的空间整体性，易使我们对 IHD 的治疗理念局限于四者失稳态后常见的显现形式——“血管、血液”病变上，过分关注“狭窄”“斑块”“血栓”等血管长期失稳态后的中间标志，而意识不到，在“血管－血液”病变到达显性阶段的同时，由于其长期失稳态造成的心、神病变早已存在，且隐匿影响着脉之气化、血之流行。此时，心与神的失和谐断不是“血管血液”等外因所能概括，其自身对外界环境的敏感或耐受程度已成为内因决定着疾病的演变和疗效的差异。所以，对于已经发生复杂网络性失和谐的病变而言，仅仅通过祛除早期的外因显然不能达到预期结果，这也部分解释了临床“同病不同害”“同治不同效”矛盾的根源，内因在此起到了决定性作用。

三、“血－脉－心－神”一体观下的缺血性心脏病证候变化规律

从冠脉病的病理进程来看，初始阶段，动脉血管出现粥样硬化性改变，脂质聚集、炎性浸润等形成斑块，斑块的不稳定或破裂可损伤血管，甚者出现血管闭塞，长期的疾病进程或突然的斑块破裂均可使血管向心肌供血受到影响，急性的血管堵塞还会造成心肌细胞坏死，使整个心脏功能受到损伤。疾病的反复、进展，以及体内神经体液因子的改变，使病人在行为、情绪上出现变化，焦虑抑郁状态随之生成，同时也可反向加重病情。疾病自身的发病过程，具有从血液成分、血管损伤开始，到心功能、心肌细胞受损的特点，在生理－心理－社会医学模式下，结合“双心”理论和中医传统理论，我们将其归纳为血、脉、心、神四个阶段。四期的演变模式，既具有时间序贯性，也具有空间多维性。

IHD 主要的演变模式仍然是从“血管－血液”病变开始，以量变或质变的形式加重心体失养和神不安位。疾病早中期，表现为血失清宁、脉失畅达。现代人生活和饮食习惯改变，嗜食肥甘厚味损伤脾胃，或年老体衰，脾胃功能不足，运化功能失调，产生血浊、血瘀、痰浊等病理产物，壅塞于脉道，脉中正气不足，不能抵御邪气侵袭，使有形之痰浊、瘀血积于脉道，久而出现心脉绌急。血中有形实邪积蓄不解、交结凝滞，导致血液黏滞度增加，血流缓慢，痰浊瘀血日久化生火热、聚而成毒，蕴热酿毒，损伤脉管，致脉失畅达、心脉闭塞、络脉痉挛。病机重点在“虚、痰、瘀、毒”的递进演变，脾肾亏虚，气血不能尽化而痰涎日多，壅遏脉道，痰挟瘀血，发酵蕴毒，损伤脉络。疾

病的中后期，心体因长期慢性失养及局部瘀、毒微环境的戕害，发生不可逆改变，痰、毒、瘀等危险因素经过治疗转为伏邪，长久存在机体内耗损正气，心中络脉瘀滞不通、气血不行，还有可能出现“心伤神亦伤”的症状，心神同病。

虽然IHD以由轻到重、由血脉到心神的顺序序贯发展，但疾病的每个病程节段，又同时包含了“血－脉－心－神”之共病体。该病虽以血脉失和为直观表现，以心体失养、神不安位为最终归宿，但后者并非前者的线性结局，而是在疾病之初已作为内因与血脉病变长期并存，相互影响，反馈加重，与病情纵向发展的每个截面相关联。“心主血脉”，心有所用，方有血脉冲和、畅达有序，心体的病变均可波及血、脉，阻碍血脉新生；“心主神明”，心与神关系紧密相连，“神”依附于血脉，又凌驾于血脉，血脉畅达则神安其位，血脉失和则神不守舍。“神”之大局性，更可通过神经－内分泌－免疫网络兼夹于病变的各个阶段，时刻调控“血、脉、心”的功能稳态。

综上，从“血－脉－心－神”的时空整体角度审视IHD的病因、病机和治疗，有助于对疾病横向多维相兼和纵向时序演变规律的把握，从“防、治、康、养”多方面多层次制订长治久调的方案。

四、“血－脉－心－神”一体观下缺血性心脏病的整体防治

（一）明辨理法

基于IHD“血－脉－心－神”一体观理论，对IHD予阶段性干预治疗。治疗时，既关注疾病整体证候特点，也兼顾不同时期的病机侧重点。

病在血时，证属脾肾亏虚，临床可见胸痛不著，胸闷，心悸气短，肢体倦怠乏力，腰膝酸软，头晕耳鸣，腹胀纳差，大便黏腻，舌淡胖大或有齿痕，苔白或白腻，脉沉滑。实验室检查可见血脂、血糖异常，腹型肥胖患者占多数。治疗以益肾健脾为主。

病在脉时，证属毒瘀阻络，临床可见明显胸痛症状，甚者胸痛彻背，伴或不伴胸闷、憋气，心悸汗出，口干口苦，烦热，大便秘结，舌红，苔黄或苔少，脉弦滑或滑数。辅助检查早期可见心电图改变，冠脉CT显示冠脉病变等。治疗以活血解毒为主。

病在心时，证属气阴两虚，临床可见胸前区隐痛或压榨性绞痛，休息后可自行缓解，时作时休，或以胸闷、憋气、心慌或猝发胸骨后压榨性疼痛等为主要表现，伴周身乏力懒言，伴或不伴潮热、手足心热，易汗出，舌红少苔，脉细数。病情多处于稳定阶段，心脏、血管无明显病理性改变。治疗以益气养阴为主。

病在神时，焦虑寡欢，郁闷不舒，忧思恐惊，扰动心神，临床可见胸痛、胸闷症状，且多由恐惧、焦虑、情绪激动、劳累等因素诱发，伴或不伴心慌，心烦易激动，头晕耳鸣，口干不苦，寐少多梦，舌红少津苔黄，脉弦数。以精神、情志改变为主，焦虑抑郁量表、匹兹堡睡眠量表等可见异常。治疗以清心安神为主。

（二）精准治疗

初期在血病，辨证多为脏腑功能失调，以脾肾亏虚为主，临床可选益气健脾、调补肾之阴阳类方剂，以四君子汤、六味地黄丸、二仙汤、二至丸为基础方，随证加减，临证药物多用鹿角霜、肉苁蓉、菟丝子、巴戟天、仙茅等温阳，黄精、女贞子、墨旱莲等滋阴，参类、刺五加、绞股蓝等益气。病及脉期，乃脏腑内损至极内生之邪难以外达，酿生浊毒，或瘀或结，胶着脉道，成隘致塞，阻碍血行，多属毒瘀阻络之证，临床可加减活血解毒理气类方剂，如四妙勇安汤、黄连解毒汤、升降散、柴胡类方等，临证药物多用连翘、夏枯草、白花蛇舌草、漏芦等清热解毒，薤白、檀香等宽胸理气，姜黄、延胡索、郁金等理气活血。病至心期，心之本体受殃，心血不清，心络不畅，心体失荣，心之体用均可受损，辨证多属气阴两虚，临床可加减益气养阴类方剂，如生脉散、沙参麦冬汤、炙甘草汤等，临证药物多用炙鳖甲、知母、牡丹皮、生地黄、沙参、麦冬、玉竹、石斛等滋阴。病及神期，忧郁寡欢，惊恐不安，辨证多属邪扰心神，以柴胡龙骨牡蛎汤为主，临床可加减清热养心安神类方剂，如交泰丸、柴胡类方等，临证药物多用栀子、黄连、连翘、莲子心等清热，龙骨、牡蛎、酸枣仁、远志等安神。

第四章

循理论治，以药为本
——临床用药与疾病防治的思考

第一节　以药为本——中药临床应用

一、中成药的主要分类方法

中成药是根据中医药理论，以药材为原料，按照规定的处方和工艺制成一定剂型，供医生处方或患者购用的药品。中成药源于方剂，其分类方法大部分也都在沿用方剂的分类法，主要的分类方法有按组成分类法、按功效分类法、按病证分类法、按剂型分类法、按笔画分类法。

（一）按组成分类法

按组成分类法主要是根据中成药处方中组成单位的性质、数量等特点进行分类。此法源于《素问·至真要大论》："帝曰：气有多少，病有盛衰，治有缓急，方有大小，愿闻约奈何？岐伯曰：气有高下，病有远近，证有中外，治有轻重，适其至所为故也。《大要》曰：君一臣二，奇之制也；君二臣四，偶之制也；君二臣三，奇之制也；君三臣六，偶之制也。故曰：近者奇之，远者偶之，汗者不以奇，下者不以偶，补上治上制以缓，补下治下制以急，急则气味厚，缓则气味薄，适其至所，此之谓也。病所远而中道气味之者，食而过之，无越其制度也。是故平气之道，近而奇偶，制小其服也。远而奇偶，制大其服也。大则数少，小则数多。多则九之，少则二之。奇之不去则偶之，是谓重方。偶之不去，则反佐以取之，所谓寒热温凉，反从其病也。"即"大、小、缓、急、奇、偶、复"，后人将"复"易为"重"，并正式把它定名为"七方"，但迄今未找到按此分类的医书，严格来说“七方”也只是制方之说。确切以组成分类的书籍要推明代施沛的《祖剂》，其“首冠素灵二方，次载伊尹汤液一方以为宗，而后悉以仲景之方为祖，其《局方》二陈，四物、四君子等汤以类附焉”，现代使用此法分类者较少见。

（二）按功效分类法

按功效分类法主要是根据中成药整个组方的功效特点进行分类。这种方法符合中医传统理论；概念比较清楚，便于教学和临床；基于西药多以功效分类的特点，使中成药便于与西药接轨。但与此同时，种类众多的中成药也因其功效的多样性而存在药物不便归类的问题。

以病（西医）证分类中成药，是以病证分类方剂的沿用，也可能是最古老的方剂分类方法，这种分类方法的优点是便于临床以病索药；有利于现代中药新药开发的方向选择，便于国家药监局指导新药研发，避免盲目开发与重复开发。但是这种分类法也存在着问题：首先由于“病”与“证”的差异，此种分类法使中成药的使用范围可能缩小，不利于中成药作用的充分发挥；另外证的不确定性、中成药功效的多样性，使“证”与“药”很难对应，会出现一药多证的现象；其次中医病名的滞后性削弱了病证分类法的实用性，一些原有的中医传统病名，如天行赤眼、喉喑、胞肿等，有时连一些临床医生也不一定知道为何病；此外，现代开发的新药多以复合证型为主，这也造成原有的单一证型无法涵盖的问题。

（三）按剂型分类法

按剂型分类法多为一些中药成药制剂手册所采用，如中国中医研究院中药所主编的《中药成药制剂手册》就是按丸、散、膏、丹、酒、露、茶、锭、其他等将中成药分为10类。这种分类方法最大的优点是能够突出中成药剂型特点，能清楚地反映我国中成药剂型的现状和发展趋势，有益于中药制剂现代化。按剂型分类法的不足之处在于其使用的局限性，一般必须配合其他分类法以补其不足。

（四）中成药的笔画分类法

中成药的笔画分类法是受国外药典英文字母分类法的启发而产生，如《中国药典》就是以笔画来分类中成药。该方法简单清晰，没有功能或病症分类方法的归类交叉问题，方便使用，利于检索。但也存在着专业性较差，不能反映功能相近中成药之间的联系问题。

二、中医临床药物组方模式

在中医辨证观念中，疾病有热证和寒证之分，药物也有寒、热、温、凉四性。《素问·至真要大论》云“寒者热之，热者寒之”，《神农本草经》曰“疗寒以热药，疗热以寒药”，指出了根据疾病的性质而选用不同的药物治疗。一般来讲，寒凉药分别具有清热泻火、凉血解毒、泻热通便、凉肝息风等作用，常用于阳证、热证疾病的治疗；而温热药则分别具有温里散寒、补火助阳、温阳利水的功效。

（一）依气机调达而选药

临床上疾病常常表现出向上、向下、向外、向内的病势趋向，而药物的升降浮沉性能，正是针对疾病的病势趋向，作用于相应的病势，以调理脏腑气机，达到治疗疾病的目的。《素问·六微旨大论》谓“升降出入，无器不有”，《素问·阴阳应象大论》云“其高者，因而越之；其下者，引而竭之；中满者，泻之以内；其有邪者，渍形以为汗；其在皮者，汗而发之”，阐明了根据升降出入障碍所产生疾病的病势和病位的不同，采取相应的治疗方法，这为中药升降沉浮理论奠定了基础。药物具有升降沉浮的特性，临床可作用于机体的不同部位，因势利导，驱邪外出，如气虚下陷之脱肛，应用黄芪、柴胡、升麻等升浮药针对向下的病势趋向，起到向上的升提作用。现代药理实验研究也证明，药物的升降浮沉之性，恰能针对疾病的病势趋向，达到相应的治疗目的。

（二）依病位而选药

运用中药归经理论指导临床，可合理优选药物，配伍出高效、速效的方剂，既有的放矢、提高疗效，又能避免药材浪费。归经是指药物对机体的选择作用，即某药对某脏腑经络有特殊的亲和作用，因而对这些部位的病变有主要和特殊的治疗作用，归经不同，药物的治疗作用不同。归经指明了药物治病的适用范围，也就是药效所在。如临床上泻心火当用黄连，泻肺火选用黄芩，泻肾火宜用黄柏，泻肝火常用龙胆草，泻胃火使用石膏，泻小肠火首选木通等。根据头痛的部位，辨别所属经络，选用不同的引经药物，如治太阳经头痛用羌活，治阳明经头痛选白芷，治少阳经头痛宜柴胡，治厥阴经头痛常选吴茱萸，治少阴经头痛最适细辛。

（三）依经典配伍而选

中药配伍理论研究是方剂关键科学问题的基础及要点。《神农本草经》将各种药物的配伍关系归纳为“有单行者，有相须者，有相使者，有相畏者，有相恶者，有相反者，有相杀者，凡此七情，合和视之”。配伍是中医用药的主要形式，药物通过配伍，能增效减毒，扩大治疗范围，适应复杂病情及预防药物毒性，也是将诸药按一定规则进行组合，以达到针对病证形成整体综合调节治疗的目的。历代医家都十分重视药物的配伍，两药合用，能产生与原有药物均不相同的功效。临床辨证遣药组方时，常选用经典方中的经典配伍，疗效显著，如交泰丸中肉桂配黄连以交通心肾，水火互济；知母配黄柏以滋阴解毒；二至丸中女贞子配墨旱莲草以补益肝肾；二仙汤中仙茅配仙灵脾（即淫羊藿）以补肾助阳；左金丸中黄连配吴茱萸以清泻肝火，降逆止呕。中药的药性理论是组方之基础，在此基础之上还必须具备扎实的中医理论功底，做到理法方药的统一，以病机为切入点，确定治则治法，依法遣药组方，以求切中病机，药到病除。

第二节　循理论治——中医药在心血管疾病中的应用

一、中医药干预心肌纤维化的作用

心肌纤维化与高血压病、MI、HF、心肌炎等疾病密切相关，心肌纤维化是一个复杂的病理过程，与肾素－血管紧张素－醛固酮系统、胶原降解系统、血管活性物质、细胞因子、氧化应激、血流动力学等因素密切相关。中医认为心肌纤维化存在血瘀证表现，但根据疾病的不同症状表现，证候略有差异，应随证治之。

中医药能有效改善血流动力学变化，干预心室壁厚度的变化和神经内分泌系统的激活，改善心脏病理组织及超微结构，从而阻抑心室重构的进一步发展。通过调动或调整机体内在机制，从多途径、多环节、多靶点促进心脏稳态的恢复。心脏稳态失衡是心肌纤维化的基础。有学者认为，“承制调平”是中医学基于阴阳五行学说对生命运动内稳平衡机制与疾病治疗以及治疗效应的高度概括，指出“承”是机体在受到内外因素干扰未超出自身调控机制的调节阈值时，自主地承接顺应以维持正常生命运动的动态内稳机制；“制”“调”作为疾病治疗的有效治法，通过外界的干预作用于机体，制约亢极为害的病理状态，调节损伤与修复的矛盾对比、调节脏腑功能、气血的运行，同时触发和调动人体的自愈能力，以自适应、自调节、自修复为中介，恢复机体内稳平衡机制；“平”是治疗的最佳状态，与自稳态在作为疾病治疗的终极效应目标上是一致的，促进心脏稳态的恢复是防治心肌纤维化的关键。心肌纤维化的形成因素之间存在着错综复杂的相互依存和制约关系，中医药可通过调控相关机制，多靶点拮抗心肌纤维化的发生发展。

高血压左室肥厚既有肝肾阴虚、肝阳上亢的原因，更有心气不足、瘀血阻络的病理。肝肾阴虚是高血压左室肥厚发病的基础，心络痹阻是高血压左室肥厚发病的关键，滋阴降火、活血通络是治疗原发性高血压病左室肥厚有效法则。高血压左室肥厚多为本虚标实之证，肝肾阴虚为本，痰瘀互阻为标。一些中药复方具有良好的临床疗效，包括有软坚散结、化瘀解毒、益气养血功效的复方鳖甲软肝方；以软坚散结为主要治则的心脉康；活血化瘀的血府逐瘀胶囊；活血补肾方药（川芎、水蛭、何首乌、山茱萸）；具有健脾益气活血作用的参芪健脾汤（白术、茯苓、黄芪、丹参、泽泻和甘草）；具有益气通脉、活血止痛的芪参益气滴丸；通心络（水蛭、土鳖虫、全蝎、蜈蚣、蝉蜕、人参、赤芍、冰片）；具有平肝熄风、清热活血作用的天麻钩藤饮；清肝降压饮（天麻、钩藤、夏枯草、黄芩、砂仁、怀牛膝）；芩丹胶囊（生黄芩、钩藤、川芎、黄连、丹参、益母草、地龙、桑寄生）；具有除湿祛痰、活血化瘀、健脾消食作用的血脂康胶囊；具有益气养阴、温通血脉、逐邪宁心等功效的心肌尔康等均可有效抑制心肌纤维化。此外，单味药如丹参、川芎、黄芪、白蒺藜、粉防己、葛根、山茱萸、蛇床子、淫羊藿、无患子、异叶青兰等也可不同程度的减缓心肌重构，改善心肌肥厚及心肌纤维化。

二、中药复方在心血管疾病防治中的应用

补肾抗衰片是国医大师阮士怡教授创立“益肾健脾，涤痰散结”法延缓 AS 进程的代表方，由党参、茯苓、杜仲、龟板、何首乌、淫羊藿、桑寄生、丹参、石菖蒲、砂仁、夏枯草、海藻等药物组成，通过系统科学的实验和临床研究，对其组方原理与作用机制进行探讨。在实验方面，补肾抗衰片可能是通过调控血红素加氧酶 -1（Heme Oxygenase-1，HO-1）mRNA 基因的表达以及影响 HO-1/CO-cGMP 通路中相关酶的活性，对抗脂质过氧化反应稳定 AS 斑块；通过下调 iNOSmRNA 基因表达水平，抑制血清 3-NT，促进 NO 水平，延缓主动脉内皮过氧化 / 蛋白质络氨酸硝基化，从而延缓 AS 发生、发展。在临床方面，加载补肾抗衰片治疗肾虚痰瘀型冠心病心绞痛，能够明显改善患者胸痹心痛证候，并能升高 HDL-C 及降低 PAR。

四妙勇安汤出自清代鲍相敖《验方新编》，由金银花、玄参、当归、甘草组成，具有滋阴解毒、活血通络功效，是治疗脱疽名方。研究发现四妙勇安汤含药血清及有效单体在一定程度上能促内皮细胞增殖，抑制脂多糖诱导的内皮炎症损伤；四妙勇安汤有效单体通过抑制血管内皮生长因子（Vascular Endothelial Growth Factor，VEGF）诱导的血管

平滑肌细胞迁移，稳定AS斑块、抑制血管重塑，在一定浓度下抑制血管平滑肌细胞增殖。在体研究表明其具有稳定易损斑块作用，机制与双向调节血管新生、抑制氧化应激和炎症反应有关。

通心络是基于“承制调平”整合调节机制和“络以通为用”的治疗原则，以维持“脉络－血管系统”血运通畅、渗灌濡养心、脑等重要脏腑组织作为终极效应目标，针对心脑血管病变络气虚滞、脉络绌急、脉络瘀阻的病机而选用的络病理论代表方药。研究表明，通络药物有以下作用：通过提高机体对缺血缺氧等损伤因素的自适应能力，调动机体自身的调控和代谢功能，通过自调节、双向调节等自组织调节以恢复生命运动的自稳态；干预血管病变，提高机体自我修复能力，减轻病理损伤，恢复“脉络－血管系统”及脏腑组织结构与功能。

三、提高防治心血管疾病疗效的难点与思考

中医药诊疗心血管疾病具有一定优势，但在此过程中不免遇到一些疑难问题亟待我们思考与解决，内容涉及疾病诊断、辨证、治疗等方面。我们不难发现其中部分问题不仅在心血管疾病诊疗过程中存在，而且在中医药诊疗其他系统疾病中具有共性。以如下内容为例：

脉诊是中医“四诊”（望、闻、问、切）之一，是辨证论治不可缺少的依据。脉诊的对象主要是桡骨茎突内侧的一段桡动脉，通过医生手指触压桡动脉，感知桡动脉位置的浅深、搏动的快慢、节律的变化、脉管的粗细和弹性、血液的充盈等来反映疾病的表里、寒热、虚实，经桡动脉介入治疗后桡动脉结构和功能的变化，属于外界人为因素干预的结果，而非疾病因素所致的病变。经桡动脉介入治疗势必会对中医脉象产生影响，但究竟存在怎样的影响，亟须我们展开研究。

目前人们由过去的营养不足逐渐向营养过剩转变，表现为肥胖患者日渐增多，体质反而减弱了，即中医所谓的“虚胖”。我们认为营养不均衡也是“虚”的一种，现在的心血管病患者，多数是营养不均衡的状态，代谢紊乱是其始动因素，如AS的脂质浸润学说。随着全球环境的变化，遵循病证结合、据证言方的治疗理念，以不变的古方与法则治疗今天的疾病，显然已经不能适应。而地域气候的差异和生活习惯的不同，也在一定程度上影响着人体的生理活动和脏腑机能。

冠心病的抗血小板治疗已被列入国内外的指南，但是抗血小板药物的应用也存在一些问题，如出血并发症、阿司匹林抵抗等。中医药治疗冠心病有着悠久的历史，疗效肯

定，具有多途径、多靶点、多层次的治疗作用。研究也表明活血化瘀类中药具有扩张血管、改善冠状动脉循环、降低心肌耗氧量、抗血栓形成等作用。然而，活血化瘀类中药在取得疗效的同时，其安全性也受到了关注，特别是与抗血栓药物联用之后是否增加了不良反应。由于活血化瘀中药种类复杂，剂型不一，需要更多大样本、多中心、随机对照的前瞻性研究去评价其疗效和安全性，以期在辨证论治的原则指导下，合理应用活血化瘀类中药，并出台相应的用药指南。同时，需要加强活血化瘀中药与抗血栓西药联用的相互作用机制研究，明确其作用靶点。

病证结合、方证相应是把握辨证论治的基石，而中药剂量则是取得理想临床疗效的关键，故有“中医不传之秘在于量”之说。药物剂量的大小及配比是处方成败的关键所在，但是，轻剂与重剂的争论由来已久，既有“重剂起沉疴”之说，又有“轻量释顽疾”之谓，临床应分清其优劣，方能应用得当。中药剂量应是保证用药安全性前提下的临床有效剂量，应用大剂量中药防治心血管疾病，一方面可能是基于用药的考虑，另一方面是随着中药市场不断壮大，出现以假乱真、以劣充优等现象；同时，人工栽培、批量生产的中药性味和质量都相去甚远，使得在临床应用时需要加大剂量才能取效。

第三节　循理论治——疾病模式再思考

一、转化医学模式下中医药防治心血管疾病思考

转化医学（Translational Medicine）是医学界近年兴起的新潮流。目前将“B2B”一般解释为“bench to bedside”，即从实验室的研究发现转化成临床应用的过程。这一过程的实现需要反复验证，也就是说“B2B”是双向的（two-way road），即从“bench to bedside and bedside to bench”。意思是从临床提出的实际问题，经过实验室研究获得的发现再回到临床验证，然后再回到实验室进一步深化完善后，经过多次往复试验，逐步转化成临床疾病的诊断、评价和治疗实践的全过程。转化医学是医学研究的模式之一，不能替代现有的基础医学和临床医学的研究方式和自身的发展规律。

转化医学是现代医学发展的必然，“转化医学”理念的兴起为中医学的发展提供了契机。随着基因组学、药物基因组学、蛋白质组学的发展，从多因素分析、生物信息整合、基因相互作用等着手研究，现代医学科学家提出了个体化医学的思想。而辨证论治是最典型的个体化医疗，具备个体化医学的全部特征，与现代医学强调的个体化

治疗思想不谋而合，具有丰富的实践意义及科学内涵。而转化医学强调加快转化效率，借助各种组学等技术手段，确定患者独一无二的特征，使患者得到最适合于自己的医疗服务。

（一）转化医学在中医药研究中的应用模式

中医药学在发展之始就体现了转化医学的基本理念，即从临床到理论再到临床的发展过程，可以说中医药本身就是转化医学，或者说中医药学本来就是转化医学的先导和践行者。例如，屠呦呦教授在《肘后备急方》中“青蒿一握，以水二升渍，绞取汁，尽服之”的启示下，改用低沸点萃取法得到了抗疟效果为100%的青蒿素，挽救了全球，特别是发展中国家数百万计的生命。再者，新英格兰医学杂志公布了三氧化二砷治疗急性早幼粒细胞白血病的作用，验证了传统中药砒霜的疗效。此外，研究发现轻粉（氯化亚汞）和蟾酥等也可以治疗淋巴结核和癌症。

从一定意义上说，中医学更适合未来医学的发展方向。目前，国际社会已经认识到单一用药模式的局限性，开始吸收和借鉴中药复方配伍用药的模式。因此，中医学和转化医学在治病手段上统一于复方，即多层次、多靶点干预的药物。临床疗效的高低，除与辨证立法、组方选药密切相关外，中药剂型的选择、汤剂的制备方法也是影响疗效的主要因素。从临床实践出发，思考不同中药剂型的疗效、制备方法对汤剂质量的影响及药量、时效关系，以期能加快、加强中药的转化医学研究，使得今后中药研究更加贴近临床，为临床用药提供指导。目前，有关中药的研究，多集中于物质基础和作用机制的研究，而对于临床亟待解决的一些基本问题，缺乏有效的关注。中药不同剂型的疗效汤剂，制备方法对汤剂质量的影响，中药量－时－效关系，剂量－中药配伍的基础配比，中药配伍的核心时效关系疗效不稳定制约着中医药的发展，质量控制标准不统一、有效成分不确定是其核心原因，而临床用药不辨证，也是中药疗效不稳定、不良反应频现的关键原因。

然而近年来中医药研究重基础研究而轻临床疗效，导致出现基础研究和临床研究距离加大的现象，多表现为重视基础研究，但与临床应用相结合受到影响。要改变现状，就应倡导从临床工作中发现和提出问题，深入研究，促进科研成果快速转化到临床应用。提示我们，中医药的研究一定要坚持中医的特色，在辨证论治的基础上，选择中医优势病种，制订出适合中医的诊疗优化方案以及疗效评价方法。

根据转化的阶段不同，转化医学分为T1和T2两个阶段，是指从实验室研究到临床研究，从临床研究到临床实践。循证医学是转化医学的一个重要步骤，属于转化医学的第二阶段，转化的手段是通过实施临床实践指南和临床路径，将临床干预研究最终应用到临床诊疗决策中，循证医学的引入，为中医药研究带来了良好的机遇和切入点，有力地推动了中医药防治疾病的研究。

（二）中医药防治心血管疾病的转化医学研究

近年来，中医药在心血管疾病的防治方向取得了长足的进展。理论研究方面，血瘀证与活血化瘀研究逐步走向成熟，芳香开窍法治疗冠心病的理论与基础研究不断深入，冠心病痰瘀互阻病机也有了进一步深入的研究，冠心病瘀毒阻络的病机逐步受到重视，络病理论成为中医心血管领域学术研究的一个热点。基础研究方面，中医药在内皮功能"易损斑块"血小板活化，缺血再灌注等热点领域开展了研究。

通过总结近年来对中医治疗心脑血管病的研究中，坚持基础与临床相结合，注重研究成果在临床中的运用，并在临床过程中及时发现问题，经过基础实验研究再回到临床中验证。首先在临床的基础上提出 AS 疾病的分期论治理念，尤其 AS 的易损斑块期以阴虚热毒血瘀为主要病理表现。阴虚是易损斑块主要的病理因素，是病之本；邪实为痰浊热毒瘀血充斥络脉，以瘀毒为主，兼夹痰浊、热毒，为病之标。认为在临床治疗中，"祛瘀"和"化毒"是治疗手段，"生络"和"络脉通畅"是目的；所以常用滋阴解毒活血法以清解蕴结于络中之毒，化解络中之瘀，滋养络脉之体，收到良好的治疗效果。为了证实四妙勇安汤对 AS 的影响及作用机理，达到"bedside to bench"的转化过程，我们进行了一系列的基础研究。首先，进行了四妙勇安汤和单体对内皮细胞增殖的影响，体外实验证实其在促进正常条件培养下内皮细胞增殖的治疗性血管新生的同时，可以抑制炎症因子刺激下的内皮细胞增殖作用，初步证实了中药汤剂的整体调节作用。在体研究结果证实，四妙勇安汤能够稳定 AS 易损斑块降低斑块易损指数，抑制斑块内血管新生、抗氧化应激、抑制炎症反应、调节细胞外基质降解，通过以上基础实验为临床应用提供了依据。

转化医学是一种新理念，其提出主要在于观念的改变，核心在于转化心血管疾病是中医药防治的优势病种之一，通过借鉴现代医学的理念、方法与技术，开展中医药防治心血管疾病的转化医学研究，深入诠释中医药科学内涵和逐步提升中医药证据等级，促进中医药发展，从而为人类健康做出更多贡献。

二、精准医学理念指导下的中医药应用思考

精准医学是由个体化医疗发展而来的一种创新的医学研究模式，中医学以整体观念和辨证论治为特点，以因时因地因人制宜的个体化治疗为理念，以治未病为目标。陈竺院士在首届中医科学大会上提道：中医强调“辨证施治”，这个与近现代医学通过药物遗传学为每一个病人找到最适合的药是异曲同工。精准医学理念指导中医药防治心血管疾病，从系统生物学角度运用现代技术诠释心血管病内涵，明确证候与基因相关性及中药干预靶点，现代医学对心血管疾病的发病机制研究已存在不少精准医学的典型案例，部分心血管病如心肌病是单基因病，研究相对比较明确。美国心脏病协会颁布的“2020年促进心血管健康和疾病控制新目标”提出要改善全民健康水平而不仅以治疗疾病和降低病死率为目标，这种防病于未然，治病于初始的思路与中医学的“治未病”思想精髓是相通的。随着生物－心理－社会医学模式的转变，心血管病并不是单一的心脏和血管的功能或器质性改变，社会心理因素在其发生发展中逐渐受到重视。中医学从心脏与心理的整体上认识心血管病，根据冠心病、心肌炎等各自特点，结合心理因素治疗，从个体化角度早期诊治、改善预后。

以自噬（Autophagy）为例，自噬是将细胞内受损、变性或衰老的蛋白质以及细胞器运输到溶酶体内进行消化降解的过程。正常水平的自噬可以保护细胞免受环境刺激的影响，但自噬过度和自噬不足均可导致疾病的发生。自噬参与了多种心血管疾病的发生发展，调控自噬有可能成为防治心血管疾病的潜在靶点之一。从自噬角度，诠释防治心血管疾病有效方药的作用机制，提升其证据等级，具有重要的临床意义。①心肌缺血再灌注阶段激活的自噬会促进细胞死亡。②运用自噬抑制剂或者敲除Beclin-1基因抑制自噬可降低心肌细胞的死亡。急性和慢性心肌缺血均可诱导自噬，且再灌注阶段自噬得到进一步加强；但对一定程度的心肌缺血，自噬可能主要起保护作用，而在再灌注阶段，自噬可能起损伤作用。③心肌纤维化越重，自噬相关蛋白Beclin-1在心肌组织中的表达越弱。④选择性抑制磷脂酰肌醇-3-羟激酶（Phosphatidylinositol-3-hydroxykinase，PI3K）/蛋白激酶B（Protein kinase B，即Akt）/雷帕霉素靶蛋白（Mammalian Target of Rapamycin，mTOR）信号通路能诱导巨噬细胞自噬，减少斑块巨噬细胞的浸润，抑制炎症反应，进而稳定AS易损斑块。

总之，自噬广泛存在于生理状态，并参与多种心血管疾病的病理过程，调控自噬为防治心血管疾病提供了新靶点。然而，自噬在不同心血管疾病、疾病不同阶段究竟起保

护作用还是损伤作用，尚有待进一步研究。此外，有研究显示，同一中药有效成分对不同靶细胞或不同模型细胞，呈现激活或抑制自噬的双向作用；同一中药有效成分对多种靶细胞具有相同的激活或抑制作用。因此，基于系统生物学、网络药理学、精准医学等理念，揭示中药调控自噬的作用网络和靶点，诠释中药的科学内涵；同时，基于转化医学理念，加强基础研究证实调控自噬的有效方药向临床转化，将是今后研究的着力点。

参考文献

1. 张军平．浅探《孙子兵法》与中医立法之道［J］．天津中医学院学报，1988(3): 22-24.
2. 张军平．呕哕小议［J］．陕西中医，1987(7):49.
3. 张军平．男子冲任失调初探［J］．山西中医，1990(2):10-11.
4. 香兴福，张军平．衰老之始辨——兼与星如同志商榷［J］．河南中医，1987(4): 32-33.
5. 阮士怡．养生应从孕胎开始［J］．家庭中医药，2002(4):34.
6. 张军平．缓脉小议［J］．陕西中医，1986(6):146.
7. 张仁岗，张军平．《伤寒论》中“阳”之辨［J］．浙江中医杂志，2007，42(7): 373-375.
8. 郭晓辰，张军平．浅识《金匮要略》从表达邪的治疗思路［J］．四川中医，2010(2):41-42.
9. 王晓景，张军平，周欢．运用经方防治慢性心血管病思考［J］．时珍国医国药，2017，28(9):2189-2191.
10. 庞树朝，吕仕超，张军平．基于“心藏神”理论探讨心血管疾病伴发情志改变［C］．第九次全国中西医结合中青年学术研讨会，2011.
11. 杨萃，张军平．大气下陷证中气下陷证探析［J］．光明中医，2009，24(1):5-6.
12. 吕仕超，张军平．“大气”源流与临床指导［J］．中华中医药学刊，2010，28(12): 2501-2503.
13. 李明，张军平．浅析大气下陷论［J］．辽宁中医杂志，2009，36(06):907-909.
14. 王小玲，张军平，许颖智．论毒邪理论在心系疾病中的运用［J］．中华中医药杂志，2012(8):2090-2093.
15. 彭立，张军平．易损斑块与阴虚毒瘀病机相关理论的探讨［J］．中华中医药学刊，2009，27(5):970-971.
16. 李艳阳，吕仕超，仲爱芹，等．伏邪理论在心血管疾病中的运用［J］．新中医，2014，46(8):1-3.
17. 丁义，吕仕超，彭立，等．基于伏邪理论探析冠心病介入术后病机［J］．中华中医药学刊，2012(3):530-531.
18. 翟昂帅，张军平，郭晓辰，等．伏邪理论与治未病思想在防治 PCI 术后无复流的应用探讨［J］．中华中医药学刊，2012(11):2430-2431.
19. 耿晓娟，张军平．浅论《黄帝内经》中络脉与络病学说［C］．2005 全国中医脑病学术研讨会论文汇编 .2005.
20. 王筠，张军平．从中医络病学说认识血管新生［J］．中国中医基础医学杂志，2005，11(7):493-494.
21. 李欲来，张军平．从冠心病危险因子探讨络病的分子机制［J］．新中医，2005，37(10):3-4.
22. 王筠，张军平．冠心病之络脉虚滞论［J］．中华中医药学刊，2006，24(4):629-630.
23. 王强，吕仕超，张军平．基于络病理论浅谈高血压肾损害三期防治［J］．新中医，2013(12):7-9.
24. 袁卓，张军平．络病与病络在中风病研究中的地位探讨［C］．2005 全国中医脑病学术研讨会论文汇编 .2005.
25. 高宇，耿晓娟，朱亚萍，等．对缺血性中风“风痰”证变化规律的探讨［J］．中华中医药学刊，2010(7):1399-1401.
26. 仲爱芹，徐士欣，张军平，等．论虚气留滞与缺血性脑卒中［J］．新中医，2011(9):5-6.
27. 袁卓，张军平．冠心病抑郁与络损神伤［J］．上海中医药大学学报，2007，21(1):31-32.
28. 周欢，张军平，仲爱芹，等．基于“血－脉－心－神”一体观探讨缺血性心脏病的时空整体性［J］．时珍国医国药，2017，28(5):1161-1163.
29. 李萌，张军平，周欢，等．张军平“血－脉－心－神”一体观治疗缺血性心脏病临证思路探析［J］．中华中医药杂志，2018，33(4):1400-1405.

30. 仲爱芹，徐士欣，张军平，等 . 论虚气留滞与缺血性脑卒中［J］. 新中医， 2011(9): 5-6.
31. 吕仕超，张军平 . 从气血学说探讨脑心同治［J］. 新中医，2013(3):1-2.
32. 庞树朝，张军平 . 浅谈心脑同治理论及其应用［J］. 中医杂志，2012(7):555-557.
33. 许晓敏，仲爱芹，徐士欣，等 . 论心脑异病从络同治［J］. 辽宁中医杂志， 2015， 42(7): 1236-1238.
34. 高宇，耿晓娟，朱亚萍，等 . 对缺血性中风“风痰”证变化规律的探讨［J］. 中华中医药学刊， 2010(7):1399-1401.
35. 张光银，张军平 . 益肾健脾涤痰散结法治疗心脑血管疾病的机制研究［J］. 辽宁中医杂志，2016，43(4):734-735.
36. 王淼，裴丽，耿晓娟，等 . 缺血性中风病急性期的病机演变初探［J］. 天津中医药， 2009， 26(3):199-201.
37. 袁卓，张军平 . 辨证论治要明确“病”的内涵［N］. 中国中医药报 .2008-03-28:004
38. 袁卓，张军平 . 从“病”的内涵探讨病证结合、方证对应的关系［J］. 中医杂志， 2008， 49(7):654-655.
39. 彭立，张军平 . 试论病证结合方证对应是把握辨证论治的基石［J］. 新中医， 2009(2):1-2.
40. 许颖智，张军平 . 病证结合在中医辨证论治中的地位［J］. 中华中医药学刊， 2008(11):2362-2364.
41. 耿晓娟，张军平 . 试论病证结合、方证对应与辨证论治［J］. 中医杂志， 2008， 49(9):775-777.
42. 朱亚萍，张军平 . 病证结合方证对应完善中医辨证论治新体系探讨［J］. 天津中医药，2008，25(5):384-385.
43. 倪淑芳，张军平 . 从疾病诊断与治疗两阶段不同层次完善病证结合理论初探［J］. 天津中医药，2010，27(6):474-475.
44. 张军平，耿晓娟，朱亚萍，等 . 试论病证结合、方证对应在临证处方遣药中的指导作用［J］. 天津中医药大学学报，2008，27(3):213-216.
45. 张军平，吕仕超，朱亚萍，等 . 病证结合模式下的中医药临床疗效评价着力点［J］. 世界科学技术 - 中医药现代化，2011，13(6):956-959.
46. 张光银，张军平 . 浅谈病证结合模式下的中医药临床疗效评价［J］. 世界科学技术 - 中医药现代化，2011，13(6):964-968.
47. 倪淑芳，张军平 .“随其所得”理论与病毒性心肌炎病机探讨［J］. 中华中医药杂志，2010(6):844-845.
48. 吴美芳，张军平，吕仕超 . 病毒性心肌炎中医病因病机研究概况［J］. 中国中医药信息杂志，2011，18(8):108-110.
49. 吕仕超，张军平 . 病毒性心肌炎中医辨治思路与方法［J］. 新中医， 2012(3): 1-2.
50. 吕仕超，张军平 . 中医药防治病毒性心肌炎的优势与思考［J］. 广州中医药大学学报， 2013(4):571-573.
51. 季帅，张军平，吕仕超，等 . 透热转气法指导病毒性心肌炎治疗探讨［J］. 中医杂志， 2012，53(20):1732-1733.
52. 陈云志，张军平 . 病毒性心肌炎以“痈疽”论治探讨［J］. 时珍国医国药， 2011，22(5):1200-1201.
53. 张俊清，张军平 . 大气下陷与病毒性心肌炎的治疗［J］. 辽宁中医杂志， 2009， 36(03):374-375.
54. 王小玲，张军平，吕仕超 . 病毒性心肌炎从伏邪论治探析［J］. 中医杂志， 2011， 52(10):826-827.
55. 郭晓辰，张军平 . 论清透伏邪是治疗病毒性心肌炎的重要法则［J］. 中华中医药杂志 .2014，29(3):677-679.

56. 仲爱芹，张军平．探讨中医“三不”病机与气虚痰瘀型老年高血压病的关系［C］．络病学基础与临床研究.2010.
57. 刘晓燕，张军平．从脑腑“以通为补”论治眩晕［J］．新中医，2013(5):11–13.
58. 张玉焕，张军平，朱亚萍．浅谈无瘀不作眩［J］．新中医，2013(2):161–163.
59. 任晓晨，张军平．顽固性高血压病从浊阴论治［J］．中华中医药杂志，2013(6):1752–1754.
60. 徐媛媛，张军平，彭立．浅谈火热内生与高血压病［J］．中国中医基础医学杂志，2010(7):544–544.
61. 张晓磊，张军平．基于肝体阴而用阳理论对肝阳上亢型原发性高血压病治疗认识［J］．河北中医，2010，32(1):56–57.
62. 吕仕超，张军平．从气血失调论治高血压病探析［C］．世界中医药学会联合会心血管病专业委员会学术大会.2010.
63. 郭晓辰，张军平．高血压病从浊毒论治［J］．中医杂志，2010，51(7):581–583.
64. 张晓磊，张军平．清热解毒法在原发性高血压病治疗中的应用［J］．吉林中医药，2010，30(1):22–23.
65. 王筠，张军平．动脉粥样硬化的中医分期论治初探［J］．中医杂志，2006，47(7):541–542.
66. 田立俊，仲爱芹，王爱迪，等．从“心–脾–肾三脏一体”论治动脉粥样硬化［J］．中华中医药学刊，2016，34(8):1843–1845.
67. 李艳阳，吕仕超，仲爱芹，等．从脾肾论治动脉粥样硬化［J］．环球中医药.2014，7(3):204–205.
68. 谢盈彧，张军平，仲爱芹，等．从痰瘀立论探讨分期治疗颈动脉粥样硬化［J］．中华中医药杂志，2017，32(1):101–104.
69. 张军平，吕仕超．从外科治疗痈的理念探讨动脉粥样硬化疾病的治疗［J］．中华中医药杂志，2011(3):557–560.
70. 丁义，彭立，吕仕超，等．中医药干预AS易损斑块研究现状与思路［C］．黄河心血管病防治论坛.2011.
71. 周欢，张军平．“血–脉–心–神”共调理念在冠心病治疗中的阐释［J］．中国中医基础医学杂志，2017，23(5):651–653+661.
72. 吕仕超，张军平．中医药防治经皮冠状动脉介入术后无复流现象概述［J］．中医杂志，2012，53(15):1331–1333.
73. 周欢，张军平．从“大气怫郁”角度探讨冠心病介入术后无复流机制［J］．中华中医药杂志，2016，31(7):2621–2623.
74. 张光银，张军平．从病证结合谈冠心病大气下陷证［J］．吉林中医药，2009，29(04):283–284.
75. 张俊清，张军平．大气下陷与冠心病心绞痛的中医药治疗［J］．辽宁中医杂志，2009(9):1511–1512.
76. 杨萃，张军平．冠心病介入术后大气下陷证与中气下陷证探析［J］．中国中医基础医学杂志，2009，15(09):680–681.
77. 庞树朝，张军平，吕仕超，等．从“大气”论治冠心病经皮冠状动脉介入术术后无复流［J］．中医杂志，2012，53(1):25–27.
78. 吕仕超，张军平．经皮冠状动脉介入术后无复流现象与玄府开闭的研究［J］．世界科学技术–中医药现代化，2012(5):1981–1984.
79. 李光辉，张军平，吕仕超，等．冠心病介入术后中医证候学研究概况［J］．中华中医药学刊，2013(11):2404–2406.

80. 张娜，张军平，徐士欣，等．中西医对冠心病介入术后再狭窄机制的不同认识［J］．医学与哲学(B)，2018，39(1):5-7+22.
81. 张军平，吕仕超，袁卓，等．冠心病介入术后中医证治初探［J］．中国中西医结合杂志，2011，31(7):985-987.
82. 荣杰，许颖智，张军平．冠心病患者介入术前后中医证候演变规律分析［J］．中医杂志，2012，53(23):2027-2030.
83. 高宇，张军平．“阳微阴弦”在冠心病介入术后新解初探［J］．辽宁中医杂志，2010(s1):53-54.
84. 漆仲文，王晓景，仲爱芹，等．基于育心保脉理论调治冠心病危险因素［J］．中医杂志，2017，58(14):1192-1195.
85. 裴丽，张军平．PCI 术后中医病机探讨［C］．中华中医药学会心病分会全国选举工作会议论文精选.2010.
86. 许颖智，张军平．转化医学理念在中医药研究中的应用［C］．第九次全国中西医结合中青年学术研讨会.2011.
87. 吕仕超，徐嫒嫒，张军平．从化疗药的骨髓与心脏毒性，谈心生血的科学内涵［C］．全国中医药博士、博士后科技创新与成果转化学术会议暨全国中医“脑心同治”理论与临床应用学术交流会.2011.
88. 郭晓辰，张军平．从化疗药的毒副反应探讨“心主血脉”的科学内涵［C］．中华中医药学会心病分会学术年会暨北京中医药学会心血管病专业委员会年会.2011:1303-1304.
89. 李光辉，张军平，吕仕超，等．在转化医学模式下中医药发展的困惑及对策［J］．中华中医药学刊，2013(10):2151-2153.
90. 吕仕超，张军平．基于临床思考中药的转化医学研究［J］．转化医学杂志，2013，2(1):59-62.
91. 吕仕超，张军平．基于转化医学的中医药防治心血管疾病研究［J］．中国中西医结合杂志，2015，35(5):623-626.
92. 吕仕超，张军平．中医临床药物组方模式与思维［J］．江苏中医药，2010，42(3):53-55.
93. 丁彬彬，张军平．中成药的分类方法浅析及思考［J］．时珍国医国药，2010，21(2):511-512.
94. 荣杰，张军平．盐炙法在中药炮制中的药效学研究［J］．时珍国医国药，2011，22(7):1692-1693.
95. 吕仕超，张军平．提高中医药防治心血管疾病疗效的难点思考［J］．时珍国医国药.2014，25(2):408-410.
96. 吴美芳，吕仕超，李萌，等．中医药干预心肌纤维化的效应与机制［J］．中国中西医结合杂志，2014，34(7):887-891.
97. 吕仕超，杨锡燕，张军平．中医药治疗高血压心肌纤维化的研究［J］．世界科学技术-中医药现代化，2015，17(6):1295-1299.
98. 吕仕超，李艳阳，张军平．中医药调控自噬防治心血管疾病的研究［J］．时珍国医国药，2016，27(9):2249-2250.
99. 庞树朝，张军平，陈美玲，等．中医药治疗动脉粥样硬化新进展［J］．中华中医药杂志，2017，32(1):214-217.
100. 王晓景，张军平，李明．精准医学理念在中医药防治心血管病中的应用［J］．中华中医药杂志，2017，32(3):972-975.

第二卷

薪火相传，临证治验

——临证实践卷

第一章

体天格物，触类而通
——证候演变观察

证候学是中医理论的核心。证候是通过望、闻、问、切四诊所获知的，在生命过程中表现在整体层次上的机体反应状态及其运动、变化规律，是从时间和空间两个方面反映疾病的过程及其相互依存和联系的复杂关系。中医证候学研究是采用现代科技手段，寻找证候与临床有效方剂之间的内在联系，提出指导临床辨证选方的理论假说，并逐步建立新概念、新理论，主要包括证候概念、证候分类、证候命名、证候规范化、证候实质及证候量化诊断等方面。长期以来，中医证候学研究滞后，在很大程度上阻碍了整个中医药现代化的进程。这种局面也在某种程度上使中医证候学成为当前中医药研究工作的前沿领域。

中医的特点在于辨证论治和个体化治疗，如果疾病的中医证候类型及分布规律不清楚，中医的临床疗效就会受到影响。进行中医证候规律研究，探索和了解某一疾病中医证候学分布特点，使该疾病中医的辨证论治更加标准化、规范化，有利于提升临床可操作性。证候学研究的最终目的是为了指导临床精确选方用药，从而提高中医药的临床疗效。证候的规范化，不仅能促进中医药理论的发展，而且对临床实践和中药开发有指导和促进作用，同时也是中医学走向世界必不可少的环节和途径。

中医证候是一个非线性、多维多阶的复杂系统，证候存在着一证多义、一证多方、一证多药的不确定性，其自身的复杂性和特殊性，给证候研究带来了一定的困难，决定了证候研究的迫切性。中医证候规范化研究不仅是近几年中医界研究的热点，也是研究的重点和难点。中医证候研究应以传统规范为依据，以四诊资料及客观指标为立足点，以临床实践为准绳，综合运用多学科交叉知识、多途径相结合的方法，对疾病证候的分布规律、标准、时相性、本质开展深入研究，从而制订出证候的标准化规范。

第一节 病毒性心肌炎

病毒性心肌炎（VM）是临床常见心脏疾患之一，近年来该病发病率有上升趋势。中医药治疗病毒性心肌炎具有一定优势，但目前对该病的中医辨证分型尚未系统规范。临床上分型混乱重复，直接制约了中医疗法的应用及其临床疗效的提高。

一、文献研究

通过计算机初检和手工检索，选择具有明确的 VM 诊断标准（因为文献年代跨度较大，其中的 VM 诊断标准稍有差别）、辨证分型至少两型或以上且有准确样本数量的中医辨证治疗 VM 文献，除外经验总结、个案报道、综述性文献、实验研究及单纯以本虚标实辨证分型的文献，共纳入 30 篇文献。

将文献的作者信息（所在地区，发表年代）、患者信息（诊断、纳入、排除的标准，样本数分布情况，男女例数，年龄分布）、辨证分型信息（具体分型，相应样本数）建立数据库。

在建立数据库的基础上，着重于病机，以八纲辨证为基础，结合气血津液辨证与 VM 的病理特点，提取证候要素，进行归类合并，原则为：阴虚包括脾肾亏虚、心阴虚、心肾阴虚；阳虚包括心阳虚、胸阳痹阻；气虚包括脾肾亏虚、心肺两虚、心气虚；血虚包括心脾两虚、心肺两虚；热（火）毒邪包括风热犯肺、热毒侵心、邪毒侵心、风热扰心、肝火痰热扰心、外感风热、热毒炽盛、湿热中阻、湿热阻滞、外邪侵袭、邪毒内蕴、邪毒侵犯卫表、邪热犯心、阴虚火旺、余热不尽；痰（湿）浊包括痰浊内阻，痰湿内阻、气滞血瘀，肝火痰热扰心，痰火扰心、心脉阻滞，痰热内扰，痰瘀内阻，胸阳痹阻；瘀血包括心脉阻滞、胸阳痹阻、心血内阻、心血瘀阻；气滞包括气滞血瘀；风邪主要为外风，包括风热犯肺、外感风热、风热扰心。

文献研究结果表明，纳入文献中总计病例数 1439 例，年龄 1 个月 ~ 74 岁；其中男

657例，女694例，2篇文献未详细报道男女比例；主要基础疾病为上呼吸道、胃肠道疾病。

1439例VM患者共有证候类型28种，其中最常见的是气阴两虚453例（31.48%）和邪毒侵心195例（13.55%）。

1439例VM患者共有9个证候要素，分布情况为：气虚659例（45.80%），阴虚652例（45.31%），热（火）毒邪403例（28.01%），瘀血227例（15.77%），痰（湿）浊164例（11.40%），血虚199例（13.83%），阳虚94例（6.53%），风邪69例（4.80%），气滞95例（6.60%）。

虚证、虚实夹杂证、实证证候类型中证候要素的分布规律　1439例VM患者虚证774例（53.79%），虚实夹杂证170例（11.81%），实证495例（34.40%）。①虚证证候类型及其要素分布规律：虚证证候类型10种，其证候要素包括气虚637例（44.27%），阴虚575例（39.96%），血虚131例（9.10%），阳虚73例（5.07%）。②虚实夹杂证证候类型及其要素分布规律：虚实夹杂证证候类型7种，其证候要素包括热（火）毒邪78例（5.42%），阴虚59例（4.10%），瘀血92例（6.39%），气虚22例（1.53%），阳虚39例（2.71%）。③实证证候类型及其要素分布规律：实证证候类型11种，其证候要素包括热（火）毒邪325例（22.59%），痰（湿）浊133例（9.24%），瘀血135例（9.38%），风邪69例（4.79%），气滞21例（1.46%）。以上结果提示，气虚、阴虚、热（火）毒邪、瘀血、痰（湿）浊是VM证候要素中较为重要的证候要素，此外每个证候要素都包括其中若干要素。

各证候类型中证候要素的组合规律　1439例VM患者涉及证候类型28种，其中单证素证型492例（34.19%），两证素证型840例（58.37%），三证素证型107例（7.44%）。在各种证型中，气虚、阴虚、热（火）毒邪、瘀血、痰（湿）浊是VM中较为重要的证候要素，其中气虚、阴虚是主要的虚性证候要素；热（火）毒邪、瘀血、痰（湿）浊是主要的实性证候要素。两个证候要素可单独或同时存在于虚实夹杂证候中，故可将VM的中医临床证候简化归纳为两型：一型为邪（风、热）毒侵心、挟瘀挟痰伴气阴亏虚，另一型为气阴两虚、挟瘀挟痰伴阳亏血虚。其中邪（风、热）毒侵心、挟瘀挟痰伴气阴亏虚涵盖6个证候类型（风热侵心袭肺，邪毒侵心，邪毒侵心、心脉失养，湿热中阻、内伤心阴，痰火扰心，痰火扰心、心脉阻滞），包含病例404例（28.08%）；气阴两虚、挟瘀挟痰伴阳亏血虚涵盖15个证候类型（气虚，气血亏虚，气血亏虚兼阳虚，气虚血瘀，气阳两虚，气阴两虚，气阴两虚兼血虚，气阴两虚兼血瘀，血虚，阳虚，阳虚瘀血兼痰浊，阳虚血瘀，阴虚，阴阳俱虚，阴虚血瘀），包含病例866例（60.18%）；其他7个证候类型（气滞血瘀，表郁湿困，湿热阻滞，痰湿内阻，痰湿内阻、气滞血瘀，痰瘀内阻，瘀血）包含病例169例（11.74%）。

由以上结果总结得出VM多为本虚标实、虚实夹杂，其证候要素及其证候类型分布规律为：①以本虚为主，多为虚实夹杂；②气虚、阴虚是VM的主要本虚性证候要素，热（火）毒邪、瘀血、痰（湿）浊是其主要标实性证候要素；③气滞、风邪是较少见的标实证候要素，血虚、阳虚是较少见的本虚证候要素。根据文献及中医理论，在结合临床实际情况下，依据VM证候类型本虚标实之特点，本虚为心之气阴两虚，标实为热毒兼挟痰瘀。早期多为风热或湿热等邪毒侵心，心脉痹阻，化痰成瘀，耗伤气阴；中后期多为余邪不尽，痰瘀互结，心脉失养，气阴两虚，日久气血阴阳俱亏。因此，将其证候类型概括为邪毒侵心型与气阴两虚型，便于临床操作及基层推广，使中医药在治疗VM过程中发挥更大的作用。

二、证候学分析

1. 回顾性临床研究

参照西医诊断标准（1999年镇江会议制订的成人急性病毒性心肌炎诊断参考标准及1999年9月昆明会议制订的儿童VM诊断标准）及中医诊断标准［《中医证候鉴别诊断学》、《中医临床诊疗术语证候部分》（中华人民共和国国家标准GB/T16751.2-1997）］，收集来源于天津中医药大学第一附属医院2003年10月～2009年7月符合VM诊断标准且年龄＜40岁的200例患者，其中男性80例，女性120例，男女比例2∶3，年龄最小3岁，最大36岁，平均年龄（11.87±7.178）岁。

使用《病毒性心肌炎中医四诊信息采集表》采集VM患者入院时的中医症状、舌象和脉象等中医信息；建立Access数据库；应用spss13.0统计分析软件进行分析，采用描述性统计分析和多元统计分析。

研究结果如下：

病毒性心肌炎中医证候诊断分布 依据国家中医药管理局制订的《中医临床诊疗术语》对中医证候诊断中出现的证型进行规范统一，整理出19个证型，儿童VM中医证候诊断主要集中在前四位的证候依次为热毒证120例（87.0%）、气阴两虚证11例

（8.0%）、心血瘀阻证 2 例（1.4%）、阴虚火旺证 1 例（0.7%），占总体构成比的 97% 以上。成人 VM 中医证候诊断主要集中在前四位的证候依次为热毒证 21 例（33.9%）、气阴两虚证 21 例（33.9%）、心血瘀阻证 5 例（8.1%）、阴虚火旺证 1 例（1.6%），占总体构成比的 77% 以上。

病毒性心肌炎热毒证与气阴两虚证的年龄分布特点　7 岁以下患儿诊断为热毒证的 45 例（90.0%），气阴两虚证的 4 例（8.0%）；7 ~ 14 岁患儿诊断为热毒证的 76 例（86.4%），气阴两虚证的 7 例（8.0%）；14 ~ 21 岁患者诊断为热毒证的 21 例（60.0%），气阴两虚证的 6 例（17.1%）；21 ~ 28 岁患者诊断为热毒证的 0 例，气阴两虚证的 7 例（43.8%）；28 ~ 35 岁患者诊断为热毒证的 0 例，气阴两虚证的 8 例（72.7%）。热毒证的构成比，儿童阶段高于成人，且随着年龄的增长呈下降趋势；而气阴两虚证的构成比随年龄的增长呈上升趋势。

病毒性心肌炎热毒证与气阴两虚证的病程分布特点　病程 1 个月以内的患者诊断为热毒证 117 例（79.6%），气阴两虚证 17 例（11.6%）；病程 1 至 6 个月的患者诊断为热毒证 18 例（64.3%），气阴两虚证 4 例（14.3%）；病程 6 至 12 个月的患者诊断为热毒证 4 例（30.8%），气阴两虚证 6 例（46.2%）；病程超过 1 年的患者诊断为热毒证 3 例（25.0%），气阴两虚证 5 例（41.7%）。病程在半年以内，尤其是 1 个月以内的患者，以热毒证多见，且随着病程的延长呈下降趋势；而气阴两虚证多见于病程在半年以上的患者。

由以上结果得出，VM 中医证候诊断以热毒证、气阴两虚证常见。其中热毒证的分布特点为：①儿童阶段高于成人，且随年龄的增长呈下降趋势；②多见于急性期患者，且随着病程的延长呈下降趋势。气阴两虚证的分布特点为：①成人较多见，且随年龄的增长呈上升趋势；②多见于慢性期、恢复期的患者。

2. 证候学临床调查

基于 1523 例 VM 患者的临床调查，对其中约 200 例展开系统回顾分析的前提下，编制问卷的相关条目，并在长期从事临床一线的心脏病学专家及统计学专家中进行小样本预调查，对所选条目的代表性和准确性进行确认，最终形成《病毒性心肌炎中医证候学专家咨询问卷》。涉及问卷说明和证候学调查两部分：问卷说明包括此次研究的目的、背景；证候学调查包括中医相关病证、发病的关键因素、主要病机、证候要素、辨证分型、治法、常用的基础方剂及中医药治疗的优势。

对问卷内容进行一致性信度检验，认为问卷设计合理，一致性信度较好，遂展开全国范围的问卷调查。对中华中医药学会心病分会、中国中西医结合学会心血管病分会之长期从事中医、中西医结合防治心血管疾病专业的临床医师进行问卷调查，采取现场问卷、现场回收的方式，共发放问卷 161 份，回收有效问卷 153 份，回收率 95.03%。将问卷内容建立数据库。

通过分析 153 位专家对 VM 的认识，形成了较为统一的专家意见，达成了 VM 中医证候学专家共识。该共识认为，VM 与中医的心悸、胸痹和温病密切相关；其发病关键因素是邪毒、正虚；主要病机为邪毒侵心，耗气伤阴，瘀阻心络，心脉失养；证候要素以热毒、气阴两虚为主，挟痰挟瘀为患；辨证分型为邪毒侵心型、气阴两虚型及瘀阻心络型；其治法为解毒护心，益气养阴，活血通络；邪毒侵心型常以银翘散加减，气阴两虚型常以生脉散合炙甘草汤加减，瘀阻心络型常以血府逐瘀汤加减。同时，专家认为中医药治疗 VM 主要优势在于辨证论治，掌握疾病的动态演变规律，与西医一般治疗可以相互补充，相得益彰，从而在抗病毒与调节免疫方面形成合力。

所获结果为 VM 中医证候学研究奠定了基础，同时也为建立客观、统一的证候标准提供了重要的依据。

第二节　冠心病

冠心病是临床常见的严重危害人类健康的疾病，其患病率、死亡率仍在不断攀升，是目前人类的主要死亡原因之一。中医从整体、预防角度出发，辨证论治，对冠心病的治疗有一定优势。辨证论治的核心是证候，后者是对外部致病因素与内部机体反应两方面情况的综合，不同因素影响机体状态，引起机体不同反应，从而影响证候。分析不同因素对冠心病证候分布的影响，为提高临床辨治疗效有一定参考性。

一、文献研究

经分析筛选，其研究对象为明确诊断“冠心病”患者，辨证分型至少 2 型或以上且有准确样本数量的中医辨证治疗冠心病文献，除外非期刊文献，研究动物实验方面的文献，综述、医家经验总结，研究内容为证型单一或有辨证分型但仅在单一方剂基础上进行加减，合并其他疾病，血运重建，单纯以虚实、血瘀 / 非血瘀、痰浊 / 非痰浊为分证标准或无具体病例数的文献，最终纳入32篇符合研究标准的文献。

以文章信息（标题、第一作者、发表年份等）、患者信息（病例总数、男女例数、西医及中医诊断标准、纳入及排除标准等）、辨证分型（具体分型及相应患者例数）建立数据库。

着重病机，以八纲辨证为基础，结合脏腑辨证、气血津液辨证与冠心病的病理特点，提取证候要素。其归类合并原则为：气虚包括心气虚、肾气虚、气血两虚、气阴两虚等；阳虚包括肾阳亏虚、心肾阳虚、胸阳不振等；阴虚包括肾精亏虚、心肾阴虚等；痰（湿）浊包括痰浊内阻、痰瘀互阻、湿热郁阻、阳虚痰阻、痰瘀互结、痰热瘀阻等；瘀血包括心血瘀阻、肝郁血瘀、肾虚血瘀、气滞血瘀、气虚血瘀、阳虚血瘀、阴虚血瘀等；气滞包括气滞心脉、气滞痰阻等；热毒包括热毒痰瘀、热毒血瘀、湿热郁阻等；寒凝包括寒凝心脉、气滞寒凝、阳虚寒凝等。

10799例冠心病患者共有证候类型39种，其中最常见的是痰浊内阻1696例（15.71%），心血瘀阻1535例（14.21%）和气虚血瘀1364例（12.63%）。

10784例冠心病患者共有11个证候要素，分布情况为：气虚3152例（29.23%），血虚48例（0.46%），阳虚1057例（9.80%），阴虚1939例（17.98%），肾虚648例（6.01%），气滞964例（8.94%），瘀血5471例（50.73%），肝郁97例（0.90%），痰（湿）浊3271例（30.33%），热毒682例（6.32%），寒凝762例（7.07%）。

虚证、虚实夹杂证、实证证候类型中证候要素的分布规律　10784例冠心病患者虚证2368例（21.96%），虚实夹杂证2681例（24.86%），实证5735例（53.18%）。①虚证证候类型及其要素分布规律：虚证包含8个证候类型，包括气虚279例（2.58%），气血两虚5例（0.05%），气阴两虚855例（7.92%），心肾阳虚52例（0.48%），心肾阴虚460例（4.26%），血虚19例（0.18%），阳虚447例（4.14%），阴虚251例（2.32%）；其证候要素包括气虚1139例（10.56%），血虚24例（0.22%），阳虚499例（4.63%），阴虚1566例（14.52%）。②虚实夹杂证证候类型及其要素分布规律：虚实夹杂证证候类型16种，包括肝郁肾虚、痰瘀阻络43例（0.4%），气虚痰阻91例（0.84%），气虚血瘀1364例（12.63%），气虚血瘀兼痰浊163例（1.51%），气虚血瘀、阳气虚衰103例（0.95%），气阴亏虚、痰热瘀阻115例（1.06%），气阴两虚、心血瘀阻177例（1.64%），肾精亏虚、肝郁血瘀30例（0.28%），肾虚血瘀、气滞痰阻35例（0.32%），肾阳亏虚、痰瘀阻络28例（0.26%），胸阳不振、痰瘀互结97例（0.90%），血虚痰阻24例（0.22%），阳虚寒凝206例（1.91%），阳虚痰阻63例（0.58%），阳虚血瘀61例

（0.57%），阴虚血瘀81例（0.75%）；其证候要素包括气虚2013例（18.67%），血虚24例（0.22%），阳虚558例（5.17%），阴虚403例（3.74%），肾虚648例（6.01%），肝郁73例（0.68%），痰（湿）浊659例（6.11%），瘀血2297例（21.30%），热毒115例（1.07%），寒凝206例（1.91%）。③实证证候类型及其要素分布规律：实证证候类型14种，包括肝气郁结、心血瘀阻24例（0.22%），寒凝心脉522例（5.11%），气滞寒凝4例（0.04%），气滞心脉224例（2.07%），气滞血瘀604例（5.59%），热毒34例（0.31%），热毒痰瘀478例（4.43%），热毒血瘀102例（0.95%），湿热郁阻51例（0.47%），痰瘀互阻370例（3.43%），痰浊内阻1696例（15.71%），痰浊血瘀兼热蕴17例（0.16%），心血瘀阻1535例（14.21%），血瘀44例（0.41%）。其要素包括肝郁24例（0.22%），瘀血3174例（29.43%），寒凝556例（0.52%），气滞832例（7.72%），热毒682例（6.32%），痰（湿）浊2612例（24.22%）。④其他证型15例（0.14%）。以上结果提示，气虚、阳虚、阴虚、气滞、瘀血、痰（湿）浊是冠心病证候要素中较为重要的证候要素。

各证候类型中证候要素的组合规律　10784例冠心病患者涉及证候类型39种，其中单证素证型5593例（51.86%），两证素证型3905例（36.21%），三证素证型1093例（10.14%），四证素证型193例（1.79%）。在各种证型中，气虚、阳虚、阴虚、气滞、瘀血、痰（湿）浊是冠心病中较为重要的证候要素，其中气虚、阳虚、阴虚是主要的虚性证候要素；气滞、瘀血、痰（湿）浊是主要的实性证候要素。虚、实证候要素可单独或同时存在于虚实夹杂证候中，故可将冠心病的中医临床证候归纳为以下证型：气阴亏虚兼痰瘀热阻，肝郁肾虚兼气滞痰瘀，阳虚寒凝兼痰瘀。其中气阴亏虚兼痰瘀热阻包括21个证型（气虚，气虚痰阻，气虚血瘀，气虚血瘀兼痰浊，气虚血瘀、阳气虚衰，气血两虚，气阴两虚，气阴亏虚、痰热瘀阻，气阴两虚、心血瘀阻，湿热郁阻，热毒，热毒痰瘀，热毒血瘀，痰浊血瘀兼热蕴，心肾阴虚，痰瘀互阻，痰浊内阻，心血瘀阻，血瘀，阴虚，阴虚血瘀），共有8271例患者（76.59%）；肝郁肾虚兼气滞痰瘀包括8个证型（肝气郁结、心血瘀阻，肝郁肾虚、痰瘀阻络，肾精亏虚、肝郁血瘀，肾虚血瘀、气滞痰阻，肾阳亏虚、痰瘀阻络，气滞寒凝，气滞心脉，气滞血瘀），共有992例患者（9.19%）；阳虚寒凝兼痰瘀包括7个证型（寒凝心脉，胸阳不振、痰瘀互结，心肾阳虚，阳虚寒凝，阳虚血瘀，阳虚痰阻，阳虚），共有1478例患者（13.68%）；其他3个证型（血虚，血虚痰阻，其他证型），共有58例患者（0.54%）。

文献研究结果表示冠心病多为本虚标实、虚实夹杂，其证候类型及其证候要素分布规律为：①以本虚为主，多为虚实夹杂；②气虚、阳虚、阴虚是其主要本虚性证候要素，气滞、瘀血、痰（湿）浊是其主要标实性证候要素。

二、证候学分析

参照西医诊断标准（1979年国际心脏病学会和协会及世界卫生组织临床命名标准化联合专题组报道《缺血性心脏病的命名及诊断》中制订的诊断标准或冠脉造影确诊冠状动脉狭窄≥50%）及中医诊断标准（中华中医药学会心病分会制订的冠心病心绞痛中医证候，分为痰浊闭阻证、心阳不振证、寒凝心脉证、心血瘀阻证、心气亏虚证、气阴两虚证、气滞血瘀证及气虚血瘀证等8型）纳入2009年2月~2011年12月期间就诊于天津中医药大学第一附属医院及天津市胸科医院门诊及住院部签署知情同意的冠心病患者，除外存在以下情况患者：重度心肺功能不全、重度心律失常（快速型心房颤动、心房扑动、阵发性室上性心动过速、Ⅱ度Ⅱ型以上房室传导阻滞、完全性束支传导阻滞）者；普通心电图有ST-T段改变，次极量运动试验阴性，又无客观的冠心病依据：如冠状动脉造影、心脏放射性核素显像的阳性指标和无陈旧性心肌梗死病史者；合并肝、肾、造血系统等严重原发性疾病，肝功能（谷丙转氨酶、谷草转氨酶）>60U/L者，肾功能异常者；妊娠或哺乳期妇女；精神病患者或其他不能配合试验者，共纳入冠心病患者502例，其中男305例，占总病例数的60.8%；女197例，占总病例数的39.2%，平均年龄（61.91±10.63）岁。

以文献研究为基础制订冠心病中医证候临床研究观察表。采集502例冠心病患者四诊信息，并由临床观察员填写观察表。对以上内容建立数据库，进行证候要素的提取，提取原则如下：痰浊痹阻证的证候要素为痰浊，心血瘀阻证的证候要素为血瘀，心阳不振证为阳虚，气滞血瘀证为气滞和血瘀，气阴两虚证为气虚和阴虚，心气亏虚证为气虚，寒凝心脉证为寒凝，气虚血瘀证为气虚和血瘀，则本研究的所有证型共包含痰浊、血瘀、气滞、寒凝、气虚、阳虚、阴虚7个证候要素。

冠心病主要证候分布　502例冠心病患者中，气虚血瘀149例，占25.6%；气滞血瘀137例，占23.5%；痰浊痹阻108例，占18.5%；气阴两虚55例，占9.4%；心血瘀阻53例，占9.1%；心气亏虚49例占8.4%；心阳不振与寒凝心脉较少，共32例，占5.5%。

提取证候要素共计924例次，其中血瘀339例，占36.7%；气虚253例，占27.4%；气滞137例，占14.8%；痰浊108例，占11.7%；阴虚55例，占5.9%；阳虚和寒凝所占比例较小。实性证候要素 597 例次，占 64.6%；虚性证候要素 327 例，占 35.4%。实证多于虚证。

冠心病不同亚型的证候特点 主要亚型为心绞痛和心肌梗死（MI），占 97.6%。其中明确诊断为心绞痛者 371 例，占 73.9%；明确诊断为 MI 或有 MI 病史者 119 例，占 23.7%。心绞痛的主要证候类型有气虚血瘀、气滞血瘀、痰浊痹阻，而 MI 所占比例较大的证候类型是气虚血瘀、气滞血瘀、痰浊痹阻及气阴两虚。二者比较，MI 气阴两虚证显著多于心绞痛，有统计学意义（$P < 0.05$）。提取证候要素，心绞痛总例次 577，MI 总例次 223，两组主要证候要素均为血瘀、气滞、痰浊、气虚。两组对比，心绞痛血瘀证明显多于 MI（$\chi^2 = 7.57$，$P < 0.01$）；而 MI 气虚证显著增多（$\chi^2 = 31.87$，$P < 0.01$），总体虚性证候要素也显著多于心绞痛（$\chi^2 = 27.53$，$P < 0.01$）。

冠心病合并不同疾病的证候特点 冠心病主要合并高血压病、糖尿病及脑卒中。其中本研究中合并高血压病者 316 例，占 62.9%；合并糖尿病者 122 例，占 24.3%；合并脑卒中者 58 例，占 11.6%。

（1）合并高血压病的证候特点：主要证候类型是气虚血瘀证、气滞血瘀证、痰浊痹阻证、气阴两虚证；与不合并高血压病者相比，气阴两虚证显著增多，具有统计学意义（$\chi^2 = 4.36$，$P < 0.05$）。提取证候要素，冠心病合并高血压病总例次 578，主要证候要素为血瘀、气虚、气滞、痰浊；与不合并高血压病者相比，阴虚证增加具有统计学意义（$\chi^2 = 4.76$，$P < 0.05$），说明冠心病合并高血压病者阴虚证候要素显著增多。

（2）合并糖尿病的证候特点：所占比例较大的证候类型为气虚血瘀证、气滞血瘀证、痰浊痹阻证、气阴两虚证；与不合并糖尿病者比较，差异无统计学意义（$\chi^2 =$ 0.00、0.44、0.96、0.86，$P > 0.05$）。提取证候要素，冠心病合并糖尿病总例次 222，主要证候要素为血瘀、气虚、气滞；与不合并糖尿病者相比，总体虚证比例增加，总体实证比例减少，但差异无统计学意义（$\chi^2 = 1.07$，$P > 0.05$）。

（3）合并脑卒中的证候特点：所占比例较大的证候类型为气滞血瘀证、气虚血瘀证、痰浊痹阻证、气阴两虚证；与冠心病总体相比，气滞血瘀证成为出现频率最高的证候，但与不合并脑卒中患者证候比较，差异无统计学意义（$\chi^2 = 2.33$，$P > 0.05$）。提取证候要素，冠心病合并脑卒中总例次 114，主要证候要素为血瘀、气虚、气滞；与不合并脑卒中患者相比，差异无统计学意义（$\chi^2 =$ 0.00、0.25、1.33，$P > 0.05$）。

冠心病介入术前后的证候特点 502 例冠心病患者中，成功施行介入术者共 233 例，占46.4%。其中介入术前进行证候调查者83例，占16.5%；介入术后进行证候调查者150例，占29.9%。介入术前所占比例较大的证候类型为气滞血瘀、痰浊痹阻、气虚血瘀、气阴两虚、心血瘀阻，介入术后所占比例较大的证候类型为气虚血瘀、痰浊痹阻、气滞血瘀。二者比较，气虚血瘀证显著增加（$P < 0.05$），而气滞血瘀证显著减少（$P < 0.01$）。证候要素方面，介入术后与介入术前相比，实证总体减少，虚证总体增加，其中气虚证增加（$P < 0.05$）及气滞证减少（$P < 0.01$）均有统计学意义。

以上研究结果显示，冠心病证候存在以下2个特点：①证候稳定性：气虚、血瘀、痰浊是冠心病的主要证候特征，与冠心病的主要病理变化（冠状动脉脂质沉积、发生粥样硬化而导致动脉狭窄、堵塞，进而影响心肌供血，甚至出现MI）相关。临证中，患者或以正虚为主，表现为心气亏虚证；或以邪实为主，表现为心血瘀阻、痰浊痹阻证；或虚实夹杂，表现为气虚血瘀证等。②证候的动态性：冠心病虽总体以气虚、血瘀、痰浊证为主，但不同亚型、合并不同疾病或者介入治疗前后会有相应的证候变化及证候特点，介入患者介入术前实证（气滞证）比例较高，显著多于介入术后；介入术后虚证（气虚证）比例较高，较介入术前患者明显增多，提示冠心病介入术后证候有由实转虚趋势。③病证结合，准确辨证：从局部而言，同病异证，冠心病可出现不同证候；异病同证，同一证型可见于冠心病合并不同疾病。但从整体而言，同病同证，冠心病有明显的证候分布规律，即同一种疾病，即使合并其他疾病，仍集中于某几个证候；同时，冠心病合并同一种疾病有总的证候趋势，即一种病有主证，当其他病合并该病时，证候会受到其主证的影响。

第三节　缺血性中风

缺血性中风是脑血管疾病的主要类型，约85%的脑中风是缺血性的，该病存活患者面临的最大问题是复发（5年内的平均复发率高达40%以上）和其他缺血性事件的发生。中医药治疗缺血性中风能有效降低患者致残率，提高生存质量，并且毒副反应小、治疗费用低，显示了中医药治疗本病的优势和良好的发展前景。但本病辨证论治过程中临床分型、疗效尚缺乏客观且欠统一的评价标准。缺血性中风具有起病急、临床征象变化快等特点，尤其是急性期临床证候形式更是繁杂多变，而此阶段又是治疗的关键时期，因此开展对缺血性中风急性期的研究尤为重要。

一、文献研究

利用中国知网（1979 ~ 2013 年）、万方数据（1990 ~ 2013 年）、维普期刊数据库（1989 ~ 2013 年），以"主题＝中风＋脑卒中＋脑梗死＋脑血栓＋脑血管病""主题＝缺血性＋缺血""主题＝急性期＋急性""主题＝证候＋证型或者辨证＋辨症"（模糊匹配）为关键词检索公开发表的有关缺血性中风急性期中医证候研究的文献，纳入以发病72 小时内经缺血性中风诊断标准明确诊断为缺血性中风病的患者为研究对象，并按随机或半随机对照试验为研究类型的文献，且除外以下情况：理论、综述、验案研究、实验研究的文献；研究对象包括有中风病史且遗留严重后遗症者的文献；短暂性脑缺血发作、出血性中风或蛛网膜下腔出血的文献；没有明确分型或者缺乏基本症状描述的文献；单纯以本虚、标实为辨证分型标准的文献；研究例数不明确的文献。从 419 篇文献中筛选出 24 篇进行分析。24 篇文献共记录 10150 例缺血性中风急性期病例，其中男性5866 例，占 57.8%；女性 4284 例，占 42.2%。年龄为 33 ~ 91 岁。

将文献的作者信息（所在地区，发表时间）、患者信息（诊断、纳入、排除标准，样本数分布情况，性别、年龄分布，证候信息采集时间）、辨证分型信息（辨证标准，具体分型，相关样本数）建立数据库。

同时对文献中意义相近而名称不同的证候，按中医药学名词审定委员会颁布的《中医药学名词》加以统一规范。对于《中医药学名词》中未涉及的证候名称再按照《中医诊断学》《中医证候鉴别诊断学》进行规范，如：肾气虚弱、元气虚弱以肾气虚计；肝肾阴亏、肝肾虚损、肝肾两亏以肝肾阴虚计等。对于复杂证候如肝肾阴虚痰浊瘀血证，以肝肾阴虚证和痰浊瘀血证计。对于以上 3 种规范标准中没有叙述，不便于归类的证型，为尽可能不遗漏文献中的相关信息，按原文献予以保留。

依据证候要素的定义、分类标准及国家中医药管理局脑病急症标准组发布的《中风病诊断与疗效标准》，从文献中的各种证候提取证候要素并归类如下：风（肝阳上亢、肝阳暴亢、内风），火热（内火、大肠热结），痰（痰浊闭阻、痰湿、痰湿蒙神、痰湿蒙窍），血瘀（瘀血阻络、瘀阻脑络），其他如阳脱、阳虚等。

研究结果表明，缺血性中风急性期中医基本证候要素包括风证、火热证、痰证、血瘀证、气虚证、阴虚阳亢证六大基本证候，体现了本病的传统病机，并广泛应用于临床实践。根据本研究结果可以发现，急性期六大基本证候的发生频率以血瘀证最多，其后依次为痰证、风证、气虚证、阴虚阳亢证。

中风病的病因不是单一的，往往是在多种致病因素的相互作用下，致使脑窍闭塞，元神散乱。急性期证候组合形式复杂，六大基本证可有63种组合形式，但实际情况下未全部出现。根据本研究结果可以发现，缺血性中风急性期证候多以证候组合的形式出现，并以实证多见。组合形式以两因素证为主，其次是三因素证组，而六证因素组没有出现。

本研究进一步证实了血瘀是缺血性中风急性期发病的最主要病因。缺血性中风急性期证候组合形式以两证、三证为主，其中两证组合表达以"瘀＋痰证"最多，三证组合表达以"瘀＋痰＋风证"最多。缺血性中风急性期发病的病因不是单一的，往往是多种致病因素兼夹，且这些证候要素间的组合形式反映了证候要素之间存在一定的关联。了解这种关联以及其间相互传变的特性，为缺血性中风急性期的证候研究提供了参考。

二、证候学分析

研究对象参照西医诊断标准（1995年中华医学会第四次全国脑血管学术会议通过的《各类脑血管疾病诊断要点》中的诊断标准），中医诊断标准（国家"八五"攻关课题组与国家中医药管理局中医脑病急症科研协作组共同起草制订的《中风病中医诊断与疗效评定标准》）及证候要素诊断评价（《中风病辨证诊断标准》），神经功能缺损评分（美国国立卫生研究院卒中量表‹National Institute of Health Stroke Scale, NIHSS›），纳入来自天津中医药大学第一、二附属医院及北京东直门医院在2005年3月～2007年3月期间发病72小时内入院的急性缺血性中风病患者，除外以下情况：短暂性脑缺血发作；脑出血或蛛网膜下腔出血；因血液病、肿瘤等原因所致的脑卒中；合并有肝、肾、造血系统、内分泌系统等严重疾病及骨关节病者；精神障碍或严重痴呆患者；发病超过72小时；有明显中风后遗症者。共纳入急性缺血性中风患者400例。

1. 缺血性中风发病72小时内证候特征研究

根据国家中医药管理局全国中医脑病急症科研协作组制订的《中风病辨证诊断标准》（1994年），分为风证、火热证、痰证、血瘀证、气虚证及阴虚阳亢证六个基本证候（证候要素），每个证候以＞7分为证候诊断成立，最高分为30分。

基本证候在72小时内发生频率　72小时内缺血性中风基本证候的发生，以风证发生频率最高，占62.9%～70.9%。其次为痰证，占54.3%～64.3%。其余证候发生频率相对较低，均在50%以下。

证候在 72 小时内的组合规律　72 小时证候组合中，单证极少，在急性期内仅为 4 例；五证以上组合也少，为 8 例；而两证、三证、四证组合者占大多数，以三证、四证组合为最多，各占 39.3%（157 例），32%（128 例）。

风证、痰证与发病时间节点关系分析　24 小时、48 小时、72 小时内风证的比例均高，$P=0.146$，组间比较无统计学意义。24 小时、48 小时、72 小时内痰证的比例均高，$P=0.0001$，组间比较有统计学意义。

缺血性中风 72 小时内基本证候的发生，以风证发生频率最高，其次为痰证，其余证候发生频率相对较低。依据中医理论审证求因，风痰两种因素在缺血性中风发病 72 小时内占有主导地位。风、痰相互搏结，随气上逆，无处不到，变生诸证，故临证时需抓住病机，熄风与化痰并用，治病和防变并重，且应谨防其变。缺血性中风急性期证候组合形式复杂多变，各时间点两个证候以上同时存在的复杂组合形式在急性期表现尤为明显。目前在我国，脑中风急救“最佳时间窗”内未能及时治疗的患者占大多数。中风病证候表现复杂，影响因素众多，其演变规律的研究难度较大。本研究仅从缺血性中风急性期证候分布及变化方面进行初步探讨。

2. 缺血性中风痰证与 NIHSS 相关性分析

研究对 400 例急性缺血性中风患者从入院当日到发病第 14、28、90 天等 16 个不同时间点，采用《中风病中医四诊信息调查表》动态采集中风病病程演变过程中的中医症状、舌象和脉象信息，依据所采集的四诊信息对中风病的风、火、痰、湿、瘀、气滞、气虚、阴虚、阳虚、阳亢、闭证、脱证、内闭外脱等 13 个证候要素进行判断，依据《中风病辨证诊断标准》对风、火、痰、瘀、气虚、阴虚阳亢 6 个基本证候进行评分、判断。于入院当日、发病第 2、3、7、14、28 天和 90 天 7 个不同时间点对所有患者进行 NIHSS 评分。

痰证是在中风病的病程中出现的具有痰的临床征象的一种证候要素，对中风病的发展与转归起着重要作用。依据国家中医药管理局脑病急症科研协作组制订的《中风病辨证诊断标准》，对风、火、痰、瘀、气虚、阴虚阳亢 6 个基本证候进行评分。

3. 结果

基本证候的分布　本次研究中发现痰证出现的频率最高，为 3465 次，其次为风证 3221 次。风证在第一天出现的频率最高，而后快速降低，在第 7 天以后逐渐平稳；而痰证则在第 6 天达到最高频率，后逐渐下降，呈现一个先升后降的态势；火热证的频次变化也呈下降趋势；而瘀证、气虚证、阴虚阳亢证在各时点的出现频率均较低。

证候组合的分布　临床上，疾病多以复杂的证候组合形式出现。本次研究中 6 个基本证候出现了 46 种组合形式，从单证出现到 6 个基本证候并见。本次研究重点观察出现频次＞200 次以上的证型，共 7 个证型，出现频率占到了全部组合的 87.1%。两证、三证组合形成复杂证候出现仍较多，单证出现的次数也很多，尤其是风证、痰证、火证。出现频次最高的 7 个证型在缺血性中风发病过程中的不同时点分布，提示：风痰证、风火证、火证在第 3 天出现频次最多，火痰证、风火痰证在第 7 天出现的频次最多，痰证在第 14 天出现频次最多；风痰证、痰证的出现频次变化呈先升后降的趋势，与火证相关的证候出现频次均呈波浪形变化，风证则随着病程的增加出现的频次也增加。

NIHSS 评分均值的变化　NIHSS 评分能够反映神经功能缺损的程度，是从现代医学角度对患者疾病层面的一种评估。7 个时间点的 NIHSS 评分的均值变化，显示其评分均值在前 3 天有起伏，3 ～ 14 天后几乎呈直线下降，28 ～ 90 天变化趋势较为平缓。这样的曲线变化提示缺血性中风在发病的前 3 天病情波动较大，3 天后在治疗的干预下患者总体神经功能趋向于稳定。

NIHSS 评分与基本证候的相关性分析　采用 SPSS13.0 统计分析软件，运用 Spearman 法对痰证分值与 NIHSS 评分进行相关性分析，结果提示：NIHSS 评分前两天仅与痰证相关；第 7 天以后的各时间点则与火、痰、气虚均相关，且第 28 天时阴虚阳亢证的分值与 NIHSS 得分也相关；风证、瘀证与 NIHSS 得分在 7 个时间点均无相关。

研究结果表明，痰证贯穿中风病的发病始终，对疾病的发展、转归及预后起到至关重要的作用。痰证是脏腑气血失和，水湿、津液凝结成痰所产生的一类病证，是中风病程中的证候要素之一；NIHSS 是能够反映神经功能缺损程度的量表。本研究初步分析结果表明，痰证与神经功能缺损呈正相关，它们之间存在着一定的量化关系，这为建立痰证与神经功能缺损之间定量关系的可能性提供了依据。

第二章

人有我优，和而不同
——诊疗方案优化

根据《中国心血管病报告 2017》显示，我国心血管病现患人数约 2.9 亿，心血管病患病率及死亡率仍处于上升阶段，且因心血管病死亡长期占据居民疾病死亡原因的首位。心血管病已然成为我国重大的公共卫生问题，刻不容缓。优化诊疗方案是为了减少临床的漏诊、误诊，运用生物标志物检测、超声、磁共振成像等提高诊断的准确率，尽早为患者制订更加有效、经济、合理的治疗方案，并且对所制订的临床治疗方案进行反复评估以期达到不断优化的目的。有的心血管疾病具有公认的诊断标准，而有的则只具有专家共识，但是两者都在不断更新。随着科学技术的发展，医学检测手段也愈加先进，愈发丰富，使得临床诊断可借助的工具越来越多，但心血管病患者的临床情况通常比较复杂多样，除了提升客观检测技术，临床医生的能力亦亟须进一步提高，即便他们拥有各类“指南”作为标准化指导。广大医务工作者才是发现问题、反馈问题、总结问题的主力军，是诊疗方案优化的推动者。

中医对于心血管病诊疗方案的优化，必须基于整体观、辨证论治等中医理论。可以从中医证侯学入手，建立专家共识，发挥中医的特色，在现代医学常规治疗方案的基础上，根据优化后的辨证分型，确立基本治法及基础方，随证加减，方证相应。同时，合理运用针灸等中医特色治疗手段在改善临床症状方面的独特优势。

第一节　病毒性心肌炎

病毒性心肌炎（VM）是指由嗜心性病毒感染引起的，以心肌非特异性间质性炎症为主要病变的局限性或弥漫性炎症性心肌疾病，是临床常见病和多发病，其发病率呈逐

年增高趋势。近年来随着检测技术的提高，发现多种病毒可引起心肌炎，其中以引起肠道和上呼吸道感染的病毒最多见。目前多参考中华心血管病学会1999年版成人急性病毒性心肌炎的诊断标准，主要依靠病毒感染病史、症状表现及体征、心电图和X线检查以及其他有关实验室检查综合分析，靠排他法诊断。但本病轻者几乎无症状而呈亚临床型，或症状轻微；重者可出现心脏扩大、心功能不全、严重心律失常、休克等，甚至猝死，易造成误诊或漏诊。而以下内容将对VM的诊断和治疗提供相关思路和建议，为临床工作提供指导。

一、病毒性心肌炎的诊断现状与策略

VM由于其临床表现不典型，易和其他疾病证候混淆，检查手段不特异或实施困难等原因，易造成漏诊、误诊而贻误病情。自20世纪70年代至今，国内外专家不断研究，制订了多种诊断标准，旨在为全球人类提供一个科学依据，指导后续治疗。

病理诊断标准自1977年至今经历了以下过程：① 1977 ~ 1979年，日本标准将心肌炎分为：急性和亚急性心肌炎，慢性间质性心肌炎及巨细胞性心肌炎；② 1982年，Edward标准将其分为：心肌损害和炎性细胞浸润两类；③ 1984年，Dallas标准根据首次心内膜心肌活检的结果分为：心肌炎（伴有或不伴有心肌间质纤维化）、临界性心肌炎及无心肌炎。根据连续心内膜心肌活检的结果分为：进展性心肌炎（伴有或不伴有心肌间质纤维化）、治愈中心肌炎及治愈后心肌炎（伴有或不伴有心肌间质纤维化）；④目前常用免疫组化染色方法检测心肌损害，补充上述标准。

根据1999年中华心血管病学会成人急性病毒性心肌炎的诊断标准，病史体征、心电图改变及心肌损伤中任何两项阳性，在排除其他原因心肌疾病后，临床上可诊断为急性VM。若抗病毒抗体和病毒特异性免疫球蛋白M（ImmunoglobulinM, IgM）阳性，在病原学上只能拟诊为急性VM。若心肌活检检测出病毒、病毒基因片段或病毒蛋白抗原，从病原学上则可确诊为急性VM。

临床上VM的诊断存在以下不足：一为漏诊，包括无症状或临床症状不典型，类似某些呼吸道症状而被排除，病史采集（如诱因、患病过程、伴随症状）和分析不全面，查体不仔细、鉴别诊断不清，临床知识缺乏，相关检查分析不全面，如心电图、心肌肌钙蛋白T（Cardiac Troponin T, cTnT）、肌酸激酶同工酶（Creatine Kinase-MB, CK-MB）等，均可导致漏诊的发生。二为误诊，某些胸部症候群的功能性疾病类似VM的心脏方面的临床表现易被诊为VM，或因对心脏神经官能症认识不足，或因对心电图改变缺乏全面、正确的判断，或因对心肌酶谱指标认识不足。

此外，VM 诊断金标准——心肌活检，存在临床局限性，比如其属侵入性检查，安全性未知，亦存在取材时间、部位误差。目前的诊断标准不一致，诊断时或存在标本量不足导致的漏诊。

基于以上问题，我们针对 VM 提出如下诊断策略：

重视临床诊断 主要从三方面叙述，一是临床诊断，二是疑似诊断，三是病原学诊断。在临床诊断中，严格执行 1999 年的诊断标准，同时注重全面采集病史，仔细查体，认真分析实验室指标，关注心电图改变及加强动态观察等。

排除性诊断 某些疾病初期、复杂疾病或病例不典型时，据现有资料，以主症为主，综合分析比较，排除其他类似疾病，为 VM 的确诊减少障碍。

诊断性治疗 适用于疑似 VM 患者的治疗，排除易排除的疾病，避免过度医疗，以循证医学为依据，根据治疗反馈间接反映 VM 的诊断正确与否。

长期随访 对于该病处于疑似诊断或观察期时，长期随访有利于更正诊断、判断预后。

发挥中医药优势 在现代医学常规治疗基础上，根据优化后的病毒性心肌炎的证型，确定治法和主方，随证加减用药。同时，中医药方面继续研究抗病毒和免疫调节方法，或随着研究的深入，不断探索新的治疗方案，与现代医学合力，共同斗争。

二、病毒性心肌炎的诊查手段

心脏核磁共振成像 20 世纪 80 年代，核磁共振成像（Magnetic Resonance Imaging，MRI）首次运用于心脏结构的检查，后逐渐成为心脏成像的主要影像技术之一。心脏 MRI 作为一种非侵入性检查，可作为疑似 VM 患者增加诊断依据的一种筛查手段，具有以下优势：①具有多参数、多方位的成像特点，具有良好的软组织对比度和高空间分辨率，不仅能显示心肌损伤部位、范围，而且能很好地显示心肌水肿程度，对心肌炎有着较大的潜在诊断价值，早期可对心肌炎做出诊断及病情评估。②心肌炎主要表现为水肿、充血和毛细血管渗出、坏死和纤维化，这些组织学上的变化导致 MRI 心肌信号的改变，心脏 MRI 目前已成为诊断心肌炎的重要工具。③延迟增强技术还可用于心肌炎的预后评估及长期随访。④通过心肌瘢痕面积及瘢痕灶的形态鉴别 MI 与心肌炎。

抗心肌抗体 特异性抗心肌抗体是一类针对心肌某一特定抗原决定簇的自身免疫性抗体，具有器官特异性和疾病特异性，它们只存在于 VM 和扩张型心肌病（Dilated

Cardiomyopathy，DCM）患者体内，主要见于 VM 的急性期或流行期。据血清检测结果显示，有四种心肌抗体参与了心肌的自身免疫损伤，包括抗心肌线粒体 ADP/ATP 载体蛋白抗体、抗 β1- 受体抗体、抗胆碱能受体抗体、抗肌球蛋白重链抗体。不同病程的心肌炎病例的血清抗核抗体（Antinuclear Antibody, ANA）及心肌肌钙蛋白 I（Cardiac Troponin I, cTnI）、cTnT、CK-MB 阳性率不同，其敏感性及特异性顺序如下：cTnI ＜ CK-MB ＜ cTnT ＜ ANA。

三、病毒性心肌炎的中医诊疗方案优化

1. 方案优化

基于大量 VM 临床病例调查和系统性回顾分析，编制问卷的相关条目。在长期从事临床一线工作的心脏病学专家及统计学专家中进行小样本预调查，对所选条目的代表性和准确性进行确认，最终形成《病毒性心肌炎中医证候学专家咨询问卷》。经过分析计算，一致性较好，在全国范围内进行问卷调查，征求意见，最终形成了较为统一的专家意见，达成了 VM 中医证候学专家共识。

根据这份“共识”，病毒性心肌炎发病关键因素是邪毒、正虚；主要病机为邪毒侵心，耗气伤阴，瘀阻心络，心脉失养；证候要素以热毒、气阴两虚为主，挟痰挟瘀为患；辨证分型为邪毒侵心型、气阴两虚型及瘀阻心络型；其治法为解毒护心，益气养阴，活血通络；邪毒侵心型常以银翘散加减，气阴两虚型常以生脉散合炙甘草汤加减，瘀阻心络型常以血府逐瘀汤加减。根据毒、虚、瘀的动态演变，以基本方为主加减用药，方随证变，方证相应。

优化治疗方案即在营养心肌、促进心肌代谢等现代医学常规治疗方案的基础上，根据优化后的辨证分型，确立基本治法及相应方药。

2. 优化方案的临床疗效评价

纳入 123 例患者，观察 94 例，其中对照组 28 例，试验组 66 例。以现代医学常规治疗做对照，试验组在前者基础上，根据中医辨证分型选方用药，疗效判定并参照卫生部（现国家卫生健康委员会）《中药新药临床研究指导原则》进行疗效判定，评价 VM 优化治疗方案的有效性。最终得出结论，此优化方案在治疗 VM 方面疗效确切。

改善中医证候　试验组总有效率高于对照组。组间比较时，对照组与试验组对心悸、神疲、心烦的改善，差异有统计学意义（$P < 0.05$），提示试验组可改善心脏病与情志病的共性症状。

改善焦虑抑郁状态 试验组有降低抑郁、焦虑量表积分的趋势。两组比较，差异有统计学意义（$P < 0.05$），提示试验组可改善 VM 患者的焦虑、抑郁状态。

改善心律失常 – 干预室早疗效明显 试验组在治疗窦性心律失常、异位心律失常、ST–T 段改变方面均优于对照组；试验组在治疗传导阻滞方面疗效较差。试验组干预期前收缩（早搏）的疗效明显，总有效率为 78.57%，高于对照组总有效率 65.00%，差异有统计学意义（$P < 0.05$）。

调节心脏自主神经功能 对照组与试验组对 SDNN（全部窦性心搏 RR 间期的标准差）、SDANN（RR 间期平均值标准差）、rMSSD（相邻 RR 间期差值的均方根）的改善情况，组间比较，差异有统计学意义（$P < 0.05$），提示试验组可调节 VM 患者的心脏自主神经功能。

改善左室收缩功能 对照组有降低心排血量（Cardiac Output, CO）、每搏输出量（Stroke Volume, SV）的趋势，试验组有升高 CO、SV、射血分数（Ejection Fraction, EF）的趋势，比较两组对 EF 改善情况，差异有统计学意义（$P < 0.05$），提示试验组可改善 VM 患者左心室收缩功能。

第二节 冠心病

冠心病是一种多因性、复杂性疾病，单靶点的治疗虽能够在一定程度上改善某些替代指标，如狭窄的解除、斑块的稳定及脂质水平的降低等，但始终存在着指标改善与临床缺血症状及终点心血管事件风险不同步的矛盾。究其原因，在于对疾病认识和治疗观的割裂现象，常常陷入“重结构，轻功能”“重形病，轻神变”的误区，把冠心病看成简单的“血管 – 血液”病变，而忽略了“血 – 脉”“心 – 神”“神 – 脉”间的复杂关系。“血 – 脉 – 心 – 神”一体观是团队结合多年的基础研究及临床实践经验提出的治疗缺血性心脏病（IHD）创新性理论。该理论认为 IHD 的发生是以心肌细胞为中心，由严重冠脉狭窄、炎症、血小板聚集和凝血、内皮功能障碍、血管痉挛和微血管功能异常等多元致病因素导致的结果，突破了目前单纯从“血液 – 血管”方面治疗疾病的局限性，着重提升心、神在血 – 脉稳态中的大局性调控作用。“血 – 脉 – 心 – 神”一体观具有丰富的理论内涵，强调心是生命活动的本体，血是生命活动的动力，脉是生命活动的载体，神是生命活动的统帅。“血 – 脉 – 心 – 神”一体观具有空间多维性和时间序贯性，强调在 IHD 中，血、脉、心、神失常作为内因并存发展，相互影响；同时强调在不同时期，病机侧重点不同，从而更好地指导辨证论治。

一、优化证候分类用药

在“血 – 脉 – 心 – 神”一体观指导下，结合 IHD 患者临床症状，将证候类别大致分为活血解毒法、育心保脉法、补肾养神法、疏肝理气法、调和营卫法、益肾健脾法等。“血 – 脉 – 心 – 神”一体观基础方由川芎、当归、连翘、玄参、玉竹、丹参、黄连、肉桂等组成。脾肾亏虚证，加益肾健脾药：槲寄生，牛膝，山萸肉，熟地黄，薏苡仁，白豆蔻，鹿角霜，黄精；毒瘀阻络证，加活血解毒药：檀香，降香，连翘，玄参，白花蛇舌草，漏芦；气阴两虚证，加益气养阴药：北沙参，麦冬，五味子；热扰心神证，加清心安神药：柴胡，生龙骨，生牡蛎，郁金，石菖蒲，山栀子。

二、优化阶段性治疗方案

“血 – 脉 – 心 – 神”一体观从中医整体观出发，从血、脉、心、神各维度认识并治疗 IHD，病因上着重强调虚、痰、瘀、毒共同致病，尤其是支架术后冠心病患者，冠状动脉狭窄虽然得以改善，但痰、瘀、毒邪仍盘踞脉中。临床运用“血 – 脉 – 心 – 神”一体观指导治疗冠心病支架术后患者，抑或是未进行支架植入的患者，均具有明显的临床治疗效果。

稳定型心绞痛未植入支架　纳入 44 例稳定型心绞痛属阴虚毒瘀证患者，在西药常规治疗基础上配合“血 – 脉 – 心 – 神”一体观指导下活血解毒法干预治疗。心绞痛疗效评价、中医证候疗效各积分、生存质量评价（在躯体活动受限、心绞痛发作情况、治疗满意度和疾病认知度）等均在优化方案治疗下得到改善（$P < 0.05$）。

稳定型心绞痛支架植入术后　纳入 48 例支架术后稳定型心绞痛属阴虚毒瘀、肾气不足患者，在西药常规治疗基础上叠加“血 – 脉 – 心 – 神”一体观指导下扶正祛邪法干预治疗。心绞痛疗效评价、中医证候积分和主症积分、生存质量评价、匹兹堡睡眠质量指数均在优化方案治疗下得到显著改善（$P < 0.05$）。

三、优化人群分类治疗方案

大量流行病学已显示 IHD 与肥胖、性别、焦虑抑郁等众多因素有关，这些常见的因素可作为冠心病发生、发展的独立危险因素，IHD 合并不同的危险因素而形成不同的发病人群。IHD 无论合并何种危险因素、通过何种病理机制发病，最终均出现相同的病理结果即血管失稳态，进而导致 IHD 的发生。“血 – 脉 – 心 – 神”一体观是对 IHD 血管失稳态过程中中医发病机制及治疗指导的综合概括，血、脉、心、神四者作为 IHD 关键所在，四者生理相联、病理相系，任何环节出现问题，随之都会出现其他环节的异常，即四者出现“失稳态”。临床运用“血－脉－心－神”一体观指导 IHD 不同人群合并不同危险因素均具有较好的临床效果。

改善稳定型心绞痛肥胖人群 纳入符合毒瘀阻络证的稳定型心绞痛肥胖患者 30 例，在“血－脉－心－神”一体观理论指导下使用活血解毒法治疗，并视病情配合西药基础治疗。心绞痛疗效评价、中医证候积分、西雅图心绞痛量表（躯体活动受限程度、心绞痛稳定程度、心绞痛发作频率、治疗满意程度、疾病认知程度）5 个维度、健康调查量表（生理机能、生理职能、躯体疼痛、一般健康状况、精力、社会功能、情感职能、精神健康及健康变化）9 个维度、血清指标、血清瘦素水平等均在优化方案治疗下得到显著改善（$P < 0.05$）。

改善女性绝经后稳定型心绞痛人群 纳入 60 例女性绝经后稳定型心绞痛属毒瘀阻络证患者，分为治疗组（30 例）与对照组（30 例），治疗组在西药常规治疗的基础上予“血－脉－心－神”一体观理论指导下活血解毒中药汤剂，对照组在西药常规治疗的基础上予中成药杏灵分散片。心绞痛疗效评价、中医总症积分比较、中医主症积分比较、中医次症积分比较、西雅图量表（躯体活动受限程度、心绞痛的稳定程度、心绞痛的发作频率、治疗的满意程度、疾病认知程度）5 个维度积分比较、血清指标、雌激素水平（如雌二醇 E_2）等均在优化方案治疗下得到改善，且治疗组较对照组改善更明显。

改善稳定型心绞痛伴焦虑抑郁状态 纳入 60 例稳定型心绞痛伴焦虑抑郁患者，分为脾肾亏虚证（虚证）与毒瘀阻络证（实证）两组，在西药常规治疗基础上叠加“血－脉－心－神”一体观理论指导下辨证中药汤剂或成方治疗。两组心绞痛疗效评价、中医证候疗效评价、西雅图量表（躯体活动受限程度、心绞痛发作情况、治疗满意度、疾病认知程度）4 个维度、GAD–7（广泛性焦虑障碍量表）积分、PHQ–9（抑郁症筛查量表）积分、血清炎症指标、过氧化物、血清脂氧素 A–4、血管内皮功能指标（ET、NO）、血清神经递质 5– 羟色胺（5–HT）水平等均在优化方案治疗下得到改善。

第三章

践行真知，医理求效
——临床疗效评价

中医学到目前为止尚未建立起符合中医自身规律的临床疗效评价方法和标准。如何运用科学的方法和工具来合理阐明中医药的疗效，如何以国际通用的语言诠释中医学治病的机制，是中医能否融入国际主流医学的关键所在。

中医目前的临床评价方法主要分为以经验为主对中医“病”的疗效评价、借鉴传统西医评价方法对中医“证”的疗效评价、借鉴循证医学对中医药疗效的评价三类。

基于以上评价模式，中医药疗效评价过程中宜加强临床证候“证据”环节（建立可靠的证候学观察量表等），并重视临床证候以外的“证据”环节，完善文献“证据”环节。量表为临床研究过程中的重要办法，中医量表建立过程中需遵循量表设计的基本原则，比如 Norttingham 健康调查表、疾病影响调查表、生存质量指数，侧重生存质量测评的有生存质量测定量表（WHOQOL-100）、世界卫生组织生存质量测定量表简表（WHOQOLBREF）等，这些成熟的观察量表都值得中医借鉴。此外，还应注重中医学自身特点，在设计生活质量量表时应能体现整体观念，将患者放在社会和自然环境中评议疗效水平，体现中医诊疗特色。

第一节　病毒性心肌炎

一、患者生活质量量表的研究

为了更好地体现中医的有效性与科学性，我们根据世界卫生组织（WHO）生活质量定义，结合文献及临床实践，研制了一种病毒性心肌炎患者自报告生活质量量表（以下简称“QOL-VM 量表”)，以完善 VM 中医药临床疗效评价体系。此量表是用来评价中医药治疗 VM 的疗效和定量描述患者生活质量基本状况的工具。本量表用于患者自评，测量内容包括生理维度、心理维度、社会维度，各条目回答选项采用 5 级 Likert 法进行定量化测定。量表经过科学性考核，评价指标（条目）代表性好、独立性强、敏感性高，具有一定的信度、效度、反应度，其实用性、科学性和可操作性均较强，可作为临床 VM 的特异性指标。

以下介绍制订量表的方法及步骤。

量表的制订方法，指明确制订概念并形成条目池的方法。采用结构化的决策方法来制订量表，即通过议题小组和选题小组的交互工作方式来完成。

设立研究工作组 参考 WHO 生活质量量表研究模式，课题组由中西医心脏病专家、统计学者、量表研究学者、患者、健康人士等各层面人员组成议题小组和核心工作组负责量表的制订与考核。

根据设计构想和病毒性心肌炎疾病特点构建量表理论模型 课题组根据文献查阅结果、相关生活质量量表分析、结合专家评议和 VM 患者调研，形成初选条目池。依照初选条目池实施小样本问卷调查，进行语言调适、统计分析，结合专家意见形成“量表初表”。对“量表初表”行大样本调查、统计分析、研究小组讨论后形成“正式量表”。初步检验量表的信度、效度、反应度和适用性，根据结果微调相关条目，形成“量表终表”。

理论模型 理论模型框架（图 2-3-1-1）

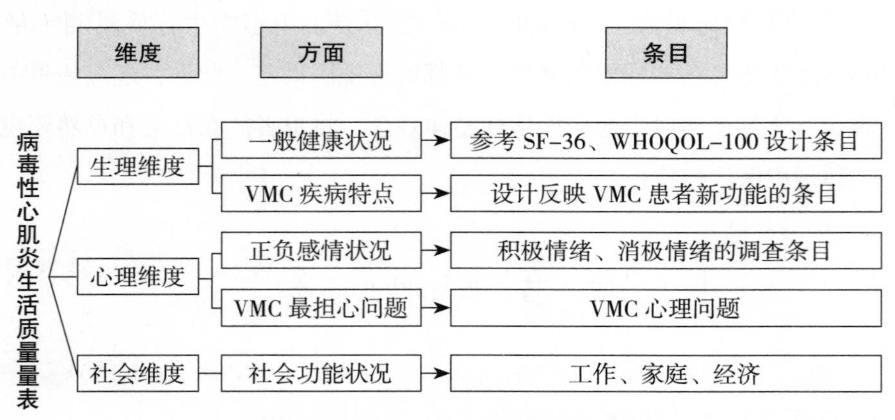

图 2-3-1-1 QOL-VM 理论模型框架

条目池的建立 根据理论模型提出的条目：课题组广泛参考 WHOQOL-100、SF-36（生活质量量表）等国外公认的生活质量量表，结合相关文献报道、个人感受和经历，并设立由心血管领域医学专家、医生、护士、患者及健康人士等不同层面人员组成的条目设立研究工作组，分别按照理论构想的每个领域或方面提出条目，由研究小组对条目进行回收整理，并逐条进行认真讨论、修改、删除和补充，最终形成了31个条目。议题小组逐条进行认真讨论，对初步量表进行修改。

条目确定　随着现代医学模式从“生物医学模式”转向“生物－心理－社会医学模式”，将生活质量量表分出，形成18个问题，采用等距等级条目，每个条目回答选项均采用5级评定法。各等级描述词均采用心理测定中广为使用的形容词。这些词已经过大量的研究认为是等距的，因此省去了尺度反应定位分析，计算量表得分时，正向条目直接计1～5分，逆向条目则反向计5～1分。

初选量表的确定　课题组对预调查量表进行小范围预试（语言调试）和条目再改造，选择47位患者，用量表初稿进行小范围测试，待患者填写量表后，针对其填写内容进行详细询问，主要考评：患者是否能回答条目；是否理解其条目；如何理解其条目；其理解是否与量表的设计在内容上一致等。语言测试完成后，进一步对条目进行分析比较、讨论、修改，删除或修改难于理解或不同患者理解相差较大的条目和不恰当的条目。整理制成预调查量表，共有19个条目：①手提/肩背物品活动；②重体力活动（跑步、打球等剧烈运动）；③上3层楼梯；④步行1500米以上的路程；⑤学习/工作能力满意度；⑥是否有信心战胜疾病，恢复健康；⑦是否觉得生活有乐趣；⑧是否有以下感受——情绪低落、忧郁、焦虑、绝望等；⑨是否感觉紧张，易受惊吓；⑩是否觉得身体不适影响了社交活动（如走亲访友、参加聚会）；⑪饮食状况（如饭量适度、膳食结构合理、按时吃饭）；⑫睡眠质量满意度；⑬是否需要依靠药物等医疗手段的帮助进行日常生活；⑭对自己的人际关系满意度；⑮是否感觉自己对周围人是一种负担；⑯是否有时间进行休闲娱乐活动；⑰不良生活习惯是否有改善；⑱是否担心现在或将来的婚姻质量/生育；⑲您的健康状况比前四周是否有改善。

在此基础上，课题组探索了QOL-VM量表的研制，并将对量表进行统计学筛选及大样本调查。

二、基于患者生活质量量表的条目筛选分析

课题组收集100例临床诊断为VM的患者，在此资料的基础上采用频数分布法从集中趋势的角度筛选出17个条目，采用离散趋势法从敏感性角度筛选出15个条目，采用T检验法从敏感性和体现区分度的角度筛选出16个条目，采用克龙巴赫α系数法

（Cronbach's α coefficient）从内部一致性的角度筛选出16个条目，采用相关系数法从代表性和独立性角度筛选出12个条目，采用因子分析法从条目的代表性角度筛选出18个条目。

研究条目筛选分析后形成的正式量表共包含16个条目，分为生理、心理、社会3个维度，表明QOL-VM量表初步编制成功，具有进一步临床验证的价值。

三、关于患者生活质量量表的信度、效度及反应度的研究

患者的生活质量量表的信度、效度 课题组使用QOL-VM量表对100例临床诊断为VM的患者和100名健康志愿者分别进行调查，以t检验、相关分析、Cronbach's α coefficient、因子分析、多元逐步回归分析等方法考评量表的信度与效度。

研究分析结果显示，本量表具有较好的重测信度、分半信度、同质性信度，提示量表具有较好的稳定性和精确性，量表条目的内部一致性满意。同时，量表具有较好的内容效度和区分效度，总体结构效度与研究者对量表构想结构基本相符，提示量表具有较高的准确性和有效性，可作为VM患者生活质量的评价工具，并可以补充用于中西医结合治疗VM的疗效评价体系。

患者的生活质量量表的反应度 在医学量表研制过程中，反应度是指量表是否具有检测出细微的、有临床意义的、随时间推移而出现的变化的能力，实际上可认为是效度的一个侧面。本次研究分析了50例VM患者治疗前后的量表得分变化，结果显示，治疗后患者各维度及总量表的生活质量得分均较治疗前有所增加，经统计学检验差异有显著性意义，说明治疗后患者生活质量明显提高，QOL-VM量表具有区分治疗前后VM患者生活质量变化的能力。在效应尺度方面，除心理维度为较小效应外，生理维度、社会维度和总量表均为中等效应，提示量表的效应尺度尚可。根据临床观察研究，VM患者的病情虽可在治疗4周后得到一定程度的缓解，但远达不到完全恢复健康的标准。另因我们还同时采用焦虑自评量表（SAS）、抑郁自评量表（SDS）两个量表对VM患者进行测评，故也可从另一角度对VM患者的心理状态变化作出判断。大体而言，研究结果提示量表的反应度较好，可以利用该量表进行VM的疗效评价。

四、患者随访

VM患者的预后表现多种多样。大多数患者预后良好，可以痊愈，部分可迁延或遗留有各种心律失常（如期前收缩、房室传导阻滞等）。15% ~ 25%的患者可演变为DCM，导致心力衰竭甚至死亡。

1. 患者 1 年转归、复发情况以及预后因素的随访研究

前期对 VM 患者进行入组后 4 周、8 周、12 周、6 个月的随访时发现，本病病程较为迁延，这往往给患者带来很大的精神负担。这些 VM 患者的病情转归究竟如何？最终是否能够痊愈并探索其可能的预后因素？为了获得本病患者的预后情况，课题组将试验的随访时间延长至 1 年并对所有入组后 1 年的患者进行电话及门诊随访。

参照 1999 年镇江会议制订的“成人急性病毒性心肌炎诊断参考标准”及 2008 年 9 月中华中医药学会心病分会长春会议专家咨询问卷达成的共识制订的“中医诊断标准”，共收集 2009 年 1 月至 2010 年 3 月在天津中医药大学第一附属医院、天津中医药大学第二附属医院及天津中医药大学附属武清中医医院就诊的，年龄在 14 ~ 40 岁的门诊和住院患者。随访所有纳入研究时间已达 1 年的 VM 患者，共 86 例。排除有以下情况患者：①合并阿斯综合征发作、充血性心力衰竭（Congestive heart failure，CHF）伴或不伴心肌梗死样心电图改变、心源性休克，急性肾功能衰竭、持续性室性心动过速伴低血压或心肌心包炎等一项或多项表现者；②风湿性心肌炎、先天性心脏病、原发性心肌病、中毒性心肌炎、结缔组织病以及代谢性疾病的心肌损害、甲状腺功能亢进症、原发性心内膜弹力纤维增生症、先天性房室传导阻滞、冠心病、β 受体功能亢进、心脏自主神经功能异常；③合并肝、肾、造血系统等严重原发性疾病者；④过敏体质（对 2 种以上食物或药物过敏者）；⑤近 1 个月参加药物临床试验的患者；⑥妊娠或哺乳期妇女。

研究过程中剔除存在以下情况患者：①病例入选者不符合纳入标准而被误纳入者；②符合排除标准；③随机化后未用药；④随机化之后没有任何数据；⑤无任何检测记录者；⑥失访患者（因联系方式变更而无法成功随访者；拒绝随访者；因非心源性原因死亡或死亡原因不详者）。

按照患者纳入本研究的时间，课题组依次对纳入满 1 年的患者进行电话随访，询问并记录近期健康情况及心电图等客观指标检查结果，需要来医院复查者约定门诊随访的时间。随访内容包括一般情况（目前健康情况、是否还有症状、后来是否复查过心电图等客观指标、结果是否已经恢复正常、治疗后是否注意休息等）、实验室检查（心电图、心电图异常者进行 24 小时动态心电图 ‹24h Holter› 检查、超声心动图）。参照 1993 年卫生部《中药新药临床研究指导原则》中制订的 VM 临床分期及疗效判定标准，同时结合国内外文献对于 VM 预后构成的研究而拟定 VM 转归结局判定标准。

观察资料量化赋值为了探索及筛选出 VM 患者预后因素，根据观察资料实际情况对

可能的影响因素和预后指标按临床常用标准进行分类和量化。

转归情况 最终完成1年随访者共79例，失访7例，失访率为8.14%，失访原因均为因电话号码变更失去联系。选取79例已完成1年随访的患者纳入统计分析，其病情1年转归结局见表2-3-1-1。

表2-3-1-1 79例VM患者病情1年转归结局

转归	例数	构成比%	构成比的95%CI（%）
临床痊愈	42	53.2	42.2 ~ 64.2
恢复迁延	24	30.4	20.3 ~ 40.5
遗留心律失常	13	16.4	8.3 ~ 24.6
DCM	0	0.0	–
死亡	0	0.0	–

复发情况 79例患者中有7例经一段时间缓解或痊愈后又再次发作情况。其中有2例因劳累导致胸闷胸痛症状严重而住院治疗；另有1例因反复上呼吸道感染导致复发3次，其余均复发1次，于门诊治疗。这7例曾有病情复发的患者1年转归情况为：1例临床痊愈，4例恢复迁延，2例遗留心律失常。

临床痊愈的影响因素 0周中医证候总积分为1年后临床痊愈的负性影响因素，0周中医证候总积分每增加1个等级，1年后临床痊愈的可能减少至原来的39.2%。

恢复迁延的影响因素 其中0周中医证候总积分为1年后恢复迁延的危险因素，0周中医证候总积分每增加1个等级，1年后恢复迁延的风险增加至原来的3.509倍；抗线粒体抗体（AMA）为1年后恢复迁延的保护因素，AMA每增加1个等级，1年后恢复迁延的风险减少至原来的64.3%。

遗留心律失常的影响因素 AMA为1年后遗留心律失常的危险因素，AMA每增加1个等级，1年后遗留心律失常的风险增加至原来的1.809倍。

VM与DCM 本研究在 1年随访时超声心动图有3例报告了心腔扩大，其中2例为入组时即有扩大，另1例为1年后进展为扩大。但3例患者并未伴随显著心功能减低表现，故还不能评定为DCM。一般观察到VM转化为DCM的随访报告都进行了多年，1年的观察时间尚短。此3例心肌炎是否会发展为心肌病仍有待于继续随访观察。

2. 患者焦虑抑郁情绪的随访研究

前期研究发现，VM 患者往往伴发焦虑、抑郁症状，且这些患者的心率变异性降低，自主神经功能受损。这种焦虑抑郁情绪往往是由于诊断的不确定性及病情迁延反复而引发的。然而随着疾病的逐渐向愈，其所伴发的焦虑、抑郁情绪是否能够得到改善？为了提高对患者焦虑、抑郁变化特点的认识，本研究在发病 1 年后再次对 VM 患者进行焦虑、抑郁状况的调查，并通过与入组时资料的比较做出相关分析，为改善 VM 患者的心理状况提供客观依据。

参照 1999 年镇江会议制订的“成人急性病毒性心肌炎诊断参考标准”及 2008 年 9 月中华中医药学会心病分会长春会议专家咨询问卷达成的共识制订的“中医证型诊断标准”，纳入 2009 年 1 月至 2010 年 3 月在天津中医药大学第一附属医院就诊的年龄在 14 ~ 40 岁的门诊和住院患者，随访所有纳入研究时间已达 1 年的 VM 患者，共 66 例。排除、剔除标准同上一研究。

以 SAS 和 SDS 评测手段，分别评价 VM 患者入组时及入组 1 年后的焦虑、抑郁情绪，比较 SAS 及 SDS 标准分。

截至 2011 年 3 月，共有 66 例 VM 患者入组后时间已达 1 年。其中完成 1 年随访者共 61 例，失访 5 例，失访率为 7.58%，失访原因均为因电话号码变更失去联系。选取 61 例已完成 1 年随访的患者纳入统计分析。

对患者 1 年前、后的 SAS 和 SDS 标准分进行统计分析（见表 2-3-1-2、表 2-3-1-3），发现差异均具有统计学意义（$P < 0.01$）。患者 1 年后的 SAS 和 SDS 标准分较入组时显著降低，而患者 0 周时的 SDS 标准分虽高于国内常模分值，但差异无统计学意义（$P > 0.05$），亦未达到国内正常值的上限 53 分；患者 1 年后的 SDS 标准分显著低于国内常模分值，差异具有统计学意义（$P < 0.01$）。

表 2-3-1-2　VM 患者 1 年前后 SAS 标准分及与国内常模比较（分，$\bar{x} \pm S$）

	例数	0 周	1 年
VM 患者	61	43.84 ± 5.53	40.66 ± 7.69**
SAS 国内常模	1158	37.23 ± 12.59	37.23 ± 12.59
t		9.326	3.478
P		0.000	0.001

注：与 0 周相比，t = 3.335，$^{**}P < 0.01$。

表 2-3-1-3　VM 患者 1 年前后 SDS 标准分及与国内常模比较（分，$\bar{x} \pm S$）

	例数	0 周	1 年
VM 患者	61	42.70 ± 6.99	38.15 ± 9.57**
SAS 国内常模	1340	41.88 ± 10.57	41.88 ± 10.57
t		0.922	−3.045
P		0.360	0.003

注：与 0 周相比，t = 4.111，$^{**}P < 0.01$。

患者入组时焦虑状态的影响因素分析　根据上述研究结果，VM 患者在入组时均处于疾病状态，此时其 SAS 标准分显著高于国内常模值（$P < 0.01$），而 SDS 标准分与国内常模值比较无显著性意义（$P > 0.05$）。故以 SAS 标准分（＜ 50 分定义为 0，≥ 50 分定义为 1）为因变量，以患者的性别（男、女）、病例来源（门诊、住院）、婚姻状况（未婚、已婚）、工作性质（体力劳动、脑力劳动）、文化程度（初中、高中或中专、大专、大学、研究生）、上呼吸道感染病史（无、有）、胃肠炎病史（无、有）、0 周证候总积分（每 10 分划为 1 个等级）、抗心肌抗体阳性个数共 9 项为自变量进行多因素逐步 Logistic 回归分析，探讨 VM 患者入组时焦虑状态的影响因素。结果显示（见表 2-3-1-4），患者的性别（OR = 5.809，95%CI:0.908 ~ 37.170）、0 周证候总积分（OR = 5.075，95%CI:0.929 ~ 27.715）与患者入组时 SAS 标准分有统计学意义（$P < 0.01$），均进入了 Logistic 回归模型，表明患者入组时的焦虑状态与上述 2 个因素有关。

表 2-3-1-4　入组时 SAS 标准分影响因素的多因素 Logistic 回归分析（n = 61）

因素	β	S.E.	Waldχ^2	P	OR	OR95%CI
性别	1.759	0.947	3.452	0.063	5.809	0.908 ~ 37.170
0 周中医证候总积分（分）	1.624	0.866	3.516	0.061	5.075	0.929 ~ 27.718

性别和 0 周证候总积分均为入组时 SAS 标准分达焦虑分界值的危险因素，女性入组时 SAS 标准分达焦虑分界值的风险是男性的 5.809 倍，0 周证候总积分每增加 1 个等级，入组时 SAS 标准分达焦虑分界值的风险增加至原来的 5.075 倍。

第二节　冠心病

冠心病心绞痛可分为稳定型与不稳定型2类。不稳定型心绞痛（UAP）是由急性心肌缺血引起的临床综合征，是介于稳定型心绞痛与急性心肌梗死（Acute Myocardial Infarction，AMI）之间的心绞痛，包括初发型心绞痛、恶化劳力型心绞痛、静息型心绞痛、卧位型心绞痛和MI后心绞痛等，与ST段抬高型心肌梗死和非ST段抬高型心肌梗死并称急性冠状动脉综合征。UAP多数由稳定型心绞痛发展而来，最主要的特点为冠脉病变局部斑块具有不稳定性，继发斑块的溃疡及破裂，使血小板在局部活化、聚集并形成血栓，引起冠脉完全或不完全的闭塞。这种特点决定了UAP既可恶化为AMI，又可经积极治疗转为稳定型心绞痛。

一、稳定型心绞痛的临床疗效评价

中医干预冠心病心绞痛临床常用的是辨证论治和辨病论治。本研究对两种干预模式治疗冠心病心绞痛进行初步探讨，分别从患者症状及生存质量改善情况、硝酸甘油停减率及炎性反应指标等不同角度阐释临床疗效及起效的可能机制，进行了观察比较。

依据西医冠心病诊断标准（参照《慢性稳定型心绞痛诊疗指南》及《不稳定型心绞痛诊断和治疗建议》）及中医辨证标准（参照中国中西医结合学会《冠心病中医辨证标准》中冠心病气虚血瘀证和气滞血瘀证的诊断标准），采用随机、对照临床试验设计方法，2010年1月至2012年1月在天津中医药大学第一附属医院与天津市胸科医院门诊及病房采集研究病例。纳入符合以下标准患者：①符合冠心病心绞痛及冠脉造影标准；②符合中医证候诊断标准；③每周心绞痛发作次数＞2次的心绞痛患者；④年龄在50 ~ 80岁；⑤签署知情同意书。并除外以下情况：①重度心肺功能不全、重度心律失常（快速型心房颤动、心房扑动、阵发性室上性心动过速、二度Ⅱ型以上房室传导阻滞、完全性束支传导阻滞）者；②普通心电图有ST-T改变，无客观的冠心病依据：如冠脉造影、核素心肌扫描的阳性指标和无陈旧性心梗病史者；③合并肝、肾、造血系统等严重原发性疾病，肝功能（谷丙转氨酶、谷草转氨酶）＞60U/L者，肾功能异常者；④妊娠或哺乳期妇女；⑤精神病患者或其他不能配合试验者；⑥过敏体质或有多种药物过敏的患者。研究过程中剔除：①纳入后发现不符合纳入标准而误纳入者；②中途换药、加药，或合并使用本研究禁止使用的中西药物，影响疗效判定者，脱落患者（ⅰ. 患者在治疗周期因各种原因不愿意继续服用药物主动退出者；

ⅱ.发生并发症，不宜继续接受治疗者）。共收集冠心病心绞痛患者 168 例，脱落 4 例，纳入统计 164 例。其中，辨病通治组 82 例（气虚血瘀组 42 例，气滞血瘀组 40 例），辨证论治组 82 例（气虚血瘀组 42 例，气滞血瘀组 40 例）。辨病通治组男性 36 例，女性 46 例；辨证论治组男性 32 例，女性 50 例。

1. 干预方案

两组均予常规基础治疗，包括抗血小板聚集、稳定斑块、扩张冠状动脉等。予阿司匹林肠溶片（拜耳医药保健有限公司）100mg，口服，Qd；辛伐他汀片（杭州默沙东制药有限公司）20mg，口服，Qn；单硝酸异山梨酯缓释片［山德士（中国）制药有限公司］60mg，口服，Qd，并根据病情给予降血压、降血糖治疗。

辨证论治组在常规治疗基础上，气虚血瘀证予芪参益气滴丸（天津天士力制药集团股份有限公司），每次 0.9g，口服，Tid；气滞血瘀证予复方丹参滴丸（天津天士力制药集团股份有限公司），每次 10 粒，口服，Tid。

辨病通治组在常规治疗基础上加用活血保心丸［天津中医药大学第一附属医院院内制剂，津药制字（2001）Z 第 0163 号］，每次 9g，口服，Bid。两组均治疗 4 周。分别于治疗前和治疗后采血。

2. 观察指标方法

观察指标包括患者生存质量［治疗前后采用西雅图心绞痛调查量表（SAQ）］、中医症状积分及疗效［参照《中药新药临床研究指导原则（试行）》］、平均每周心绞痛发作次数、硝酸甘油停减率、白细胞介素 -4（IL-4）水平。

分别于治疗前、后由试验人员收集患者临床信息，填写病例报告表；并就报告内容建立数据库，对内容进行分析。

3. 研究结果

研究结果表明，治疗前两组患者 SAQ 评分比较，差异无统计学意义（$P > 0.05$）。治疗后两组躯体活动受限程度、心绞痛稳定状态、心绞痛发作情况、疾病认识程度评分及总积分均较本组治疗前显著升高（$P < 0.05$ 或 $P < 0.01$）；治疗后辨证论治组躯体活动受限程度、心绞痛发作情况、疾病认识程度评分及总积分均显著高于辨病通治组（$P < 0.05$ 或 $P < 0.01$）；两组心绞痛稳定状态、治疗满意程度评分、治疗后组间比较差异无统计学意义（$P > 0.05$）。

两组患者治疗前后症状积分比较　与本组治疗前比较，两组患者治疗 2 周时症状积分均无显著变化（$P > 0.05$）。治疗 4 周时两组患者症状积分均较本组治疗前显著降低，且辨证论治组优于辨病通治组（$P < 0.05$）。中医证候疗效比较，辨病通治组总有效率 43.90%，辨证论治组总有效率 73.17%，差异有统计学意义（$P < 0.01$）。

两种干预方法对平均每周心绞痛发作次数的影响　与治疗前比较，两组患者治疗后的平均每周心绞痛发作次数明显减少（$P < 0.01$）；治疗后辨证论治组平均每周心绞痛发作次数少于辨病通治组（$P < 0.05$）。

两种干预方法对硝酸甘油停减率的影响　辨病通治组硝酸甘油停减率 63.41%，辨证论治组停减率为 74.39%，两组比较差异无统计学意义。

两种干预方法对 IL–4 水平的影响　治疗前后辨病通治组和辨证论治组血清 IL–4 水平均较健康对照组升高（$P < 0.05$，$P < 0.01$）；治疗后，两组 IL–4 水平均较治疗前升高（$P < 0.01$），两组间比较差异无统计学意义。

就本研究结果而言，与辨病通治干预模式比较，辨证论治干预模式治疗老年冠心病心绞痛能够更好地改善心绞痛症状及生存质量，治疗冠心病心绞痛可发挥更好的疗效。

二、不稳定型心绞痛的临床疗效评价

参照西医诊断标准（中华医学会心血管学分会和中华心血管病杂志编辑委员会制订的《不稳定型心绞痛和非 ST 段抬高心肌梗死诊断与治疗指南》）、中医辨证分型标准 [《中药新药临床研究指导原则》中冠心病心绞痛的临床研究指导原则及《中华人民共和国中医药行业标准病证诊断疗效标准 ZY/T001.1–94》对胸痹（心痛）辨证的相关论述]，纳入 60 例患者，均来自 2013 年 6 月 ~ 2014 年 4 月期间天津中医药大学第一附属医院。采用随机数字表法分为对照组及治疗组。排除、剔除、脱落及终止标准：其他心脏疾病、重度神经官能症等所致胸痛者；AMI 患者；心功能为Ⅲ级或Ⅳ级者；合并肝、肾、神经系统、造血系统等严重原发性疾病者；未被控制的高血压（1 周内静息偶测血压≥ 160mmHg/95mmHg，1mmHg ≈ 0.133kPa，后文同）者；糖尿病未达到控制标准者，或急性并发症者；精神异常或智力障碍不能完成问卷调查者；妊娠或哺乳期妇女；恶性疾病的晚期患者；其他如依从性差，不能按时、按量完成试验疗程者；不能按期随访者；3 个月内参加过或正在参加其他临床试验者。

1. 干预方案

各组均予以西医常规治疗，低盐低脂饮食，合并糖尿病患者予以医学营养疗法及控制血糖，高血压病患者控制血压；根据病情选用阿司匹林、他汀类、硝酸甘油制剂、美托洛尔；治疗组在西医常规治疗分别口服补肾抗衰片，8片 / 日，Bid。两组疗程均为28天。

2. 观察指标及方法

中医症状记分法及病情分级标准参照《中药新药临床研究指导原则》制订的疗效评定标准进行评定。根据临床症状、体征分为无、轻、中、重4个程度，分别赋值0、2、4、6分。心绞痛发作情况：心绞痛疼痛的次数、程度及持续时间、速效扩冠类药物的用量。全球急性冠脉综合征注册（GRACE）风险分层评估：将入组患者根据GRACE风险评估的9个方面进行评分，总分≥120分为高危组，总分＜120分为中低危组。生存质量评估：西雅图心绞痛量表。理化指标：血清干扰素-γ（INF-γ），IL-2，肿瘤坏死因子-α（TNF-α），IL-4。

3. 研究结果

心绞痛积分 两组心绞痛积分较治疗前均明显降低（$P<0.05$），提示治疗后各组心绞痛症状均得到明显缓解，且治疗组积分明显低于对照组（$P<0.05$）。治疗组治疗后的心绞痛疗效明显高于对照组（$P<0.05$）。

心绞痛发作情况及速效扩冠类药物停减率 治疗后两组患者在心绞痛发作次数、持续时间方面均较治疗前显著降低（$P<0.01$）。治疗组速效扩冠类药物停减率明显高于对照组（$P<0.05$）。治疗组效果优于对照组（$P<0.05$）。

血清炎症因子水平 两组治疗后血清促炎因子INF-γ、IL-2、TNF-α水平较治疗前均下降（$P<0.01$）。与对照组治疗后比较，治疗组的INF-γ、IL-2水平明显低于对照组（$P<0.05$），两组TNF-α、IL-4水平未见明显差异。

治疗组患者GRACE评分与肾虚证积分相关性分析 GRACE评分（146.7±10.54）分，肾虚证积分（27.31±3.14）分。GRACE评分与肾虚证积分的Pearson相关系数 $r=0.902$，$P=0.000$，为高度相关（$r<0.3$ 为低度相关，$0.3\leqslant r\leqslant 0.7$ 为中度相关，$r>0.7$ 为高度相关）。

两组患者安全性及依从性比较 两组患者治疗后均无明显不良反应出现。治疗前后血常规、尿常规、便常规及肝功能、肾功能检查未见明显异常，安全性良好。入组患者行为与试验要求基本保持一致，具有良好的依从性，说明本研究的临床干预方案切实可行。

在西医常规治疗的基础上联合补肾抗衰片治疗相关证型UAP后发现，干预UAP疗效确切，可改善患者临床症状，机制与改善血清Th1/Th2漂移相关。

第三节　高血压病

舒脑欣滴丸由当归和川芎两味中药组成，有理气活血、化瘀止痛之功效。以川芎为君，当归为臣，重在活血，兼以养血。川芎味辛，性温；归肝、胆、心包经；具有活血行气止痛的功效；其有效成分川芎嗪和阿魏酸（FA）等具有抗氧化、清除氧自由基、舒张动脉血管、促进微循环、抗血小板聚集和血栓形成、降低血管阻力，以及显著增加脑和肢体血流量等多种作用。当归味甘、辛、温；归肝、心、脾经；具有补血活血止痛的功效。其主要有效成分FA具有清除氧自由基、抗凝血、保护脑缺血损伤、活血化瘀等作用。以上两味中药已广泛用于心脑血管疾病的治疗。为研究舒脑欣滴丸干预高血压病的临床疗效，现将舒脑欣滴丸联合内科常规治疗应用于高血压病患者中中医诊断为眩晕血瘀证者，并进行临床疗效观察。

参考高血压诊断标准、分级分层标准［《中国高血压防治指南（2010年修订版）》］、高血压性眩晕诊断标准（1994年国家中医药管理局《中医内科病症诊断疗效标准》）、血瘀证诊断标准（1987年中国中西医结合学会活血化瘀研究专业委员会制订的血瘀证诊断标准），纳入年龄在18 ~ 80周岁并签署知情同意，志愿受试患者，除外：①不符合诊断标准者；②年龄＜18岁或＞80岁者；③合并有肝、肾、造血系统、内分泌系统等严重疾病及骨关节病者；④疑似精神障碍或严重痴呆患者；⑤梅尼埃病、肿瘤、贫血、脑出血等患者；⑥妊娠期、计划妊娠或哺乳期妇女。纳入2012年4月 ~ 2012年10月于天津中医药大学第一附属医院住院治疗的高血压患者138例，按随机数字表法随机分为对照组69例、试验组69例，其中脱落8例。最后完成临床观察的130例中，对照组67例，试验组63例。实验组为舒脑欣滴丸联合内科常规治疗，对照组为内科常规治疗。

治疗方法

对照组：内科常规治疗。福辛普利钠每次10mg，Qd，口服；或缬沙坦80mg，Qd，口服；若血压未能降至140/90mmHg（1mmHg ≈ 0.133kPa）以下，加用钙离子拮抗剂（CCB）类药物或利尿剂。阿司匹林肠溶片，每日100mg，Qd，口服。根据患者并发症，两组均采用调脂、降糖等对症处理治疗。试验组：内科常规治疗 + 舒脑欣滴丸，舒脑欣滴丸每次4粒，Tid，口服，舒脑欣滴丸由天津中新药业集团股份有限公司第六中药厂提供，批准文号：国药准字Z20050041，产品批号672009、672010。两组疗程均为4周。其他如调脂、降糖及对症处理等，两组相同，疗程均为28天。

一、舒脑欣滴丸干预高血压的临床疗效

1. 观察方法及指标

采用Meditech（美菱）公司A次/分4动态血压监测仪进行24h动态血压监测（Ambulatory Blood Pressure Monitoring, ABPM）。监测时间从上午8～9时至次日上午8～9时。袖带缚于受试者左上臂肘关节以上约5cm处，以可伸进2个手指为最佳松紧度，白天每60min自动充气测压1次，夜间每60min自动充气测压1次，并设定仪器6:00～22:00为白昼血压，22:00～6:00为夜间血压，自动监测24h，监测期间患者可从事日常活动。有效血压读数的标准：收缩压（SBP）70～260mmHg，舒张压（DBP）40～150mmHg，脉压（PP）20～150mmHg，ABPM有效血压读数次数应达到监测次数的80%以上。ABPM的正常参考值为：白昼血压均值＜135/85mmHg，夜间血压均值＜120/70mmHg，24h动态血压均值＜130/80mmHg。根据ABPM情况计算：①PP＝SBP－DBP（均为对应值）；②昼夜节律＝（白昼血压值—夜间对应血压值）/白昼血压值；③血压变异性（Blood Pressure Variability, BPV）以24h动态血压监测得到的血压标准差为标准；④平滑指数（Smoothness Index, SI）：全天24h内每小时降压幅度的平均值（△H）/每小时降压幅度的标准差（SD△H），即SI＝△H/SD△H［包括收缩压平滑指数（SISBP）和舒张压平滑指数（SIDBP）］。

2. 研究结果

治疗后两组BPV均明显降低，且试验组24h血压、白天SBP及夜间SBP的BPV降低幅度均大于对照组，表明舒脑欣滴丸联合内科常规治疗对24h血压、白天SBP及夜间SBP的BPV具有较好的控制作用。此外，可能由于DBP主要反映外周阻力且受呼吸影响较小，而SBP受外周阻力及呼吸运动的双重影响，故各组中SBPV大于DBPV；SI是降压药物治疗后24h每小时血压下降的均值与其标准差的比值。SI越高，反映血压波动性越小，降压作用越平稳，药物24h降压效果越均衡，这是评价降压作用是否持续平稳的一个新的，重复性更好的指标。本研究结果显示，治疗后两组血压SI均升高，且治疗后试验组在改善SBP和DBP的降压SI上均优于对照组，表明舒脑欣滴丸联合内科常规

治疗对 SISBP 和 SIDBP 均具有较好的调节作用。

二、舒脑欣滴丸干预高血压眩晕的临床疗效

1. 观察方法及指标

试验组男 19 例，女 44 例；年龄（65.84 ± 10.47）岁；用药前血压（156.19 ± 14.39）/（85.24 ± 12.96）mmHg，脉压差（70.95 ± 9.67）mmHg；血压分级 1 级 30 例，2 级 29 例，3 级 4 例。对照组男 30 例，女 37 例；年龄（63.70 ± 10.40）岁；用药前血压（158.21 ± 13.28）/（84.48 ± 11.35）mmHg，脉压差（73.73 ± 8.36）mmHg；血压分级 1 级 33 例、2 级 28 例、3 级 6 例。两组性别、年龄与血压水平、脉压、血压分级经统计学处理，差异均无显著性意义（$P > 0.05$），具有可比性。分时点观察：治疗前后患者眩晕障碍量表的筛查表（DHI–S）和眩晕评定量表的评分系统（DARS）、杜氏高血压生活量表积分变化，以及血清血小板颗粒膜蛋白 140（GMP–140）、血栓素 B2（TXB2）、纤溶酶原激活物抑制物（PAI–1）、组织纤溶酶原激活物（t–PA）浓度的变化。

2. 研究结果

血压比较 两组治疗后 7 天、14 天、21 天和 28 天血压水平均明显下降，与治疗前比较，差异有显著性意义（$P < 0.05$）；但治疗后两组间比较，差异无显著性意义（$P > 0.05$）。

眩晕程度比较 两组治疗 7 天、14 天、21 天、28 天时 DARS、DHI–S 总积分与 0 天比较，差异有显著性意义（$P < 0.05$），治疗后各时点试验组均显著低于对照组（$P < 0.05$）。

杜氏高血压生活量表积分比较 两组治疗 7 天、14 天、21 天、28 天时杜氏高血压生活量表总积分与 0 天比较，差异有显著性意义（$P < 0.05$）；组间比较，14 天、21 天、28 天时试验组高于对照组（$P < 0.05$）。

GMP–140、TXB2、PAI–1、t–PA 水平变化比较 治疗后 14 天、28 天，两组 GMP–140 水平分别与 0 天比较，差异有显著性意义（$P < 0.05$）。治疗 14 天、28 天，两组 TXB2 水平分别与 0 天比较，差异有显著性意义（$P < 0.05$）；治疗 28 天两组组间比较，差异也有显著性意义（$P < 0.05$）。治疗 14 天、28 天，两组 PAI–1、t–PA 水平与 0 天比较，差异有显著性意义（$P < 0.05$）；治疗后 28 天两组组间比较，差异也有显著性意义（$P < 0.05$）。

三、舒脑欣滴丸干预高血压眩晕血瘀证及炎症因子水平

血瘀征象比较 两组患者 0 天时血瘀证总积分比较差异无统计学意义（$P > 0.05$），具有可比性。治疗 7 天时与 0 天比较差异无统计学意义。治疗 14 天、21 天和 28 天时血瘀证总积分与 0 天比较，两组患者血瘀证总积分均降低，差异有统计学意义（$P < 0.05$）。治疗后各时点试验组均低于对照组，差异有统计学意义（$P < 0.05$）。

中医症状积分比较 两组患者治疗 7 天、14 天、21 天和 28 天后分别与 0 天比较，有统计学意义（$P < 0.01$）。治疗 14 天组间比较，试验组优于对照组，差异有统计学意义（$P < 0.05$）。治疗 7 天、21 天和 28 天三个时点试验组与对照组比较，有显著性差异（$P < 0.01$）。

中医症状疗效比较 治疗 7 天、14 天、21 天和 28 天，中医症状疗效经秩和检验分析，试验组与对照组比较，差异均有统计学意义（$P < 0.05$）。

眩晕程度改善情况比较 两组患者 0 天时 DARS、DHI–S 总积分比较差异无统计学意义（$P > 0.05$），具有可比性。治疗 7 天、14 天、21 天、28 天时 DARS、DHI–S 总积分与 0 天比较，组内比较有统计学意义。治疗后各时点的试验组均显著低于对照组，差异有统计学意义。

颈动脉内中膜厚度（IMT）和血流动力学情况 30 例高血压患者经颈动脉彩超检查后，结果显示皆有不同程度的颈动脉硬化。两组患者治疗前各项指标对比无明显差异，具有可比性。治疗 28 天后，与 0 天比较，两组均无明显改善（$P > 0.05$）。两组间比较亦无明显差异（$P > 0.05$），但颈动脉 IMT 与血流动力学指标——收缩期峰值血流速度（PSV）、阻力指数（RI）改善情况，试验组比对照组已稍显优势。

治疗前后 IL–6、sICAM–1、sVCAM–1 的变化情况 两组治疗前各炎症因子水平对比无明显差异，具有可比性。与 0 天比较，治疗 14 天、28 天两组患者超敏 C 反应蛋白（hs–CRP）、IL–6 水平下降明显（$P < 0.05$），28 天试验组与对照组比较有明显差异（$P < 0.05$）。与 0 天比较，在治疗 14 天时试验组可溶性细胞间黏附分子（Soluble Intercellular Adhesion Molecule 1，sICAM–1）、可溶性血管细胞黏附分子（Soluble Vascular Cell Adhesion Molecule–1，sVCAM–1）水平下降明显（$P < 0.05$）；治疗 28 天两组患者 sICAM–1、sVCAM–1 水平均下降明显（$P < 0.05$），且两组组间比较亦有明显差异（$P < 0.05$）。

第四节　缺血性脑病

缺血性脑病，多指由于低血压、心搏骤停、失血、窒息等原因引起的脑血液循环障碍和脑组织结构与机能损伤的疾病，是神经系统疾患中常见的危重病，包括中医内伤病证的类中风（又称“脑卒中”）中的主要发病类型“缺血性中风”在内，已经成为严重威胁居民健康水平的重大疾病，每年造成高额经济损失，成为公共卫生事业和家庭的巨大经济负担。

循环缺血是指后循环的短暂性脑缺血和脑梗死（Cerebral Infarction, CI），其常伴发眩晕或以眩晕为首发症状，中医当属“眩晕”范畴。后循环缺血性眩晕，多见有舌质紫黯，或有瘀斑，且多有血栓形成。目前认为动脉粥样硬化（AS）是后循环缺血的主要病理基础，而血小板活化进而介导血栓形成及免疫炎性反应在AS病变的发生、发展过程中发挥重要作用，因此抑制血小板活化是本病的重要干预手段之一；再加之后循环缺血多因瘀致眩，其病理机制同时存在缺血核心部位血行的迟滞和缺血半暗带脑组织缺血缺氧的病理情况，因而治疗既需活血又需兼顾养血。舒脑欣滴丸由当归、川芎组成，当归养血活血，川芎调气行血，两者合方，养血而不滞血，行血而不破血。

一、舒脑欣滴丸治疗后循环缺血性眩晕的研究

参照西医诊断标准（2006年《中国后循环缺血专家共识》的诊断标准）及中医诊断标准（国家中医药管理局《中医病证诊断疗效标准》中关于眩晕诊断标准；血瘀证诊断标准参照《血瘀证诊断标准》）纳入2012年7 ~ 12月于天津中医药大学第一附属医院针灸部收治的后循环缺血性眩晕血瘀证患者，除外存在以下情况患者：年龄＜18或＞80岁者；发病前2周内常服用舒脑欣滴丸、活血化瘀药及降纤药物的患者；良性发作性位置性眩晕患者；合并有肝、肾、造血系统、内分泌系统等严重疾病及骨关节病者；精神障碍或严重痴呆患者；除外梅尼埃病、肿瘤、贫血、脑出血等；妊娠期、计划妊娠或哺乳期妇女。共纳入138例，随机分为对照组和试验组。

1. 治疗方案

对照组神经内科基础治疗参照2010年中华医学会神经病学分会《中国急性缺血性脑卒中诊治指南2010》制订的CI治疗方案。主要包括一般处理、抗血小板聚集保护脑神经、急性期并发症的处理、康复和护理方案等。试验组在对照组神经内科治疗基础上加用舒脑欣滴丸，每次4粒，Tid，口服。均除外抗凝、降纤治疗，疗程为28天。

2. 观察指标与统计学方法

观察指标：眩晕程度及血瘀程度评定：按照 DHI-S、DARS 分别于入院时、14 天、28 天评定眩晕严重程度。DHI-S 最高分为 40 分，最低分为 0 分；DARS 最高分为 36 分，最低分为 0 分。两个评分系统的评分越高表示眩晕程度越重，评分越低，则眩晕程度越轻。参照定量血瘀证诊断标准记分方法分别于入院时、14 天、28 天量化评定血瘀证严重程度，判断标准：在 19 分以下为非血瘀证；20 ~ 49 分为轻度血瘀证；50 分以上为重度血瘀证。不良反应的观察：观察本药服用后有无不适感觉，以及牙龈出血、皮肤黏膜出血、颅内出血或其他脏器出血等不良反应。血小板活化相关指标检测：于入院时、14 天、28 天检测采集患者外周血，测定 GMP-140、溶血磷脂酸（LPA）及 TXB2、6- 酮 - 前列腺素 F1α（6-keto-PGF1α）水平。

3. 研究结果

DHI-S、DARS 评分比较 治疗 14 天和 28 天后，两组 DHI-S、DARS 评分均呈时间依赖性降低；28 天时，试验组的 DHI-S 及 DARS 评分改善均优于对照组，差异有显著性意义（$P < 0.05$）。

血瘀证积分比较 治疗 14 天和 28 天，两组血瘀证积分均呈现下降趋势。28 天时，试验组的血瘀证积分改善优于对照组，差异有显著性意义（$P < 0.05$）。

血小板活化相关因子比较 两组治疗 14 天、28 天分别与组内入院时比较，GMP-140、LPA、TXB2 水平及 TXB2/6-keto-PGF1α 比值均呈时间依赖性下降，6-keto-PGF1α 水平呈时间依赖性升高，差异均有显著性意义（$P < 0.05$）。28 天时，与对照组比较，试验组 GMP-140、LPA、TXB2、6-keto-PGF1α、TXB2/6-keto-PGF1α 的改善均优于对照组，差异有显著性意义（$P < 0.05$）；且 14 天时，试验组对于 GMP-140 及 TXB2 的下调作用优于对照组，差异有显著性意义（$P < 0.05$）。

两组患者脑血流量比较 两组患者 0 天脑血流量比较，差异无统计学意义（$P > 0.05$）。28 天两组患者各血管血流量均有所提高，试验组优于对照组，差异有统计学意义（$P < 0.05$）。

两组患者 ET-1、CGRP、ET-1/CGRP 比较 两组患者 0 天时血浆内皮素（ET-1）、降钙素基因相关肽（Calcitonin Cenerelated peptide, CGRP）、ET-1/CGRP 比较，差异无统计学意义（$P > 0.05$）。14 天、28 天，两组患者血清 ET-1 均逐渐减少，CGRP 逐渐增加，试验组优于对照组，但两组间差异无统计学意义（$P > 0.05$），ET-1/CGRP 值比较，

14 天、28 天，试验组均优于对照组，差异有统计学意义（$P > 0.05$）。

两组患者 TM、vWF 比较 两组患者 0 天时血栓调节蛋白（Thrombomodulin, TM）、血管性友病因子（Von Willebrand Factor, vWF）比较，差异无统计学意义（$P < 0.05$）。14 天、28 天，两组患者 TM、vWF 均有所减少，试验组优于对照组，但两组间差异无统计学意义（$P > 0.05$）。

二、舒脑欣滴丸治疗缺血性中风的临床观察

参照西医诊断标准（中华医学会神经病学分会颁布的《中国急性缺血性脑卒中诊治指南 2010》）及中医诊断标准（国家中医药管理局脑病急症科研组制订的《中风病辨证诊断标准（试行）》血瘀证诊断标准）纳入来源于 2011 年 6 ~ 10 月天津中医药大学第一附属医院、经颅脑 CT 或 MRI 确诊为缺血型中风患者 154 例。采用随机、对照临床试验设计方法，借助 SPSS11.5 统计软件产生随机编码表，由非课题组人员负责随机数列表的制作和保存，课题实施全过程保证分配隐藏。对照组 81 例，男 53 例，女 28 例；年龄 49 ~ 79 岁，平均（61.15 ± 9.03）岁；病程 2 ~ 7 天，平均（4.47 ± 1.48）天；牛津郡社区脑卒中项目（Oxfordshire Community Stroke Project，OCSP）分型：部分前循环梗死 66 例，后循环梗死 15 例。试验组 73 例，男 50 例，女 23 例；年龄 46 ~ 80 岁，平均（62.97 ± 8.86）岁；病程 2 ~ 8 天，平均（4.56 ± 1.65）天；OCSP 分型：部分前循环梗死 62 例，后循环梗死 11 例。

临床神经功能缺损程度分型根据 NIHSS 评分进行分级。低于 1 分为正常受试者，1 ~ 4 分为轻型患者，5 ~ 20 分为中型患者，高于 20 分为重型患者。

1. 治疗方案

对照组给予西医神经内科常规治疗。参考文献制订 CI 治疗方案，主要包括一般处理、抗血小板聚集、抗凝、降低纤维蛋白原、扩容，保护脑神经、急性期并发症的处理及康复和护理方案等。试验组在对照组基础上加用舒脑欣滴丸，每次 4 粒，Tid，口服。两组疗程均为 14 天。

2. 观察指标与方法

两组均于入院当天及治疗 14 天评价中医症状积分、NIHSS 评分；采用 Sysmex-XE-2100 全自动血细胞分析仪检测患者血小板计数（PLT）、平均血小板体积（MPV）；PREC1LLBY-NJ4 型血小板聚集仪测定血小板聚集率（PAR）；STAGO Comp α CT 全自动

血凝仪检测凝血功能指标：凝血酶原时间（Prothrombin Time，PT）、血浆凝血酶时间（Thrombin Time，TT）、纤维蛋白原（FIB）、凝血活酶时间（Activated Partial Thromboplastin Time，APTT）；ELIAS 法检测可溶性 P- 选择素（sP-selectin, sP-sel）、可溶性 CD40L（sCD40L）水平（试剂盒均购自联科生物技术有限公司）。中医症状评分量表参考《中药新药临床研究指导原则》中的“中风病症状分级量化表”，共包括 11 个中医常见症状和 3 个舌象变化，分为无、轻、中、重 4 个程度，分别赋值 0、2、4、6 分。

3. 研究结果

中医症状积分及 NIHSS 评分比较 两组患者治疗前中医症状积分及美国国立卫生研究院卒中量表（NIHSS）评分比较，差异均无统计学意义（$P>0.05$），治疗后两组患者中医症状积分及 NIHSS 评分均显著降低（$P<0.05$ 或 $P<0.01$）。治疗后试验组患者 NIHSS 评分低于对照组（$P<0.05$）。

凝血功能指标比较 两组患者治疗前凝血功能各指标比较差异均无统计学意义（$P>0.05$）。治疗后 PT、TT、FIB 组内、组间比较差异均无统计学意义（$P>0.05$）。治疗后试验组 APTT 较治疗前显著升高，并显著高于对照组，差异有统计学意义（$P<0.01$）。

PLT、MPV 比较 两组患者治疗前 PLT 计数及 MPV 比较，差异均无统计学意义（$P<0.05$）。治疗后 PLT 计数组内、组间比较差异均无统计学意义（$P>0.05$）。治疗后两组患者 MPV 均较治疗前显著降低（$P<0.05$ 或 $P<0.01$），但两组间比较差异无统计学意义（$P>0.05$）。

血小板聚集率比较 对照组治疗前 PAR 为（62.46 ± 14.00）%，试验组为（64.83 ± 12.23）%，两组比较差异无统计学意义（$P>0.05$）。治疗后试验组患者 PAR 为（49.22 ± 14.83）%，与治疗前比较差异有统计学意义（$P<0.01$），并显著低于对照组治疗后的（54.62 ± 13.49）%，差异有统计学意义（$P<0.05$）。

血清 sP-sel 及 sCD40L 水平比较 两组患者治疗前血清 sP-sel 及 sCD40L 比较，差异无统计学意义（$P>0.05$），对照组治疗前后比较差异均无统计学意义（$P>0.05$），治疗后试验组 sP-sel 及 sCD40L 较治疗前显著降低（$P<0.05$），治疗后组间比较差异无统计学意义（$P>0.05$）。

第四章

验案举隅，抛砖引玉
——临床典型案例

第一节　如何选取和利用临床典型医案

临床学习、实践过程中常遇到对临床诊疗有所启发的案例，可以医案形式将其记录下来。医案作为临床实践活动、辨证论治过程的记录，是中医理、法、方、药综合应用的具体反映形式，它能直观地将理论与实践统一。因而，医案的学习、讨论、总结可使学生在较短的时间内增强感性认识、开拓思路、学会分析、认识疾病并总结、领悟各家学术思想和临证经验。但如何来选择和记录典型医案，至今缺少一套完整的方法理论。现将现有的医案选取利用方法总结如下。

一、选取医案时应遵循的原则

真实原则　真实原则是指所选取的医案一定是临床医疗实践活动的真实记载。病人的症状、体征、治疗方药等，都不能因力求与教材证型统一而随意增删。临床上不典型、错综复杂的病证时常可见，若一味拘泥于书本教材，人为地“制造”医案，着实有违科学工作的基本原则——实事求是。因此，在选择医案时，首先应遵循真实原则，最好是亲自接诊的医案。如此笔者对患者病情熟悉，体会深刻，将经验与教训并述，也更具有说服力。

典型原则　典型原则包括以下内容。一方面，选择脉证比较典型、易于通过辨证分析得出病名诊断及证候诊断的医案。通过学习，有助于联系所学理论，加深理解。另一方面，选择理论新颖、治法用药特殊的医案。该类医案无论在理论还是治法用药，都超出了现有课本的知识范畴，总的来说，是医者的个人学术思想和临证经验的体现。

规范原则 规范原则即所选取的医案应符合中医现代医案的一般记录体例，不应缺项少目。目前医案规范化主要包括中医辨证医案要素、术语的规范化等方面。中医辨证医案要素包括患者基本信息、临床表现、辨证思维、论治思维、处方用药、复诊和效果等，要充分反映患者的诊疗信息。目前此方面要进一步规范化，既要吸收西医病历书写的特点及项目，又要保持中医的特色诊疗，从而促进中西医之间的思考和联合。中医医案术语规范化包括疾病命名、症状命名、证候证素、中药名称及用量单位等方面的规范化。

二、记录医案要点

规范地记录医案可加强医案的可读性、实用性。医案的组成内容应包括以下三部分：

诊断与辨证信息 正确的诊断是临床治疗与疗效判定的基础，准确的中医辨证则是中医治则、治法、遣方用药确立的依据，因此诊断与中医辨证信息是个案报告的基础。对病例的诊断应该客观谨慎地描述，不应有明显主观倾向性的判断，对中医辨证的依据也应进行准确论述。随着现代医学的突飞猛进，中医学与西医学的互相渗透、融合以及在真实世界医学诊疗中的结合更加密切与广泛。西医检查与诊断在大部分中医个案报告中成为不可或缺的重要信息。若其中无明确的西医检查与诊断结果，则不利于反映患者的真实病情，即使患者经过治疗有所好转其经验也难以被借鉴与参考。与西医多针对病因与疾病进行干预的模式不同，在未明确“病”及“病因”的前提下，中医仍可以针对具体症状、证候进行干预，以缓解患者不适感受、提高生活质量等。此外，在针对现有的医学背景下无法明确诊断而经过中医干预确实有疗效的个案进行报告时，也应详细记述患者症状、体征、体格检查、辅助检查等信息，并对有可能的疾病及待鉴别的疾病进行分析，提出无法确诊的原因等，有助于读者客观地理解与判断疗效并参考应用。

因此，西医学诊断、检查、分型、分期的信息与中医学诊察、辨证、分型信息均是个案报告科学性与真实性的客观保证，均需进行准确、翔实地报告。

治疗信息 治疗直接与疾病的结局相关，故治疗信息是中医治疗个案报告的核心，有必要详细说明每一项干预措施的细节及其所针对的具体症状或疾病。此外，随着现代医学发展，中医药常作为手术、现代治疗手段的辅助治疗，具有一定创新性，可促进中医药在该领域的系统研究。中医治疗作为有益补充与辅助，需在西医治疗的基础上应用，因此西医治疗信息必不可少。详备的西医治疗信息不仅能提高个案报告的科学性与真实性，且能更好地体现并发扬中医特色与优势。在以中医治疗方法为主的个案报告中，如患者配合使用了西药，为确保病案报告的真实性，仍需详细记录西药使用的情况。此外，有的患者因有其他基础疾病使用了西药，虽然西药并非针对此案所报告的疾病，但考虑到人的机体是个复杂系统，干预方法之间的相互作用也是不能忽视的，在复合干预时，各项干预的具体方法、剂量、疗程等信息对于疗效判断都是至关重要的。中医治疗方法丰富，除处方用药、选穴、手法等，可影响疗效的细节还有许多，如药物的炮制与剂型、汤剂的煎煮法、药物的服用法、服药后的调摄等，涉及针刺的如开穴时间、操作顺序、电针刺激参数等，手法治疗的操作及多种治疗方法并用时的相互配合等信息。另一方面，还应重视对治疗方法的理论总结与升华。需要强调的是，个案报告并非平铺直叙地将患者发病与治疗过程中的各种信息进行罗列，而是运用医生的理性思维，在客观反映诊疗实际的基础上，对诊疗过程中的偶然发现、未预料的变化、诊疗经验甚至是失误、困惑等进行分析、总结，提出可能的影响因素、作用机制等，形成假说或理论的升华过程。主要体现为对病例与文献报道或常规治疗不同之处的总结，及对诊疗过程中的经验教训、辨证思路、心得体会的梳理等。

疗效判定信息　疗效判定是治疗性个案报告的关键，只有以科学、客观的疗效判定结果为依据，相应的治疗经验才是值得借鉴的。有的个案报告详于辨治诊疗过程的记述，对治疗的结果缺少客观可信的描述则无法体现此个案报告其应有的学术价值。疗效判定指标的选择应主要依据研究目的而设置，即通过个案报告想回答什么临床问题或反映什么诊疗信息。由于中医疗法是通过多靶点、多途径起作用的，故而在疗效判定时也适宜采用多指标对疗效进行综合评价。在中医治疗某些功能性疾病或自觉症状的个案报告中，由于缺少确切的或可量化的现代医学指标，如何准确地进行疗效判定是值得关注的问题。中医药疗法具有双向调节特点，功能性疾病是中医治疗的优势病种，此时患者的主观感受与在科学方法指导下的主观评价方法也是适用的疗效评价方法。针对中医学治疗方法的特色与优势，可适当采用症状与体征的改善情况、患者自评量表、中医证候量表、实时动态变化的功能性指标等进行疗效评价，以更好地发挥中医特色与优势。还可将主观指标与客观指标相结合，形成多维度、多层次的复合疗效评价体系，更好地反映中医确切疗效。

第二节　冠心病

一、诊治概况

冠心病是冠状动脉血管发生动脉粥样硬化（AS）病变而引起血管腔狭窄或阻塞，使心肌缺血、缺氧或坏死而导致的心脏病。世界卫生组织将冠心病分为5大类临床类型：隐匿性冠心病（或无症状性心肌缺血）、心绞痛、心肌梗死（MI）、缺血性心脏病（IHD）和猝死。临床中常常分为稳定型冠心病和急性冠状动脉综合征。其中根据心绞痛的发作及缓解情况，分为稳定型心绞痛及不稳定型心绞痛（UAP）。稳定型心绞痛是由于劳累引起心肌缺血，导致胸部及附近部位的不适，可伴心功能障碍，但没有心肌坏死，其特点为前胸阵发性压榨性窒息样感觉，主要位于胸骨后，可放射至心前区和左上肢尺侧面，也可放射至右臂和两臂的外侧面或颈与下颌部，持续数分钟，往往经休息或舌下含服硝酸甘油后症状迅速消失。UAP，是介于劳累性稳定型心绞痛与急性心肌梗死（AMI）和猝死之间的临床表现，主要包括初发心绞痛、恶化劳力性心绞痛、静息心绞痛伴心电图缺血改变和MI后早期心绞痛。其特征是心绞痛症状进行性增加，新发作的休息或夜间性心绞痛或出现心绞痛持续时间延长。由于其具有独特的病理生理机制及临床预后，如果不能恰当及时地治疗，患者可能发展为AMI。

冠心病的主要病因是冠状动脉粥样硬化（CAS），但AS的原因尚不完全清楚，可能是多种因素综合作用的结果，相关危险因素有年龄、性别、家族史、血脂异常、高血压、糖尿病、吸烟、超重、肥胖、痛风、缺乏运动等。现代医学对于冠心病的治疗以药物、介入、手术等方式治疗，药物以扩冠、双抗、降压、降脂、抗炎等药物为主，其治疗目的是缓解症状和改善预后，提高患者的生活质量，预防MI、猝死等主要心血管事件。但是西药具有局限性，例如临床中存在血小板抵抗、硝酸制剂的耐药性、他汀类的不良反应及人群个体的差异等，不适合长期用药。经皮冠状动脉介入治疗（PCI）术的日益成熟和广泛开展，能最大限度挽救存活心肌，降低病死率，但术后“无复流”及再狭窄现象常使再灌注疗效大打折扣。对于冠脉微血管病变，现代医学并无有效策略，这些临床困境和矛盾为中医药治疗慢性缺血性心脏病提供了契机。

中医学将冠心病归为“胸痹”“真心痛”“厥心痛”等病证范畴。由于本病表现为本虚标实，有着复杂的临床表现及病理变化，而中医药治疗从整体出发，具有综合作用的优势，因而受到广泛的关注。中医认为胸痹心痛与素体亏虚、饮食不当、情志失调及寒邪内侵相关，病机关键在于外感或内伤引起心脉痹阻，其病位在心，但与肝、脾、肾三脏功能的失调有密切的关系。因心主血脉的功能正常有赖于肝主疏泄，脾主运化，肾藏精主水等功能正常。《素问·阴阳应象大论》言“年四十而阴气自半也”，随着年龄增长，人体脏腑之气日益衰退，尤以脾肾为主。脾肾亏虚是人体衰老的根源。现代研究表明 AS 是一种与衰老相关的退行性病变。肾为先天之本，蕴含元阴元阳，为人身阴阳之根本，故肾阳充足则心阳充沛，以鼓动血液在脉中运行。若肾气不足，肾阳亏虚，必致上焦阳气亏虚，心气不足，血液运行迟滞，留而为瘀；脾为后天之本，脾胃为中焦运化之枢机，脾胃亏虚，运化失司，使体内水湿不化，聚而成痰，痰瘀互结，以致心脉痹阻。故脾肾亏虚是 AS 等老年性病变中痰瘀产生的本源。在临床治疗冠心病，欲通心脉之“阻”，不能局限于“痰浊、瘀血”之结果，更应着眼于“痰瘀互结”之病机，或因脾肾亏虚，或因气滞，但其根本在于气机失调进而影响了冠脉内外营卫之气的运营。

结合临床，我们认为胸痹病机可层次性、阶段性归纳为“脾肾亏虚”和“阴虚毒瘀”两端。总以“脾肾亏虚”为本，“痰、瘀、毒”互结为标；从整个疾病的发生演变过程而言，“脾肾亏虚”往往是冠心病“潜证”期，即早期和恢复期的主要证候表现，以正虚邪不著或邪去正已伤为特点，治应调理脾肾，缓治其本；而“阴虚毒瘀”是进展期的主要标志，以邪实为主要病机特点。针对“脾肾亏虚”“毒瘀阻络”病机，张军平教授自拟“补天方”“畅脉稳斑汤”“气阴双宁汤”三方，临床灵活加减应用，取得了较好的临床疗效，简介如下：

补天方 针对冠心病脾肾亏虚的病机，张军平教授自拟“补天方”以治之，其方药组成为桑寄生 15g、牛膝 20g、熟地黄 30g、酒萸肉 30g、薏苡仁 30g、厚朴 6g、鹿角霜 10g、豆蔻 20g、酒黄精 30g。方中以熟地黄、酒萸肉、黄精三者为君，滋补肾精肾阴；臣以鹿角霜补肾阳，以阳化气阴成形，阴阳互为化生，使肾中阴阳得补；桑寄生、牛膝补肝肾、强筋骨为佐，肾主骨生髓，老年冠心病患者肾虚日久，常伴腰膝酸软等症，故加以治之；臣以薏苡仁、豆蔻健脾祛湿，佐厚朴燥湿行气，以复脾之运化，杜绝痰之生成。全方共奏补肾健脾之功，补先后天，以扶正为主。临床应用时关注冠心病虚实病机，若实邪偏重，可在本方基础上加化痰、祛瘀、解毒祛邪之品，灵活应用。

畅脉稳斑汤 本方由柴胡桂枝汤与升降散加减化裁而来，其方药组成为柴胡 10g、白芍 30g、桂枝 3g、黄连 10g、法半夏 5g、僵蚕 5g、蝉蜕 6g、降香 10g、延胡索 20g。柴胡桂枝汤见于《伤寒论》，方由小柴胡汤与桂枝汤各半量合方而成，桂枝汤在外能和解表里，在内能调和营卫，以桂枝振奋心阳，助心泵血以外达四周，再辅以白芍养阴收敛，充养血脉，二者合用，调和营卫，发散、收敛互为起讫，如环无端，使血脉和利，濡养有序，神魂有所依附，更能引柴胡剂入心经。小柴胡汤因其集诸调和之能事，“和”一切“不和”之象，常能去病于无形，疏泄肝胆，运转枢机，解情志之郁结，以助营卫之调和。升降散载于《伤寒瘟疫条辨》，是治疗气机失调、阴阳变理之总方，可以促使机体阴阳气血重新恢复，达到按时交接的生理状态，并促使阴阳调和与气血畅通。该方无明显寒热偏胜之性，又无补泻偏胜之弊，其治疗辨证关键在于气机失常，功效在于调节脏腑气机，恢复阴阳气血平衡，以助小柴胡调畅脉中之气机，同时有利于营卫之调和。柴胡桂枝汤与升降散两方合用、共奏理气通阳、调和血脉之功。既往研究指出，内皮损伤、炎症反应在冠心病进展中发挥着重要作用，而现代药理研究已经证明，小柴胡汤具有降脂以及改善胆固醇增高所致的血管内皮、平滑肌损伤，还具有抗病毒、保护心肌细胞的作用。桂枝汤全方药理研究发现其具有降糖、抑制高脂心肌缺血大鼠炎症及氧化应激反应，发挥保护心血管的作用。升降散不仅可抑制促炎因子分泌，对抗炎因子也有一定的调节抑制作用，从降低促炎和抗炎的过度反应两方面来调节免疫反应，抑制免疫紊乱，维持免疫平衡。

气阴双宁汤　本方以沙参麦冬汤之沙参、玉竹、麦冬为基本方，配伍小陷胸汤、瓜蒌薤白半夏汤之组成，即北沙参 30g、玉竹 30g、麦冬 15g、降香 15g、黄连 6g、法半夏 10g、瓜蒌 15g、薤白 15g、柴胡 10g、皂角刺 10g。考虑冠心病与痰瘀痹阻，日久化毒，毒热扰心，耗气伤阴，血脉失和有关，故方以沙参麦冬汤中沙参、玉竹、麦冬甘寒生津、益气养阴，合用小陷胸汤以除膈上结热，涤胸膈痰热，开胸膈气结。《医方考》载，黄连能泻胸中之热，半夏能散胸中之结，瓜蒌能下胸中之气。《古今名医方论》引程扶生所论，以半夏之辛散之，黄连之苦泻之，瓜蒌之苦润涤之，所以除热散结于胸中也。故合用小陷胸汤以治痰热互结而成的胸痹，薤白宣通胸阳，与瓜蒌、半夏相伍，取瓜蒌薤白半夏汤通阳散结、祛痰宽胸之意，配伍柴胡、降香、皂角刺以理气化痰。诸药合用以治病必求于本。

二、临证验案

（一）益肾健脾、软坚散结法治疗冠心病 11 例

验案 1　患者某，男，56 岁，2014 年 3 月 13 日初诊。

主诉：胸闷气短 5 年余。

刻诊：患者5年前出现胸闷气短，活动后加重伴背部不适感，偶伴有心前区疼痛。现患者胸闷、气短间作，时潮热汗出，汗后畏寒加重，偶有头晕，头部右侧自觉胀闷感，腰背畏寒喜暖，四肢不温，足部湿疹频发。纳可，寐差易醒，大便溏结不调。舌暗红，苔白微腻，脉左弦细，右沉弦。

辅助检查：冠状动脉造影示：冠状动脉左前降支（LAD）狭窄＞50%。心电图示：ST段及T波异常，前侧壁、下壁心肌缺血。心脏彩超示：主动脉硬化，左室舒张功能减低，左室壁运动欠协调，三尖瓣轻度反流。

西医诊断：冠心病（稳定型心绞痛）。

中医诊断：胸痹（脾肾亏虚，痰浊内蕴）。

治法：益肾健脾，涤痰散结。

处方：绞股蓝10g，茯苓10g，夏枯草10g，法半夏6g，川芎10g，丹参10g，香附10g，补骨脂10g，刺五加10g，五味子10g，紫石英20g，豆蔻6g。7剂，水煎服，日1剂，早晚分服。

二诊：2014年3月20日。患者背部不适感及心前区疼痛较前减轻，仍自汗频出，伴潮热感，下肢及腰背部畏寒，若遇寒或进冷食后即出现腹泻症状，无须服药得温则舒，移时好转。纳可，寐安，二便调，舌红，苔薄白，脉沉细。初诊方去五味子、夏枯草、法半夏，加淫羊藿10g、熟地黄15g、山茱萸10g、泽泻30g、炙鳖甲30g（先煎）、海藻10g。继服7剂。

三诊：2014年3月27日。患者自觉服药后症状减轻，尤前4剂效果明显，无心前区不适，背部僵直、畏寒均大为改善。守二诊方加减。患者诸症平稳，嘱2日1剂以巩固疗效。

【按】本案辨证为脾肾亏虚、痰浊内蕴。肾藏元阴元阳，为水火之宅。肾属水，心属火，二脏相互影响、相互制约，水火既济，则阴阳平衡，五脏相安。《灵枢·本神》曰："肾气虚则厥，实则胀，五脏不安"，肾阳为一身命门之火，肾阳虚则会导致脾阳虚，脾胃运化功能失职，气血乏源，而心主血脉，气血不足则心脉失养，不荣则痛，夜间阳入于阴，阴不制阳，而寐难安。心肾阳虚，阴寒之邪上乘于胸则见胸闷、心痛短气。肾阳虚衰，水液代谢输布失常则见足部湿疹频发，大便溏结不调。阳虚卫外不固，故见汗出、喜暖畏寒之症。痰浊弊阻日久，血行不畅而生瘀，故见舌暗。治以益肾健脾、涤痰散结之法，佐以理气消瘀。方中绞股蓝益气健脾，刺五加、茯苓善入脾经，健脾补中；半夏、夏枯草涤痰理气；补骨脂、紫石英、五味子温肾助阳；舌暗红，乃血瘀之象，遂用川芎、丹参、香附行气化瘀止痛。诸药合用，共奏益肾健脾、涤痰散结、理气消瘀之功。二诊中，仍遗留自汗、畏寒、腹泻等典型的命门火亏、下元虚衰症状，故续用健脾药物，加大补肾药权重，以淫羊藿、山茱萸，熟地黄等药补肾填精，针对病本，溯本求源，以求远效；同时运用海藻、鳖甲软坚散结。

验案 2　患者某，女，73 岁，2014 年 6 月 5 日初诊。

主诉：间断胸痛 10 余年。

刻诊：患者 2013 年 12 月 19 日突发意识丧失，心电图示：心室颤动，行心肺复苏术及电除颤恢复意识后，冠状动脉造影示：前降支近段次全闭塞，于前降支植入支架 1 枚，术后症状平稳出院。患者术后常胸骨后隐痛伴背痛间作，服用速效救心丸 8 粒后可缓解，时有心慌憋气，周身乏力，左侧头部麻木，夜寐欠安，舌红苔白，脉沉弦。既往高血压病史 13 年，现血压 140/70mmHg；糖尿病史 13 年，空腹血糖 6mmol/L。

辅助检查：肌酸激酶（CK）、肌酸激酶同工酶（CK-MB）、肌钙蛋白（cTnT）均正常。心电图示：窦性心律，广泛 T 波低平。心脏彩超示：主动脉硬化，左室壁节段性运动异常，主动脉瓣钙化，三尖瓣轻度反流，左室舒张功能减低。

西医诊断：冠状动脉支架植入后状态（稳定型心绞痛）；高血压病 1 级；2 型糖尿病。

中医诊断：胸痹心痛（脾肾亏虚，痰浊痹阻）。

治法：益肾健脾，软坚散结，育心保脉。

处方：瓜蒌 30g，桂枝 6g，天冬 10g，五味子 10g，丹参 20，炙鳖甲 30g（先煎），绞股蓝 10g，枸杞子 15g，钩藤 10g，葶苈子 10g，泽泻 30g，前胡 10g，炙甘草 10g。7 剂，水煎服，日 1 剂，早晚分服。

二诊：2014 年 6 月 12 日。胸痛次数减少，程度较前减轻，仍周身乏力。初诊方减桂枝、五味子、钩藤、炙甘草，加川续断 15g、川芎 10g、刺五加 15g、黄连 10g、知母 15g、防己 10g、海藻 10g，绞股蓝增加至 15g。7 剂，水煎服，每日 1 剂。药后再诊，症状平稳，未发胸痛，见效守方，继服 14 剂巩固疗效。

【按】本案患者年过七旬，脾肾渐衰，又 PCI 术后耗伤气血，正气亏虚于内，表现为乏力、脉沉弦等症；PCI 术虽贯通闭塞血管，挽救心肌，但日久形成的痰浊瘀血仍痹阻胸阳阻塞心脉，表现为胸骨后隐痛伴背痛间作、心慌憋气等症，扰及心神，则见夜寐欠安，故辨证为脾肾亏虚、痰浊痹阻证。本案患者脾肾亏虚为本，渐生痰瘀为标，痰瘀日久，阻塞心脉，失于濡养，治以益肾健脾，软坚散结，育心保脉。首诊以软坚散结祛除实邪为主，方中绞股蓝、炙鳖甲、丹参软坚散结、活血祛瘀，其中炙鳖甲咸寒，“善能攻坚，又不损气”（《本草新编》）。天冬、五味子养阴润燥，益气生津，补肾宁心，枸杞子滋肝肾之阴，平补肾精，上三味共奏滋补肾阴之效。瓜蒌利气开郁，导痰浊下行而奏宽胸散结之功，桂枝温通经脉，以养心育心。钩藤清热平肝，葶苈子、泽泻利水渗湿消肿，前胡降气化痰，改善心脏功能。炙甘草补脾益气，调和诸药。二诊症状好转，仍有周身乏力，减少温通滋阴药物，加川续断、刺五加以补肝肾强筋骨，增加软坚散结药海藻及活血行气药川芎以行气消瘀散结，加黄连、知母滋阴清热，防诸药过于温燥。

验案 3　患者某，女，70 岁，2013 年 10 月 31 日初诊。

主诉：活动后气短伴胸部疼痛 3 年余。

刻诊：患者 2010 年 9 月行 PCI 术，右冠状动脉置入支架 2 枚。现患者活动后气短，伴喘息，时有心前区疼痛，自服硝酸甘油可缓解，神疲乏力，口干口苦，胃胀，腹胀满，四肢逆冷，畏寒，偶痉挛。纳差，夜寐易醒，服艾司唑仑片 2mg，Qn，辅助睡眠。小便调，大便困难。舌暗紫，苔薄白，脉沉细。平素服药：苯磺酸氨氯地平片 5mg，Qd；富马酸比索洛尔片 2.5mg，Qd；阿司匹林肠溶片 100mg，Qd；单硝酸异山梨酯缓释片 60mg，Qd。平素血压控制在 130 ~ 140/80 ~ 90mmHg。

西医诊断：冠状动脉支架植入后状态（稳定型心绞痛）。

中医诊断：胸痹（气虚血瘀）。

治法：益肾健脾，滋阴理气。

处方：党参 15g，麦冬 10g，知母 15g，白芍 20g，淫羊藿 15g，肉苁蓉 15g，丹参 20g，制何首乌 20g，川芎 10g，木香 10g，番泻叶 3g，火麻仁 15g，合欢花 10g，砂仁 6g。7 剂，水煎服，日 1 剂，早晚分服。

二诊：2013 年 11 月 7 日。口苦、乏力症减，口干，活动后胸闷气喘，腹胀满，畏寒。纳可，寐安，夜尿频，大便无力，便后不爽。舌暗淡苔白润，脉沉细。初诊方去党参、麦冬、白芍、淫羊藿、肉苁蓉、川芎、木香、番泻叶、合欢花、砂仁，易火麻仁为 20g，加绞股蓝 10g、炙鳖甲 30g（先煎）、当归 10g、女贞子 20g、远志 10g、石菖蒲 10g。继服 7 剂。

三诊：2013 年 11 月 14 日。胸闷憋气症减，喘息时感背部疼痛，食后胃脘胀满。纳差，夜寐多梦，夜尿频，大便无力。舌暗苔白腻，脉沉细数。二诊方去绞股蓝、远志、石菖蒲，易火麻仁为 10g，加瓜蒌 30g、麦冬 10g、赤芍 15g、板蓝根 10g、泽泻

30g、炙甘草6g。7剂，每日1剂，水煎服。

四诊：2013年11月21日。背部疼痛症减，活动后喘息，心前区满闷不舒，食后胃脘胀满，偶感胃痛。纳可，夜寐多梦，夜尿频，大便调。舌暗，苔白腻，脉沉。三诊方去麦冬、赤芍、板蓝根、女贞子，加天冬10g、荷叶15g、绞股蓝10g、葶苈子10g、吴茱萸5g、枳壳10g、酸枣仁30g。7剂，每日1剂，水煎服。

五诊：2013年12月19日。诸症均减，偶感胸闷憋气。纳可，寐安。舌红，苔薄白，脉沉。四诊方去天冬、荷叶、炙鳖甲、知母、葶苈子、泽泻、枳壳、火麻仁，加桑寄生15g、续断15g、黄连15g、焦三仙各10g。继续服用7剂巩固治疗，随访2个月，病情再未发作。

【按】本案为PCI术后，患者年事已高，久病伤正，脾肾虚衰，水液运化失司，内聚生痰，痹阻心脉，困阻清阳；心气亏虚兼之肾不纳气，气为血之帅，气虚则血运无权，无以濡养脏腑九窍、四肢百骸，瘀阻脉络，痰瘀互结而成胸痹。一诊方中党参、麦冬、知母益气养阴；白芍养血活血；淫羊藿、肉苁蓉、制何首乌温补肾阳；川芎、合欢花行气活络止痛；木香、砂仁理气健脾，助番泻叶、火麻仁利水通便；结合舌脉症状，患者痰瘀之邪较盛，中焦气机壅滞，加之老年肾气不足，脾失健运，腑气不通，则见口干口苦、胃胀满，故用健运脾气、温补肾阳之品；全方温而不燥，寒热平调，共奏益肾健脾、滋阴理气之功。二诊阳气不振则发为胸闷憋气，绞股蓝益气健脾、清热解毒，炙鳖甲滋阴潜阳、软坚散结；当归助火麻仁活血通便；石菖蒲、远志合用理气解郁，宁心安神；女贞子滋阴补肾温脾，阴阳双补。三诊阳气复生，热象毕现，遂减补肾温阳之药，续加瓜蒌清热涤痰、宽胸散结，赤芍清热凉血，板蓝根清心胸之热，泽泻利水渗湿；炙甘草甘温益气，通经脉，利血气，缓急养心。四诊以枳壳、吴茱萸行滞消胀、理气止痛；重用酸枣仁以宁心安神。五诊前症均好转，故以桑寄生、续断滋补肝肾，黄连清心火，焦三仙顾护脾胃，寓意“先安未受邪之地”。

验案4　患者某，男，79岁，2013年5月23日初诊。

主诉：胸闷、憋气、后背痛间作2年。

刻诊：患者2年前因劳累后出现胸闷、后背隐痛，时伴憋气，每于劳累后诱发。刻下见胸闷，憋气，后背隐痛，腰膝酸软，周身乏力，纳差，寐安，二便调，舌淡紫、苔薄白，脉弦细无力。

辅助检查：冠状动脉血管CT造影（即冠脉CTA）：右冠状动脉近段狭窄（50% ~

75%）。

西医诊断：冠心病（稳定型心绞痛）。

中医诊断：胸痹（脾肾两虚，痰瘀互结）。

治法：益肾健脾，软坚散结。

处方：淫羊藿10g，巴戟天10g，女贞子20g，山萸肉10g，党参15g，五味子10g，丹参20g，赤芍20g，红花6g，绞股蓝10g，炙鳖甲30g（先煎），砂仁3g。7剂，水煎服，日1剂，早晚分服。

二诊：2013年5月30日。胸闷、憋气、后背隐痛症状稍减轻，诉劳累后仍有心前区不适，纳少，夜寐安，二便调，舌暗红、苔薄白，脉弦细。初诊方去红花、绞股蓝、炙鳖甲，加砂仁3g，茯苓15g，瓜蒌30g，知母10g，川芎10g，海藻10g。7剂，水煎服，每日1剂。

三诊：2013年6月6日。胸闷、后背隐痛症状有所缓解，周身乏力，诉活动后易憋气，纳食稍增，寐安，舌暗红、苔薄白，脉弦细。二诊方去山萸肉、党参、知母，加制何首乌15g，绞股蓝10g，夏枯草15g。7剂，水煎服，每日1剂。

四诊：2013年6月13日。未再发胸痛，劳累后偶发憋气，休息可缓解，纳可、寐安，二便调。舌淡红、苔薄白，脉弦缓。三诊方去首乌，加枸杞子15g。再进7剂。

五诊：2013年6月20日。胸痛、憋气感消失。继服上方14剂以巩固疗效。

【按】AS是以脂质代谢障碍为病理基础的常见血管疾病，是冠心病、脑卒中发生的重要病理因素。现代医学所说的脂肪类似于中医学的“膏、脂”。正常的脂质为营养全身的精微物质，但“膏、脂”生化运转失常，聚而为痰，滞于营中，浸淫血脉，即成血脉痰浊之患。脂质代谢紊乱不仅是AS形成的始发病理因素，也是痰浊内生的物质基础。因此，AS属于“坚、结”之证，是动脉血管壁上的痰瘀互结。患者年近八旬，脾肾两虚，肾气亏虚，血脉失于温煦，无力鼓动脉中气血运行；脾阳不足，胸阳亦随之不振，加之脾气亏虚，失于健运，痰浊内生，日久痰阻血瘀、痰瘀互结，共致心脉气血失畅，则发胸痹心痛。治以益肾健脾、软坚散结。初诊方中淫羊藿、巴戟天、女贞子、山萸肉滋补肾阴肾阳；党参、五味子补益心之气阴，且党参补气健脾兼能养血；绞股蓝健脾化痰；丹参配合赤芍、红花活血祛瘀以散结；鳖甲化痰软坚，荡涤脉络之痰浊，且能通血脉，甚合本案痰浊、瘀血互结之证。纵观全方益肾健脾以治本、化痰活血以治标，共奏软坚散结之功。二诊患者症状好转，故仍守原方之治则。考虑原方大滋大补，故加知母清热润燥，以防滋补温热太过；海藻易鳖甲，为咸寒润下之品，仍达化痰软坚之功；加用瓜蒌理气开郁、涤痰宽胸，以助全方软散之力；考虑患者纳少，故加用茯苓健脾益气和胃以助饮食，同时脾健运有利于湿浊化，进一步体现了补虚扶正以散结。三诊患者胸闷、胸痛症状好转，出现周身乏力，故减少滋阴药物用量，加制首乌以增补肾强筋骨之力；活动后憋气，仍为痰瘀互结之症，故增加丹参用量；夏枯草清热散结，既配合鳖甲、海藻加大软坚散结之力，又防全方滋补化热之势。四诊患者未发胸痛，仅劳累后憋气，舌脉较前好转，继前方酌加枸杞子，加川芎继续加强滋补肾阴、活血通络散结之力。

验案 5　患者某，女，82 岁，2012 年 11 月 25 日初诊。

主诉：胸闷憋气间作 10 余年，加重 1 周。

刻诊：面色晦暗无华，形体消瘦，现自觉活动劳累后发作，伴心慌气短，偶有咳嗽，痰少色白，血压 150/70mmHg，纳可，寐安，二便可，舌瘦暗红，苔薄黄，脉沉缓。

既往史：高血压病史 10 余年，血压最高达 180/80mmHg，平素口服硝苯地平控释片 30mg，Qd。

西医诊断：冠心病（稳定型心绞痛）；高血压病 3 级。

中医诊断：胸痹心痛病（气虚血瘀）。

治法：益肾固本，涤痰散结。

处方：炙鳖甲 30g（先煎），绞股蓝 10g，当归 15g，川芎 10g，丹参 20g，泽泻 20g，沉香 6g，女贞子 15g，旱莲草 15g，补骨脂 10g，桑寄生 15g，海藻 15g，茯苓 15g，砂仁 10g。

服药 14 天后，患者诸证减轻，原方加减后继服 20 天。患者未诉胸闷憋气，血压稳定在 130/70mmHg 左右，纳寐可，二便调，嘱继服补肾抗衰片以巩固治疗。

【按】从年龄角度分析，冠心病属于增龄性疾病，发病以中老年居多，与渐进性衰老有关。而中医学认为衰老与肾密切相关，肾中精气的盛衰是人体生、长、壮、老、已的根本，故肾虚应为该病的主要病机。患者已是耄耋之年，《灵枢·天年篇第五十四》有云“年四十，五脏六腑十二经脉，皆大盛以平定……五十岁肝气始衰……六十岁心气始衰……七十岁脾气虚……八十岁肺气虚……九十岁肾气焦……百岁，五脏皆虚”，可见“五脏皆虚”是超高龄患者的重要特点，惟有肾精充盈方可使“五脏坚固”。另冠心病病理过程即基于气血津液紊乱，脏腑功能失调，以致痰浊、瘀血等有形实邪壅塞脉道，脉道失利而成。故血脉不通，心脉失养，发为胸痹。结合现代病理学机制研究，认为冠心病的治疗当以降脂、保护血管内皮细胞的完整性、限制血流速度以缓解血管微循环障碍为重，宜选用活血补气药。处方中加入鳖甲、绞股蓝、海藻以益肾健脾、软坚散结，具有降脂、改善微循环等功效，临床多应用于预防AS，且疗效显著；继以女贞子、旱莲草、补骨脂、桑寄生滋补肝肾，泽泻、茯苓、砂仁以健脾化湿，当归、川芎、丹参以行气活血，沉香以暖肾纳气。诸药佐使，旨在降低全血黏度与血小板聚集，抑制血栓形成，达到治疗冠心病的目的。

验案6　患者某，女，66岁，2014年4月3日初诊。

主诉：间断心前区疼痛2年余，加重2个月。

刻诊：患者2012年2月16日无明显诱因出现心前区疼痛，于某医院行冠状动脉造影示：左前降支弥漫性狭窄，右冠状动脉弥漫性狭窄，远端完全闭塞，确诊为冠心病，于右冠状动脉置入支架1枚。至今心前区间断疼痛，近2个月加重，伴有左侧背部疼痛，胸闷憋气，气短喘息，心悸时作，偶有汗出，头晕耳鸣，腰酸腰痛，纳可，寐欠安，多梦，大便每2日一行。舌暗红苔白，脉弦细。

西医诊断：冠状动脉支架植入后状态。

中医诊断：胸痹（气虚血瘀证）。

治法：益肾健脾，活血化瘀

处方：绞股蓝10g，炙鳖甲30g（先煎），海藻10g，丹参20g，当归10g，女贞子20g，枸杞子15g，降香10g，炙黄芪20g，淫羊藿10g，补骨脂10g，火麻仁10g，炙甘草10g。7剂，水煎服，日1剂，早晚分服。

1周后患者复诊，心前区及背部疼痛发作频次减少，程度较前明显缓解，见效守方，继服7剂。

半年后随访，患者病情平稳，可从事日常家务。

【按】《金匮要略》对于胸痹病机有述，曰“阳微阴弦，即胸痹而痛，所以然者，责其极虚故也。今阳虚知在上焦，所以胸痹、心痛者，以其阴弦故也”。脏腑亏虚的根本乃脾肾虚损，肾阳乃一身阳气之源，心阳得之于肾阳，肾阳不足，无以温煦心阳，胸阳不展，气滞血瘀，痰浊由生。本案患者支架术后本虚为主，证属气虚血瘀，治以益肾健脾为主，活血化瘀为辅。方中淫羊藿、补骨脂、枸杞子、女贞子补肾温脾，绞股蓝、炙鳖甲、海藻软坚散结，炙黄芪、当归、丹参、降香益气活血化瘀，全方补肾温脾不敛邪，散结消瘀不伤正。《素问·至真要大论》曰：“必伏其所主，而先其所因”；《备急千金要方·征四失论》曰：“夫欲理病，先察其源”；明代张景岳曰：“起病之因，便是病本”。临证时不仅悉查患者症状，更重视疾病发生的原因，强调“辨证求因，审因论治”，袪除致病因素对疾病的预后至关重要。现代自然环境、社会环境与以往大有不同，噪声污染、光污染、雾霾、转基因食品、垃圾食品、工作压力、快节奏生活等均可以成为新的致病因素，临床上许多患者除主症外无其他不适表现，也有患者临床表现繁多而无章，辨证论治解决主要矛盾后却难以奏效或反复发作，根本在于病因未除，源头殃害，所以在诊病过程中，注重询问并发现起病之因，注重消除病因，而非单独针对疾病本身施治。情志致病和不良生活习惯是现代老年病和心血管疾病的重要致病因素，如冠心病伴发焦虑、抑郁，情绪波动致高血压病患者血压波动或心律失常反复发作，膏粱厚味引发高脂血症、2型糖尿病等。七情太过或不及可影响脏腑气血运行，发为胸痹、心痛、心悸、眩晕、不寐等，即“七情失调可致气血耗逆，心脉失常”(《杂病源流犀烛·心病源流》)。在“生物-心理-社会”医学模式的要求下，心血管领域提出“双心”医学模式，旨在关注心理疾病和心血管疾病的相互作用。本案存在有情志因素致病，除了嘱患者调畅情志、精神内守、淡泊名利外，在处方用药上常使用宽胸解郁散结之品如石菖蒲、郁金、延胡索、厚朴等，安神定志之品如远志、生龙骨、生牡蛎、合欢花、珍珠母、酸枣仁、首乌藤等。不规律的作息习惯及膏粱厚味、饕餮酒食等有碍脾胃运化，使气血生化乏源，所以在袪除病因的同时，总是嘱咐患者要注意调和气血，怡养性情，规律生活，劳逸结合。

验案7　患者某，男，56岁，2011年4月21日初诊。

主诉：间断胸闷憋气5年。

刻诊：2010年底无明显诱因突发心前区疼痛、憋闷，就诊于当地医院，查冠脉造影示：冠状动脉左前降支（LAD）50%～80%，右冠状动脉（RCA）100%，左回旋支（LCX）50%～80%，对角支（D1）90%，陈旧性心肌梗死（OMI）70%。诊断为“冠心病”，行“冠状动脉介入术”后疼痛症状缓解。现症：憋气明显，气短喘息，活动后加重，时有心前区疼痛，偶有夜间憋醒，舌暗红，苔白，脉弦缓。

辅助检查：心电图示：肢体导联T波低平，Ⅲ导联q波，V_4～V_6导联S-T段压低0.1mV，T波倒置。

西医诊断：冠心病（稳定型心绞痛）。

中医诊断：胸痹（气虚血瘀）。

治法：活血化瘀，健脾益肾。

处方：绞股蓝20g，炙鳖甲30g（先煎），丹参30g，茯苓15g，川芎10g，女贞子20g，补骨脂10g，刺五加15g，红花10g，枸杞子10g，海藻15g，麦冬15g，炙甘草10g。7剂，水煎服，日1剂，早晚分服。

二诊：2011年5月12日。气短憋气减轻，背部麻木沉重伴有左肩稍疼痛，寐欠安，纳尚可，二便调，舌淡红，苔白腻，脉缓。初诊方减川芎、补骨脂、枸杞子、海藻、麦冬，改丹参为20g，加郁金10g、香附10g、制何首乌30g、生龙齿30g、紫石英20g，继服7剂。

三诊：2011年6月23日。患者因天气热，活动后憋气，夜间偶有憋醒1次，舌淡红，苔薄黄，脉缓。二诊方减郁金、香附、龙齿、石英、炙甘草、红花、制何首乌，加海藻15g、厚朴10g、补骨脂10g、降香10g、川芎10g、细辛3g、白豆蔻6g，继服7剂。

四诊：2011年7月7日。患者天热则发，发作时咽中堵闷感，余无明显不适，自测血压110/70mmHg，舌淡红，苔薄白，脉弦缓。三诊方减厚朴、降香、补骨脂，加制何首乌30g、夏枯草10g。继续7剂。

【按】本案中医诊断为胸痹，其病因病机为上焦阳虚，阴邪上乘，邪正相搏，正虚之处即是容邪之所。于胸痹一说其正虚之本毋庸置疑。脾肾虚损为本病致病之因，阳气发源于阴，阴为阳气发源之物质基础，如张景岳所云“如无阴精之形便无以载阳气”。肾之元气元精为十二脏之化源，心赖之则君火以明，脾为水谷精微之海，心得所养则可以为用，肾之阳气衰微，则脾之运化无权，便生痰浊、气滞、血瘀，致使心失所养并同心脉瘀阻，发为胸痹。故以“益肾健脾以治本，软坚散结以治标”的治疗胸痹大法。本例患者初起胸闷憋气，心前区疼痛，经PCI治疗后标实证去之大半，但气短胸闷憋气喘息等症常由劳累寒热情志失调诱发，病程日久则阳气日衰，心气亏虚并同肾不纳气发为气短喘息，阳气不振发为胸闷憋气，气为血之帅，气虚则血运无权，不能濡养脏腑九窍肢体百骸，脾阳虚损，更易化生痰湿困阻清阳，若痰湿随精气入血，无形之痰则无处不至，阻碍血液运行。此方健脾益肾，活血化瘀，气血冲和，阴精得续，阳气生化有源，方可发挥正常的生理作用。方中绞股蓝益气健脾清热解毒，炙鳖甲滋阴潜阳，软坚散结，海藻消痰软坚，刺五加益气健脾，补肾安神，助茯苓健脾宁心之功；女贞子、枸杞子、补骨脂滋阴补肾温脾，阴阳双补；舌暗红脉弦缓，血瘀之象尚未尽去，遂加丹参、川芎、红花理气活血化瘀；麦冬养阴生津，顾护阴液，使全方温而不燥，寒热平调，共显健脾益肾、软坚散结之功。二诊中，患者却出现背部麻木沉重感，阳气生发而无力条达，即为阳气生而不能为用。遂减补肾温阳之药，续加制何首乌补益精血，郁金、香附以加强肝的疏泄功能，助血运亦助阳气条达。寐欠安则加生龙齿、紫石英镇心安神。三诊及四诊中，患者遇热反而胸闷，说明腠理闭塞表里不通，外热则阳气更被郁于体内，遂稍佐细辛由表入里芳香透达，为阳气达表疏通道路，夏枯草散在内之痰火郁结。

从西医角度而言，代谢产物不能及时被排出体外，沉积血脉，便成为导致AS的重要因素。如同痰湿随精气入血化为无形之痰产生各种病理产物，阻碍血液运行及脏腑功能的正常发挥。在中医“治病必求其本”“正气存内，邪不可干”的理论指导下，研究保护动脉内皮细胞为主的方法，同时限制各种发生AS的条件，从根本上治疗本证或可以收到一定的效果，保护动脉内膜，使之永远保持光滑，就可推迟老化。这也是对“益肾健脾，软坚散结”法的另一种解读。经大量的临床观察和实验室研究，这种方法具有明显的改善冠心病患者临床症状，缓解心绞痛，降低全血黏度和血小板聚集，抗血栓形成，抑制血管内膜增生，减轻或消除AS斑块的形成，促进病变区域侧支循环的建立，达到治疗冠心病的目的。

验案8　患者某，男，60岁，2017年4月22日初诊。

主诉：间断心前区疼痛伴胸闷、憋气8年余。

刻诊：患者8年前因劳累及天气变化、情绪激动等诱发心前区疼痛伴胸闷、憋气，持续3～5min，服用硝酸甘油2粒可缓解。随后就诊于当地某医院，查冠脉造影示：冠状动脉病变，累及左冠状动脉主干、前降支。患者拒绝行支架植入术，遂口服“瑞舒伐他汀钙片10mg，Qd；硫酸氢氯吡格雷片75mg，Qd”治疗。后上述症状反复出现。现患者日常活动受限，步行上3层楼可诱发不适。夜间可平卧，无憋醒。口干不苦。纳可，寐安，二便调。舌暗，苔白腻，脉弦细。

既往史：高血压病史15余年，血压最高达170/130mmHg。现规律服用非洛地平缓释片5mg，Qd，血压控制达标。

过敏史：磺胺类药物过敏。

个人史：吸烟史4年；饮酒史10余年，折合酒精约50mL/日。

家族史：母亲冠心病、高血压病史。

辅助检查：冠状动脉造影示：左主干（LM）狭窄60%～70%、左前降支（LAD）近端80%～90%、对角支（D1）近端50%。

西医诊断：冠心病（稳定型心绞痛）；高血压病3级。

中医诊断：胸痹心痛（脾肾亏虚，痰瘀互结）。

治法：益肾健脾，软坚散结。

处方：党参 20g，熟地黄 30g，盐杜仲 20g，当归 30g，黄连 10g，枸杞子 30g，漏芦 5g，瓜蒌 10g，薤白 15g，粉葛 10g，红景天 6g，绞股蓝 10g。28 剂，水煎服，日 1 剂，早晚分服。

西药继服。

二诊：2017 年 5 月 13 日。患者服药后症状改善，现心绞痛每周发作 2 ~ 3 次，伴胸闷、憋气，需含服硝酸甘油 1 粒，10min 左右可缓解。运动耐量较前改善，上 3 层楼或缓坡步行 1000 米未诱发不适。口干不苦，因家中变故神疲，情绪低落。纳少，寐欠安，二便调。舌暗，苔黄腻，脉沉细。

辅助检查：血脂四项（2017–5–13）：TC 5.96mmol/L，TG 0.98mmol/L，HLD–C 1.34mmol/L，LDL–C 1.65mmol/L。

患者因家中变故，情志不畅，恐其肝气不舒而致气滞血瘀。故法予解情志之郁结，以助营血之调和。

处方：柴胡 6g，赤芍 30g，桂枝 6g，黄连 10g，法半夏 5g，薤白 15g，僵蚕 10g，三七 6g（冲服），蝉蜕 6g，郁金 15g，皂角刺 15g。14 剂，水煎服，日 1 剂，早晚分服。

西药：氟哌噻吨美利曲辛片 10.5mg，Qd；余药继服。

三诊：2017 年 5 月 27 日。患者服药后症状明显好转，心绞痛每周发作 1 ~ 2 次，持续 5min，无须服硝酸甘油，休息即可缓解。步行 1000 米或上楼 3 层未诱发不适。情绪低落较前好转。纳可，寐安，二便调。舌暗，苔厚腻，脉沉细。患者症状缓解，故守前法。二诊方去僵蚕、三七、蝉蜕、郁金，减赤芍为 15g，加降香 20g、醋延胡索 20g、蚕砂 10g、玉竹 20g。14 剂，煎服法同前。

西药同前。

四诊：2017 年 6 月 10 日。患者服药后诸症明显好转，心绞痛每周发作 1 ~ 2 次，不用含服硝酸甘油，休息 2 ~ 3min 即可缓解。发作不适程度较前明显减轻。平地可缓慢步行 1500 米或上 3 楼未诱发不适。心情低落较前好转。纳可，寐安，二便调。舌红，苔黄厚腻，脉沉细。

处方：北沙参 30g，赤芍 30g，桂枝 6g，黄连片 10g，法半夏 5g，白芷 10g，皂角刺 15g，降香 20g，醋延胡索 20g，蚕砂 10g，粉葛 20g。14 剂，日 1 剂，水煎服，早晚分服。

西药：停服氟哌噻吨美利曲辛片。

药后见病情趋于平稳，各项检查达标，故予以制蜜丸。处方：川芎 30g，当归 30g，赤芍 15g，漏芦 6g，野菊花 15g，党参 15g，丝瓜络 10g，丹参 30g，降香 10g，檀香 3g，净砂仁 6g，炒酸枣仁 15g。7 剂，加蜜 500g，制蜜丸，9g/ 丸，早晚各 1 丸。

【按】纵观本案，患者以心前区疼痛伴胸闷憋气就诊，证属中医“胸痹”。张景岳曰：“心本乎肾，所以上不安者，未有不由乎下，心气虚者，未有不由乎精。”《素问·五脏生成论》曰：“心之和脉也，其荣色也，其主肾也。”足太阴脾经“其支者……注心中”脾胃为后天之本，气血生化之源，而心主血脉，气血生化有源，心有所主。胸痹心痛虽病位在“心”但与脾肾关系密切，故在治疗时“不离于心，亦不止于心”，可通过调补脾肾之功能从而达到治疗目的。患者年已六旬，脾肾渐亏，肾为五脏之本，脾为后天之本，脾肾亏虚，功能失调，易致痰浊、瘀血病理产物的生成，日久痰瘀互结成积，终致胸阳痹阻，气血失畅，心脉壅滞，发为胸痹心痛。治疗时标本兼治，补泻兼施，益肾健脾以治其本，软坚散结以治其标。根据“治病必求于本”的原则，初诊以大补元煎为主方加减，方中党参、熟地黄、枸杞子、盐杜仲滋补肾阴；红景天、绞股蓝益气健脾，脾肾得补有利于痰浊祛、瘀血除，同时红景天、绞股蓝具有化痰活血之效以增祛邪之功。瓜蒌、薤白、漏芦通阳化痰以散结，当归养血活血以化瘀，同时薤白善理胸中之阳气。佐用黄连、粉葛以防滋补太过、化燥伤津之弊。

二诊、三诊时患者心前区疼痛及胸闷、憋气症状较前明显好转，不适发作次数及程度较前明显减轻，又因家中变故，出现情绪低落症状，恐其“心损神伤”，言治“神”，则必涉及“肝”之疏泄在精神情志中的主导作用。患者病久情志不畅，肝失疏泄。故以畅脉稳斑汤为主方加减。方中柴胡、郁金理气疏肝，行气解郁，同时利于气血津液的运行，以助痰浊、瘀血的祛除，同时郁金具有活血行瘀之功效。半夏、僵蚕、皂角刺理气化痰，三七、赤芍活血化瘀，共散痰瘀之结。桂枝其性辛温发散，通阳化气而利血行，振奋心阳，助心泵血以外达四肢百骸。薤白善通胸中之阳气，以助全方通脉之功。

四诊时患者诸症缓解，故继以前方畅脉稳斑汤加减，佐以理气、化痰、活血之品。同时考虑患者症状平稳，相关检查达标，故继以丸剂治疗。丸者缓也，以图效缓而长久。方中川芎、当归、赤芍、丹参、降香活血化瘀以散结，考虑丸剂服用期间近至夏季，故佐以菊花、砂仁清热化湿，以防暑湿之邪化湿生热。漏芦、丝瓜络以增全方散结通脉之功。同时加用党参扶正补虚，以防全方祛邪伤正之弊。

验案 9　患者某，男，56 岁，2016 年 10 月 26 日初诊。

主诉：胸痛间作 1 月余。

初诊：患者2016年9月30日凌晨因劳累突发心前区及后背压榨性疼痛伴大汗出，就诊于某综合三甲医院，诊断为“急性下壁、右室心梗”，查冠脉造影示：左主干未见明显狭窄，前降支中段狭窄90%，右冠中段闭塞，余未见明显狭窄。于前降支中段置入支架1枚。术后规律服用阿司匹林肠溶片100mg，Qd；瑞舒伐他汀钙片10mg，Qn；替格瑞洛90mg，Bid。现偶有心前区及后背疼痛，胸闷憋气伴汗出、心慌，休息可缓解，夜可平卧，日常活动不受限。周身乏力，腰膝酸软，心中有恐惧感。纳呆，多梦易醒，夜尿2～3次，大便可。舌红，苔白腻，脉沉弦。

既往史：糖尿病病史10年，现服伏格列波糖0.2mg，Tid；二甲双胍片500mg，Qn，血糖控制达标。

家族史：父亲房颤病史，母亲糖尿病病史。

西医诊断：冠状动脉支架植入后状态（稳定型心绞痛）；2型糖尿病。

中医诊断：胸痹心痛（脾肾亏虚）。

治法：益肾健脾。

处方：槲寄生15g，牛膝20g，熟地黄15g，酒萸肉15g，生薏苡仁30g，鹿角霜10g，豆蔻20g，黄精15g，桑螵蛸10g，漏芦6g，葛根10g。28剂，水煎服，日1剂，早晚分服。

成药：补肾抗衰片，每次6片，Bid。

二诊：2016年11月23日。患者服药后，后背疼痛较前明显好转，胸闷憋气，心慌症状减轻，心中恐惧感，多梦。夜尿1次，大便正常。舌红，苔白腻，脉细数。初诊方去生薏苡仁、鹿角霜，加合欢花10g。28剂，煎服法同前。

三诊：2016年12月21日。患者服药后症状平稳，未发胸闷胸痛，心中恐惧感消失，腰酸痛活动后好转，手足心热较前改善。纳可，寐安，二便调。舌红苔白腻，脉沉细。二诊方去合欢花10g，加盐蒺藜20g，炙鳖甲30g，薤白15g，降香10g，丹参30g。28剂，煎服法同前。

【按】AS是冠心病等心血管疾病发生发展的根本病理环节，动脉内膜功能和形态的变化导致的大量脂质沉积、纤维组织增生等是触发冠心病的关键环节，因而保护动脉内膜本身结构完整性、维持其屏障功能是AS疾病防治的根本。

患者冠心病支架术后，支架本身具有致血栓源性，再加上术后对双联抗血小板治疗药物的依从性差，都可能造成支架内再狭窄的发生，故患者胸痛间作，时觉胸闷，伴见心悸。考虑患者年老，肾精亏虚，脾虚痰聚，AS形成，中医辨证证属脾肾亏虚，当治以益肾健脾。且患者术后出现善恐易惊，多梦，此乃神伤之表现。方中槲寄生、牛膝、熟地黄、酒萸肉、酒黄精、鹿角霜益肾固精；脾失健运，水谷难以化生精微滋养血脉，脉道失养导致痰浊、瘀血等病理产物的积聚，临证除胸痛、胸闷外，尚可见纳呆、肢体酸困、苔白腻等症，方中生薏苡仁、白豆蔻健脾祛湿，化痰浊；患者年过五十，肾气不足，夜尿频，佐以桑螵蛸固精止遗；现代药理研究，葛根总黄酮能扩张冠脉血管和脑血管，增加冠脉血流量和脑血流量，降低心肌耗氧量，增加氧供应；漏芦可减少白细胞在动脉壁的浸润，抑制平滑肌细胞增生，具有抗AS的作用。二诊患者胸闷憋气等症状明显改善，仍有善恐易惊，故谨守上方，加用养心安神药物合欢花。三诊，患者药后诸症平稳，前方加降香、丹参活血行气止痛，薤白通阳散结以稳定斑块，酌加醋鳖甲滋阴清热。现代药理研究，蒺藜总皂苷可提高机体内源性抗氧化能力、降低脂质氧化程度，对缺血再灌注心肌具有保护作用。随访患者2个月，症状平稳。

验案10　患者某，男，44岁，2017年10月11日初诊。

主诉：冠脉搭桥术后伴乏力1月余。

刻诊：患者2017年8月18日因心前区绞痛伴后背疼痛就诊于当地某医院，行冠脉造影检查示：冠脉三支病变，予“扩冠、抗凝”等治疗（具体不详），治疗后疼痛缓解，为求进一步治疗于某心血管病专科医院行“冠状动脉旁路移植术”（CABG），术后服用阿司匹林肠溶片100mg，Qd；硫酸氢氯吡格雷片75mg，Qd；阿托伐他汀钙片10mg，Qd。时觉乏力，前来就诊。现周身乏力，倦怠欲寐，无心前区及后背疼痛、无胸闷心慌等症，时有头晕头痛，常汗出。口干，纳可，食后腹部胀满，寐尚安，夜尿2次，二便调。舌淡红苔白腻，脉沉细。BP 108/86mmHg，HR 80次/分。

辅助检查：冠脉造影（2017-08-18）：左主干末端狭窄90%，前降支开口近段狭窄90%，可见血栓影，中段闭塞；回旋支开口近段狭窄80%，高位钝缘支发出后闭塞；右冠状动脉近段狭窄50%，近中段狭窄70%，中远段闭塞。

既往史：高血压病史10余年，血压最高达160/100mmHg。现服用缬沙坦片，血压控制达标。

过敏史：青霉素、头孢类药物过敏。

家族史：父母均有冠心病及高血压病史。

西医诊断：冠状动脉搭桥术后状态（稳定型心绞痛）；高血压病2级。

中医诊断：胸痹心痛（心阳不振，脾肾亏虚）。

处方： 槲寄生15g，牛膝20g，熟地黄15g，酒萸肉15g，薏苡仁30g，豆蔻20g，酒黄精30g，玄参30g，当归30g，连翘30g，炙甘草10g。28剂，水煎服，日1剂，早晚分服。

二诊：2017年11月8日。 患者服药后乏力症状缓解，活动后偶有心前区不适，休息后可缓解。无心慌头晕等症。口干不苦，纳可，胃脘部胀满，寐欠安，易醒。小便调，大便质黏，日一行。舌暗，苔淡白，脉沉弦。

处方： 柴胡6g，黄芩10g，法半夏10g，党参20g，茯苓20g，猪苓20g，炒白术15g，肉桂3g，泽泻30g，炙黄芪15g，当归15g，炙甘草6g。14剂，水煎服，日1剂，早晚分服。

西药： 艾司唑仑片1mg，Qn。

三诊：2017年11月22日。 患者服药后偶有心前区伴左肩不适。仍口干，纳可，食后胃脘胀满。寐欠安，易醒。二便调，矢气较前增多。舌紫黯，苔白腻，脉弦细。

辅助检查： 心脏彩超（2017-11-21）：心脏射血分数（EF）57%，CABG术后，二、三尖瓣轻度反流，左室舒张功能减低。

处方： 二诊方去黄芩、茯苓、猪苓、泽泻，肉桂易桂枝，加枳壳10g、白芍30g、薤白10g。再进14剂。

【按】 对于冠心病而言，冠状动脉造影不仅是诊断标准，亦是预后的重要预测指标，最简单、最广泛应用的分类方法为单支、双支、三支病变或左主干病变。CASS注册登记资料显示正常冠状动脉12年的存活率91%，单支病变74%，双支病变59%，三支病变50%，左主干病变预后不良。但血管重建可以降低死亡率。本案患者行造影检查结果示冠脉三支病变，十分危险，预后不良，故行CABG进行血运重建。西药干预方面，予双联抗血小板及降脂等常规疗法，意在稳定患者生命体征、降低风险及死亡率，加用中医药治疗以改善患者症状及生活质量，以求中西医两种理论、两套方案在同一位患者身上并行不悖，相得益彰。

胸痹病机为本虚标实，虚实夹杂，具体而言，发作期以标实为主，缓解期以本虚为主。本案中，患者已经现代医疗技术度过发作的危险期。手术为金刃之伤，也可损伤正气，且患者症以乏力为主，故当治病求本、扶正补虚。本病虽病位在心，但与五脏密切相关。心阳不振，与脾肾亏虚渊源亦深。肾藏精，为先天之本，脾为后天之本、气血生化之源，脾肾亏虚则心气不足、心血瘀阻，发为倦怠乏力、头晕汗出、舌苔白腻、脉象沉细等一派脾肾亏虚之证，当治以益肾健脾。故以槲寄生、牛膝强腰膝、壮筋骨；熟地黄、酒萸肉补肾气、固本元；薏苡仁、豆蔻健脾祛湿；《日华子本草》云“黄精补五劳七伤……益脾胃、润心肺”，可补益脾肾二脏，专治体倦乏力之症，加此一味，可与诸药共奏益肾健脾之效。

除中医传统补虚扶正理论外，中医的现代化应用亦在本案中有所体现：首诊方中合用治疗热毒脱疽的名方——四妙勇安汤，旨在清络脉之毒、化络脉之瘀、滋络脉之体。方中以连翘代金银花之清热解毒，功效更著；玄参泻火解毒，当归活血散瘀，甘草清解百毒、调和诸药。本方已有大量的现代药理研究验证其有拮抗炎症反应、抑制血栓形成、促进缺血区血管新生、稳定冠脉斑块的作用，用于本案达到稳定脉中斑块，预防疾病复发的作用，可谓攻补兼施、虚实兼顾。首诊已获显效，二诊三诊以小柴胡汤疏肝健脾，五苓散通阳利水以巩固疗效，根据患者就诊期间病情变化随证治之，如薤白通阳行气改善心前区不适，枳壳理气宽中以改善矢气等。

验案 11　患者某，男，48 岁，2017 年 5 月 27 日初诊。

主诉：胸痛间断发作 5 年余。

刻诊：患者 5 年前出现胸痛、胸闷，诊为冠心病，于右冠近段置入支架 1 枚，后因前降支近段闭塞及冠脉多处重度狭窄行 CABG 术，术后未规律服药。现患者胸痛每日发作，活动后症状加重，服硝酸甘油 1 片不能缓解，无背部疼痛，无咽部堵塞感，可平卧，夜间偶有憋醒，伴心慌气短，无头晕头痛，无口干苦，平素易怒，伴有焦虑恐惧感，纳可寐安，二便调，舌红，苔白，脉沉细。BP 125/80mmHg，HR 66 次 / 分。

辅助检查：冠脉造影示（2017-5-22）：冠脉三支病变（前降支 + 回旋支 + 右冠脉）：右冠近段支架开通良好，狭窄 0%；右后侧支狭窄 80%；前降支近端狭窄 100%；回旋支中段狭窄 50%；第一钝缘支狭窄 90%；桥血管乳内动脉 – 前降支远端，狭窄度 0%；桥血管 Radial graft– 右后降支中段，狭窄度 0%；桥血管大隐静脉 – 第一对角支中段，狭窄度 100%。

西医诊断：冠状动脉搭桥术后及支架植入后状态（UAP）。

中医诊断：胸痹心痛（痰瘀毒扰，血脉失和）。

治法：通脉泄浊，调和血脉。

处方：柴胡 6g，赤芍 30g，桂枝 10g，黄连 15g，薤白 15g，法半夏 5g，降香 10g，檀香 3g，党参 15g，鸡血藤 15g。28 剂，水煎服，日 1 剂，早晚分服。

西药：氟哌噻吨美利曲辛片，10.5mg，Qd。

二诊：2017年6月24日。常于每日活动后发生胸闷胸痛、心前区紧束感，无须服硝酸甘油即自行缓解，未诉其他不适，纳寐可，二便调，舌红，苔白腻，脉沉细。予初诊方减降香、党参、鸡血藤，加瓜蒌15g、厚朴6g、玉竹15g、丹参30g。28剂，服法同前。氟哌噻吨美利曲辛片服用同前。

三诊：2017年12月16日。心前区仍有紧束感，于活动后加重，伴双下肢乏力，双下肢水肿（+），夜间可平卧，未诉其他不适，舌暗淡苔白腻，脉沉细。

处方：炙黄芪15g，桂枝3g，白芍15g，白花蛇舌草30g，烫狗脊20g，巴戟天20g，仙茅20g，炙淫羊藿10g，党参20g，焦栀子30g，麦冬20g，浙贝母15g。28剂，水煎服，日1剂，早晚分服。

【按】冠状动脉旁路移植术（CABG）是治疗冠心病最有效的方法之一，静脉血管是桥血管的最常用选择之一，其中大隐静脉是静脉桥血管的首选。动脉搭桥损伤大，技术要求高，手术更难，但远期效果较大隐静脉好，适用于年轻病人。静脉桥血管再狭窄率亦较高，严重影响患者的预后和生存率。静脉桥血管再狭窄是多因素、多环节共同作用的结果，包括早期的内皮损伤、血栓形成、静脉桥血管的动脉化，中期的内膜增生以及晚期的粥样硬化及斑块破裂等。目前通过抑制炎症反应、调节血脂、稳定斑块等治疗可在一定程度上延缓部分患者静脉桥血管再狭窄的发展进程，但并不能预防再狭窄的发生，且一旦发生再狭窄，除放置支架或再次手术外，亦无有效的治疗方法。因此应在手术结束后继续进行抗血小板、降脂等处理，以预防、减缓再狭窄发生。

从本案来看，本病的形成与机体气血失调，津停液阻，聚湿成痰，痰瘀痹阻，瘀滞成毒，扰动心脉有关，因此治疗应采用理气活血解毒法，遵循“损其心者，调其营卫”及“治病必求于本”的原则，以桂枝汤为主方调和营卫，通脉养心，调畅气血；以赤芍易白芍使活血力度增强；佐以柴胡、檀香、降香、鸡血藤等理气活血之品，通络止痛；以半夏涤痰通络、黄连泻火解毒达通脉泄浊、调和血脉之功效。

二诊时患者仍感胸闷胸痛、心前区紧束感，故守上方，酌减理气之品；加入瓜蒌取小陷胸汤之意，以除膈上结热，涤胸膈痰热，开胸膈气结。《医方考》记载，黄连能泻胸中之热，半夏能散胸中之结，瓜蒌能下胸中之气。《古今名医方论》引程扶生：以半夏之辛散之，黄连之苦泻之，瓜蒌之苦润涤之，所以除热散结于胸中也，故合用小陷胸汤以治痰热互结而成的胸痹；瘀久化热，耗气伤阴，合用玉竹、丹参已取玉丹荣心丸之功效，以益气养阴、活血化瘀。

三诊时患者诉心前区仍有紧束感，伴双下肢乏力及水肿，胸痛症状明显缓解，冠心病形成之本乃脾肾阳虚。结合患者症状表现，考虑上焦胸阳不振，下焦阴寒偏盛上乘阳位，致痰瘀毒等搏结，阻塞气机，心脉痹阻而发心痛。《类证治裁·胸痹》言："夫诸阳受气于胸中，必胸次空旷……胸痹之脉，阳微阴弦，阳微知在上焦，阴弦则为心痛。"均说明"阳微"是本虚，是发病的基础；"阴弦"是结果，是发病的机制。《素问·藏气法时论》云："心病者，胸中痛，胁支满，胁下痛，膺背肩胛间痛，两臂内痛。"由于手少阴心经与手厥阴心包经经气流通不畅，血脉不通，不通则痛。这亦是对胸痹发作时部位特点的描述。胸痹病机总属本虚标实，本虚以阳气亏虚为主，标实以痰瘀多见。治宜掌握虚实，分清标本，根据虚实的主次，兼顾同治。黄芪桂枝五物汤方中黄芪合桂枝益气通阳；白芍养血和营；以二仙汤仙茅、淫羊藿合烫狗脊、巴戟天温补肾阳；以党参、栀子、白花蛇舌草、浙贝母扶正解毒化痰；麦冬清心养阴。诸药合用，共奏温经通阳、活血涤痰、行气止痛之功，使邪去正复而病自愈。

（二）活血解毒、和血畅脉法治疗冠心病6例

验案1　患者某，男，56岁，2017年4月29日初诊。

主诉： 心前区疼痛间断发作6年余。

刻诊： 患者于6年前过度劳累及情绪波动后出现心前区疼痛，随后于当地医院查冠脉造影示前降支近端闭塞，右冠状动脉中端狭窄95%，右冠状动脉1段近端狭窄75%，于右冠及前降支先后共植入3枚支架，术后不规律服用抗血小板药物。1年前再次因劳累诱发心前区疼痛，复行PCI术，于右冠再植入1枚支架，遂始规律服用阿司匹林肠溶片100mg，Qd；硫酸氢氯吡格雷片75mg，Qd；单硝酸异山梨酯片20mg，Tid；阿托伐他汀钙20mg，Qn。现症：活动或饱食可诱发心前区疼痛，并放射至咽部，无背部疼痛，间断心慌；神疲倦怠，周身乏力，腰部酸痛，脘腹痞满，口干口苦，双目干涩；纳可，寐安；夜尿2～3次，大便调；舌暗苔白，舌体胖大边有齿痕，脉沉弦，BP 110/60mmHg。

既往史： 高血压病史15年，血压控制达标。糖尿病病史10余年，血糖：空腹8mmol/L，餐后14mmol/L左右。

家族史： 父亲高血压病史，母亲肺心病病史。

个人史： 吸烟、饮酒史20年，已戒6年。

西医诊断： 冠状动脉支架植入后状态（稳定型心绞痛）；2型糖尿病；高血压病3级。

中医诊断：胸痹心痛（脾肾亏虚）。

治法：滋补肝肾，行气活血。

处方：柴胡6g，白芍15g，鹿衔草10g，黄连5g，法半夏5g，三七3g（冲服），浙贝母10g，僵蚕10g，蝉蜕6g，玉竹15g，降香10g。28剂，水煎服，日1剂，早晚分服。

成药：补肾抗衰片6片，Bid；二甲双胍片500mg，Qn。

二诊：2017年5月27日。服药后心前区不适缓解，每周发作3～4次，持续2～3min，劳累后可诱发，夜间可平卧，仍有口干口苦，双目干涩，时倦怠，偶有心慌头晕；舌暗红苔白腻，舌体胖大边有齿痕，脉沉弦。BP 130/70mmHg。现空腹血糖控制在7mmol/L左右，餐后2小时血糖控制在12mol/L左右。予初诊方去鹿衔草、三七、浙贝母、僵蚕、蝉蜕，胡黄连增至10g，加丹参、炒栀子各15g，桑叶、荷叶各10g，继服28剂。

成药服用同前。

三诊：2017年6月28日。患者现心前区不适每周发作1次，持续数秒至1min，劳累及饭后有胸闷感，偶有背部隐痛；情绪激动时心慌伴汗出，仍有口干口苦；大便溏，1～3次/日；舌暗红，苔薄白，舌体胖大，边有齿痕，脉沉细。BP 130/90mmHg。现血糖控制达标。

处方：党参30g，玉竹20g，延胡索20g，蒲黄10g，黄连20g，法半夏6g，瓜蒌15g，薤白10g，柴胡6g，桂枝3g，五灵脂10g。14剂，水煎服，日1剂，早晚分服。

成药服用同前。

【按】本案冠心病患者发现冠心病6年，先于冠脉植入了3枚支架，支架植入术后症状虽有缓解，CAS仍在进展，加之患者术后未规律服用抗血小板及稳定斑块药物，导致冠心病再次进展，再次植入支架。4枚支架植入后，仍存在临床症状，提示冠状动脉粥样硬化仍处于进展状态。予畅脉稳斑汤进行加减，留其疏肝柔肝之功，去桂枝、加玉竹，以滋肝阴，加三七以活血祛瘀；又《古今医鉴·心痛》曰“心痹痛者，……素有顽痰死血”，现代医学研究也发现，冠心病中医辨证属痰浊者与脂质代谢紊乱关系相当密切，高脂血症和高凝状态可能反映胸痹中的“痰浊”，而“痰浊黏凝”则被认为是胸痹反复发作的重要因素。所以，虽然本案中患者只表现为舌体胖大有齿痕等脾虚之象，湿象不重，但仍加以贝母配伍半夏化痰去湿；患者因腰部酸痛故以鹿衔草补肝肾强筋骨，且祛风除湿；同时又予以僵蚕、蝉蜕化湿升清。肾为五脏阴阳之本，心本乎肾，心气又归于肾阳，肾阴肾阳亦是心阴心阳化生的基础，其虚衰和失调是冠心病发展变化的重要病理基础，故予补肾抗衰片益肾健脾以治本，软坚散结以祛痰瘀坚结。加之患者血糖控制情况不佳，不稳定或过高的血糖水平会增加斑块破裂风险及增快AS进程，故给予西药二甲双胍加生活方式干预以调理血糖。

二诊时，患者心前区不适症状改善，腰部酸痛症状消失，故初诊方去鹿衔草、三七、贝母、麸炒僵蚕、蝉蜕，改加丹参活血祛瘀兼除烦安神；又因患者口干口苦，双目干涩，故加桑叶、荷叶以清肝，尚有清脂降浊之效。

三诊时，患者心前区疼痛症状明显改善，从每周3～4次的发病率降到了每周1次，持续时间有所减少，但患者出现了便溏的症状，故改畅脉稳斑汤为方气阴双宁汤，留其理气宽胸之功，加延胡索助其行气止痛以巩固疗效，去沙参、麦冬、降香、栀子，加党参补脾气以利水湿；又因患者舌质暗，仍有血瘀之症，故加蒲黄、五灵脂以活血祛瘀，加桂枝佐以助阳。且继续服用二甲双胍控制血糖、服补肾抗衰片巩固治疗。

验案2　患者某，男，34岁，2017年4月19日初诊。

主诉：胸痛、胸闷间断发作17天。

刻诊：患者于2017年4月2日因劳累后出现胸痛间作，未予诊治。于2017年4月9日症状加重，持续6小时未能缓解，于某综合三甲医院查心电图示：窦性心律，Ⅱ、Ⅲ、AVF导联可见病理性Q波，考虑既往心肌梗死。随后查冠脉造影示：左主干狭窄30%，前降支近端狭窄50%，以远端闭塞，远端接受自身侧支供血，回旋支远端狭窄50%，右冠状动脉中段分出锐缘支后完全闭塞，远端接收左冠侧支供血。患者拒绝行支架植入治疗，口服瑞舒伐他汀钙片10mg，Qd；硫酸氢氯吡格雷片75mg，Qd；阿司匹林肠溶片100mg，Qd。现胸痛、胸闷间断发作，伴心慌气短，服硝酸甘油不能立即缓解，咽部异物感，腰酸，劳累后双膝疼痛，口微干苦，纳可，偶有反酸，寐安，二便调，舌红苔黄腻，脉弦。BP 127/94mmHg，HR 78次/分。

既往史：高血压病史2年，最高达200/110mmHg，未服药，控制情况不理想；高脂血症2年；脂肪肝4年。

家族史：父亲冠心病、高血压病史。

个人史：吸烟史20年，1日40支；偶饮酒。

西医诊断：冠心病（UAP）；高血压病3级。

中医诊断：胸痹心痛（痰瘀毒扰，血脉失和）。

治法：通脉泄浊，调和血脉。

处方：柴胡 6g，桂枝 3g，白芍 15g，黄连 20g，当归 30g，法半夏 5g，皂角刺 10g，僵蚕 6g，蝉蜕 6g，连翘 30g，玄参 30g。20 剂，水煎服，日 1 剂，早晚分服。

西药继服。

二诊：2017 年 5 月 9 日。胸痛胸闷发作次数较前减少，饱餐及活动劳累后可诱发胸闷憋、胸痛，伴左肩部、左上肢疼痛。服用硝酸甘油 1 片后 1 ~ 2min 可缓解。纳尚可，寐安，小便调，大便溏，舌红苔白，脉沉细。BP 135/94mmHg，HR 88 次 / 分。予初诊方去法半夏、皂角刺、僵蚕、蝉蜕，加炒白术 15g、降香 10g、延胡索 20g、丹参 30g、炙甘草 6g。28 剂，煎服法同前。西药同前。

三诊：2017 年 7 月 26 日。患者近 2 个月病情平稳，每于饱餐及情绪激动时诱发不适，休息或服硝酸甘油 1 ~ 2min 可缓解。近日胃胀反酸，伴隐痛，性情急躁易怒，无口干苦，腰酸，纳可寐安，二便调，舌红苔白腻，脉沉细。BP 146/85mmHg。

处方：北沙参 30g，玉竹 20g，麦冬 15g，降香 10g，黄连 10g，清半夏 10g，瓜蒌 15g，薤白 10g，柴胡 6g，栀子 30g，连翘 15g，山慈菇 10g。14 剂，水煎服，日 1 剂，早晚分服。

鉴于患者病情趋于平稳，各项检查达标，故予制蜜丸：党参 15g，玉竹 20g，牡丹皮 20g，降香 6g，黄连 10g，清半夏 10g，虎杖 30g，栀子 30g，连翘 15g，山慈菇 6g，白花蛇舌草 30g，漏芦 6g。7 剂，加蜂蜜 500g，制蜜丸，9g/ 丸，早晚各 1 丸。

【按】冠心病心绞痛是冠状动脉血管发生 AS 病变而引起血管腔狭窄或阻塞，造成心肌缺血，临床以胸痛为主要表现的 UAP，是介于劳累性稳定型心绞痛与 AMI 和猝死之间的临床表现，其特征是心绞痛症状进行性增加，新发作的休息或夜间性心绞痛或出现心绞痛持续时间延长。

本病的形成与机体气血失调，痰瘀痹阻，瘀滞成毒，扰动心脉有关，遵循“损其心者，调其营卫”及“治病必求于本”的原则，以柴胡桂枝汤为主方调和营卫，通脉养心，调畅气血；柴胡疏肝理气，合半夏、皂角刺涤痰通络；加入当归、连翘、玄参，取四妙勇安汤之意，具有清热解毒之功，共奏调和血脉、涤痰化瘀通络之效；胸中邪气痹阻日久，易化热生火，故用僵蚕、蝉蜕二药升浮宣透，透达郁热。

二诊时，患者胸闷症状好转，仍有大便溏之脾虚现象，故守上方，酌减化痰之药，加炒白术以健脾，且脾为生痰之源，脾气健，则水运；同时佐以活血通络之品丹参，一味丹参，功同四物，以养血活血；加入延胡索以加强理气止痛之效。

三诊时，时值夏季，暑湿壅盛，耗气伤阴，调方以沙参麦冬汤中沙参、玉竹、麦冬甘寒生津，益气养阴，合用小陷胸汤以除膈上结热，涤胸膈痰热，开胸膈气结。佐以柴胡、降香、栀子、山慈菇理气活血，清热解毒之品及薤白宣通胸阳以治病必求于本。患者目前病情较平稳，故在汤药的基础上，谨守病机，酌情加减，制以蜜丸巩固疗效。

验案3　患者某，女，63岁，2016年8月17日初诊。

主诉：间断胸闷、憋气6年余。

刻诊：患者6年前无明显诱因出现胸闷憋气，自行服用速效救心丸10粒，休息后缓解。后间断出现上述症状，4年前于某心血管病专科医院查心脏造影示：冠脉单支病变，累及中间支（开口局限狭窄70%），诊断为“冠心病”，始规律口服阿司匹林100mg，Qd，自觉症状未见明显好转。半月前，患者因情绪激动出现憋气伴左肩后背闷痛伴心慌，随后每活动后可诱发心前区疼痛。平素易口苦，胃脘部偶有不适伴反酸、呃逆。纳可，寐欠佳，入睡困难，多梦，大便不成形，小便正常。舌红苔黄腻，脉弦细。BP 133/92mmHg，HR 71次/分。

既往史：高血压病史10余年，现血压控制在130 ~ 140/80 ~ 100mmHg。

个人史：否认吸烟饮酒史。

家族史：否认家族遗传病史。

月经史：已绝经。

辅助检查：冠状动脉造影（2012-3-16）：冠脉单支病变，累及中间支（开口局限狭窄70%）。

西医诊断：冠心病（稳定型心绞痛）；高血压病1级。

中医诊断：胸痹心痛（痰瘀阻络，营卫失和）。

治法：疏肝理气，涤痰化瘀。

处方：柴胡6g，白芍30g，桂枝3g，黄连6g，檀香3g，法半夏5g，僵蚕10g，三七3g（冲服），蝉蜕6g，砂仁6g。28剂，水煎服，日1剂，早晚分服。

二诊：2016年9月14日。患者服药后仍有胸闷伴左肩背部及左腋下闷痛，情绪激动及劳累后加重。气短，善太息。行走500米即出现胸闷痛，稍事休息可缓解。口干苦。纳少、反酸畏寒，寐尚可、大便1 ~ 2日一行，不成形，小便可。舌红绛，苔腻，脉弦细。患者症状较前稍有缓解，继续守前法。予初诊方去僵蚕、三七、蝉蜕，易法半夏为清半夏10g，加薤白10g，白豆蔻20g，焦山楂30g，丹参30g，莲子心6g。28剂，煎服法同前。

三诊：2016 年 10 月 12 日。患者诸症好转。仍偶有胸闷、憋气，近 1 个月胸痛发作 2 次，劳累及情绪激动后易诱发，稍事休息后可缓解。上楼 3 层未出现不适。纳可，胃胀满，寐安，二便调。舌暗，苔厚腻，脉弦细。予二诊方去白芍、薤白、白豆蔻、丹参、莲子心，加黄芩 6g，降香 10g，紫苏梗 10g，佩兰 10g。14 剂，煎服法同前。

鉴于患者病情趋于平稳，各项检查达标，故予制蜜丸：柴胡 6g，白芍 15g，桂枝 3g，黄连 6g，降香 10g，清半夏 6g，砂仁 6g，酒黄精 30g，焦山楂 30g，丹参 30g，石斛 20g，莲子心 6g。7 剂，加蜜 500g，制蜜丸，9g/ 丸，早晚各 1 丸。

【按】纵观本案，患者病为胸痹。早在《难经·十四难》有云："损其心者，调其营卫"。营卫气血周流不息是维持机体脉络结构与功能正常的先决条件，血液的生成和运行以及脉道的通利与否，皆有赖于营卫是否和谐。《灵枢·痈疽》曰："营卫稽留于经脉之中，则血泣而不行，不行则卫气从之而不通"。若营卫运行失度，卫气郁而不舒，营气涩而不行，则津液不得气化，聚而成痰，痰瘀互结，脉络受阻，"营气不通则血归之"即发胸痹心痛。张景岳云："凡情志之属，惟心所统，心为五脏六腑之大主，总统魂、魄、意、志，因此忧动于心则肺应……怒动于心则肝应。"随着现代生活节奏的加快，今人之胸闷痛，与精神心理因素具有显著相关性，或以情志刺激为先导。正如本案患者的胸痹不适与情志因素密切相关。故本案治疗胸痹之证，应跳出传统治法的禁锢，必以疏肝理气、调和营卫为要，同时加用活血、祛痰之品。综上所思，初诊患者以畅脉稳斑汤为主方治疗，方中柴胡剂疏肝理气，行气解郁，同时气调有利于津血的运行，以祛脉中痰瘀之邪。桂枝调和营卫，助壅遏之卫阳得以宣通，其辛温发散之性，通阳化气而利血行；再辅以白芍养阴收敛，充养血脉，二者合用，发散、收敛互为起讫，如环无端，使血脉和利，濡养有序。同时加用檀香、蝉蜕以调理气机，半夏、僵蚕祛痰散结，三七活血化瘀，共助全方通行血脉以治胸痹心痛之症。考虑患者大便不成形，为脾虚有湿，故加砂仁健脾化湿。

二诊时考虑患者服药后症状控制尚可，故以初诊方加减治疗，丹参易三七，继以活血化瘀以通脉，加用薤白通胸中之阳以散结；患者纳食欠佳，大便仍不成形，苔腻，考虑脾失健运，湿浊内阻，故予白豆蔻、砂仁健脾祛湿，同时莲子心具有安神之效，佐以焦山楂健脾开胃。

三诊时患者诸症明显好转，故继以二诊方畅脉稳斑汤加减，佐以理气、化痰、健脾祛湿之品。同时考虑患者症状平稳，相关检查达标，故继以丸剂治疗，丸者缓也，以增药效。久病体虚，同时患者年过半百，肾精渐亏，故全方加用黄精、石斛滋补肝肾之阴。

验案 4　患者某，男，54 岁，2015 年 12 月 12 日初诊。

主诉：间断心前区疼痛不适 4 年余，加重 8 个月。

刻诊：患者 4 年前无明显诱因出现间断性心前区隐痛，伴气短、微汗，休息 3 ~ 5min 可自行缓解，未系统诊治，偶查心电图提示：窦性心律，无特异性 ST-T 段改变。就诊前 8 个月因工作劳累，症状发作频繁，必以硝酸甘油、速效救心丸等药含服 5 ~ 8min 方可缓解，遂于当地某医院查冠脉造影示：左前降支近端狭窄 90%，右冠脉近段狭窄 30%；心肌酶谱、肌钙蛋白无异常。诊断为冠心病 - 单支病变，即行左前降支依维莫司洗脱支架植入术，术程顺利，造影示支架贴壁良好，远端血流 TIMI 3 级。自 2 个月前，患者自觉心前区不适再作，每周发作 2 ~ 3 次，部位不定，伴头皮发麻、烦躁、情绪紧张、欲排便感，服用地尔硫卓缓释片、单硝酸异山梨酯缓释片等药无法缓解，需立即停止工作，寻一安静居所休息数小时方缓解，严重影响日常生活。遂又复查冠脉造影，结果显示：左前降支支架通畅，支架附近未见新发斑块、狭窄，右冠脉近段狭窄 35%。患者屡被告知手术成功，暂无后顾之忧。然其常独自苦闷，整日忧思，自觉心前区不适，莫可名状。刻下症见：患者神清，情绪低落，善太息，心前区不适隐隐，心悸偶作，纳谷不馨，入睡困难，多梦易醒，舌淡红，苔白厚，脉弦细。

西医诊断：冠状动脉支架植入后状态（UAP）

中医诊断：胸痹心痛（枢机不运，营卫失和，神心分离）。

治则：运转枢机，畅卫和营，调神宁心。

处方：柴胡 12g，白芍 30g，桂枝 6g，黄连 20g，檀香 6g，法半夏 5g，三七 3g（冲），姜黄 20g，僵蚕 10g，蝉蜕 6g，郁金 20g，薤白 20g。7 剂，水煎服，日 1 剂，早晚分服。

西药：硫酸氢氯吡格雷片 75mg，Qd；阿司匹林肠溶片 100mg，Qd；瑞舒伐他汀钙片 20mg，Qd。停用盐酸地尔硫卓片、谷维素、单硝酸异山梨酯缓释片。

二诊：2015 年 12 月 19 日。患者诉劳累、情绪波动时易出现心慌（心率可至 100 次 / 分），血压短暂性升高和阵发性头皮发麻、烘热，心前区不适程度减轻，烦躁、恐惧感较前缓解，夜寐仍差，多梦易醒，纳可，二便调，舌红，苔白腻，脉弦细。结合患者病史及初诊疗效，判定其“双心（‘君主之心’累及‘神明之心’）共病”病机明确。延续初诊思路，以调气、畅卫、开郁、宁神为治则，酌加连翘、白花蛇舌草等清热解毒之品以消卫气郁遏熏灼之“毒”。故初诊方去檀香、三七、郁金、薤白，黄连减为10g，加党参30g、连翘30g、白花蛇舌草30g。再服14剂。

三诊：2016年1月4日。患者诉近2周内心前区隐痛、心慌症状未作，情绪较前平和，偶有反酸、口苦、咯吐黄痰，纳可，寐欠佳，二便调，舌红苔白，脉弦细。鉴于患者经治后诸症改善，确知上述辨证用药准确，酌新发之症，对上方进行适当调整，去僵蚕、蝉蜕、连翘、蛇舌草之属，予黄芩10g、郁金15g、吴茱萸3g，仍取小柴胡汤疏肝抑木、畅达枢机之用，合左金连、萸泻热降逆之功。再进28剂。

嘱患者自行调适心情，药后若无明显不适，可暂不复诊。

【按】患者中老年男性，无糖尿病、高血压等合并病，因冠心病介入术后复发性心绞痛就诊，复查血管造影示单支狭窄处植入支架通畅，余部位未见明显新发斑块，理应达到冠脉血流动力学的临床痊愈，然事实并非如此。

患者术后反复出现心前区不适，伴短暂性血压升高、心率加快、头皮发麻等类交感神经兴奋样症状，且服用硝酸甘油等速效扩冠药物不能获效，可知此胸痹病机已不同于术前，符合现代“双心疾病”特征。冠脉介入术虽解除了容量血管的慢性解剖学狭窄，然长期血脉壅塞相关的后遗效应，诸如络气郁滞、络脉留毒、络道瘀闭等微观损伤并未得到同步恢复，心病及神、元神失控可能是导致目前诸多感觉障碍相关性表现的症结所在。络乃营卫气血交汇之所，神气瞬息调控之基，络病则营卫病、气血病，而致神无所附，神机游弋。神必以阳气有序的气化为根本，正如《内经》所云：“阳气者，精则养神”，营卫之气各循其道、畅通无滞是血脉有神的核心体现。反之，因脏腑衰败、情志失调，致营卫化源失常，清浊相干，浊卫入脉，内伐营气，熏津化腐或卫阳壅遏，化生火毒，灼伤络道，进而形成类似微血管炎症、微血管物质交换受阻的微观病理征象。结合现代病生理知识，脉外卫气的功能实则体现了大脑中枢通过神经-内分泌-免疫网络对血管舒缩、血液运行的精细化调控。虽通过物理或常规活血、化痰之法使郁结之邪暂得清除，然卫气壅遏之火毒仍难以疏解，神经网络的失稳状态仍难以恢复，如此悍气叨扰，则血失清净，神机游弋。营行脉中，卫行脉外，营周不休，各司其职，相应而不得相犯，犯则为病，或病“血”，或病“脉”，或病及“神”。至此，本案症结已明，主病在“神”，又与“营卫（重‘卫’）”、“气血（重‘气’）”关联难分，故投之以柴胡桂枝汤，取小柴胡汤运转枢机，转斡阳气，燮理开阖，使气之升降出入各行其是，而无郁、瘀之虞；更取桂枝汤和调营卫气血，使荣气顺脉，卫气伴行，清浊不干，各循其道，而无瘀、毒之患。古方今用，解脉中卫阳之壅滞，复营阴之精纯，酌加连翘、蛇舌草等清热解毒之品，旨在消除壅滞已成之毒、已化之腐。升降散一方，升降并用，亦取其祛除壅塞，展布气机之用。故本案之治，一言以蔽之，以“通阳、达卫”之法获“双心”并治之效。

验案 5　患者某，男，52 岁，2016 年 9 月 21 日初诊。

主诉：间断胸闷、胸痛 4 年余。

刻诊：患者 4 年前无明显诱因间断出现胸闷、憋气，未与系统诊治。1 年前患者无明显诱因出现前胸疼痛，于当地医院急诊，行冠脉造影提示：前降支闭塞，植入支架 2 枚，并予抗凝、降脂等治疗 2 周后好转出院，出院后未规律用药。现出现活动后胸闷、憋气，心前区不适，无胸痛，偶有后背及左侧上肢胀痛不适，汗出，偶有头晕头痛。纳寐可，二便调，舌暗红，苔白腻，脉沉细。

辅助检查：心脏彩色多普勒（2016–1–25）：左房扩大；节段性室壁运动异常；左室舒张功能减低。

既往史：高血压 4 年余，最高达 180/90mmHg，目前控制在 120/70mmHg。痛风病史 3 年余。

个人史：吸烟史 20 余年，已戒 10 年。

家族史：父母均有冠心病病史。

西医诊断：冠状动脉支架植入后状态（稳定型心绞痛）；高血压病 2 级。

中医诊断：胸痹心痛（痰瘀痹阻，营卫失和）。

治法：通脉泄浊，调和营卫。

处方：桂枝 3g，黄连 6g，柴胡 6g，法半夏 6g，麸炒枳壳 6g，檀香 3g，僵蚕 6g，蝉蜕 6g，瓜蒌 10g，三七粉 3g（冲服）。28 剂，水煎服，日 1 剂，早晚分服。

二诊：2016 年 10 月 19 日。头晕好转，仍气喘短气，偶有胸闷及背部沉重，可行走 1000 米而不发生胸闷心慌，爬楼梯至 3 楼时偶有气喘，无胸痛，偶有颈肩不适。自觉喉中有痰，色白易咯出。口苦，无口干，耳鸣，易怒，纳寐可，二便调。舌暗红，苔黄腻，脉弦细。初诊方去法半夏、枳壳，黄连增至 6g，桂枝增至 6g，加白芍 30g、砂仁 6g、化橘红 10g、党参 20g、佩兰 10g。28 剂，煎服法同前。

三诊：2016 年 12 月 24 日。患者诉未再发明显胸闷、胸痛，唯上 3 楼时偶有气喘，短气。仍头晕耳鸣，口苦，纳寐可，二便调，舌红，苔白腻，脉弦细。二诊方去檀香、砂仁、橘红、三七粉、党参、佩兰，加法半夏 5g，薤白 15g，粉葛 20g，姜黄 20g，蚕砂 10g。14 剂，煎服法同前。

【按】唐宗海《血证论》云："心为火脏，烛照事物，故司神明，神有名而无物，即心中之火气也。然此气非虚悬无着，切而指之，乃心中一点血液，湛然朗润。"且心含君火，心主血，可见心之一脏，与阳气、血液关系甚密。再者脾胃为后天之本，气血生化之源，饮食水谷入胃，须脾胃健旺，方能化生精微，上奉于心，变化而赤，"是谓血"；精微与呼吸之清气相合，生成宗气，亦称"大气"，布于胸中，贯心脉而司呼吸，是心中阳气之根源。心气、心血皆由中土化生，脾不健运，痰浊内生，浊邪客清，脉道不利，发生本病。

本案患者支架术后，心损络伤，营卫气血失于调畅，加之患者年逾五十，脾失健运，痰浊内生，痹阻心脉，且阴血阳气渐衰，营血不足，心失所养，"不荣则痛"，卫气失于温煦，寒邪易侵，气化不利，故辨证为痰瘀痹阻、营卫失和之证。根据"损其心者，调其营卫"，"治病必求于本"的原则，方选桂枝汤合升降散、小陷胸汤加减。以桂枝汤为主方调和营卫，通脉养心，调畅气血，《神农本草经》记载"牡桂，味辛温，主上气逆，结气喉痹，吐吸，利关节，补中益气"，可见桂枝具有温通经脉，助阳化气，平冲降气之功。明代王纶《明医杂著》云："肝气通则心气和，肝气滞则心气乏"，方中柴胡可疏肝解郁，调畅气机。枳壳、法半夏、瓜蒌化痰宽胸，黄连清热泻火，檀香行气活血，通络止痛，三七活血而不峻，化瘀而不伤正，佐以升降散调达胸中气机，具有升降出入，去宛陈莝，疏其气血等治则内涵，待气血畅达，营卫调和，浊邪不生，则胸痹自除，另患者支架术后，本师门认为支架为"伏邪"，邪结胸中，寒热错杂，故合小陷胸汤辛开苦降以图之。二诊病机不变，仍守上方，患者仍气喘短气，故加大桂枝用量，以期平冲降气，加白芍 30g，二者配伍可增调和气血阴阳之功，酌加党参、砂仁、佩兰，以增健脾益气、化湿行气之效，并佐以橘红化痰而不伤阴，患者又诉急躁易怒，白芍可柔肝敛阴。三诊患者胸闷、短气症状好转，病情平稳，故仍守上方，继以通脉泄浊、调和营卫之法治疗，去党参以免中焦气机壅滞，反碍化痰活血，加瓜蒌、粉葛以期通阳泄浊、宽胸理气，蚕砂化湿和胃。患者目前病情较平稳，故在汤药的基础上，谨守病机，酌情加减，制以蜜丸巩固疗效。

验案 6　患者某，女，62 岁，2017 年 9 月 20 日初诊。

主诉：胸闷间作 20 余年，加重 2 个月。

刻诊：患者胸闷间作 20 余年，未予重视，未系统诊疗。2017 年 7 月 24 日胸闷症状加重伴胸痛及背部走窜痛，前往某三甲医院诊断为冠心病，予口服阿司匹林 100mg，Qd；辛伐他汀片 20mg，Qd；琥珀酸美托洛尔 23.75mg，Qd；戊四硝酯 10mg，Tid；曲美他嗪 20mg，Tid；甲钴胺 500mg，Tid。症状未见明显好转。现胸闷、憋气、咽部堵塞感、心前区及背部走窜痛每日间作，夜可平卧，无夜间憋醒，乏力，平素易怒，口干口苦，纳少，寐尚可，小便调，大便偏干，舌红苔白厚腻，脉沉细。BP 115/78mmHg，HR 86 次 / 分。

既往史：糖尿病 17 年，现注射胰岛素、口服降糖药，空腹血糖控制于约 8mmol/L。

辅助检查：冠脉造影（2017–7–25）：LM 未见明显异常，LAD 近段 40% 局限性狭窄，中段 50% ~ 60% 弥漫性狭窄，LCX 中段 50% ~ 60% 阶段性狭窄，RCA 近中段 40% ~ 60% 弥漫性狭窄。

心电图（2017–7–24）：窦性心律，V1 ~ V3 导联 T 波倒置，V4 ~ V5 导联 T 波低平。

西医诊断：冠心病（稳定型心绞痛）；2 型糖尿病。

中医诊断：胸痹心痛（毒瘀阻络）。

治法：活血解毒。

处方：柴胡 6g，赤芍 15g，桂枝 3g，黄连 10g，檀香 3g，法半夏 5g，三七 6g，黄芩 20g，栀子 15g，降香 10g。10 剂，水煎服，日 1 剂，早晚分服。

西药继服。

二诊：2017 年 9 月 30 日。服药后，胸闷、胸痛、左侧背部沉重感发作频率及程度较前好转。予初诊方去檀香、黄芩，加僵蚕 6g、蝉蜕 6g、延胡索 20g、郁李仁 20g。继服 28 剂。

三诊：2017 年 10 月 28 日。患者诸症减轻且平稳，偶有胸闷、心前区不适等症，自行停服西药阿司匹林、甲钴胺、曲美他嗪、戊四硝酯，余西药继续服用。予二诊方去僵蚕、蝉蜕、赤芍，加丹参 30g，继服 28 剂。

【按】本例患者就诊前经冠脉造影证实为冠脉三支病变，诊断为慢性稳定型心绞痛，根据《2010ICSI 稳定型冠心病诊治指南》，患者使用扩冠、抗血小板聚集、降脂、β 受体阻滞剂、营养心肌等西药为常规改善症状及预后的药物。三诊时患者在服用中药的基础上仅服用降脂药、β 受体阻滞剂、降糖药，症状得到改善，病情平稳，生活质量得到了提高，实属祖国医学之功效。

现代不良的生活习惯及来自各方面压力，易使患者机体气机郁滞，日久痰瘀互生，“痰挟瘀血，逐成窠囊”，多数现代中医研究表明，CAS的主要病理变化为痰浊瘀毒积聚脉道而成，演变为毒瘀阻络进而加重气机的失调，使心体失养，出现胸闷、憋气，甚者疼痛等症。我们前期研究表明，畅脉稳斑汤组分干预AS兔实验模型易损斑块，具有不同程度的抑制斑块内炎症反应、促进斑块稳定、改善血液循环的作用，证明“斑块易损-炎症-瘀毒”的相应关系。毒瘀初在血脉，应消除结聚，调畅气机，以利脉道，临床将活血解毒法用于疾病进展的标实阶段，可早期治疗，防微杜渐。本案患者平素易怒，七情易郁，尤以肝郁为重，气机失于调达则气血津液代谢受阻，日久则化生痰瘀，痰瘀胶结成毒瘀阻滞于脉络，则进一步影响气机运行，故有胸闷、憋气、咽部堵塞感、心前区不适等症状，口干口苦、大便偏干可知热毒伤阴，舌红苔白厚腻，脉沉细亦为佐证。故以活血解毒为治法，同时注重气机的调畅，以小剂量柴胡疏肝调气，檀香、降香行气又可化瘀，和三七、赤芍、半夏加大祛痰瘀散结通络之力，小剂量桂枝助气化且温通血脉，黄连、栀子、黄芩清热解毒。患者诸症好转，故二诊、三诊谨守病机，在原方的基础上略做加减，以期稳定病情。

（三）益气养阴、通阳散结法治疗冠心病7例

验案1　患者某，男，54岁，2017年12月16日初诊。

主诉：胸闷间作1年余。

刻诊：患者2016年无明显诱因间断出现胸闷、心前区发紧感，未予重视及诊疗。2017年5月自觉症状加重，查冠脉CTA诊断为冠心病。遂始口服阿司匹林肠溶片100mg，Qd；琥珀酸美托洛尔47.5mg，Qd；阿托伐他汀钙片20mg，Qod，症状无明显缓解。为求进一步诊疗，就诊我科门诊，现近半月胸闷、心前区不适感每日均有发生，服速效救心丸可缓解，日常活动不受限，快走时可诱发心前区不适，口干口苦，纳可，入睡困难，大便干结，舌红苔白腻，脉沉弦。BP 123/78 mmHg，HR 84次/分。

辅助检查：冠脉CTA（2017-5）：LAD中段见混合斑块，管腔重度狭窄；LM、RCA及LCX未见明显狭窄。

血生化（2017-11-18）：TC 3.6mmol/L，LDL-C 2.13 mmol/L。

西医诊断：冠心病（稳定型心绞痛）。

中医诊断：胸痹心痛（营卫失和）。

治法：调和营卫。

处方：党参 15g，玉竹 20g，桂枝 3g，白芍 15g，黄连 10g，法半夏 6g，葛根 20g，酸枣仁 15g，柴胡 10g，栀子 15g，白花蛇舌草 15g，佛手花 10g。28 剂，水煎服，日 1 剂，早晚分服。

西药继服。

二诊：2018 年 1 月 13 日。服药后前症减轻，现偶有心前区不适，休息后缓解，口干口苦，纳可，入睡困难，大便干，小便调，舌红，苔薄白，脉沉细。

处方：槲寄生 15g，玉竹 20g，桂枝 3g，白芍 30g，黄连 6g，瓜蒌 15g，酸枣仁 15g，北沙参 30g，栀子 20g，浙贝母 15g，炙甘草 6g。14 剂，水煎服，日 1 剂，早晚分服。

三诊：2018 年 1 月 31 日。近半月胸闷、心前区不适发作次数减少，程度减轻。现腰痛，疲乏，睡眠差，入睡困难。二便调，舌红苔薄白，脉沉细。

处方：槲寄生 15g，玉竹 20g，瓜蒌 10g，合欢花 10g，栀子 30g，浙贝母 15g，炒僵蚕 6g，蝉蜕 6g，降香 6g，延胡索 15g，佩兰 10g，莲子心 6g。28 剂，水煎服，日 1 剂，早晚分服。

西药：艾司唑仑片 1mg，Qn；余药继服。

四诊：2018 年 3 月 3 日。病情控制平稳，劳累或紧张后偶有心前区不适，服艾司唑仑片后可入睡，二便调，舌红苔白，脉沉细。

处方：炙黄芪 15g，桂枝 6g，白芍 20g，玄参 30g，清半夏 10g，酸枣仁 10g，合欢花 10g，黄连片 6g，莲子心 10g，浙贝母 15g，皂角刺 10g，佩兰 10g。28 剂，水煎服，日 1 剂，早晚分服。

西药同前。

五诊、六诊：均以黄芪桂枝五物汤合软坚散结、养心安神之品加减。患者诸证症状好转，病情较为平稳，为巩固疗效以上方加减制以蜜丸，以缓治也。查尿常规、尿酶四项、肾功能未见异常，提示患者服药半年余未见肾功能损害。

【按】纵观本案，除三诊处方外其余均有桂枝汤的应用，《难经》云："损其心者，调其营卫"，营卫失和，气血失于调达，致使胸部气机不畅而出现胸闷、心前区不适等症状。仲景认为上焦阳气亏虚，下焦阴寒上乘阳位，致痰浊、瘀血等阻塞气机，使心脉痹阻而致胸痹心痛。本例患者除了具有胸阳不振之外，尚有郁热阴伤，实属寒热错杂之症。《金匮要略心典》言"桂枝汤，外证得之，为解肌和营卫，内证得之，为化气和阴阳"，桂枝辛温通阳，为治疗心阳不振之要药，《汤液本草》载桂枝"辛热散经寒，引导阳气”。《神农本草本经》述白芍云“除血痹，止痛”。桂枝、白芍相伍使心阳得通，营血得行，营卫调和而止痹痛。

初诊患者除了具有胸闷、心前区不适之外，尚有口干口苦及舌红，脉沉弦，可知除有营卫失和外，尚存在少阳枢机不利，肝胆疏泄失司，郁而化火，阴液暗耗而致口干苦、大便干，热扰心神而出现夜寐欠安等症状，治以桂枝汤即桂枝、白芍相伍调和营卫，畅气调血而益其心；小柴胡汤和解少阳，黄连易黄芩，加栀子、白花蛇舌草以加强清肝胆热之效，玉竹、葛根滋阴育心，酸枣仁养血安神，诸药共用，调畅营卫，疏利少阳，清热滋阴，使心之本体得养，心神得安。二诊时患者胸闷、心前区不适症状明显缓解，但口干、便干、舌红，知体内郁热继伏，在调和营卫基础上减党参、柴胡、半夏、佛手花等疏肝和胃之剂，继用栀子、黄连、玉竹、沙参清热养阴，瓜蒌、贝母祛痰宽胸加重祛邪之剂的使用。三诊患者诸症平稳，无口干口苦、便干，知郁热之热势较前减轻，气郁则火结，火清则调气，此时注重气机的调畅，故加僵蚕、蝉蜕清散火郁以调气，降香、延胡索助行气活血止痛，使气行血畅，但患者以乏力、腰痛、夜寐欠安症著，加佩兰、槲寄生祛湿健脾补肝肾，栀子、莲子心、玉竹、合欢花清心养心而安神。四诊患者症状明显好转，治病必求于本，本例患者除了具有胸阳不振之外，尚有痰瘀互结，日久化生浊毒，郁热阴伤之象，实属虚实寒热错杂之症，加黄芪益气温阳助桂枝、白芍和营卫，黄连、莲子心、玄参清热滋阴，半夏、佩兰祛痰化浊调脾胃，助营卫之生成，酸枣仁、合欢花养心安神，浙贝母、皂角刺为疮疡科常用之药，《本草便读》：“贝母以其有解郁散结化痰除热之功”。皂角刺辛温，善能破坚消积，消肿排脓。《本草纲目》：“杨士瀛曰：皂角刺能引诸药上行，治上焦病”。两者合用以化胶浊之痰瘀，以软坚散结，固斑护脉。现代药理研究有抗 AS 的作用。针对慢性病，在诸症平稳的基础上以上方制蜜丸达慢病缓图。

验案 2　患者某，女，60 岁，2017 年 7 月 12 日初诊。

主诉：心前区不适 1 年余，加重 1 个月。

刻诊：患者 1 年前活动后出现心前区不适，查冠脉造影示右冠近段狭窄 95%，前降支中段狭窄 95%，于右冠状动脉狭窄远段病变处及前降支狭窄病变处置入支架 2 枚，出院后口服阿司匹林、替格瑞洛、阿托伐他汀钙治疗。1 个月前无明显诱因出现心前区不适，现胸闷、憋气、气短、乏力，背部沉重感，步行 500 米出现心前区不适，夜间可平卧，无夜间憋醒，双下肢沉重麻木，口干，无耳鸣，纳可，寐安，大便干，小便可，舌淡暗，苔白少津，有裂纹，脉沉细。BP 125/80mmHg，HR 78 次 / 分。

西医诊断：冠状动脉支架植入后状态（稳定型心绞痛）。

中医诊断：胸痹心痛（气虚血瘀）。

治法：滋阴解毒，化痰散结。

处方：北沙参 30g，玉竹 20g，麦冬 10g，降香 6g，黄连 6g，法半夏 6g，瓜蒌 15g，薤白 10g，柴胡 6g，延胡索 15g，赤芍 30g。28 剂，水煎服，日 1 剂，早晚分服。

二诊：2017 年 8 月 9 日。服药后胸闷、气短、双下肢沉重麻木缓解，活动后胸闷、憋气，双下肢发凉，纳可，寐安，二便调，舌淡暗，苔白，有裂纹，脉沉细。初诊方去降香、黄连、法半夏、柴胡、延胡索，加玄参 30g、当归 20g、丹参 30g、皂角刺 15g、鹿角霜 6g。28 剂，煎服法同前。

三诊：2017 年 9 月 11 日。患者症状平稳，胸闷、气短缓解，双下肢发凉症状消失，行走 500 米未出现心前区不适。纳少，寐安，二便调，舌淡红，苔薄白，脉沉细。二诊方去麦冬、赤芍、鹿角霜，加连翘 15g、酒黄精 15g、炙甘草 6g，14 剂，煎服法同前。

【按】患者中老年女性，心前区不适 1 年余，加重 1 个月，冠脉造影检查符合冠心病诊断标准，经支架植入治疗，症状缓解。然支架植入术能快速缓解心绞痛症状，并不断阻断冠心病发展进程。根据其症状特点归属于中医“胸痹”范畴。患者胸闷、气短、乏力，舌淡暗胖大，苔白，有裂纹，脉沉细，为气阴不足之象，故用沙参麦门冬汤加减。北沙参、玉竹、麦冬养阴益气，合瓜蒌薤白半夏汤解郁散结，宽胸理气，解胸中郁结之气，配伍柴胡、延胡索疏肝理气，肝主疏泄与藏血，肝气舒则气血畅达，可防瘀血形成，再加降香行气活血，赤芍活血化瘀，诸药共用，滋阴、活血、缓肝、理气诸法共施，以达到祛瘀通络的目的。

二诊患者胸闷、气短症状缓解，初诊方去柴胡、延胡索等疏肝理气之品，加丹参、皂角刺配伍四妙勇安汤中，当归、玄参活血散瘀、泻火解毒，双下肢发凉少佐鹿角霜温补肾阳。

三诊患者症状平稳，遵从二诊方益气活血、祛瘀通络之法，加四妙勇安汤中连翘、炙甘草增强解毒活血的效果。

验案 3　患者某，男，52 岁，2017 年 2 月 4 日初诊。

主诉：胸痛 5 月余。

刻诊：患者 5 个月前无明显诱因出现胸痛，未予重视，2 个月前胸痛加重，查冠脉造影示三支病变，RCA 近段狭窄 100%，LAD 开口狭窄 50%，近段狭窄 80%，中间支狭窄 90%，第一对角支狭窄 90%，第二对角支狭窄 90%，LCX 远段狭窄 70%，遂于 RCA 近段置入支架 1 枚。1 个月前住院期间查冠脉造影示 RCA 中段支架内狭窄 0%，LAD 近段狭窄 90%，中间支狭窄 70%，LCX 近段狭窄 50%，遂于 LAD 近段行 PCI 术治疗，置入支架 1 枚。出院后口服阿司匹林、硫酸氢氯吡格雷片、瑞舒伐他汀、美托洛尔缓释片治疗。现症：胸闷，憋气，劳累后加重，盗汗，头部尤甚，乏力，性急，纳可，寐欠安，二便可，舌红，苔白腻，脉沉细。BP 112/89mmHg，HR 78 次 / 分。

西医诊断：冠状动脉支架植入后状态（UAP，恶化性劳力型）。

中医诊断：胸痹心痛（气虚痰瘀）。

治法：滋阴解毒，祛瘀通络。

处方：北沙参 30g，玉竹 20g，麦冬 20g，酸枣仁 15g，黄连 6g，法半夏 6g，瓜蒌 15g，五味子 10g，柴胡 6g，生栀子 15g，浮小麦 30g，炙鳖甲 15g（先煎）。28 剂，水煎服，日 1 剂，早晚分服。

二诊：2017 年 3 月 8 日。服药后胸闷、憋气缓解，动则汗出，头面部尤甚，口干，情绪易激动，呃逆，反酸，寐欠安，二便调，舌胖大，淡红，苔薄白，脉弦细。予初诊方去麦冬、黄连、瓜蒌、五味子、柴胡，清半夏 10g 易法半夏，加合欢花 10g，鬼箭羽、益智仁、芡实各 15g，首乌藤 30g，28 剂，煎服法同前。

三诊：2017 年 4 月 9 日。症状平稳，无胸闷、憋气，汗出缓解，双下肢无力，纳可，寐安，二便调，舌淡红，苔薄白，脉弦细。二诊方去玉竹、合欢花、酸枣仁、清半夏、鬼箭羽，加麦冬 20g、补骨脂 15g、粉萆薢 20g、夏枯草 15g、续断 30g。28 剂，煎服法同前。

【按】冠心病是由于 CAS 所致的管腔狭窄或堵塞，冠状动脉供血不足，造成心肌缺血、缺氧或坏死的心脏疾病。根据其症状特点归属于中医“胸痹”范畴。张仲景在《金匮要略》中指出胸痹乃“本虚标实”之证，本案中患者年过半百，精气亏虚，心脉失养，行 PCI 术后心气受损，故用北沙参、玉竹、麦冬固护气阴，《古今医鉴 · 心痛》曰：“心痹痛者，……素有顽痰死血”，气虚痰瘀，痹阻心脉，同时防止患者 PCI 术后再次出现冠脉狭窄闭塞，以小陷胸汤化痰散结、宽胸理气，患者平素性急，而《临证指南医案》曰：“七情之郁居多，如思虑伤脾，怒伤肝之类也，其原总由于心，因情志不遂，则郁而成病矣，其症心脾肝胆居多。”情志不舒，急躁易怒，导致气滞血瘀发为胸痹，故加柴胡、栀子疏肝理气，炒酸枣仁安神助眠，浮小麦、醋鳖甲滋阴清虚热而止汗。

二诊患者胸闷、憋气症状缓解，去黄连、瓜蒌，加合欢花、夜交藤解郁安神、和络止痛。《本草求实》谓益智仁："气味辛热，功专燥脾温胃，及敛脾肾气逆，藏纳归源，故又号为补心补命之剂。"患者呃逆，反酸，加益智仁同芡实逐寒温胃，补中固肾。

三诊患者症状平稳，寐安，去合欢花、酸枣仁等养心安神之品，加萆薢、续断、补骨脂补肝肾，治手足不利。

验案4　患者某，男，31岁，2017年4月12日初诊。

初诊：心前区不适间作1年。

刻诊：患者于2016年5月6日间断胸痛13小时，加重1小时，就诊于某三甲医院，查冠脉造影示冠脉单支病变，于前降支植入支架1枚，术后症状消失出院。出院后规律服用阿司匹林肠溶片100mg，Qd；硫酸氢氯吡格雷片75mg，Qd；瑞舒伐他汀钙片10mg，Qn；富马酸比索洛尔片2.5mg，Qd。近1年病情平稳未发。今日无明显诱因出现心前区不适，休息或口服硝酸甘油5～10min可缓解，伴胸闷胸痛，后背压迫感，偶有气短汗出，无头晕头痛，无耳鸣腰痛，口微干苦，纳可寐安，二便调。舌红苔薄白，脉沉细。BP 117/70mmHg，HR 61次/分。

既往史：曾有下肢静脉血栓（2008年发现），无吸烟史，偶饮酒，运动强度大，频率高；否认家族史，青霉素类药物过敏史。

辅助检查：生化（2016-5-7）：AST线粒体同工酶38.4U/L，谷草转氨酶195U/L，乳酸脱氢酶409U/L，肌酸激酶2516U/L，CK-MB 236U/L，a－羟丁酸脱氢酶339U/L，同型半胱氨酸18.8μmol/L。

西医诊断：冠状动脉支架植入后状态（稳定型心绞痛）。

中医诊断：胸痹心痛（热毒扰心）。

治法：益气养阴，清热解毒。

处方：北沙参30g，玉竹20g，麦冬15g，降香10g，黄连10g，法半夏6g，瓜蒌15g，薤白10g，半枝莲10g，柴胡6g，栀子15g。28剂，水煎服，日1剂，早晚分服。

二诊：2017年12月23日。自2017年4月服中药后症状得以缓解，仍有背寒伴紧束感，无心前区不适及憋气。期间未遵医嘱，停服所有药物，盐酸氯吡格雷服用不规律，2017年10月因高强度运动后诱发心绞痛，再次于前降支植入支架2枚，至今共植入支架3枚。活动耐量下降，畏寒，胃脘胀满，大便日一行，成形，舌暗红边有齿痕，苔黄腻，脉沉细。BP 124/66mmHg，HR 57次/分。CRP＜3.03mg/L。予初诊方去降香、瓜蒌、半枝莲、柴胡，玉竹减至10g，加郁金15g、丹参15g、炒白术20g、桂枝6g、白芍15g、夏枯草10g。10剂，煎服法同前。

三诊：2018年1月4日。因情绪变化出现胸闷气短，心情紧张，现时有夜间憋醒，夜间不可平卧，提重物或爬3楼诱发喘憋，畏寒，无口干苦，纳可寐差，倦怠乏力，易醒多梦，小便色黄，大便调。舌淡红苔薄黄，边有齿痕，脉沉细弱。予二诊方去麦冬、郁金、薤白，加玄参30g、党参15g、茯苓30g。14剂，煎服法同前。

四诊：2018年1月20日。患者近2周胸闷、隐痛发作约10次，每次持续1～2min可缓解，无心慌，夜间无憋醒，口干口苦明显，口角溃烂，大便次数增加，成形，2～3次/日，纳可，多梦，夜尿1～2次，舌红少苔，脉沉细。BP 124/75mmHg，HR 61次/分。

辅助检查：肝、肾功能未见异常，血脂：TG 3.14mmol/L，LDL-C 1.38mmol/L，TC 1.10mmol/L，凝血功能：凝血酶原时间活动度124%，部分凝血酶时间54秒上。心脏彩色多普勒示：EF 54%，左室舒张功能减低，节段性室壁运动异常。

处方：丹参30g，党参15g，炒白术15g，茯苓30g，茵陈30g，黄连6g，法半夏6g，玄参15g，吴茱萸3g，陈皮10g，扁豆衣10g。14剂，水煎服，日1剂，早晚分服。

鉴于病情趋于平稳，各项检查达标，故予以制蜜丸，以三诊方去吴茱萸、陈皮、扁豆衣，加玉竹20g、炙黄芪15g、桂枝3g、白芍15g。7剂，加蜂蜜500g，制蜜丸，9g/丸，早晚各1丸。

五诊：2018年5月5日。患者在服用蜜丸期间病情平稳。4月16日晚饱食，夜间出现胸腹部胀痛，憋气汗出，前往当地医院急诊，考虑为ACS，予抗凝扩冠治疗，4月17日查心肌酶CK-MB 9.36ng/mL，患者仍觉胸腹胀痛，按压后症状减轻，后行冠脉造影示前降支近段完全闭塞，回旋支右冠未见异常。予球囊扩张后，症状基本消失。现仍间断有胸腹部胀满感，自觉后背发凉，心悸胆怯，无反酸烧心，左胸部偶有针扎样疼痛，日常活动无明显受限，活动久时出现乏力，易疲乏，纳寐可，二便调，舌淡红，苔薄白。BP 100/71mmHg，HR 66次/分。

处方：柴胡6g，黄芩20g，法半夏5g，党参片30g，茯苓20g，龙骨15g（先煎），牡蛎15g（先煎），檀香3g，桂枝6g，黄连片15g，瓜蒌10g。14剂，煎服法同前。

【按】冠状动脉内支架（STENT）植入是目前冠心病介入治疗的常用技术，已被证实可降低经皮冠状动脉腔内成形术（PTCA）的再狭窄率及病人的病死率，然而支架在植入术后6～8月时可出现支架内再狭窄，因此冠状动脉支架手术治疗结束后，应继续服用常规冠心病治疗药物，以起到预防再狭窄作用。冠脉支架在术后6～8个月内于病变处血管会形成新内膜，新生内膜形成的早期反应包括血小板聚集、黏附、血栓形成及血管炎性反应，晚期则会出现血管平滑肌细胞增殖、迁移及细胞外基质沉积，这些反应均会引发血栓再次堆积而出现支架术后再狭窄，因此应在手术结束后继续进行抗血小板、降脂等处理，以预防、减缓再狭窄发生。中医学将冠心病归为“胸痹”“真心痛”“厥心痛”等病证范畴，认为动脉支架术后再狭窄主要发病原因为素体气虚，气血运行无力，津停液阻，聚湿成痰，以致瘀阻脉络，日久成毒化热，因此治疗应采用益气养阴，清热解毒。

从本案来看，初诊时患者为支架术后，间断心前区不适，偶后背压迫感，伴气短，口干口苦，考虑本病的形成与痰瘀痹阻、毒热扰心有关，方以沙参麦冬汤中沙参、玉竹、麦冬甘寒生津，益气养阴，合用小陷胸汤以除膈上结热，涤胸膈痰热，开胸膈气结。治痰热互结而成的胸痹，佐以柴胡、降香、栀子、半枝莲理气活血清热之品及薤白宣通胸阳以治病必求于本。二诊患者未规律服药及遵医嘱，支架内再狭窄，方中将降香、瓜蒌、半枝莲、柴胡、山栀子改郁金、夏枯草、丹参、炒白术、桂枝、白芍；以桂枝汤之桂枝通心阳，配白芍为调和营卫，通脉养心，调畅气血；以夏枯草辛以散结，苦以泄热，散痰火郁结；郁金《本草汇言》称：“其性轻扬，能散郁滞，顺逆气，心肺肝胃气血火痰郁遏不行者最验。”与丹参等配伍使用于气滞血瘀之胸、腹、胁痛，用之尤效。三诊患者出现脾虚之象，仍守上方减麦冬、郁金、薤白，加四君子汤，脾主四肢肌肉，又为生痰之源，故以健脾益气。四诊患者症状发作次数减少，程度较前减轻，故予健脾化痰、软坚散结，意在缓解AS的进程，改善患者预后。方予党参、白术、茯苓、扁豆衣健脾益气以养后天之本，黄连玄参清热解毒，以散热毒，茵陈、半夏、陈皮祛湿化痰，以化浊毒，丹参活血化瘀，以散瘀毒。再制蜜丸，考虑AS性疾病为长程、缓慢进展性疾病，以丸药缓之，以长期服药改善患者预后。

五诊患者为服用完蜜丸复诊，期间再次入院行抗凝扩冠治疗，后症状消失，现患者间断觉胸腹部胀满，后背发凉，左胸部偶有针扎样疼痛，伴心悸胆怯，考虑存在冠脉痉挛发作，论其中医病机，心主神明，心体受损，心神亦伤，神伤则易惊，现代研究表明冠脉痉挛的发作与情志因素密切关系。改方为柴胡加龙骨牡蛎汤加减，以柴胡为君，以通表里之气而除胸满，以党参、半夏为臣辅之，加龙骨、牡蛎，收敛神气而镇惊为佐，加茯苓以利小便而行津液；加桂枝以行阳气，共为使；加檀香以助理气活血，加黄连、瓜蒌合半夏取小陷胸汤之意。

验案 5　患者某，男，55 岁，2017 年 8 月 12 日初诊。

主诉：心前区疼痛间断发作 4 年余。

刻诊：2013 年 10 月 3 日患者无明显诱因突发胸痛，于当地某医院就诊，心电图显示：窦性心律，V_1 ~ V_4 导联抬高 0.1 ~ 0.2mV 伴 T 波高尖，诊断为急性前壁心肌梗死，行溶栓治疗。于 2013 年 10 月 8 日行冠脉造影：前降支中远段可见肌桥，压缩最重 80%，余未见明显狭窄。后患者胸痛未发。2016 年 1 月 26 日因气短再行冠脉造影示：前降支开口狭窄 30%，肌桥情况同前，回旋支远端狭窄 75%，余未见明显狭窄。诊断为冠心病，始服用阿司匹林 100mg，Qd；瑞舒伐他汀钙片 10mg，Qod。现间断心前区疼痛伴心悸，劳累后症状加重。头晕，晨起严重。口苦，纳可，饱食后腹胀，多梦易醒，夜尿 3 ~ 4 次，大便正常。舌紫黯，苔白腻，脉弦细。

既往史：高血压病史 4 年余，血压最高达 200/100mmHg，现服用依那普利 5mg，Qd，血压控制达标；2017 年 7 月 3 日突发房颤，经复律治疗未再发作。

家族史：母亲高血压。

西医诊断：冠心病（稳定型心绞痛）；高血压病 3 级；阵发性心房颤动。

中医诊断：胸痹心痛（痰瘀痹阻）。

治法：化痰祛瘀，养阴清热。

处方：北沙参 30g，玉竹 20g，玄参 30g，降香 6g，黄连 10g，法半夏 10g，瓜蒌 10g，白芥子 15g，皂角刺 15g，橘核 6g，炒枳壳 6g，炒白术 20g。14 剂，水煎服，日 1 剂，早晚分服。

二诊：2017 年 8 月 26 日。患者服药后心前区疼痛、心悸、腹胀均有好转，食后腹胀较前减轻，睡眠较前改善，夜尿 2 ~ 3 次，舌暗红苔白腻，脉弦细。初诊方去法半夏，瓜蒌，炒芥子，炒枳壳，加当归 15g，酸枣仁 5g，酒苁蓉 15g。14 剂，煎服法同前。

三诊：2017 年 9 月 12 日。服药后心慌症状明显好转，胸痛未发作。腹胀较前减轻，纳可，寐可，大便正常，夜尿 1 ~ 2 次。舌红，苔白腻，脉弦细。二诊方去酒苁蓉，加僵蚕 6g，蝉蜕 6g，草豆蔻 10g，连翘 15g。14 剂，煎服法同前。

四诊：2017 年 9 月 28 日。患者服药后诸症平稳，偶有食后腹胀，舌红苔白腻，脉沉细。三诊方加砂仁 6g，紫苏梗 15g。14 剂，煎服法同前。

【按】AMI 一般是在 CAS 基础上，斑块糜烂或破裂会并发血栓形成，使微血管栓塞、血管收缩，最终引起急性心肌供氧供血的减少。临床研究表明，静脉溶栓治疗 AMI 时能激活缺血的心肌细胞，改善心功能，降低病死率，但心肌细胞可能会因静脉溶栓后再灌注产生不同程度的损伤，从而影响静脉溶栓的临床疗效。

患者中年男性，2013 年突发胸痛，诊断为急性前壁心肌梗死，行溶栓治疗后，然冠状动脉狭窄仍呈进行性发展。《素问·痹论》心痹者，脉不通，烦则心下鼓。患者胸痛症术后虽得以改善，但手术耗气伤血，致气阴亏虚，脏腑功能失调，心神失养，则发为心悸。患者苔白腻，并于饱食之后出现不适感，为患者脾胃虚弱，痰浊闭阻所致。结合患者舌脉辨证为痰瘀痹阻证。方中北沙参、玉竹、玄参益气养阴，补心气；法半夏、瓜蒌、炒白术，健脾化痰；降香活血行气止痛；气血亏虚或脾肾不足所致的痰浊、气滞、血瘀等病理产物胶着积聚在脉道内，郁结日久，痹阻脉道，触发胸痛。坚者削之，结者散之，因而在化瘀止痛的同时酌加皂角刺、橘核，软坚散结以消除痰瘀；久病入络，瘀而化热，佐以黄连清热解毒；炒芥子、炒枳壳行气宽胸消腹胀。二诊诸症好转，谨守初诊方，加当归以增强活血养血之效，改善心肌供血能力；炒酸枣仁养心安神，寐安则心神安；患者年过五十肾气不足，酒苁蓉益肾固精止遗。三诊患者药后心慌症状明显好转，胸痛未发作，腹胀较前减轻，二诊方加升降散升清降浊，调畅气机，草豆蔻增强健脾祛湿之功，结合患者舌象仍有热邪，加连翘与黄连，共奏清热解毒之效。四诊患者药后诸症平稳，偶有食后腹胀，舌红苔白腻，脉沉细。三诊方加砂仁、紫苏梗，行气健脾，稳定病情。

验案 6　患者某，男，72 岁，2017 年 2 月 22 日初诊。

主诉：胸痛间断发作 7 年余。

刻诊：患者 7 年前因心前区刺痛于当地某医院行择期 PCI，共置入支架 3 枚，后 2014 年再发上述症状，又置入支架 1 枚；1 年前再发心前区不适，于该院行冠脉造影示：左主干及左前降支支架通畅，远端狭窄 90%，支架边缘狭窄 70%，回旋支及分叉部狭窄 70% ~ 80%，右冠中段狭窄 90%，遂于 LAD 远端行 PTCA 治疗，远端边缘行 PCI，于 RCA 行 PCI 术，共再置入 2 枚支架。术后规律服用阿司匹林肠溶片 100mg，Qd；瑞舒伐他汀钙片 5mg，Qn。现患者心前区不适症状控制平稳，现无明显胸闷胸痛等症状，日常活动不受限；夜间可平卧，心中常有恐惧感；纳可，寐欠安，难入睡，易醒；二便调；舌红苔白有裂纹，脉弦结代。BP 148/105mmHg，HR 75 次 / 分。

既往史：高血压病史 10 余年，现服缬沙坦氨氯地平片 85mg，Qd，血压控制达标。

西医诊断：冠状动脉支架植入后状态（稳定型心绞痛）。

中医诊断：胸痹心痛（脾肾亏虚）。

治法：滋补肝肾，养心宁神。

处方：沙参 30g，麦冬 20g，玉竹 15g，降香 10g，黄连 10g，法半夏 6g，瓜蒌 15g，合欢花 10g，石斛 20g，柴胡 6g，生栀子 15g。14 剂，水煎服，日 1 剂，早晚分服。

二诊：2017 年 6 月 21 日。较前相比，心前区不适症状控制平稳，心中恐惧感较前缓解，双下肢稍有浮肿；纳可寐安；舌淡红，苔薄白仍有裂纹，脉弦细。

处方：党参 30g，泽泻 20g，玉竹 15g，丹参 20g，法半夏 6g，茯苓 20g，炒白术 20g，防己 15g，粉萆薢 20g 佩兰 10g。14 剂，水煎服，日 1 剂，早晚分服。

患者病情稳定，故予初诊方去泽泻、防己、粉萆薢、佩兰，加砂仁 6g、黄连 6g、桂枝 3g、酸枣仁 10g、降香 6g、漏芦 6g，7 剂，兑蜜 500g，制成蜜丸，9g/ 丸，早晚各 1 丸。

三诊：2017 年 11 月 8 日。患者服丸药 4 月余，无心前区不适，日常活动不受限；未诉其他不适；舌红苔白有裂纹，脉弦细。

处方：槲寄生 15g，牛膝 20g，熟地黄 15g，酒萸肉 15g，玄参 30g，鹿角霜 6g，豆蔻 20g，黄精 20g，炙淫羊藿 10g，当归 20g，连翘 15g，炙甘草 6g。14 剂，水煎服，日 1 剂，早晚分服。

【按】本例为心阴不足、心神失养的患者，该患者冠脉于 7 年间先后植入 6 枚支架，经治症状得到控制，然近期出现心中恐惧感前来就诊，此乃神伤之表现。冠心病患者血脉之病变导致心肌失养，而心主神明，心伤神亦伤，常表现为心中不安，或焦虑，或抑郁，或善恐。故治疗以益肾健脾、养心安神。方予以自拟方气阴双宁汤进行加减，予玉竹、沙参、麦冬、石斛等养阴以补养心体，加合欢花以助睡眠，因无明显胸痛胸闷等症状，故去薤白。

二诊时，患者心中恐惧感缓解，但出现双下肢稍有浮肿，舌有裂纹，下肢浮肿考虑为心功能不全之征，患者冠心病病程较长，心肌处于长期缺血状态，心体受损，心之泵血功能下降，水液潴留。故易法为益气利水，留玉竹加党参、茯苓、泽泻、炒白术、防己、粉萆薢、佩兰等益气健脾、利水渗湿以消浮肿；加丹参以通气血，法半夏化痰去浊，以防“痰浊黏凝”，另在本方的基础上去萆薢、佩兰，加降香，改泽泻为砂仁，增强其健脾之效；加桂枝、酸枣仁养心益肝，以安心神，制为蜜丸服用。

三诊时，患者服丸药期间，无明显不适，然患者年老，脾肾亏虚为老年患者的生理特点。且心本乎肾，肾阴肾阳亦是心阴心阳化生的基础，其脾肾虚衰是冠心病发展变化的重要病理基础，又因患者心神失养，故以益肾健脾法治之，以图改善患者预后，予补天方。

验案 7　患者某，男，33 岁，2017 年 7 月 19 日初诊。

主诉：胸闷、胸痛间作半年余。

刻诊：患者半年前因慢跑后出现胸闷、憋气，持续 20 分钟可自行缓解，未予重视，后症状间断出现，3 个月前就诊于某心血管病专科医院，行冠脉造影示：LAD 近段 100% 闭塞，LCX 远端狭窄 90%，RCA 细小，于前降支置入支架 1 枚，出院后口服酒石酸美托洛尔 25mg，Qd；阿司匹林肠溶片 100mg，Qd；硫酸氢氯吡格雷片 75mg，Qd；瑞舒伐他汀钙片 10mg，Qn。现无明显诱因出现心前区疼痛，持续 2 ~ 3min 自行缓解，每日频繁发作。日常活动不受限制，运动后不诱发心前区不适。偶有头晕头胀痛，视物模糊，口苦，平素烦躁易怒。纳可，寐安，二便调，舌暗红苔白腻，脉沉弦。

辅助检查：血生化（2017-4-6）：总胆固醇 4.91mmol/L。

既往史：高血压病史 8 年余，现服厄贝沙坦 150mg，Bid，血压控制达标，糖尿病病史 3 年余，现服阿卡波糖片 50mg，Tid；二甲双胍片 500mg，Tid。血糖控制达标。

家族史：母亲糖尿病病史。

西医诊断：冠状动脉慢性闭塞病变（稳定型心绞痛）；高血压病 3 级；2 型糖尿病；高脂血症。

中医诊断：胸痹心痛（痰瘀互结）。

治法：化痰祛瘀，行气止痛。

处方：柴胡 6g，栀子 30g，北沙参 15g，玉竹 20g，黄连 6g，法半夏 6g，瓜蒌 15g，薤白 15g，丹参 30g，降香 6g，漏芦 3g。14 剂，水煎服，日 1 剂，早晚分服。

二诊：2017 年 8 月 2 日。患者服药后胸闷胸痛，头晕头痛症状较前好转。纳寐可，二便调，舌暗，苔白，边有齿痕，脉沉细。初诊方去瓜蒌、薤白、柴胡、漏芦，降香加至 10g，加炒白术 15g、赤芍 30g、党参 15g、皂角刺 10g。28 剂，水煎服，日 1 剂，早晚分服。

三诊：2017 年 9 月 23 日。心前区疼痛发作次数减少，1 周 1 ~ 2 次，偶有视物模糊，纳寐可，二便调，舌红苔白腻，脉沉细。二诊方去党参、皂角刺，加延胡索 15g、决明子 30g、川楝子 6g、葛根 20g。28 剂，水煎服，2 日 1 剂，早晚分服。

【按】冠状动脉慢性闭塞病变（CTO）是指冠状动脉血管狭窄程度为 100% 或几乎达 100% 的病变，包括 TIMI 血流 0 级或 Ⅰ 级，闭塞时间大于 3 个月，前者称完全性闭塞，后者称功能性闭塞。经冠状动脉造影检查确诊为冠心病的患者中大约有 1/3 存在 CTO 病变，其手术难度大、开通后支架内再狭窄率和再闭塞率高，是 PCI 治疗的难点和热点。

已有文献报道PCI术成功开通CTO病变可缓解心绞痛症状，稳定心电生理活动，改善左心室功能，然而诸多患者PCI术后仍存在胸痛胸闷等症状，患者虽服用西药治疗，但效果不佳。本病临床表现可归为“胸痹”“心痛”“真心痛”的范畴。《金匮要略》中“阳微阴弦”是胸痹心痛病机的高度概括，从脉象上揭示了胸痹心痛的主要病机，本虚标实、虚实夹杂是其特点。“阳微”即寸脉微，上焦阳气不足，胸阳不振；“阴弦”即尺脉弦，示下焦阴寒邪盛，水饮内停乘阳位，二者相互搏结，才能成为胸痹之病。而脾胃功能失健，饮食不化精微，最易扰乱脂肪代谢、糖代谢，血流速度减缓，形成瘀血、痰浊闭阻脉道，冠脉血流减少，心肌供氧不足而至胸痛彻背等临床表现。

本案患者LAD近段100%闭塞，LCX远端狭窄90%，RCA细小，从症状上无明显的MI病史，考虑诊断为CTO。虽植入支架、口服西药，但胸痛症状术后一直伴随。结合临床表现及舌脉，辨为痰瘀互结证。该患者平素易怒，心情烦躁，口苦，此乃少阳枢机不利。《黄帝内经》曰“升降出入，无器不有”，又曰“非出入则无以生长壮老已；非升降则无以生长化收藏”，肝胆调节周身气机，三焦为机体气机和津液运行的通道，调整少阳枢机则上焦得通，津液得下，胃气因和，心神得养，可见调整气机是治疗胸痹的基础和关键。七情过激，易致气机失衡，可见肝气郁结，疏泄功能降低，郁久生热。又因暴怒及肝，引肝冲心，血脉绌急，引起心痛发作。患者因瘀血阻滞，心失所养，故而胸闷胸痛频发，舌暗；又因痰浊上扰清窍引发头胀痛、头晕、视物模糊，苔白腻。《血证论》指出：“瘀血既久，亦能化为痰水”，即“瘀血化痰”。表明“瘀血”一旦产生，又可痰瘀互生，导致痰瘀互结，使心之脉络不通，进一步加重冠心病。且患者既往糖尿病病史，高脂血症，糖脂代谢异常，易致痰瘀互结。故以小柴胡汤合瓜蒌薤白半夏汤加减。方中加丹参、降香活血化瘀，行气止痛；久病入络，瘀而化热，灼伤津液，酌加北沙参、玉竹清热养阴生津；现代药理研究，漏芦可减少白细胞在动脉壁的浸润，抑制平滑肌细胞增生，具有抗AS的作用。二诊症状缓解，胸闷胸痛，头晕头痛症状较前好转，舌暗苔白边有齿痕，脉沉细。此乃化痰祛瘀，行气止痛之功开始奏效，但仍有脾虚湿盛征象，遂在前方基础上炒白术、党参健脾益气燥湿，赤芍、皂角刺以祛瘀化痰之效。三诊时，患者述服药后症状较前明显改善，偶有心前区疼痛，偶有视物模糊，遂在上方基础上加延胡索、川楝子、葛根、决明子。患者仍有热证，故以金铃子散增清热止痛之功，决明子味甘、苦，性寒，增强清热明目之效。现代药理研究，葛根总黄酮能扩张冠脉血管和脑血管，增加冠脉血流量和脑血流量，降低心肌耗氧量，增加氧供应；泽泻利水渗湿泄热，使邪热从小便出。患者随访2个月，症状平稳。

（四）化浊解毒、和血养心法治疗冠心病2例

验案1　患者某，男，52岁，2016年9月24日初诊。

主诉：胸痛间作8年，加重伴胸闷憋气1月余。

刻诊：患者8年来间断出现心前区隐痛，未予重视，近1个月症状加重伴胸闷憋气，2016-9-19就诊于某心血管病专科医院，查冠脉CTA示：三支病变，多处中－重度狭窄；建议行冠脉支架治疗。患者拒绝，遂于我处就诊。现心前区隐痛不适，胸闷憋气，咽部堵塞感，乏力，下肢酸痛，平素性情急躁，体型肥胖，纳可，寐可，二便调，舌红有齿痕苔白腻，脉沉弦。BP 125/90mmHg，HR 78次/分。

辅助检查：冠脉CT（2016-9-19）：①左前降支多发混合性斑块致近段管腔轻－中度狭窄；②第一对角支钙化性斑块并可疑近端管腔重度狭窄；③左回旋支近段非钙化性及混合性斑块致近段管腔轻度狭窄、近段局部中－重度狭窄、中段局部轻度狭窄；④右冠状动脉多发混合性斑块致近段管腔轻－中度狭窄；⑤后降支多发混合性斑块致局部管腔轻度狭窄。

既往史：高血压病史10余年，口服苯磺酸氨氯地平5mg，Qd，血压控制在135/95mmHg左右。糖尿病病史15年余，注射胰岛素、口服二甲双胍等药物，糖化血红蛋白（2016-9-19）：8.1%。

个人史：吸烟史40年，40支/天，已戒1年；偶有饮酒。

西医诊断：冠心病（稳定型心绞痛）；2型糖尿病。

中医诊断：胸痹心痛（脾气亏虚，浊毒内蕴）。

治法：益气健脾，解毒化浊。

处方：炙黄芪45g，白芍20g，干姜6g，漏芦6g，法半夏10g，黄连30g，荷叶6g，桑叶6g，焦山楂15g，佩兰10g。28剂，水煎服，日1剂，早晚分服。

西药继续服用，监测血糖。

二诊：2016年10月22日。患者服药后胸痛、胸闷憋气频率及程度较前减轻，血压、血糖控制较好，乏力，腿酸，纳可、寐安，二便调，舌红有齿痕苔白，脉沉。予初诊方去半夏、佩兰，炙黄芪增至60g，加茵陈30g、夏枯草10g、生白术15g。14剂，煎服法同前。

三诊：2016年11月5日。近半月偶有心前区不适，休息可缓解。纳可，寐安，二便调。舌淡红边有齿痕，苔白腻，脉沉弦。予二诊方去夏枯草、生白术，加白花蛇舌草30g、丹参30g、胆南星6g。28剂，煎服法同前。

【按】患者糖尿病病史15年，高血压病史10年，虽然口服西药降压、降糖，但血压、血糖控制欠佳，就诊半月前查出冠脉多处斑块并狭窄、血脂偏高，伴有心前区隐痛、胸闷憋气等症状。结合患者症状体征，中医辨为脾气亏虚、浊毒内蕴证，中焦脾气亏虚，斡旋失司，失于运化，清阳不升，使上焦阳气郁滞不畅则发胸痛、胸闷憋气等症状；脾虚湿盛，湿困于机体则易乏力，湿性下注则下肢酸痛。湿邪为病，日久易化热，湿热互结酝酿成浊毒，进一步耗气伤阴。本例患者平素性情急躁，肝火旺盛则肝木克脾土，进而加重脾虚。故本例患者实为虚实寒热错杂之证，治以益气健脾、解毒化浊，方中重用黄芪为君，益气健脾，现代药理研究发现大剂量黄芪有降糖作用，佐以干姜，温助脾阳，阳生则阴霾可散，臣以白芍，白芍性苦酸寒，有柔肝养阴之功，使肝木得养，肝火得降；臣以黄连清热解毒燥湿，药理研究黄连中含有的小檗碱具有降糖降血脂的功效；半夏性燥祛湿，主降，与黄芪主升，一升一降以复脾胃运化；佐以荷叶、桑叶清热利湿降脂化浊，《本草纲目》言荷叶利湿的同时又能够升发清阳，以助上焦阳气运转；山楂、佩兰健脾祛湿助运化；漏芦咸寒，《本草经疏》言："漏芦，苦能下泄，咸能软坚，寒能除热，寒而通利之药也。"现代药理研究表明其有抗AS的作用。二诊时诸症好转，加大黄芪剂量为60g，去半夏加白术以增健脾益气之功，茵陈易佩兰加大祛湿浊之效，加夏枯草合黄连以清热解毒，合漏芦以抗AS。效不更方，三诊在以益气健脾、解毒化浊、扶正祛邪为大法的基础上略做加减。

验案2　患者某，女，53岁，2015年12月2日初诊。

主诉：间断胸闷、气短3年。

刻诊：患者3年前无明显诱因出现胸闷、气短，呈进行性加重，步行50～100m即感如石压胸、呼吸急迫，查心电图示：V_4～V_6导联T波低平，间断服用单硝酸异山梨酯缓释片、阿司匹林肠溶片、冠心通脉胶囊等药物治疗，症状改善不明显。遂于2015年10月12日在当地某医院，查冠脉CT示：左前降支节段性混合斑，狭窄程度约50%；左回旋支及右冠脉主干散在点状钙化斑，无有意义狭窄（＜10%）；心肌核素显像示：左室前壁可逆性放射性稀疏，负荷像可见前壁心肌内轻度放射性分布稀疏区（约占左室15%～20%）。为求系统诊治，就诊我处，初诊时患者情绪低落，每以"废人"自诩，症见：神清，精神尚可，语声低微，形体倦怠，面色少华，胸闷、憋气时作，伴左肩背部不适，偶有心前区隐痛，无头晕、耳鸣、黑蒙，无咳嗽、咳痰，口干喜饮，畏寒肢冷，纳食欠佳，寐而多梦，二便尚调。舌淡红，苔白腻少津，脉沉弦。

西医诊断：冠心病（稳定型心绞痛）。

中医诊断：胸痹心痛（宗气下陷，浊阴盘踞，血不养心）。

治则：降浊升陷，和血养心。

处方：柴胡10g，黄芩10g，党参30g，桂枝12g，法半夏5g，茯苓15g，猪苓15g，泽泻30g，玉竹20g，降香20g，鹿衔草10g，黄连5g。14剂，水煎服，日1剂，早晚分服。

二诊：2015年12月16日。患者气短较前缓解，步行长度增至500m，步速快时伴憋气及左肩部不适，仍口干欲饮，夜寐较差，舌淡红苔白腻，脉沉细。谨守初诊方思路，加用炙鳖甲30g（先煎）、桑螵蛸10g等血肉有情之品，取其咸以入血，阴阳互生，使气有根基，血有泉源，腾腾上注，而心有所依。另：桂枝量减半，去其味厚发热之嫌，而留其通经和营、调气升陷之性。继服14剂。

三诊：2015年12月30日。患者渐露喜色，活动耐力明显提高，偶于家务劳动或雾霾天时出现憋气及心前区隐隐不适，口干，鼻干，纳可，寐安，二便调。舌淡红苔薄黄，脉沉细。予以调整思路，改用重补气阴之法。

处方：酒黄精30g，玉竹20g，当归15g，炙黄芪45g，柴胡10g，黄芩10g，桂枝6g，黄连10g，红景天6g，绞股蓝10g，炙鳖甲30g，连翘30g。14剂，水煎服，日1剂，早晚分服药后，患者未再就诊，电话追访，患者诉自身状态良好，日常活动如常，拟春秋季节交替之际，服丸药巩固疗效。

【按】患者中老年女性，因胸闷、气短，活动耐力几近丧失就诊，血管影像提示血流受限轻微，而心肌灌注显像却有充盈缺损，是典型的血不养心，心不生血，血失濡养，血心分离之象。究其原委，实因心气不足，离火奄熄，原料之血无以化赤行其濡养之令，反化失其正，而从痰涎浊阴之类，盘踞胸中，壅塞气机，故先投之以柴苓剂，降浊升陷，展布胸阳。

二诊时考虑患者大气困囿、气血失达之征较前改善，故谨守原方思路，使清升与浊降各行其道，并加用醋鳖甲30g、桑螵蛸10g咸以入血。三诊时鉴于患者主症改善，腻苔已退，知调气化浊之功告捷，气血运行之道畅通，故调整思路，去党参、鹿衔草、茯苓、猪苓等温化、渗利之品，在前方整体疏导气血使道的前提下，重用炙黄芪，大补宗气，助血上行，以养心气。张锡纯《医学衷中参西录》有云："惟胸中大气下陷，投以黄芪则其效如神，至于症兼满闷而亦用之者，确知其为大气下陷呼吸不利而作闷，非气郁而作闷也”，与当归相伍，补气、生血、行血，“使阳气和利，充满流行……以营卫气血太和，自无瘀滞耳”（《本草便读》）；大气久陷，必有化热之虞，过用温燥，亦可伤阴助热，故将黄连加量，并予连翘以“除心家客热”；患者虽有口干、鼻干、苔黄等化热之象，但方中桂枝始终未去，以求与“心生血”之理紧紧相扣。《张氏医通·卷五诸血门》云：“血不泻，归精于心，得离火之化，而为真血，以养脾脏，以司运动，以奉全身”，“奉心化赤”是原料之血转化为濡养之血的必然途径，但凭本案影像学检查，可知是“血心分离”的重要表现之一，血量不减而“心”为之不满，濡养失能是症结所在，桂枝游弋于鳖甲、黄精之间，使微微离火，入心化赤，以生真血，以养心体。红景天、绞股蓝素有“高原人参”“南方人参”之称，是临床常用对药，可益虚抗衰，已被现代药理学研究证实，可明显提高心肌细胞代谢水平，增强其自身抗缺血能力，于本病本方而言，是养心育心，着眼心之本体的重要体现。

纵观本案之治，先以柴苓剂升清降浊、宣导气机、畅通使道，尔后重用黄芪、鳖甲、黄精、当归之属，重补气阴，凭借桂枝点点微火，化气生血，助气运血，以其濡养之高效，而涵心体之虚耗，复因心体之强健，而生真血于潺潺，如此循环流通，则血心一体，和合而用。

第三节　高血压病

一、诊治概况

根据2010年发布的《中国高血压防治指南》和2017年发布的《国家基层高血压防治管理指南》，依据病因可分为原发性高血压和继发性高血压，原发性高血压是以体循环动脉压升高为主要临床表现的心血管综合征，通常简称高血压，是心脑血管疾病的危险因素，可损伤心、脑、肾等重要脏器的结构和功能。其临床主要表现为头晕、头痛、颈项板紧、疲劳、心悸等，部分患者因缺乏临床表现，仅在测量血压或发现心、脑、肾等并发症时才被发现。继发性高血压是指由某些确定的疾病或病因引起的血压升高，如原发性醛固酮增多症、嗜铬细胞瘤、肾血管性高血压等。

诊断原发性高血压主要包括：①以诊室血压测量结果为主要诊断依据：首诊发现SBP ≥ 140mmHg和（或）DBP ≥ 90mmHg，非同日3次测量均达到上述诊断界值；②

诊断不确定或怀疑“白大衣高血压”，有条件者可结合动态血压监测或家庭自测血压辅助诊断。若可明确其继发于某种疾病，则可确定为继发性高血压，否则都为原发性高血压。

表 2-4-3-1　血压水平分类

分类	收缩压（mmHg）		舒张压（mmHg）
正常血压	< 120	和	< 80
正常高值血压	120–139	和（或）	80–89
高血压	≥ 140	和（或）	≥ 90
1 级高血压	140–159	和（或）	90–99
2 级高血压	160–179	和（或）	100–109
3 级高血压	≥ 180	和（或）	≥ 110
单纯收缩期高血压	≥ 140	和	< 90

临床依据高血压患者是否存在危险因素及靶器官临床损害对高血压患者进行危险分层。

高血压治疗的原则为达标、平稳、综合管理。治疗高血压的主要目的是降低心脑血管并发症的发生和死亡风险，故首先要降压达标。其治疗主要包括对高血压患者生活方式的干预以及药物治疗，继发性高血压患者需先针对病因治疗。以下简述其中的药物治疗部分。所有高血压患者确诊后，在生活方式干预的同时需要配合药物治疗，且尽量选择证据明确、可改善预后的五大类降压药物，即血管紧张素转化酶抑制剂（Angiotensin Converting Enzyme Inhibitors, ACEI）、血管紧张素Ⅱ受体阻滞剂（Angiotensin Receptor Blockers, ARB）、β 受体阻滞剂、钙离子拮抗剂（Calcium Channel Blocker, CCB）和利尿剂。若无并发症的患者 SBP < 160mmHg 且 DBP < 100mmHg：单药起始，可选择 CCB、ACEI、ARB、利尿剂或 β 受体阻滞剂；若无并发症的患者 SBP ≥ 160mmHg 和（或）DBP ≥ 100mmHg，则两种药物联合使用：如 CCB+ACEI 或 ARB，ACEI 或 ARB+ 利尿剂，CCB+ 利尿剂，或 CCB+β 受体阻滞剂；若两药联合未达标则加用第三种药物，如 CCB+ ACEI 或 ARB+ 利尿剂；若三种药物足量仍未控制，也可四类药物合用。另有并发症的高血压患者则应根据并发症选择降压药物。

在联合运用降压药的情况下，部分患者的血压仍不能降至理想水平，或血压已降而临床症状不减。依据高血压的临床表现，属中医“眩晕”“头痛”范畴，是由风、火、痰、瘀、虚引起的清窍失养或失宁为主要病机的病症。诸多医家对眩晕病因病机的论述不外乎虚实两端，但因虚致眩，亦即肾精不足、肝肾虚损而致眩，始终为眩晕发病的主线。肾主藏精，主骨生髓，肾精不足，髓海失充，则发眩晕；肝乃风木之脏，体阴而用阳，肾之精血亏虚，水不涵木，阴不维阳，肝阳上亢，化火生风，上犯清阳则发眩晕；心肝火旺，气血上冲于脑，则发眩晕；心肾阴虚，精血津液不足荣养髓海，脑失所养则发眩晕；肾精亏虚，土无制节，脾虚失运，痰浊内生，上犯清窍则发眩晕；心肾亏虚，血液运行鼓动无力，致瘀血内生，阻滞气机，致清阳不升，浊阴不降，则发眩晕。

基于上述中西医对高血压的认识，在中医整体观与辨证论治思想的指导下，认为"心－脾－肾"一体观念亦适用于高血压病治疗，主张从先后天之本脾肾二脏论治，扶助人体之正气，同时也注重"心主血脉"之职。临证治疗高血压时，尤以心肾之精血亏虚为本，兼顾痰瘀之标实，标本兼顾。

健脾降浊法　眩晕的病因无外乎"虚""风""痰"。《灵枢·卫气》认为"上虚则眩"，肾精不足，髓海空虚，或气血亏虚，脑窍失养，发为眩晕；血虚生风，或阳亢动风，发为眩晕；朱丹溪则提出，"无痰不作眩"，认为痰浊中阻，清阳不升，蒙蔽清窍，脑失所养，发为眩晕。但在临床中发现，"眩晕"非单一病因所致，因于肝风者，平肝潜阳、熄风定眩；因于痰浊者，健脾化浊、健脾和胃。同时"眩晕"非仅实邪所致，多伴有气血亏虚、肾精不足，故同时予以调和气血、填精益髓，祛除致病因素不忘固护正气。

滋阴潜阳法　肾主藏精、主骨生髓，肾精不足，髓海失充，则发眩晕；肝乃风木之脏，体阴而用阳，肾之精血亏虚，水不涵木，阴不维阳，肝阳上亢，化火生风，上犯清阳则发眩晕。故临床多从肝肾论治眩晕，治以滋阴潜阳，常用天麻、钩藤、决明子、浙贝母、煅牡蛎等药。

二、临证验案

（一）健脾降浊法治疗高血压病 8 例

验案 1　患者某，女，67 岁，2013 年 6 月 13 日初诊。

主诉：间断头晕 6 年余，加重 1 周。

刻诊：患者高血压病史 6 年，头晕间作，血压最高 180/90mmHg，规律服用替米沙坦片 80mg，Qd；酒石酸美托洛尔片 25mg，Qd，但血压控制不理想。近 1 周无明显诱因头晕加重，伴有目眩心悸，晨起血压 150/96mmHg 左右，未诉胸闷胸痛等不适。平素畏寒肢冷，纳可，寐欠安，夜尿 1 次，大便每日一行。舌暗红苔白腻，脉弦细。脑 CT、尿常规、肝肾功能均未见异常。BP 170/90mmHg。

西医诊断：高血压病 3 级。

中医诊断：眩晕（痰浊中阻）。

治法：健脾降浊，调和气血。

处方：当归 10g，白芍 20g，茯苓 10g，夏枯草 15g，半夏 6g，白术 15g，天麻 15g，远志 10g，山楂 10g，泽泻 30g，炙甘草 6g。7 剂，水煎服，日 1 剂，早晚分服。

7 剂后，患者头晕缓解，守法守方，连服 14 剂，患者血压平稳，头晕消失。

【按】眩晕的病因无外乎“虚”“风”“痰”。《灵枢·卫气》认为“上虚则眩”，肾精不足，髓海空虚，或气血亏虚，脑窍失养，发为眩晕；血虚生风，或阳亢动风，发为眩晕；朱丹溪则提出，“无痰不作眩”，认为痰浊中阻，清阳不升，蒙蔽清窍，脑失所养，发为眩晕。综合历代医家观点，认为眩晕非单一病因所致，因于肝风者，平肝潜阳、熄风定眩；因于痰浊者，健脾化浊、健脾和胃。同时眩晕非仅实邪所致，多伴有气血亏虚、肾精不足，故同时予以调和气血、填精益髓，祛除致病因素不忘固护正气。本案眩晕证属痰浊中阻，除痰蒙清窍症状外，尚有畏寒肢冷等虚寒证表现，系痰阻脉络、气血不畅，故治以健脾降浊，调和气血。方中当归、白芍、白术养血和血，健脾益气；半夏、茯苓、泽泻健脾祛湿；夏枯草软坚化痰，上药同用起到化痰祛湿、健脾和胃作用，从根本上治疗眩晕；加远志宁心安神，炙甘草调和诸药。

验案 2　患者某，男，49 岁，2017 年 3 月 11 日初诊。

主诉：血压升高 1 个月伴头胀 1 周。

刻诊：患者 1 个月前发现血压升高，达 140/100mmHg，口服马来酸左旋氨氯地平 5mg，Qd，降压效果不理想，近 1 周出现头部紧胀感，现头额部紧胀，口干，不苦，偶有恶心，项背强紧，偶腰背酸痛，未诉乏力，纳食不馨，寐差，时有入睡困难，起夜 1 次，小便调，大便 2 ~ 3 日一行。舌体胖大，舌质红，苔薄白，脉沉滑，寸脉浮。BP 130/95mmHg。

既往史：高脂血症 5 年。

个人史：否认吸烟史，饮酒史 30 年，偶尔饮酒。

过敏史：否认药物过敏史。

西医诊断：高血压病 2 级。

中医诊断：眩晕（痰湿中阻）。

治法：化痰祛湿。

处方：法半夏 10g，炒白术 10g，天麻 15g，茯苓 15g，石决明 10g，钩藤 15g（后下），川芎 10g 白芷 10g，栀子 15g，莲子心 6g，炙鳖甲 15g（先煎）。14 剂，水煎服，日 1 剂，早晚分服。

二诊：**2017 年 3 月 25 日**。患者未诉明显不适，血压控制在 120 ~ 135/80 ~ 95mmHg，头晕及头部胀痛紧缩感减轻，时有乏力，口干，纳可，寐欠安，入睡困难，睡后易醒，多梦，二便正常，舌红苔薄白边有齿痕，脉沉细，自述近 1 个月右膝部疼痛，行走时加重。BP 130/100mmHg。

处方：法半夏 5g，炒白术 10g，天麻 15g，酒萸肉 15g，白花蛇舌草 15g，莲子心 6g，炒酸枣仁 15g，首乌藤 15g，盐杜仲 15g，牛膝 10g。14 剂，水煎服，日 1 剂，早晚分服。

成药：补肾抗衰片 6 粒，Bid。

三诊：**2017 年 4 月 8 日**。未诉其余不适，血压控制在 130/90mmHg 左右，口干，起身时头晕，纳可，寐安，多梦，大便不规律，小便可，舌淡有齿痕，苔白腻，脉弦细。予二诊方去酒萸肉、首乌藤、杜仲、牛膝，加连翘、木贼、野菊花、石决明各 15g，14 剂，煎服法同前。成药继服。

【按】纵观整个验案，在初诊时该患者以发现血压升高为主诉就诊于我院，该患者年龄为 49 岁，据患者口述未患有肾脏、内分泌疾病以及心血管疾病等其他并发症，故基本排除继发性高血压的可能，该患者为原发性高血压。根据《中国高血压防治指南 2018 年版》，该患者为高血压 2 级，西医治疗予以马来酸左旋氨氯地平，控制效果不佳。

高血压病属于中医眩晕的范畴，本病的病位在于头窍，本病病变脏腑与肝、脾、肾相关，如《素问 · 至真要大论》中说："诸风掉眩，皆属于肝"，肝乃风木之脏，其性主动主升若肝肾阴亏，水不涵木，阳亢于上，上扰头目，则发为眩晕，脾为后天之本，气血生化之源，脾失健运，痰浊中阻，上扰清窍。本案遵循"治病必求于本"的原则，以半夏白术天麻汤为主方。半夏白术天麻汤出自清代医家程国彭的《医学心悟 · 眩晕》卷四，关于本方证的原文记载有"眩，谓眼黑；晕者，头旋也，古称头旋眼花是也……有湿痰壅遏者，书云："头旋眼花，非天麻、半夏不除"是也，半夏白术天麻汤主之。方中半夏燥湿化痰，天麻平肝熄风，为治疗风痰眩晕要药；白术、茯苓健脾祛湿，截生痰之源。一诊中患者寸脉略浮故有外邪侵犯，川芎辛温升散，上行头目，配上白芷起到祛风止痛之效；栀子清泄肝火，以折其阳；莲子心作为使药清心安神，交通心肾；钩藤中主要的化学成分为钩藤碱，在现代药理学研究中发现，钩藤碱具有降压的作用，在现代药理研究中发现钩藤生物碱的不稳定性，发现钩藤久煎后，其中3个主要成分消失，钩藤久煎效减，可能是在煎煮过程中降压成分破坏，故钩藤不宜久煎，宜后下；临床上鳖甲主要以炮制为多，临床实验证明鳖甲炮制后蛋白质的煎出率可显著提高，鳖甲先煎汤剂中氮的含量明显高于不先煎，说明先煎类药物在进行复方煎煮时仍需要遵循先煎的原则。实验研究表明天麻钩藤饮可善高血压模型大鼠血流动力学指标，降低大鼠血清中Ang Ⅱ和ET的含量调节肾素-血管紧张素系统。

二诊时患者头晕、头胀症状好转，仍守初诊方。患者自述入睡困难，睡后易醒，故加莲子心、酸枣仁共奏清养心神之效。患者近1个月右膝部疼痛，该男子49岁，肝肾亏虚，阳气衰竭于上，故加酒萸肉、杜仲补益肝肾，强筋骨，加入牛膝引血下行，并能活血利水。

患者三诊时头晕减轻，血压下降。患者右膝疼痛症状得以缓解，病情虚实夹杂，累积心、肾脏腑相兼为病，在二诊基础方上去酒萸肉、盐杜仲、首乌藤、牛膝，加连翘、白花蛇舌草。故提出从热毒论治高血压，结合临床我们发现部分顽固性高血压患者应用平肝熄风、滋阴潜阳、重镇降逆等传统治疗后效果不佳，在辨证论治基础上，可酌情使用清热解毒法。配伍木贼，现代药理研究证实本药有明显扩张血管、降压作用。

验案3　患者某，男，39岁，2017年3月11日初诊。

主诉：发现血压升高8年，头晕间作半年。

刻诊：患者8年前无明显诱因发现血压升高，最高至130/110mmHg，伴头晕、头痛，遂就诊于社区医院，考虑为“高血压”，予口服降压药（具体不详）治疗后症状较前减轻，此后每因劳累致血压波动不稳及上述症状反复，现服用缬沙坦胶囊80mg，Qd；苯磺酸氨氯地平片5mg，Qd；琥珀酸美托洛尔片47.5mg，Qd；血栓心脉宁3粒，Tid；银杏酮酯片1片，Qd。半年前因高温劳作后出现血压升高，头晕加重，迁延不愈，故前来就诊。现症：神清，精神可，头晕间作，头部沉重，偶有头痛、胸闷、憋气，劳累后加重，口干，饮少，纳尚可，寐安，二便调，舌淡红苔白腻，边有齿痕，脉弦滑。

西医诊断：高血压病3级。

中医诊断：眩晕（痰浊上扰）。

治法：燥湿祛痰，健脾和胃。

处方：半夏白术天麻汤加减。法半夏 10g，炒白术 15g，天麻 15g，茯苓 20g，茵陈 30g，蚕砂 10g，炒决明子 30g，钩藤 20g（后下），陈皮 10g，粉萆薢 15g。7 剂，水煎服，日 1 剂，早晚分服。

成药：复方利血平氨苯蝶啶片 1 片，Qd；琥珀酸美托洛尔片 47.5mg，Qd。

二诊：**2017 年 3 月 18 日**。血压控制在 130/90mmHg 左右，头晕偶作，仍头部沉重、头痛、胸闷、憋气，口干口苦，饮少，纳尚可，寐安，二便调，舌淡，苔白腻，边有齿痕，脉弦滑。予初诊方去茯苓、炒决明子、钩藤、陈皮，加玄参 30g，墨旱莲、女贞子、仙茅、炙淫羊藿各 20g，黄连 10g，连翘 30g，7 剂，煎服法同前。西药同前。

三诊：**2017 年 3 月 25 日**。血压控制在 120 ~ 130/90 ~ 100mmHg，头晕偶作，头沉重、头痛较前明显减轻，仍偶有胸闷、憋气，纳可，寐安，二便调，舌淡苔白，边有齿痕，脉弦。予二诊方去茵陈、蚕砂，加石决明 30g，粉萆薢、浙贝母各 20g，7 剂，煎服法同前。西药继服。

四诊：**2017 年 4 月 2 日**。血压平稳，诸症较前均减轻，偶有胸闷，情绪不舒，纳可，寐安，二便调。舌淡苔白，脉弦。三诊方方去仙茅、淫羊藿、连翘、粉萆薢，加制远志、橘核、炒芥子、川芎、炒莱菔子各 15g，7 剂，煎服法同前。

西药：复方利血平氨苯蝶啶片 1/2 片，Qd；琥珀酸美托洛尔片 47.5mg，Qd。

【按】患者既往血压最高可至 130/110mmHg，并且长期服用降压药物，可诊断为“高血压 3 级”，患者虽年轻，无其他危险因素存在，尚无靶器官损害之临床表现，然而在 3 联降压药降压情况下，血压仍控制不稳，临床存在较高风险。患者头晕、头痛、头部沉重等临床症状，另有胸闷、口干、饮少等表现，查舌脉为舌淡红苔白腻，边有齿痕，脉弦滑，可辨证证为痰浊上扰证，治以燥湿祛痰、健脾和胃，采用治疗眩晕的经典方剂半夏白术天麻汤加减。方中以法半夏燥湿化痰，天麻平肝熄风，而止头眩，两者合用，为治痰浊眩晕头痛之要药，再加钩藤以加强平肝熄风之力；以白术为臣药，健脾燥湿，与半夏、天麻配伍，祛湿化痰、止眩之功益佳；佐以茯苓健脾渗湿，与白术相伍，尤能治生痰之本；再以陈皮加强理气健脾，燥湿化痰之功，炒决明子清肝明目，粉萆薢、蚕砂祛风利湿，茵陈清湿热。诸药合用，共奏化痰熄风之功，风熄痰消，眩晕自愈。现代药理学研究表明半夏白术天麻汤在降压方面与卡托普利类似，并且在改善 SHR 肠系膜上动脉内皮功能方面效果显著；另有研究表明其可通过降低 MAPK 信号通路的活性、抑制心脏局部组织肾素血管紧张素系统的激活从而逆转痰湿壅盛型高血压大鼠的心肌肥厚。方中半夏所含的生物碱类物质、天麻多糖、钩藤中异钩藤碱和钩藤碱、决明子中的蒽醌苷，都有降血压的作用。

二诊、三诊、四诊依据患者的症状及舌脉，证依旧属痰浊上扰证，所以仍以燥湿祛痰、健脾和胃为治法，半夏白术天麻汤为基础方加减，二诊时患者口干口苦未见明显缓解，故加墨旱莲、女贞子、淫羊藿以滋阴，加连翘、玄参、黄连以清热。四诊时患者仍偶有胸闷，情绪不舒等表现，故加橘核、莱菔子、芥子、川芎以加强行气活血化瘀之功。并且在治疗的过程中，不仅改善了患者的临床症状，而且减少了患者口服降压药的种类和剂量，就诊时患者服用缬沙坦胶囊、苯磺酸氨氯地平片、琥珀酸美托洛尔片三种西药的降压药物，在治疗过程中停服缬沙坦胶囊、苯磺酸氨氯地平片，予以复方利血平氨苯蝶啶片配合琥珀酸美托洛尔片，使用复合制剂可简化药物，提高病人依从性。

验案 4　患者某，男，63 岁，2017 年 1 月 11 日初诊。

主诉：头晕 20 余年，加重半月。

刻诊：患者 20 年前体检发现血压升高，最高至 180/90mmHg，伴头晕不适，遂就诊于当地医院，考虑为“高血压 3 级”，规律口服降压药物治疗，血压控制在 150/80mmHg 左右。期间遵医嘱调整降压药方案，现服用硝苯地平缓释片（II）20mg，Bid；氯沙坦钾氢氯噻嗪片 62.5mg，Qd。近半月无明显诱因出现血压波动，前来诊治，现患者药后血压波动在 160 ~ 170/100 ~ 110mmHg，头晕间作，偶有头痛及胸闷憋气，胁肋部胀满，无心前区疼痛，纳尚可，口干口苦，饮多，寐安，小便黄，夜尿 4 次，大便 1 ~ 2 天一行，便软不成形，舌质红，苔黄厚腻，脉弦滑。

西医诊断：高血压病 3 级。

中医诊断：眩晕（肝郁化火，脾虚湿盛）。

治则：清肝泻火，健脾利湿。

处方：柴胡 6g，黄芩 10g，法半夏 5g，党参 15g，茯苓 20g，炒白术 20g，泽泻 30g，天麻 15g，生栀子 15g，连翘 20g。7 剂，水煎服，日 1 剂，早晚分服。

西药继服。

二诊：2017 年 1 月 18 日。血压控制在 140/85mmHg 左右，头晕、头痛偶作，胸闷憋气及胁肋部胀满较前好转，乏力，腰部酸痛，纳可，口干口苦，寐安，小便黄，夜尿 4 次，大便 1 ~ 2 天一行，便软不成形。舌红苔黄腻，脉弦滑。予初诊方去党参、茯苓、泽泻，天麻、生栀子均增至 20g。加桑螵蛸 10g，酒萸肉 15g，炙鳖甲 20g。7 剂，煎服法同前。西药同前。

三诊：2017 年 1 月 25 日。血压控制在 140/80mmHg，头晕、头痛、胁肋部胀满较前明显缓解，偶有胸闷憋气及口粘腻不苦，腰部酸痛，纳可，寐安，小便偏黄，夜尿 3 次，大便 1 ~ 2 天一行，便软，舌红苔黄，脉弦。

处方：柴胡 6g，黄芩 20g，法半夏 5g，党参片 15g，茯苓 20g，炒白术 15g，泽泻 20g，天麻 15g，蚕砂 6g，桑枝 15g，续断片 15g，白花蛇舌草 30g。14 剂，煎服法同前。

西药同前。

【按】患者血压曾高至 180/90mmHg，且长期服用降压药物，血压控制平稳。然而近日在规范及规律服用降压药情况下，患者出现血压波动，且有头晕、头痛、胸闷憋气、胁肋部胀满等临床症状，另有口干口苦，小便黄，大便不成形等表现，查舌脉为舌红苔黄厚腻，脉弦滑，可辨证为肝郁化火、脾虚湿盛证，治以清肝泻火、健脾利湿，以柴苓汤为主方加减治疗。柴苓汤出自《丹溪心法附余》，原方用以分利阴阳，和解表里，本方由小柴胡汤、五苓散合方而成，小柴胡汤可和解少阳，疏解表里之邪，五苓散则可渗利中焦湿邪。方中以柴胡疏肝清热调中为君药，配以茯苓健脾渗湿为臣药，佐以法半夏燥湿化痰，炒白术加强健脾燥湿之功，另有泽泻清利湿热，黄芩、生栀子、连翘清肝泻火，天麻平肝熄风，党参健脾益气生津。诸药合用，共奏清肝泻火、健脾利湿之功效，眩晕自愈。

二诊、三诊依据患者症状与舌脉，仍为肝郁化火、脾虚湿盛证，故依旧以清肝泻火、健脾利湿为治法，柴苓汤为基础方加减。二诊时患者头晕、头痛等症状好转，而乏力、腰部酸痛明显，故加桑螵蛸、酒萸肉补肾益精，且小便黄、舌苔黄腻，加醋鳖甲以加强养阴清热、平肝熄风之力。三诊时患者症状较前明显好转，但仍有腰部酸痛，口中黏腻，小便偏黄等症状，故加蚕砂、桑枝祛风湿、利关节止痛，续断补肝肾强筋骨，以及白花蛇舌草清热解毒利尿。患者服药期间规律服用降压药物，较前西药种类及剂量未有减少，但三诊后临床症状明显缓解。

验案 5　患者某，女，70 岁，2017 年 12 月 9 日初诊。

主诉：头晕间作 4 年，加重 3 个月。

刻诊：患者发现血压升高 20 余年，无明显头晕症状，服用降压药，血压控制平稳。近 4 年，头晕间断性发作，甚则眼前黑蒙，视物模糊，血压为 180 ~ 190/110mmHg，当地医院予苯磺酸氨氯地平片 2.5mg，Qd；拉西地平 2mg，Qd。上述症状有所缓解，近 3

个月余来，头晕发作频繁，伴眼前黑蒙，遂来就诊。现症：头晕，耳鸣，眼前发黑，视物模糊，无恶心呕吐，偶乏力汗出，心中惕惕感，胸闷，憋气，心前区及后背疼痛不适感，颈肩部紧束感，腰膝酸痛，纳可，入睡困难，大便偏干，日行1次，夜尿2 ~ 3次，舌淡红胖大，边有齿痕，苔白腻，脉弦滑。BP 165/93mmHg，HR 91次/分。

西医诊断：高血压病3级。

中医诊断：眩晕（脾虚湿盛，清阳不升）。

治法：宣通利湿，化利浊阴。

处方：柴胡6g，半夏10g，黄芩10g，党参10g，茯苓20g，猪苓20g，炒白术20g，泽泻30g，天麻15g，木贼15g，野菊花15g，莲子心10g。14剂，水煎服，日1剂，早晚分服。

成药：补肾抗衰片6片，Bid；复方利血平氨苯蝶啶片1片，Qd。停苯磺酸氨氯地平片、拉西地平片。

二诊：2017年12月23日。头晕缓解，眼前黑蒙消失，视物模糊好转，血压波动在150 ~ 160/70 ~ 80mmHg之间，时觉气短，心中惕惕不安，心烦，乏力，腰膝沉重感，偶有心前区不适，自汗出（上午明显），纳可，仍入睡困难，大便干，排便困难，日行1次，夜尿2 ~ 3次，夜间时觉口渴，舌暗红胖大，苔白腻，脉弦数，BP 155/80mmHg。予初诊方基础上去党参、泽泻、天麻、木贼、野菊花、莲子心，加炙鳖甲20g、知母6g、酸枣仁15g、北沙参30g、麦冬15g、炙甘草6g。14剂，煎服法同前。成药继服。

三诊：2018年1月6日。头晕明显缓解，头顶发木，无视物模糊，气短减轻，仍胸闷不适，心中惕惕不安，乏力，腰膝沉重，困倦较前有所缓解，汗出，纳可，入睡困难稍有改善，大便正常，夜尿2 ~ 3次。舌暗苔薄白，脉弦细。BP 170/90mmHg。在二诊方基础上减茯苓、猪苓、北沙参、麦冬、知母、醋鳖甲、炙甘草，加杜仲20g、牛膝30g、浙贝母15g、党参20g、橘核6g、皂角刺15g、佛手10g。14剂，煎服法同前。成药继服。

四诊：2018年1月20日。患者服药后诸症明显缓解，体位变化时出现头晕，血压控制在150 ~ 160/70 ~ 80mmHg之间，偶有心慌，腰腿疼痛好转，时有心烦，汗出减少，纳可，寐欠安较前改善，夜尿2 ~ 3次，大便正常，舌淡苔白腻，脉弦细。BP 153/82mmHg。在三诊方基础上减熟地黄、酒萸肉、火麻仁、豆蔻、桑枝，加茯苓15g、炒白术15g、法半夏6g、天麻15g、佩兰10g、莲子心6g。14剂，煎服法同前。成药继服。

【按】患者主诉症状为头晕，又因其患高血压病20余年，服用降压药，而血压控制不佳，最高达190/110mmHg，诊断为高血压病3级。根据本案患者头晕，耳鸣，眼前发黑，视物模糊，偶乏力汗出，心中惕惕感，胸闷，憋气，心前区及后背疼痛不适感，颈肩部紧束感，为浊阴阻络、络脉不利之症，故治以柴苓汤，宣通利湿，化利浊阴。西医给予降压药规范治疗。二诊患者头晕、黑蒙、视物模糊均好转，心中惕惕不安，心烦，乏力，仍入睡困难，大便干，去党参、泽泻、天麻、木贼、野菊花、莲子心，加醋鳖甲、知母养阴清心除烦，酸枣仁养心肝安神助眠，北沙参、麦冬滋阴通便，炙甘草以顾护脾胃、调和诸药。三诊似有腰府筋脉不利之证且仍胸闷不适，心中惕惕不安，加之感受风邪，故去茯苓、猪苓、北沙参、麦冬、知母、炙鳖甲、炙甘草，加杜仲、牛膝以壮腰膝、强筋骨，浙贝母化痰，橘核、皂角刺入肝经以行气理气，佛手疏肝解郁、宽胸理气，正如明代医家薛已曰："凡心脏得病，必先调肝肾二脏……肝气滞则心气乏，此心病求于肝，清其源也。四诊，诸症明显好转，血压控制平稳，故以补天方巩固先后天之本。同时在就诊过程中配以中成药补肾抗衰片以益肾健脾化浊，调整西药以控制血压。患者共服20余剂而收良效。

验案6　患者某，女，89岁，2017年3月3日初诊。

主诉：头晕2年，加重1个月。

刻诊：患者2年前无明显诱因发生头晕，自测血压水平波动在150 ~ 160/90mmHg，未予药物干预。近1个月加重，先后在社区医院及综合三甲医院检查治疗，行颅脑CT（2017年3月1日）示：脑萎缩。间断服用氟桂利嗪胶囊，血府逐瘀胶囊，灯盏生脉胶囊，未见明显改善，遂于我院门诊诊治。现症：体位改变易发头晕，颈部及枕部疼痛，烦躁易怒，偶有心前区隐痛，易受惊吓，无口干，无耳鸣，纳可，寐尚可，夜尿4次，大便干燥，1 ~ 2日一行，血压波动明显，舌红苔根部黄腻，脉弦细滑，BP 140/86mmHg。

西医诊断：高血压病1级。

中医诊断：眩晕（脾虚湿盛，清阳不升）。

治法：淡渗利湿，健脾和胃。

处方：柴胡6g，黄芩10g，法半夏5g，党参15g，茯苓20g，僵蚕10g，炒白术20g，肉桂3g，蝉蜕10g，黄连6g，生大黄6g（后下），姜黄15g。14剂，水煎服，日1剂，早晚分服。

停服血府逐瘀胶囊、灯盏生脉胶囊。

二诊：2017 年 3 月 18 日。颈部及枕部疼痛减轻，仍眩晕，全身乏力，偶有心前区隐痛，易受惊吓，小腹及腰部酸胀疼痛，双下肢发凉，纳可，寐安，夜尿 4 次，大便干燥，日行 1 次，舌淡苔黄厚腻，脉弦，BP 120/75mmHg。

处方：柴胡 12g，黄芩 10g，法半夏 5g，北沙参 15g，茯苓 20g，炒白术 20g，黄连 6g，生大黄 3g（后下），姜黄 15g，酒苁蓉 15g，覆盆子 15g。14 剂，水煎服，日 1 剂，早晚分服。

三诊：2017 年 4 月 1 日。小腹及腰痛减轻，周身乏力好转，情绪波动时，头痛明显伴见心前区不适，纳可，寐安，夜尿 2 ～ 3 次，大便干燥，日行 1 次，舌红苔黄腻，脉弦细，BP 135/75mmHg。

处方：柴胡 12g，黄芩 10g，法半夏 10g，北沙参 20g，炒白术 20g，黄连 10g，生大黄 3g（后下），姜黄 15g，川芎 15g，当归 15g，木贼 10g。14 剂，水煎服，日 1 剂，早晚分服。

【按】根据患者主诉症状为头晕及自觉血压波动明显，未予降压药治疗，血压控制不平稳，就诊时测血压为 140/86mmHg，且有总胆固醇升高与 LDL 升高等危险因素，西医诊断为高血压病 1 级（高危）。中医当属“眩晕”范畴。根据本案患者体位改变易发头晕，颈部及枕部疼痛，为浊阻络脉，上扰清窍，泛溢经脉，筋脉不利，少阳胆腑郁火循经上扰心神，则见烦躁易怒，易受惊吓。故治以柴芩汤合升降散，淡渗利湿，健脾和胃，升清降浊，取僵蚕、蝉蜕升阳中之清阳；姜黄、大黄降阴中之浊阴，一升一降，内外通和。二诊颈部及枕部疼痛减轻，仍眩晕，小腹及腰部酸胀疼痛，双下肢发凉，夜尿频发，大便干燥，故去党参、僵蚕、肉桂、蝉蜕，加北沙参养阴生津，肉苁蓉补肾助阳、润肠通便，覆盆子益肾缩尿。三诊，诸症缓解，仍大便干燥，舌红苔黄腻，故去茯苓，肉苁蓉、覆盆子，加川芎当归以活血行气，改善微循环，加木贼，取其甘可补益润燥，苦能通泄降火以通泄大便。患者共服 40 余剂而收良效。

验案 7　患者某，女，82 岁，2017 年 3 年 28 日，初诊。

主诉：头晕半年余。

刻诊：患者平素高血压、高血脂，多次于当地医院住院治疗。半年前因家中事务劳累后，出现头晕汗出，走路不稳，查头颅 CT 示：双基底节多发腔隙性脑梗死，白质变性，脑萎缩，服氟桂利嗪、通脉片等药物后，症状缓解。现症：头晕，头后痛，视物模糊，颈项强痛，心前区偶有不适，动剧伴汗出，胃痛呕恶，双手麻木，口干不苦，全身乏力，腰腿疼痛。纳可寐安，小便调，大便秘结，需药物（肠清素）助排便。舌红苔黄厚腻，脉弦细滑。BP 150/89mmHg，HR 64 次 / 分。

既往史：高血压 10 余年，最高达 170/100mmHg，服非洛地平缓释片 2.5mg，Bid，血压控制不佳。

家族史：兄弟姐妹子女中多有高血压者。

个人史：吸烟史 10 年，已戒，否认饮酒史，否认过敏史。

体格检查：双下肢水肿（+）。

西医诊断：高血压病 2 级。

中医诊断：眩晕（脾失健运，湿热中阻）。

治法：运脾化浊，清热利湿。

处方：柴胡 10g，黄芩 20g，法半夏 5g，茯苓 20g，炒白术 15g，天麻 10g，当归 15g，川芎 15g，猪苓 15g，泽泻 30g，防己 15g，木贼 15g。14 剂，水煎服，日 1 剂，早晚分服。

西药：非洛地平缓释片 5mg，Qd。

二诊：2017 年 4 月 15 日。头晕、头后疼痛较前好转，双眼视物模糊，流泪，口干，夜甚，心前区未觉不适，行走 100 米则气短，腰痛，胃痛呕恶，纳可，寐安，小便调，大便秘结，日行一次，舌红苔黄厚腻少津，脉沉弦。BP 145/70mmHg，双下肢水肿。辅助检查：胆固醇 7.79mmol/L、血糖 6.60mmol/L。予初诊方去天麻、当归。川芎、猪苓、泽泻、防己、木贼均减至 10g，法半夏增至 10g，加葛根 20g、陈皮 15g、石决明 20g、砂仁 6g、豆蔻 20g。28 剂，煎服法同前。继服非洛地平缓释片。

三诊：2017 年 5 月 13 日。患者头晕较前好转，偶牵及颈部及头部不适，双眼视物模糊好转，口干，无口苦，现诉餐后偶有胃脘胀满不适，无反酸。自测血压控制在 150 ~ 160/80 ~ 90mmHg，无明显不适，纳尚可，寐安，小便调，大便秘结，日行一次，舌红苔黄厚，脉沉弦。BP 153/72mmHg，双下肢水肿。予二诊方去炒白术、木贼、葛根、陈皮、石决明、砂仁、豆蔻，法半夏减至 5g，加桂枝 15g、炒决明子 30g、酒苁蓉 30g、郁李仁 20g、鬼箭羽 6g、炒莱菔子 15g（包煎）、生大黄 10g（后下）。14 剂，煎服法同前。继服非洛地平缓释片。

四诊：2017 年 5 月 27 日。头晕明显好转，无头痛，无口干，口苦，餐后胃脘部胀满，血压控制在 140 ~ 150/70mmHg，纳尚可。寐安，二便调，舌红苔黄厚腻。脉沉细。BP 151/71mmHg。予三诊方去桂枝、决明子、郁李仁、鬼箭羽，加生地黄 30g、党参 15g、厚朴 6g。28 剂，煎服法同前。

成药：舒脑欣滴丸 3 ～ 5 粒，Bid。

【按】根据患者主诉症状为头晕，又因其有高血压病病史 10 余年，未规律服用降压药，血压控制不平稳，波动在 160 ～ 170/80 ～ 100mmHg 之间，加之伴有高血脂、吸烟、家族遗传史、脑梗等危险因素，西医诊断为高血压病 2 级，中医当属“眩晕”范畴。根据本案患者头晕，头后痛，视物模糊，颈项强痛，为浊阴阻络，络脉不利之症，故治以柴苓汤，宣通利湿，化利浊阴，加川芎、当归活血化瘀，防己利水消肿，天麻、木贼平肝潜阳、明目退翳。西医给予降压药规范治疗。二诊头晕、头后疼痛较前好转，双眼视物模糊，流泪，口干，夜甚，行走 100 米觉气短，腰痛，胃痛呕恶，为患者年老脏腑功能虚损所致。去天麻、当归、川芎、猪苓、泽泻、防己，加粉葛以生津止渴，现代药理学研究粉葛可扩张血管以降血压，其还可降低血脂，野菊花、石决明清肝明目，且取石决明平肝潜阳、降血压之意，陈皮、砂仁、豆蔻祛湿化痰、健脾益气。三诊头晕好转，双眼视物模糊好转，偶牵及颈部及头部不适，口干，无口苦，餐后偶有胃脘不适胀满，无反酸，故去清肝健脾之药，加桂枝温通经脉、利水，现代药理学研究桂枝可扩张血管以达降压目的，鬼箭羽通利血脉，促进血行，决明子降脂明目、润肠通便，酒苁蓉、郁李仁润肠通便、莱菔子降气除满、生大黄以助通便。四诊，诸症明显好转，血压控制平稳，故去桂枝、炒决明子、郁李仁、鬼箭羽，因患者年迈久病易损气阴，故加生地、党参益气养阴、针对餐后胃脘部胀满加厚朴以行气除满，予以中成药舒脑欣滴丸以理气活血、化瘀止痛。患者共服 20 余剂而收良效。

验案 8　患者某，女，80 岁，2017 年 3 月 11 日，初诊。

主诉：头晕间作 2 年余。

刻诊：患者 2 年前无明显诱因出现头晕伴恶心不适，遂至医院就诊，测血压为 180/100mmHg，予降压药治疗（具体不详），后血压控制在 130 ～ 140/80 ～ 90mmHg 之间。2 个月前再发头晕恶心，测血压为 170/100mmHg，自服卡托普利片后缓解。现症：间断头晕、头胀伴耳鸣，眼睛干涩，间断性胸闷、憋气，腰部酸痛，纳差，夜寐差，二便调，舌淡红苔白厚腻，脉沉滑。BP 136/68mmHg。

个人史：吸烟 40 余年，现戒烟 1 年。

西医诊断：高血压病 3 级。

中医诊断：眩晕（浊阴阻络，清阳不升）。

治法：宣通利湿，升清降浊。

处方：柴胡 10g，黄芩 10g，茯苓 20g，炒白术 20g，薤白 10g，法半夏 10g，黄连 10g，僵蚕 5g，蝉蜕 6g，猪苓 15g，泽泻 30g，胆南星 6g，木贼 15g。28 剂，水煎服，日 1 剂，早晚分服。

成药：补肾抗衰片 6 片，Bid。

二诊：2017 年 4 月 8 日。头晕缓解，每日晨起较严重，血压控制在 130/70mmHg，仍有耳鸣，时有口干、眼睛干涩、视物模糊。近半月，胸口憋闷，气短，自觉胸口疼痛加重，纳可，寐尚安，二便调。舌尖红苔白腻，脉沉滑。BP 120/58mmHg。予初诊方去黄连、僵蚕、蝉蜕、猪苓、胆南星、木贼，加连翘 30g，党参 15g，川芎、当归各 30g，皂角刺 15g，28 剂，煎服法同前，成药同前。

三诊：2017 年 5 月 6 日。头晕明显减轻，偶有晨起头晕发作伴耳鸣、眼干，偶胸闷不适，纳可，寐欠安，二便调。舌暗红，苔薄白，脉弦细。BP 108/60mmHg。予二诊方去连翘、薤白、泽泻、炒白术、皂角刺，黄芩增至 20g，加生龙骨、生牡蛎各 30g 先煎，木贼 15g，谷精草 20g。28 剂煎服法同前。成药同前。

【按】根据患者主诉症状为头晕，结合其 2 年前测血压为 180/100mmHg，2 个月前再发头晕恶心，测血压为 170/100mmHg，自行服用降压药，血压控制不平稳，伴头晕、头胀伴耳鸣，眼睛干涩，西医诊断为高血压病 3 级，中医当属“眩晕”范畴。治以柴芩汤，宣通利湿，升清降浊。二诊患者头晕缓解，仍有耳鸣，时有口干、眼睛干涩、视物模糊。近半月，胸口憋闷，气短，自觉胸口疼痛加重，故初诊方去猪苓、僵蚕、蝉蜕、黄连、木贼、胆南星，加党参补气养血，且现代药理学研究其可扩张周围血管及抑制肾上腺素升压以达降血压目的，川芎、当归活血化瘀，皂角刺抑制血小板聚集、提高凝血酶活性，连翘清心火。三诊头晕明显减轻，偶有头晕发作、耳鸣、眼干、胸闷不适，寐欠安，故去连翘、薤白、泽泻、炒白术、皂角刺，加生龙骨、生牡蛎重镇安神、木贼醇有明显持久的降压作用与谷精草配伍可清肝明目。同时在就诊过程中配以中成药补肾抗衰片以益肾健脾化浊。患者共服 40 余剂而收良效。

（二）滋阴潜阳法治疗高血压病 4 例

验案 1　患者某，男，49 岁，2011 年 9 月 10 日初诊。

主诉：头晕间断发作 10 年，加重 2 周。

刻诊：患者高血压病日久，血压最高195/130mmHg，平素服用缬沙坦胶囊80mg，Qd；硝苯地平片5mg，Bid；酒石酸美托洛尔片25mg，Bid，血压控制在140 ~ 150/90 ~ 100mmHg。耳鸣日久，持续性蝉鸣音，时心慌，活动后心前区疼痛。平日喜饮酒吸烟，其父因心肌梗死去世。现症：头晕，时心慌，反酸烧心，寐欠安，多梦，梦中坠落感，刻诊血压180/110mmHg，舌暗红，苔薄白，脉沉弦。

西医诊断：高血压病3级。

中医诊断：眩晕（肝阳上亢）。

治法：滋阴潜阳。

处方：钩藤15g，地龙15g，石决明30g，牛膝15g，天麻20g，杜仲25g，浙贝母15g，煅牡蛎30g，吴茱萸3g，生龙齿30g，丹参20g，豆蔻6g。

二诊：2011年10月13日。头晕减轻，血压控制在140/90mmHg，无返酸烧心，晨起耳鸣、心慌甚，走路及食后胸闷，寐欠安，多梦，舌暗红苔白脉沉细。西药改服苯磺酸氨氯地平片5mg，Qd；酒石酸美托洛尔片25mg，Bid。初诊方减石决明、吴茱萸、浙贝母、煅牡蛎、豆蔻，加柴胡10g、黄芩15g、决明子20g、川芎15g。继服14剂。

三诊：2011年11月3日。诸症均减，BP 150/100mmHg，活动后心慌、心前区疼痛，冲风后鼻窦炎发作，夜晚两目干涩，大便不成形。舌暗红苔薄白脉弦细。二诊方减柴胡、生龙齿，加赤芍20g、辛夷10g、吴茱萸3g、黄连10g、远志10g、生地黄30g，继服14剂。

四诊：2011年11月24日。心慌减轻，血压130 ~ 140/90mmHg，纳可，大便不成形，舌暗红苔白脉弦。三诊方减杜仲、赤芍、决明子、黄芩、吴茱萸、黄连、远志、生地黄、辛夷，加桑寄生20g、淫羊藿10g、仙茅10g、葛根15g、僵蚕15g、石决明30g、浙贝母15g、煅牡蛎30g、紫石英20g。继服7剂。

【按】本例中患者眩晕，失眠，耳鸣，心悸胸闷，脉沉细，大便不成形，平素生活习惯不良，积累日久，其病机虚实夹杂。肾阴阳两虚，水不涵木，肝肾阴亏，肝阳上亢，发为眩晕；阳亢则热，肝热内扰，寐中多梦，肝火犯胃，反酸烧心；肾阴不能上济于心，心火偏盛，心悸胸闷，心神不宁。诊治时考虑到患者有家族心血管病史，且吸烟是心血管病的独立危险因素，遂先与之讲解禁烟限酒的重要性。其次辨证处方，一择天麻钩藤饮以平肝熄风，清热活血，补益肝肾；二根据兼证用小柴胡汤清泻肝经火热，左金丸清泻肝火心火，以平肝木，二仙汤温补肾阳；三根据现代药理学研究，浙贝母、煅牡蛎，其有很好的抑酸、保护胃黏膜作用，黄连有抑制胃幽门螺杆菌的功能，决明子有良好的降压作用，方中酌加使用。

验案 2　患者某，男，78 岁，2017 年 8 月 26 日初诊。

主诉： 头晕伴血压升高 1 月余。

刻诊： 患者于 1 个月前无明显诱因出现头晕、眼干，时测血压 160/130mmHg，遂服硝苯地平控释片 30mg，Qd，缬沙坦片 80mg，Qd，血压控制在 150/100mmHg 左右，加服硝苯地平片 5mg，Bid，血压可降至 100/75mmHg。患者苦于血压波动及服药不便，为规范降压方案遂来就诊。现症：头晕时作，无视物旋转，无头痛耳鸣，无恶心呕吐，活动后有胸闷胸痛，无口干口苦。纳差，无腹痛、腹胀等不适。寐差，药物助眠（具体不详），夜尿 1 次。小便少，偏黄，大便干，日一行。舌暗红，有瘀点，少苔，脉弦细。BP 147/78mmHg，HR 67 次 / 分。

既往史： 冠心病病史 3 年，需时服用硝酸甘油。脑梗死病史 1 年，现左侧肢体活动不利。

个人史： 烟酒已戒。

西医诊断： 高血压病 3 级；稳定型心绞痛；脑梗死。

中医诊断： 眩晕（痰瘀互结）。

治法： 息肝风，化痰浊，通血络。

处方： 法半夏 6g　炒白术 15g，天麻 10g，茯苓 20g，泽泻 30g，白花蛇舌草 30g，连翘 30g，皂角刺 15g，夏枯草 15g，浙贝母 10g，丹参 15g。28 剂，水煎服，日 1 剂，早晚分服。

西药： 氯沙坦钾氢氯噻嗪片 62.5mg，Qd；复方利血平氨苯蝶啶片 1 片，Qd。

二诊：2017 年 9 月 23 日。 患者诉服药后头晕缓解，血压控制平稳，多在 130 ~ 140/60 ~ 70mmHg 范围内。现步行 200m 以上仍有胸闷、气短，伴咽中异物感，下肢麻木无力，活动不利。眼干眼花，纳差，寐差。小便量少而频，大便干，日一行。舌红苔薄白，有裂纹，脉弦细。BP 144/66mmHg，HR 62 次 / 分。

处方： 槲寄生 15g，牛膝 20g，熟地黄 15g，酒萸肉 30g，薏苡仁 30g，酒女贞子 15g，鹿角霜 6g，豆蔻 20g，酒黄精 30g，枸杞子 20g，酒五味子 15g，制巴戟天 20g。28 剂，水煎服，日 1 剂，早晚分服。

成药： 补肾抗衰片 6 片，Qd；艾司唑仑片 1mg，Qd。氯沙坦钾氢氯噻嗪服用同前。

三诊：2017 年 11 月 4 日。 患者近日血压控制在 140/80mmHg 左右，头晕未作，晨起后出现咽中异物感伴胸闷，无后背疼痛，含服硝酸甘油后可缓解。纳差，寐差，大便偏干，小便正常。舌淡红少苔，脉弦细。BP 142/64mmHg。

处方：党参片20g，熟地黄15g，盐杜仲20g，当归30g，山药15g，枸杞子15g，升麻5g，酒黄精30g，净砂仁6g，扁豆衣10g，草豆蔻6g，酒苁蓉15g。28剂，水煎服，日1剂，早晚分服。

西药同前。

【按】我国已逐渐进入老龄化社会，60岁及以上的老年人接近半数患有高血压，老年高血压患者心脑血管病风险显著增加，而降压治疗获益也十分明确，治疗的最终目标是最大限度地降低心血管并发症和死亡的总体风险。由于老年高血压的病理生理与临床表现均有其特点，因此降压药物的选择与使用应充分考虑其特殊性。对于本案患者，年龄78岁，血压最高值为160/130mmHg，且合并冠心病、CI等危险因素，故诊断为“高血压3级（极高危）”，用药需注意把握平稳降压、早日达标、保护靶器官、减少不良反应等要点。2015年AHA/ACC/ASH冠心病患者高血压治疗的科学声明推荐，年龄＞80岁人群目标血压为＜150/90mmHg（Ⅱa/B），其他年龄冠心病合并高血压人群（Ⅰ/A）、ACS合并高血压人群（Ⅱa/B）目标血压为＜140/90mmHg。故综合考虑患者各方面因素，将患者的目标血压定为140/90mmHg。

药物使用方面，因患者家中服药情况不明确且疗效不佳，故重新整合降压方案，予氯沙坦钾氢氯噻嗪片及复方利血平氨苯蝶啶片联合用药。根据《高血压合理用药指南（第二版）》（2017年），老年高血压患者药物联合治疗，宜选择RAAS抑制剂（ARB/ACEI）＋长效CCB或利尿剂，具有改善心脏功能、保护肾脏、保护血管等靶器官的作用，特别适用于合并冠心病等的老年高血压患者。因此，本案选用氯沙坦钾氢氯噻嗪片长期服用以稳定降压、保护靶器官为主；降压0号可使患者血压尽快达标，同时提高患者依从性、避免不良反应发生。其中，复方利血平氨苯蝶啶片是我国自主研发的第一代固定复方制剂，以其有效、安全、价廉及依从性好的优势，至今仍是我国基层最常用的降压药物之一。4种有效降压成分的合理低剂量配伍体现了降压作用增强、不良反应减少的特点，极大地提高了患者长期治疗的有效性和安全性。

在规范治疗方案降低高血压危害的前提下，中药改善患者症状亦有着十分重要的地位。本患者辨病为“眩晕”。结合患者症状，头晕为脾虚生痰、引动肝风，风痰上扰、冲脉上逆所致；口干、眼干、小便黄为肝阳化火，热扰清阳；舌色暗有瘀斑为血瘀阻络，故治法以息肝风、化痰浊、通血络为主。半夏白术天麻汤是治疗高血压病的经典方剂，方中半夏燥湿化痰、天麻平肝息风、白术、茯苓、泽泻健脾化湿，治生痰之源；丹参、浙贝母、夏枯草活血通络、软坚散结；患者血压居高不下，反复波动，当考虑为湿浊内生，郁热成毒，故以浊毒论治，故加用白花蛇舌草、连翘、皂角刺清热解毒。初诊获效，毒邪已除，故于复诊中予益肾健脾、补气活血，以治病求本、顾护正气。患者治疗3月余，血压平稳，诸症减轻，可见成效。

验案3　患者某，男，42岁，2012年11月28日初诊。

主诉：眩晕伴心慌胸闷4年余。

刻诊：患者于4年前体检时发现血压升高，服中药治疗1年余，效果不佳。近1年服用酒石酸美托洛尔25mg，Bid；福辛普利钠片5mg，Qd，血压最高达150/90mmHg。头晕昏沉，双目视物不清，偶有耳鸣，口干口苦，但欲饮冷。纳可，寐欠安，入睡难，每晚夜尿2～3次，大便可，双下肢水肿（+），舌红绛，苔白厚腻，唇色紫黯，脉弦数。BP 140/100mmHg。

西医诊断：高血压病2级。

中医诊断：眩晕（肝肾阴虚）。

治法：益肾养肝，健脾化痰。

处方：泽泻30g，细辛3g，丹参20g，天麻20g，杜仲20g，牛膝15g，决明子15g，泽兰10g，地龙15g，柏子仁30g，何首乌30g，紫石英20g，瓜蒌30g，炙甘草6g。

服药7天后，患者诸症大减，原方基础上加减后继服20天，患者血压稳定在135/80mmHg左右，偶有头晕，纳寐可，二便调，无余明显不适，嘱继服补肾抗衰片巩固疗效。

【按】本例患者现症见头晕耳鸣、口干口苦、夜尿频数，兼有失眠，结合其舌脉分析，本病证属肝肾阴虚，其源在脾肾二脏，病损及肝，肾阴阳两虚，水不涵木，肝肾阴亏，肝阳上犯；加之脾虚不能运化水湿，痰浊内生，肝阳挟痰蒙蔽神府，神明失司，心失所主，发为眩晕，故本病治宜益肾养肝，健脾化痰。本例以天麻钩藤饮为主方，以天麻、杜仲、牛膝、决明子加何首乌以补益肝肾，潜镇肝阳；继以泽泻、泽兰、瓜蒌、丹参以活血祛瘀，健脾化痰；以细辛、地龙配伍通络开窍；紫石英、柏子仁镇静安神；最后以炙甘草补脾和胃，益气复脉，全方旨在补肾、健脾、宁心神以，达到降压效果。

验案4　患者某，女，80岁，2013年5月2日初诊。

主诉：间断眩晕、气短5年余，近日加重。

刻诊：患者眩晕日久不愈，血压偏高自150/80mmHg，头晕明显，季节交替时发作频繁，伴胸闷头胀，时气短，善太息，饭后及饱食后明显，未诉明显胸闷胸痛。2013年2月5日发作黑蒙一次，查心电图提示：心肌缺血。夜寐欠安，少寐多梦，每晚夜尿2次，饮纳可，二便调，口干，夜间明显，腰膝酸软疼痛，平素情绪急躁，双目白内障，视物模糊，目涩耳鸣，舌黯红少津，脉沉细。BP 160/90mmHg。

既往史：高血压、冠心病病史。现服用缬沙坦胶囊80mg，Qd；单硝酸异山梨酯20mg，Tid；阿司匹林肠溶片100mg，Qd；复方丹参滴丸、银杏酮酯滴丸、明目地黄丸等。

辅助检查：血脂四项（2012-9-20）：TG 5.47mmol/L；HDL 1.23mmol/L；LDL 3.59mmol/L。

西医诊断：高血压病2级；冠心病。

中医诊断：眩晕（肝肾阴虚）。

治法：滋养肝肾，化瘀散结。

处方：枸杞子20g，五味10g，女贞子20g，当归10g，夏枯草15g，川芎10g，丹参20g，菊花10g，紫石英15g，绞股蓝10g，炙鳖甲30g（先煎），海藻10g，炙甘草6g。14剂，水煎服，日1剂，早晚分服。

服药14剂，眩晕、气短症状明显减轻，上方稍加减续服3月余，眩晕诸症缓解显著，血压平稳，大多维持在140/80mmHg左右。

【按】本案患者年已八旬，肝肾阴虚，肾精不足，髓海空虚，虚火上扰，头目失于阴精的滋养濡润，故见眩晕、视物模糊、目涩耳鸣；肝脉上头，肝阴不足，肝脉失养，故见头闷胀痛；阴虚内热，虚火上扰，故夜寐欠安、少寐多梦；腰为肾之府，肾精亏虚，则见腰膝酸软疼痛。平素情绪急躁，提示肝火易盛、易损耗肝肾之阴，阴虚火旺，易致炼液为痰，久病必瘀，痰瘀互结为患，加之年老而终致病笃难除。舌黯红少津，脉沉细，皆为肝肾阴虚兼痰瘀之象。

临证处方常以枸杞子、五味子、女贞子三子相伍共为君，共奏滋补心肝肾之阴而兼补肾养心之功，故谓其方为“三子补肾养心汤”，为临床自拟方。方中枸杞子味甘，性平。主要归肝、肾、肺经。其甘补平和，质润多液，入肾可益精充髓助阳；走肝能补血明目；归肺以润肺止咳。凡肝肾不足和肺肾阴虚所致诸症，均可应用。为滋阴助阳，益精补血之良药。《本草通玄》记载：“枸杞子，补血益精，水旺则骨强，而消渴、目昏、腰疼膝痛无不愈矣。”《本草经疏》中也说：“枸杞子，为肝肾真阴不足，劳乏内热补益之要药，老人阴虚者十之七八，故服食家为益精明目之上品。”现代药理表明，枸杞子具有明显的降血脂、调节脂类代谢功能，对预防心血管疾病具有积极作用。五味子在《神农本草经》中列为上品。该品皮肉甘酸，核中辛苦，有咸味，辛甘酸苦咸五味皆备，故有此名。明代李时珍在《本草纲目》中说："酸咸入肝而补肾，辛苦入心而补肺，甘入中宫益脾胃。"《本经》谓其"主益气，咳逆上气，劳伤羸度，补不足，强阴。"《本草秘录》谓其"盖五味子最能添益肾水，滋补肺金，尤善润燥，非特收敛肺气"。益气生津，收敛固涩，宁心补肾，本品甘以益气，酸能生津，味酸收敛，善能止汗，入心经，补益心肾，宁心安神。五味子水提液及其有效成分五味子酚、北五味子粗多糖均具有延缓衰老、抗氧化作用，能清除自由基、抑制LPO形成。女贞子味甘、苦，性凉。归肝、肾经。质润降。滋补肝肾，滋阴血，清虚热，乌发明目。女贞子最早见于《神农本草经》，列为上品，谓其能"主补中，安五脏养精神，除百病，久服肥健，轻身不老"。根据《本草经疏》记载："女贞子，气味俱阴，正入肾除热补精之要品，肾得补则五脏自安，精神自足，百病去而身肥健矣。"主治腰膝酸软、头昏目暗等症，具有抗动脉硬化作用，对实验性主动脉特别是冠状动脉脂质斑块的形成有消减作用。其特点在于药性较平和，作用缓，久服始能见效。方中绞股蓝性寒，味甘，有益气健脾，益后天滋先天、降血压之功效，同时具有清热解毒之功，针对病久郁久化热之象，亦可防止补气药助火生热。现代研究发现，绞股蓝含有80多种皂苷，其中有6种与人参皂苷相似，绞股蓝的提取物具有抗缺氧、降血脂等功效。炙鳖甲，妙用其软坚散结以化痰瘀之邪，荡涤脉络之痰浊，属治标亦治本之妙用，且鳖甲不但长于软坚，且能通血脉，破瘀散结，晕久病必瘀之痰瘀互结之病机。绞股蓝配鳖甲，益气健脾治本，软坚散结治标，标本兼顾，攻补兼施。

（三）缓肝调中法治疗高血压病验案1例

患者某，男，65岁，2016年12月30日初诊。

主诉：头晕间作半年余。

刻诊：患者近半年头晕间断发作，自测血压水平波动，最高达180/110mmHg，现服硝苯地平控释片30mg，Qd；缬沙坦分散片80mg，Qd，血压控制在150/90mmHg左右，仍时头晕头胀，遂来就诊。现头晕头胀，偶头痛、耳鸣，心前区及后背隐痛时作，乏力，口干口苦，胃胀反酸，腰酸痛，纳差，寐差（艾司唑仑1mg助眠5～6小时），小便频急，夜尿可多达10次，大便溏结不调，近日4次/日，不成形。舌暗红，苔白厚，脉沉弦。BP 150/100mmHg。

既往史：高血压病史 20 年，近 1 年服药。

个人史：吸烟史 50 年，40 支 / 日；饮酒史 20 年，250mL/ 日，现已戒。

辅助检查：

颈动脉彩超（2016–12–26）：左侧颈总动脉（Common Carotid Artery, CCA）内中膜增厚伴多发粥样斑块形成；右侧 CCA、左侧颈内动脉（Internal Carotid Artery, ICA）内中膜增厚伴单发粥样斑块形成；右侧 ICA 内中膜增厚；左侧椎动脉内中膜略增厚、管径狭窄；右侧椎动脉内中膜略增厚、血流速度减低。

心脏彩超（2016–12–17）：左房轻度增大；左室心肌均匀性肥厚；左室舒张功能减低——符合高心病改变。

西医诊断：高血压病 3 级。

中医诊断：眩晕（肝肾亏虚，肝胃失和）。

治法：补益肝肾，疏肝和胃。

处方：乌梅 10g，干姜 6g，黄连 6g，黄芩 10g，川芎 15g，当归 15g，白花蛇舌草 15g。14 剂，水煎服，日 1 剂，早晚分服。

成药：补肾抗衰片 6 片，Bid。西药继服。

二诊：2017 年 1 月 14 日。服药后血压控制达标，无头晕头痛现象，心前区疼痛及后背疼痛症状频率和程度明显减少，口干口苦，腹胀，腰酸痛，纳可，寐尚安（艾司唑仑 1 片助眠 7 小时左右），夜尿 3 次，大便开始成形，2 次 / 日，但排便不爽，舌暗红，苔白，脉沉弦。BP 142/96mmHg。于初诊方去当归、川芎、胆南星，加天麻 20g、清半夏 6g、北沙参 15g。21 剂，煎服法同前。成药同前。

三诊：2017 年 2 月 4 日。停中药 1 周，降压药继服，血压控制达标约（130 ~ 140）/（70 ~ 80）mmHg 左右，诸症较前好转，纳可，寐安（艾司唑仑 1/2 片助眠 7 小时左右），每晚夜尿 3 ~ 4 次，大便 1 ~ 2 次 / 日，成形。舌暗红苔薄白，脉沉弦。BP 140/80mmHg。

处方：乌梅 15g，干姜 3g，黄连 6g，川芎 20g，当归 30g，天麻 15g，茵陈 15g，炒白术 15g，桑螵蛸 10g，炒枣仁 15g，佩兰 6g。14 剂，水煎服，日 1 剂，早晚分服。

成药：补肾抗衰片 6 片，Bid。

四诊、五诊继以三诊方为基础进行加减，患者症状改善，血压控制平稳。

【按】乌梅丸为仲景用来治疗厥阴病之蛔厥、久利的主方，《伤寒论》326 条曰：“厥阴之为病，消渴，气上撞心，心中疼热，饥而不欲食，食则吐蛔。下之利不止。”乌梅丸不仅主治蛔厥、久利，更为重要的是其作为厥阴病的主方而治疗上热下寒证。如《谦斋医学讲稿》谓乌梅丸可用于“肝脏正气虚弱而寒热错杂之证”。厥阴肝木，风气主之，叶天士言“肝病必犯土”，以肝木克脾土是也，故有医家谓厥阴之为病，以肝风内扰为其主要病机；而于传变，则脾胃中土首当其冲。即肝厥阴主证之中，有肝风内动，并以脾胃功能失调为主要病机表现，如厥阴病中“消渴、心中疼热、饥而不欲食、下利”皆为脾胃受损的表现。该方由乌梅、细辛、桂枝、黄连、黄柏、当归、人参、蜀椒、干姜、附子十味药物组成，以酸苦辛甘、寒热并用主治厥阴病寒热错杂之证。此寒热错杂即肝胃热而脾肾寒，厥阴肝病，土湿水寒，木气失根，肝主动主升，体阴而用阳，其失濡养，则失于疏泄，肝风内动，横犯脾胃，厥阴枢机不利，则阴阳寒热之病变诸起。重用乌梅为君，味酸，入肝，《内经》曰：“木生酸，酸入肝，以酸泄之，以酸收之”，其酸收之性平肝熄风、柔肝养阴，能补肝之体，合当归养其肝阴之体；附子、细辛、干姜、桂枝、椒目之辛热以祛脾肾之寒，助其阳司运化；黄连、黄柏清肝胃之热，又能坚其肾阴；佐以人参之甘，补益脾胃益气滋阴。纵观全方，寒热并用，攻补兼施，使肝体得养，脾肾得温，枢机得畅，寒热虚实归复于平和。

中医眩晕病其病位在肝，以半夏白术天麻汤方证多见，其病机为风痰上扰清窍，除具有头晕、头痛之外，尚有胸膈满闷、恶心呕吐、脉弦滑等症，而本案例病虽属于眩晕范畴，患者除了具有肝风内动之头晕、头胀症状外，伴随症状也较多，以脾胃病变显著，如胃胀反酸，口干口苦，乏力，纳差，大便溏结不调等症。此木克土则脾胃失其健运所致。叶天士谓“肝病犯胃，则恶心干呕，脘痞不食，吐酸水涎沫；克脾则腹胀，便或溏或不爽。”口干口苦、反酸、舌暗红上热之象，下利、脉沉弦下寒之象即寒热错杂。乌梅丸方证，其病机为厥阴肝木病变，并伴有脾胃病变之寒热错杂症。故灵活选取乌梅丸中乌梅、当归、干姜、黄连四位主药，酸苦辛甘寒热并用以疏肝和胃，清热温脾，乌梅合当归养肝体，合黄连酸苦泄热，不伤阴；干姜、黄连辛热苦寒并用，有泻心之意，以复脾胃运化之功；本例患者肝风内动显著，上扰清阳故头晕头胀，以当归、川芎、天麻祛肝风，止眩晕；同时肝木心火，气本相通，木气不舒，母病及子，郁而上逆，故见心前区不适、失眠等症，加莲子心清心火以安神；肝郁日久痰瘀自生，进而化生热毒，故佐以胆南星、皂角刺、白花蛇舌草化痰散瘀清热毒。结合患者已步入老年，肾虚之象明显故可见耳聋、尿频、腰痛等症，予中成药补肾抗衰片，以补其肝肾精虚。谨守病机，灵活应用，后四诊皆以补益肝肾、疏肝和胃治法，在上方基础上略做加减，患者诸症好转，血压控制平稳。

第四节　心律失常

◎心房颤动◎

一、诊治概况

参照 2015 年发布的《心房颤动：目前的认识和治疗建议》，房颤是一种以快速、无序心房电活动为特征的室上性快速性心律失常。因房颤发作时心房因无序电活动而失去有效收缩，且房室结对快速心房激动呈现递减传导，造成极不规则心室律以及快速或缓慢心室率，导致心脏泵血功能下降，心房内附壁血栓形成。房颤的发生导致以下不良情况：①病理生理变化：房颤发作时，由于心房泵血功能基本丧失，可导致心排出量显著降低（可达 25% 甚至更多）。对于已经存在心室舒张功能降低的患者，由于其心室充盈更加依赖心房收缩，故一旦房颤发作，心排出量降低会更为明显，心功能的恶化也会更为显著。②血栓：房颤持续 48h 即可形成左心房附壁血栓，左心耳是最常见的血栓附着部位，左心房附壁血栓脱落可导致动脉栓塞，其中 90% 是脑动脉栓塞（缺血性脑卒中），10% 是外周动脉栓塞或者肠系膜动脉栓塞等。③心衰：房颤与心衰具有共同的危险因素，其发生互为因果。房颤导致的不规则的心动过速导致心功能不良，心肌纤维化、神经体液激活、血管收缩因子活性增加，严重的心衰可能导致房颤的发生并可能提高房颤的心室率。

根据房颤发作的持续时间将房颤分为阵发性房颤（发作后 7 天内能够自行或干预后终止的房颤，其发作频率不固定）、持续性房颤（持续时间超过 7 天的房颤）、长程持续性房颤（持续时间超过 12 个月的房颤）和永久性房颤（特指医生和患者共同决定放弃恢复或维持窦性心律‹窦律›的一种房颤类型，主要反映了患者和医生对于房颤的一种治疗态度，而不是房颤自身的病理生理特征，可在患者和医生的治疗倾向性、治疗方法的有效性和患者症状发生变化时改变其分类）。

临床依据患者的临床表现、体格检查和心电图特点可以明确房颤的诊断。

建议临床中重视房颤的类型和持续时间，以便更合理地制订治疗策略。房颤的治疗包括以下 3 点：抗栓治疗、控制心室率、节律控制。

抗栓治疗：在评估血栓风险（CHADS2 评分法）及抗凝出血危险评估（HAS-BLED 评分）的前提下进行抗凝治疗，口服药物包括抗凝（华法林、新型口服抗凝药）和抗血小板（阿司匹林、氯吡格雷）类。非药物治疗包括经皮左心耳封堵、外科封闭 / 切除左心耳。

控制心室率： 快而不规则的心室率是引起患者心悸、不适症状的主要原因，控制心室率具有安全、有效、患者易于接受的优点。口服药物包括 β 受体阻滞剂、钙离子拮抗剂、胺碘酮及洋地黄。非药物治疗包括房室结消融及植入永久起搏器。

节律控制： 包括电复律、药物复律及经导管消融心房颤动。电复律包括体外直流电复律心内直流电复律用于房颤复律的主要药物为Ⅰc类（氟卡尼、普罗帕酮）、Ⅲ类（胺碘酮、伊布利特、多非利特、维纳卡兰）抗心律失常药物。

然临床上的房颤患者，常存在规范治疗下心室率控制不佳、存在临床症状，或行导管消融术后房颤再次发作，或不愿行导管消融术者。中医药在其中具有一定疗效。

中医学中无房颤之病名，多将其归于“心悸”“怔忡”等范畴。心之气、血、阴、阳不足，心脉不畅，心血瘀阻，或兼痰、湿、瘀、热毒，心神失养，而发房颤，这些病机既可引起房颤，亦可引起心系其他疾病，因此具有普遍性而缺乏特异性，故可认为是房颤发生初始的间接病机特点。而“风邪”则可认为是房颤发生的直接病机特点。

风邪治病具有多样性。风寒湿痹或郁久化热入心滞络可致房颤，而虚风内动亦可引起房颤。《素问・阴阳应象大论》有“风胜则动……”，风性动，动为风象，大凡临床所见的颤震、抽掣、搐搦等症状皆属风动之象，故房颤也属风象。文献中也有房颤属“风象”“风动”提法。房颤时心房肌的快速、极不协调的颤动现象，无疑符合中医的“风性善行而数变”特点。

故而，房颤的基本病机为心宫虚风内动，病位在心，累及于脉，乃本虚标实之证。本虚主要是心之气血亏虚，或合阴阳之偏虚；标实主要是瘀血、痰饮、湿浊、火热、寒邪以及冲脉气逆撞心等，心虚邪扰，心气虚泛成风，心风内旋窜动肆逆浮撼，心宫血脉受震而成心颤脉乱之病变。脏腑的正常功能有赖于气血阴阳调和，五脏气血调和，心神内守，脉气顺接，心律自可如常。《临证指南医案》直言“内风，乃身中阳气之变动”，阳气亢逆化生风邪，扰乱心神，甚者内风直中心脉，脉气不相顺接，可致心中悸动不安。临床上，肝阳化风、肝热生风、阴虚风动、血虚生风均可致使内风动摇心神，出现阵发性房颤。若肝阳暴盛，亢而化风，风火相煽，扰动心神，脉气不相顺接，则脉搏促动不止。肝藏血，肝血旺，则心有所养，肝血亏虚，不能柔养肝木，阳动而生风，扰动心神，引发惊悸、怔忡之候。

无论风邪外感还是各种因素导致内生风邪皆可扰乱心神致阵发性房颤的发生。因此，在辨证论治的基础上酌加祛风、熄风之药，可提高阵发性房颤的疗效。如兼外风者在常规辨证用药基础上加防风、羌活、独活、柴胡、升麻、葛根、菊花、桑叶等；属肝阳化风者加平肝熄风之品，如磁石、龙骨、牡蛎、珍珠母、羚羊角、天麻、钩藤、白蒺藜等；属肝热化风者加凉肝熄风之品，如羚羊角、钩藤、地龙等；属阴虚风动者加滋阴潜阳之品，如龟板、鳖甲等；属血虚风动者加养血祛风之品，如当归、白芍、阿胶等。以“风邪”阐释阵发性房颤的病因病机，在辨证论治基础上酌加祛风、熄风之品，可提高治疗房颤的疗效。

二、临床验案

（一）益气养阴、健脾养心法治疗房颤3例

验案1　患者某，女，55岁，2017年3月25日初诊。

主诉：心慌间作6年余，加重2月余。

刻诊：患者诉6年前无明显诱因出现心慌不适，就诊于当地医院，诊断为阵发性房颤，予对症治疗后症状缓解。2个月前再发心慌加重，伴胸闷憋气，遂至某心血管病专科医院就诊，心电图示房颤伴快速心室率，予阿司匹林肠溶片、盐酸胺碘酮治疗，心慌缓解，房颤复律。现症：心慌间断发作，偶有胸闷憋气，纳可，夜寐差，入睡困难，大便2～3日一行，小便调，舌胖大苔薄白，脉沉细。BP 122/78mmHg。

既往史：高血压病史20年余，最高180/100mmHg，现服用硝苯地平控释片30mg，Qd，血压控制达标；高脂血症病史10年余。

西医诊断：阵发性房颤；高血压病3级。

中医诊断：心悸病（气阴两虚，痰瘀阻络）。

治法：益气养阴，化痰活血。

处方：党参30g，丹参30g，苦参30g，甘松6g，百合30g，炒白术20g，酒黄精30g，胆南星6g，葶苈子20g，刺五加5g，生大黄10g（后下）。14剂，水煎服，日1剂，早晚分服。

西药：盐酸胺碘酮片200mg，Tid；阿司匹林肠溶片100mg，Qd。

二诊：2017年4月8日。患者诉心慌较前明显缓解，发作时伴胸闷憋气，口干，多汗，纳可，寐差，入睡困难，大便2～3日一行，小便调。舌淡苔白，脉结代。初诊方去百合、炒白术、酒黄精、胆南星、葶苈子，加鹿衔草10g、酒萸肉30g、黄连5g、

浙贝母 20g、酸枣仁 15g。14 剂，煎服法同前，西药同前。予安心律胶囊 5 粒，Bid。

三诊：2017 年 4 月 22 日。患者服药以来，心慌症状明显好转，频率减少，心慌持续时间有所减短，现仍觉胸闷气短，偶有后背疼痛。近一周自觉咽喉阻塞感，全身无力，夜间易感口干，寐差，药物控制可睡 5 小时，纳可，大便 2 日一行，便不干，小便调。舌淡苔薄白，有裂痕，脉沉细。予二诊方去甘松、刺五加、酒萸肉、生大黄、黄连、浙贝母，党参减至 15g，加葶苈子 10g，连翘 30g，天冬、麦冬各 20g，炙鳖甲 30g（先煎）。14 剂，煎服法同前。停服胺碘酮及安心律胶囊。

【按】心房颤动在中医属于“心悸”“怔忡”范畴本虚标实证。临床上多为心气虚损、心阴不足，气阴两虚所致，或由于运血无力致心血瘀阻。严重者可造成心阳外脱。在治疗上多以益气养阴，安神定志为主。“五参脉宁”由孙思邈“五参丸”化裁而来，原方用于治疗“心经虚热……不欲闻人语”。方中标本兼顾，党参补一身之气，使阴血得生，再以百合、酒黄精滋养阴液，三药共用，使气无不生，阴无不复；同时配伍炒白术、刺五加；丹参苦寒清泄，具有活血调经，祛瘀止痛，清心除烦，养血安神的功效，古有“一味丹参散，功同四物汤”之说；苦参清热降火，安神定志，药理研究显示苦参含有苦参碱和氧化苦参碱等，具有抗心律失常的作用，可延长心房、心室不应期，延长心肌细胞动作电位类似于Ⅱ类抗心律失常药物；胆南星清热化痰。诸药合用具有益心气、养心阴、清心热、除心烦之功效。

本案患者年老体衰，病程较长，正气不足，故以扶正为主，加丹参配伍胆南星，祛除痰瘀，患者便秘，对症予大黄攻下积滞。二诊患者心慌好转，原方去胆南星、葶苈子等攻邪之品，加入鹿衔草、酒萸肉补益肝肾，酸枣仁宁心安神，一味黄连防止补药太过滋腻。三诊心慌症状基本消失，出现咽部阻塞感，予连翘、炙鳖甲配伍软坚散结，轻热透散，同时结合口干对症予天冬、麦冬养阴生津。

验案 2　患者某，女，75 岁，2017 年 1 月 14 日初诊。

主诉：心慌伴胸闷 1 月余。

刻诊：患者 2016 年 12 月 8 日情绪激动出现心慌气短，胸闷憋气，胸骨后疼痛，持续数小时，1 周后再次发作，就诊于某综合三甲医院，诊断为阵发性房颤，予药物复律及对症治疗，建议行射频消融术，患者拒绝，遂来我院求中医诊治。现心慌气短间作，咽部堵塞感，常咯吐黄黏痰，无胸闷胸痛，偶有头痛，口干口苦，乏力多汗，纳可寐安，夜尿 2 ~ 3 次，大便干结，舌红苔略腻，有裂痕，脉沉缓。BP 130/70mmHg，HR

56次/分。

既往史：高血压病史20余年，服硝苯地平控释片30mg，Qd，血压控制达标；冠心病史10余年，服单硝酸异山梨酯片10mg，Tid。

西医诊断：阵发性房颤，心动过缓。

中医诊断：心悸（气阴两虚，痰热内蕴）。

治则：益气养阴，清化痰热。

处方：党参30g，丹参30g，苦参20g，甘松6g，百合15g，炒白术20g，黄精30g，胆南星6g，葶苈子10g，刺五加5g，北沙参15g，浙贝母20g。21剂，水煎服，日1剂，早晚分服。

二诊：2017年2月4日。患者胸闷憋气较前改善，服药期间曾发作2次房颤，于急诊治疗后缓解，缓解时间较前缩短。现仍偶有心悸胸闷，乏力，口干口苦，纳可寐安，大便干燥，1～2天一行，夜尿2～3次，舌红苔白，脉沉细。予初诊方去党参、甘松、百合、胆南星、葶苈子、刺五加，加红景天6g，僵蚕、蝉蜕各10g，大黄5g（后下），黄连5g。14剂，煎服法同前。

三诊：2017年4月1日。患者诉近期心慌未再复发，血压控制平稳，无心前区疼痛。现偶有左肩背不适，气短乏力，纳可，寐安，二便调，舌红少苔，裂纹较前好转，脉沉细。二诊方去红景天、炒白术、黄精、浙贝母，加刺五加5g、鹿衔草10g、党参30g，14剂，煎服法同前。

【按】心悸的病理变化主要有虚实两方面。虚者为气、血、阴、阳亏损，使心失所养，而致心悸，实者多由痰火扰心，水饮上凌或心血瘀阻，气血运行不畅而引起。虚实之间可以互相夹杂或转化。实证日久，正气亏耗，可分别兼见气、血、阴、阳之亏损，而虚证则又往往兼见实象。如阴虚可致火旺或夹痰热，阳虚易夹水饮、痰湿，气血不足亦易伴见气血瘀滞。痰火互结每易伤阴。瘀血可兼痰浊。

本案患者为老年女性，气血自亏，又因情绪激动导致心悸，症见乏力多汗，口干苦，大便秘结，结合舌红裂纹，故本虚为气阴两虚，又兼见咽部堵塞，咯吐黏痰，苔腻，故标实为兼夹痰热，故以“五参汤”为基础，配合百合、黄精、北沙参、刺五加益气养阴活血，炒白术健脾益气，甘松、胆南星、葶苈子、浙贝，清化痰热。

二诊患者症状有所好转，痰热之证已去大半，故去化痰热之药，益气养阴的基础上加升降散疏利气机——利胸中之气机以解胸闷，宽肠中之气滞以通大便。

三诊患者心慌久未复发，加刺五加、甘松药对，脾肾双补，药理研究表明刺五加总黄酮对急性心肌缺血有保护作用，可降低心律失常发生率，以求缓缓扶持。

验案 3　患者某，男，76 岁，2017 年 3 月 18 日初诊。

主诉：心慌伴胸闷憋气 7 年，加重 4 个月。

刻诊：患者 7 年前无明显诱因突发心慌胸闷，就诊于当地某医院，经诊查，诊断为阵发性房颤，后于某综合性三甲医院行射频消融术，术后症状缓解。术后 9 个月，房颤复发，间断口服胺碘酮维持。近 4 个月心慌加重，房颤发作频繁，约 4 次 / 周，每次持续数小时，可自行转复。现偶有心悸胸闷，伴见双下肢乏力，膝盖酸软。纳呆，寐欠安，多梦。舌淡红，胖大有裂痕，苔白腻，脉弦。BP 124/80mmHg。

既往史：高血压史 20 余年，血压控制达标。

西医诊断：阵发性房颤；高血压病。

中医诊断：心悸（心脾两虚，痰浊内蕴）。

治则：健脾养心，益气安神。

处方：党参 15g，丹参 15g，苦参 20g，甘松 6g，百合 15g，白术 20g，黄精 30g，鹿衔草 10g，刺五加 5g，红景天 6g，沉香 6g。14 剂，水煎服，日 1 剂，早晚分服。

成药：安心律胶囊 5 粒，Bid；补肾抗衰片 6 片，Bid；盐酸胺碘酮 200mg，Tid。

二诊：2017 年 4 月 1 日。患者服药期间发作房颤 1 次，持续约 24 小时。现心前区不适，气短间断发作，双下肢无力，活动后加重。另诉近日因外感偶有咳嗽咳痰，胃纳转香，寐欠安，多梦，夜尿 1 ~ 2 次，大便日 1 次，排便有不畅感。舌暗淡苔薄黄略腻，未见齿痕，脉弦。BP 130/80mmHg。初诊方去百合、黄精、红景天、沉香；加连翘 30g、首乌藤 30g、胆南星 6g。28 剂，煎服法同前。

成药服用同前。

三诊：2017 年 4 月 29 日。患者房颤发作次数减少，20 余天发作 2 次，持续约 8 小时。仅偶有心慌胸闷，气短乏力，无心前区及背痛。双下肢乏力，膝盖酸软。纳可寐安，大便日一行，仍有排便不畅感，偶有头晕，舌暗淡，有细纹，苔薄白，脉弦细。BP 130/80mmHg。

处方：槲寄生 30g，牛膝 20g，酒萸肉 20g，熟地黄 30g，薏苡仁 30g，刺五加 10g，白豆蔻 20g，钩藤 30g，黄精 30g，党参 15g，砂仁 6g。14 剂，水煎服，日 1 剂，早晚分服。

继服补肾抗衰片，停服余药。

【按】本案患者以心动悸为主诉，根据相关检查，西医属房颤，中医则诊断为心悸。患者有纳呆、舌体胖大齿痕等脾气亏虚之侯，宋代严用和在《济生方·惊悸》中谓："夫怔忡者，此心血不足也。盖心主于血，血乃心之主，心乃形之君，血富则心君自安矣。"明确指出怔忡因心血不足所致。又因脾为气血生化之源，脾虚则心之气阴皆有不足，心脉不荣、心气鼓动无力，而症见心悸。故诊断为心脾两虚、兼有痰饮。

首诊治以健脾养心、益气安神。以"五参汤"加减，党参、丹参、百合、黄精益气养阴以安心神，沉香、甘松醒脾健脾、行气和中，刺五加健脾补肾安神，红景天补气养心，鹿衔草益肾、强健腰膝。诸药合用，共奏益气养阴、心脾双补之功。

二诊患者服药后症状已有所缓解，则可知上方，方证相对，直达病机。舌体胖大、齿痕及纳食皆有好转。又因患者出现咳嗽咳痰，舌苔薄黄且腻，故在初诊方基础上去百合、黄精、红景天、沉香，加连翘以清肺火，胆南星清热化痰。另加首乌藤养心安神以疗不寐。

三诊患者房颤发作频率明显减少，持续时长亦较变短，故停服胺碘酮，仅用汤药控制病情。现患者仅余偶发心慌胸闷，气短乏力，双下肢乏力，膝盖酸软。因久病累及肾本，肾气亏虚故见膝盖酸软，乏力气短，故治疗方案由健脾养心，转为脾肾双补以求之本。方中以槲寄生、牛膝益肝肾强筋骨；酒萸肉、熟地黄补肾养阴、生髓填精；薏苡仁、白豆蔻、党参、砂仁、黄精，健脾化湿、益气和中；刺五加健脾安神；另加钩藤平肝定眩以除患者头晕之苦。

（二）熄风定悸法治疗房颤 2 例

验案 1　患者某，女，81 岁，2017 年 3 月 25 日初诊。

主诉：心慌间断发作 1 年余，加重 1 个月。

刻诊：患者 1 年前因情绪激动出现心慌伴气短，先后就诊于多家医院，经诊查诊断为持续性房颤，服中成药治疗（具体不详），1 年来症状未见好转，间断发作。1 个月前因情绪激动心慌加重，遂来就诊。现持续性心慌，伴气短汗出，饱食后加重，发作时喉间痰鸣，不易咯出。平素周身乏力，畏寒肢冷，平卧时流涎，情绪急躁易波动，纳呆，寐差，易醒，大便干。舌淡红苔黄厚腻，中有裂纹，脉沉。BP 130/80mmHg，HR 90 次 / 分，律不齐。

西医诊断：持续性房颤。

中医诊断：心悸（痰火扰神，心神不安）。

治法：涤痰清火，镇惊安神。

处方：柴胡 6g，黄芩 20g，党参 30g，法半夏 5g，茯苓 20g，生龙骨 30g（先煎），生牡蛎 30g（先煎），刺五加 5g，甘松 6g，鹿衔草 10g，黄连 5g，砂仁 6g。7 剂，水煎服，日 1 剂，早晚分服。

成药：安心律胶囊 5 粒，Bid；盐酸胺碘酮 200mg，Qd。

二诊：2017 年 4 月 1 日。患者诉服药后心慌伴气短症状较前明显好转，仍时觉心慌气短，痰黏不易咯出，周身乏力，右侧口角流涎，纳差，食后嗳气，寐欠安，需药物助眠，大便干燥，排便不畅。舌淡红苔黄厚腻，脉弦。予初诊方去茯苓、生龙骨、生牡蛎、黄连，加蚕砂 10g、白豆蔻 20g、白花蛇舌草 15g、莲子心 6g，28 剂，煎服法同前，成药同前。

三诊：2017 年 5 月 27 日。服药后心慌、气短汗出症状较前明显缓解，活动后仍有发作，伴周身乏力，纳食好转，寐差，易醒，大便干，日一行，舌淡红苔薄黄，脉弦细。易法为益气养阴、养心通络。

处方：炙黄芪 30g，桂枝 6g，茯苓 20g，炒白术 20g，丹参 30g，玉竹 15g，砂仁 6g，刺五加 5g，甘松 6g，炒栀子 30g，萆薢 15g。7 剂，水煎服，日 1 剂，早晚分服。

成药同前。

【按】《伤寒论》云："伤寒八九日，下之，胸满烦惊，小便不利，谵语，一身尽重，不可转侧者，柴胡加龙骨牡蛎汤主之。"本方以胸腹有动、烦躁惊狂、大便难、小便不利、身乏体重为辨证要点。现代常用于治疗癫痫、神经官能症、焦虑症、精神分裂症、惊悚、高血压病、梅尼埃综合征、更年期综合征、脑震荡后遗症等。

本案患者病情每因情绪激动诱发并加重，"木生火"，肝气郁结，日久化火伤津，且老年人"阴气自半"，痰火扰心，出现心脏功能的异常，如胸中悸动不安、烦躁易惊、失眠、气短等症状；痰浊阻滞中焦致纳呆食少，流涎；痰湿阻滞气机，全身乏力，且清阳不达四末，手脚发凉。结合舌脉故辨证为痰火扰神、心神不安。予柴胡加龙骨牡蛎汤加减。方中柴胡、黄芩、党参、半夏和解少阳，疏利气机；龙骨、牡蛎重镇安神，以治烦躁惊慌；黄连泻里热，和胃气；茯苓安心神，与砂仁配伍，化痰和中降浊，与甘松配伍，醒脾理气；刺五加、鹿衔草益气养营，扶正祛邪。共成涤痰清火、镇惊安神之功。

二诊患者心慌气短症状较前明显好转，考虑患者年老体衰，去龙骨、牡蛎重镇之品，加蚕砂、白豆蔻、白花蛇舌草、莲子心化湿祛痰清热之品。三诊患者痰湿已祛大半，患者年迈，气阴两虚为其本，故易法为益气养阴、养心通络，予炙黄芪、茯苓、炒白术益气健脾以达痰涎自除之效，栀子清热除烦，丹参活血，玉竹养阴生津，桂枝温通心络、调和营卫。气血阴阳调和，故湿气除，心神安。

验案 2　患者某，女，60 岁，2017 年 3 月 25 日初诊。

主诉：间断心慌 7 年余，加重半年。

刻诊：7 年前患者无明显诱因出现心慌，于某心血管病专科医院就诊，经诊查诊断为：阵发性房颤，予口服琥珀酸美托洛尔、阿司匹林治疗。症状有所缓解。半年前患者无明显诱因出现心慌频发，遂于该院行射频消融术，术后心慌发作减少。现症：体力活动后出现心慌，伴胸闷憋气，后背部隐痛，胃部不适嗳气，纳可，寐欠安，小便正常，大便干结，2 日一行，舌淡苔薄黄，脉弦细。

西医诊断：阵发性心房颤动（射频消融术后）。

中医诊断：心悸（气滞心胸）。

治法：疏肝理气，宁心安神。

处方：柴胡 6g，白芍 30g，桂枝 6g，黄连 10g，法半夏 5g，酸枣仁 15g，葛根 20g，僵蚕 10g，蝉蜕 10g，姜黄 20g，大黄 5g（后下）。14 剂，水煎服，日 1 剂，早晚分服。

成药：补肾抗衰片 6 片，Bid。

二诊：2017 年 4 月 15 日。患者服药后症状明显改善，近 2 周心慌未发作，劳累后仍有胸闷憋气症状加重。仍有胃胀嗳气，纳可，寐欠安，小便正常，大便干结，2 日一行。舌尖红苔白腻，脉沉细。予初诊方去柴胡、法半夏、葛根、姜黄，加北沙参 30g、白豆蔻 20g、肉苁蓉 15g、蚕砂 10g，14 剂，煎服法同前。

成药：补肾抗衰片 6 片，Bid；艾司唑仑片 1mg，Qn。

三诊：2018 年 2 月 24 日。患者自 2017 年 4 月就诊服药后，觉心慌未作，停服中药，5 个月前患者出现心慌，随后症状加重，再次行射频消融术，术后心慌仍有发作，伴胸闷，多于活动后易出现，现服用维拉帕米 20mg，Qd，静息时心率波动在 50 次 / 分。现偶有心慌、胸闷，活动后加重。胃部不适明显，稍食即饱、胃胀，无胃痛，腹部胀满，呃逆，无反酸、烧心，服用铝碳酸镁片后症状略有缓解，无口干口苦，大便干燥，纳少，寐差多梦。舌淡红，苔薄白，脉沉细。BP 124/78mmHg，HR 68 次 / 分。

辅助检查：24 小时动态心电图（2017-12-14）：窦性心律，频发房早，阵发性房性心动过速，偶有室早。

处方：柴胡 6g，黄芩 20g，法半夏 5g，党参片 30g，茯苓 20g，龙骨 15g（先煎），牡蛎 15g（先煎），僵蚕 6g，蝉蜕 6g，姜黄 15g，火麻仁 20g，皂角刺 6g。14 剂，水煎服，日 1 剂，早晚分服。

成药：安心律胶囊 5 粒，Bid；盐酸胺碘酮 200mg，Qd。

【按】心律失常的发生是由于窦房结激动异常或激动产生于窦房结以外，激动的传导缓慢、阻滞或经异常通道传导造成的。中医理论认为，其病机主要源于气血阴阳的失衡造成的气机升降失常，心气逆乱不能平稳鼓动血液。本案患者因心律失常行射频消融术，术后心慌发作减少，虽去除有形之病因，不能改变逆乱之气机，故出现一系列胸闷憋气、后背隐痛、胃脘胀闷嗳气等气机郁滞的症状，气机郁滞则郁而化火而症见大便秘结，舌苔薄黄。治以疏肝理气、宁心安神。方中柴胡、白芍理肝气、益肝阴，升降散调理气机，兼宽解大便，桂枝振奋心阳、养心气，黄连、半夏驱化痰热，枣仁安神养心。

二诊时患者症状得到明显改善，肝气郁滞症状得以缓解，而脾胃气机郁滞兼有痰涎壅滞的症状突出，故初诊方去柴胡、葛根、姜黄，加豆蔻、蚕砂以除湿运脾开胃；脉沉细，可知患者久病伤及肾本，故加肉苁蓉补益肾精。

三诊，患者时隔 10 个月再就诊，期间再次行射频消融术，再次就诊时，仍有心慌，胸闷，胃脘胀满等气机疏泄不利的症状，寐差。故用柴胡龙骨牡蛎汤合升降散，疏利气机同时兼有潜降安神之效。另加火麻仁通便润便，以求魄门通则全身气机通利。

◎其他心律失常◎

一、诊治概况

心律失常在中医学中属于心悸范围，包括“惊悸”和“怔忡”，根据心悸的症候特点，《黄帝内经》谓之“惊”“惕”。《金匮要略》除了“惊”以外，又有“悸”之称谓。中医认为心为君主之官，主行血脉而藏神明，心病则气血逆行，神明不安，发生怔忡。《素问·脉要精微论》中认为心律失常出现的代脉，是由于脏气虚弱，细脉由气虚所致，若脉来涩滞，常伴有胸痛，可见病机为本虚标实。张军平教授认为心悸病位在心，而主要根植于脾肾两脏。以心气亏虚、脾肾亏虚为主，肾水不能抑制心火导致的心肾不交是病理关键；加上痰、瘀血等多种病理产物作祟，而致本病。张军平教授在长期临床实践中在前人基础上以“五参脉宁”治疗本病，其中“五参”是从“五参饮”化裁而来。组成：苦参 20g，丹参 30g，党参 15g，百合 15g，炒白术 20g，酒黄精 30g，胆南星 6g，甘松 6g，铁落花 30g，葶苈子 20g，刺五加 5g。

五参饮首见于孙思邈著《千金翼方》，原方名为“五参丸”，其曰：“主治心虚热不能饮食即呕逆，不能闻人语方，五参丸：苦参二两半，人参二两，北沙参二两，玄参半两，丹参三分。”国医大师张镜人有一经验方名为“四参汤”，由太子参、丹参、沙参、苦参等组成，主治心悸，脉结代者。孙氏著《备急千金方》又说：“治卒中恶痛方，苦参三两哎咀以好酢一升半煮八合，强人顿服，老人贰服。”说明苦参可以治心病，而且用量宜大。又张师认为玄参虽有养阴润脉之功，但考虑到玄参寒凉，偏于清热解毒，且腻胃，故去玄参。

五参脉宁中，党参补中益气，和胃生津，脾气健运则痰瘀自除。苦参具有清热燥湿、利尿的功效。苦参的现代药理研究证明：苦参对心肌有明显的抑制作用，可使心率减慢，心肌收缩力减弱，心排血量减少，苦参含有苦参碱和氧化苦参碱等，具有抗心律失常的作用，可延长心房、心室不应期，延长心肌细胞动作电位类似于Ⅱ类抗心律失常药物，尤其对乌头碱所致的心律失常作用快而持久。丹参苦寒清泄，具有活血调经、祛瘀止痛、清心除烦、养血安神的功效，古有“一味丹参散，功同四物汤”之说。现代医学研究证实，丹参能拮抗血管紧张素Ⅱ受体，具有增强心功能、扩血管、抑制血小板聚集、降低血黏度及改善血液流变性等作用。研究发现丹酚酸类成分具有抗血小板聚集、预防血栓形成、改善微循环的作用。三参合用，针对病本与病标。配伍葶苈子行水，甘松理气，气行则血行；炒白术、刺五加益气健脾、补肾安神。胆南星清热化痰、熄风定惊，配伍铁落花平肝镇惊。百合清心安神，配伍酒黄精补气养阴、健脾益肾，使心肾相交。全方共奏补心宁神、健脾益肾、祛瘀化痰之功。

临证对五参脉宁灵活运用，随证化裁。若阳虚可加桂枝，制附子；气虚加黄芪；阴虚偏重者加麦冬，五味子；兼血瘀加鸡血藤；胸闷者加姜半夏、瓜蒌；失眠者加龙骨、牡蛎；阴虚火旺者加黄连；夹痰者加竹茹。

二、临床验案

（一）涤痰复脉治疗心悸 1 例

患者某，女，67 岁，2017 年 11 月 19 日初诊。

主诉：心悸 1 年余。

刻诊：患者因心慌、胸闷憋气曾分别在 2016 年 12 月及 2017 年 4 月于某心血管病专科医院住院治疗，期间查冠脉 CTA 未见明显狭窄，前降支肌桥；24 小时动态心电图（DCG）示：房性期前收缩，频发性室性期前收缩。予对症治疗可缓解。1 年来心慌间作，现症见：心慌伴胸闷气短，身体困重乏力，双膝酸软。纳差，胃脘部胀满不适，寐欠安，时咳嗽，咳嗽时小便漏出，大便不爽，不成形，舌淡暗，胖大边有齿痕，苔白腻，脉结代。BP 125/70mmHg。

既往史：高血脂病史，否认其他。

西医诊断：心律失常；房性期前收缩；室性期前收缩。

中医诊断：心悸（气虚痰瘀，兼有血虚）。

治法：涤痰复脉，益气活血。

处方：党参 30g，丹参 30g，苦参 20g，甘松 6g，皂角刺 15g，炒白术 20g，酒黄精 30g，胆南星 12g，铁落花 30g，葶苈子 10g，刺五加 5g。28 剂，水煎服，日 1 剂，早晚分服。

成药：安心律胶囊 5 粒，Bid；盐酸胺碘酮 200mg，Tid。

二诊：2017 年 12 月 17 日。患者劳累可引起心慌发作，伴胸闷憋气，胃脘部胀满，双膝酸软，腰部酸痛，精神焦虑紧张，咳嗽较前减轻，纳可，寐欠安，醒后复难入眠，睡眠时间较前增加，小便频数，大便不成形，舌暗淡，胖大边有齿痕，苔白腻，脉沉细。

处方：炙黄芪 30g，桂枝 12g，白芍 30g，姜厚朴 6g，黄连 10g，清半夏 10g，丹参 30g，炒白术 20g，枳壳 10g，三棱 10g，莪术 10g，佩兰 10g。28 剂，水煎服，日 1 剂，早晚分服。

三诊：2018 年 1 月 21 日。患者服药后诸症改善，现偶有心慌发作，次数较前减少。平素胸闷、憋气，活动后加重，自觉平素家务活动后易出现心慌、憋气不适，休息后可缓解。胃脘部仍有胀满不适，双下肢膝盖处疼痛不适。纳可，寐尚可，小便正常，大便日一行，不成形。舌淡红，苔薄白，脉沉细。

处方：炙黄芪 15g，白芍 6g，桂枝 15g，干姜 6g，炒白术 10g，茯苓 10g，薤白 10g 独活 10g，葛根 15g，丹参 15g，党参片 15g，炙甘草 10g。再进 7 剂。

【按】本案患者属于心律失常，中医学属心悸、怔忡范畴。《丹溪心法》提出“责之虚与痰”；《医林改错》认为瘀血内阻能导致心悸怔忡；《济生方》云：“夫怔忡者，此心血不足也。”认为本病乃本虚标实证，标实在于痰饮，瘀血；本虚在于心气虚、血虚。本案患者身体肥胖属痰湿体质，痰湿阻滞气机，故身体困重乏力，大便不爽；痰湿阻滞中焦，故胃脘部不适，纳呆少食。患者年老体衰，脾肾亏虚，气虚不行血，结合舌脉辨证为气虚痰瘀，兼有血虚，因此治当以补气养血、涤痰化瘀。

五参脉宁重在涤痰散结，益气养血。方中党参、炒白术、甘松、刺五加、酒黄精补气健脾，苦参燥湿使补而不腻，丹参化瘀养血，皂角刺、胆南星涤痰散结，铁落花镇惊安神，葶苈子利水消肿。诸药合用，共奏涤痰化瘀、益气健脾之功。

二诊患者心悸较前稍缓解，纳呆乏力等痰湿阻滞症状消失，结合前诊，二诊仍以祛邪为主，调整治法为化瘀为主兼益气温阳，予黄芪桂枝五物汤。其中黄芪益气，桂枝通阳祛邪，芍药养营，于气分中调其血，气行则血不滞，配伍丹参、三棱、莪术加大祛瘀作用，厚朴、枳壳理气助行血。三诊患者心悸症状明显减轻，守方7剂，加党参、茯苓扶助正气，薤白通阳散结、行气导滞，双膝疼痛对症予独活祛风除湿，蠲痹止痛。

（二）柴胡桂枝汤治疗房室传导阻滞1例

患者某，女，27岁，2016年9月24日初诊

主诉：间断心慌、气短4月余。

刻诊：患者4个月前无明显诱因出现心慌，查心电图示：Ⅱ度房室传导阻滞，随后查24小时动态心电图：提示一度，二度，间歇三度房室传导阻滞，大于2秒长间期359次，最长2.24秒；建议行起搏器置入治疗，患者拒绝行起搏器置入，前来我院就诊现症：神清，精神可，心慌、气短时作，体位变化时可出现一过性黑曚，无胸闷憋气，余未诉明显不适，纳可，寐尚可，小便色黄，大便3日一行。舌红苔薄稍黄，脉沉迟，右弦左滑，左尺弱。BP 131/86mmHg，HR 46次/分。

既往史：既往体健，否认高血压、冠心病、糖尿病等病史。否认心肌损伤病史。

过敏史：抗菌药过敏。

月经史：月经周期规律，色质量可，经期时伴胸胁胀痛，腰酸痛，有痛经。

辅助检查：

24h DCG（2016-8-16）：24小时记录总心搏59990次，平均心率42次/分；最快心率78次/分，见于08:20:00，最慢心率31次/分，见于01:51:00；长间期数884次，最长间期：2760ms，见于03:53:47；室上早总数0；室上速总数0；室早总数4次。间歇一度、二度、三度房室阻滞，室性期前收缩，心率变异异常。

运动平板实验（2016-5-27）：二度房室传导阻滞。

心脏彩超（2016-5-27）：主动脉瓣收缩期血流速度轻度增快；二尖瓣三尖瓣轻度反流。

冠脉 CTA（2015-6-3）：CT 冠状动脉造影未见确切狭窄及斑块。

心脏 MR 平扫 + 增强（2015-6-3）：未见确切异常。

西医诊断：心律失常；Ⅰ度房室传导阻滞；Ⅱ度房室传导阻滞；间歇Ⅲ度房室传导阻滞。

中医诊断：心悸（心阳不振，心脉痹阻）。

治法：振奋心阳，通脉复律。

处方：柴胡 6g，黄芩 20g，百合 30g，北沙参 15g，桂枝 3g，酒苁蓉 15g，蜜麻黄 3g，仙茅 10g，炙淫羊藿 10g，丝瓜络 10g，玉竹 30g，丹参 30g。28 剂，水煎服，日 1 剂，早晚分服。

西药：辅酶 Q10 片 10mg，Tid；门冬氨酸钾镁片 1 片，Tid；肌苷片 0.2mg，Tid；复合维生素 1 片，Qd。

建议起搏器植入治疗。

二诊：2016 年 11 月 19 日。服汤药期间无明显不适症状，体位性黑蒙发作次数减少，心悸未发，无胸闷憋气，无头晕头胀。纳可，寐可，大便 3 日一行，小便调。舌暗红，苔薄白，脉弦滑缓，寸脉沉。HR 48 次 / 分 。辅助检查：（2016-11-14）24h DCG：总心搏 56366 次，最快心率 59 次 / 分，最慢心率 35 次 / 分，平均心率 41 次 / 分，一度、二度房室传导阻滞，大于 2 秒长间期 165 次，最长 2.2 秒，心室率变异异常。患者服药得效，大于 2 秒长间期减少，仍以初诊方思路，用柴胡 6g，黄芩 10g，法半夏 5g，党参 15g，玉竹 20g，丹参 15g，鹿衔草 10g，连翘 30g，蜜麻黄 5g。28 剂，水煎服，日 1 剂早晚分服。

西药：继服前药。

三诊：2016 年 12 月 17 日。服药期间无明显不适症状，体位性黑蒙未再出现，心悸未发，无胸闷憋气，无头晕头胀。纳可，寐安，大便 2 ~ 3 日一行，成形软便，小便调。舌红，苔薄白，脉细。HR 52 次 / 分 。

辅助检查：心电图（2016-12-17）：窦性心律，三度房室传导阻滞。

予二诊方去玉竹、丹参、鹿衔草、连翘，加丝瓜络 10g，烫狗脊 10g，路路通 6g，鸡血藤 10g，赤芍 30g，14 剂，煎服法同前。西药继服前药。

患者症状明显缓解，病情较平稳，故予中药制蜜丸：柴胡 6g，酒黄精 15g，法半夏 10g，北沙参 15g，桂枝 3g，白芍 30g，丝瓜络 20g，烫狗脊 30g，丹参 30g，炙淫羊藿 30g，鸡血藤 30g，鹿角霜 6g。7 剂，加蜜 500g，制蜜丸，9g/ 丸，1 丸，3/ 日。

西药：继予前药。

【**按**】根据2013年欧洲心律学会/欧洲心脏病学会（EHRA/ESC）《心脏起搏器和心脏再同步治疗指南》建议：Ⅰ类：二度Ⅱ型和三度房室传导阻滞患者无论是否有临床症状，均建议植入永久性起搏器。Ⅱa类：二度Ⅰ型房室传导阻滞患者有明确相关的临床症状，或者电生理检查证实传导延迟位于希氏束及其以下水平，可以考虑植入永久性起搏器。Ⅲ类：如果造成房室传导阻滞的诱因可以去除，则不建议植入永久性起搏器。

本案患者心电图异常及完善相关检查进一步明确病变类型，为一度、二度、间歇三度房室传导阻滞，并有心慌、气短时作、体位性黑蒙等这一系列临床症状，根据指南建议无论有无临床症状，均应考虑植入起搏器，但患者未采纳医生建议。在未植入起搏器期间西医给予营养心肌、保持电解质平衡等治疗，在此基础上患者坚持中药调理为主。

房室传导阻滞为心律失常的一种，属中医“心悸”范畴。患者虽以心慌、气短就诊，却常见体位性黑蒙，故辨为本病。此患者可见心慌、气短时作，伴有体位性黑蒙，无胸闷憋气，结合舌脉，辨证为心阳不振、心脉痹阻证。心主血脉，心血运行离不开心气的推动和心阳的温煦，而心血运行迟缓，类似西医所说的心动过缓，在本案即房室传导阻滞。各种原因致心气不足，气虚日久，心阳不振，胸阳不展，气机失于畅达，故可见气短、心慌等；血脉失于温煦，血行迟缓，不能上达头面，滋养脑窍，故可见体位性黑蒙；血行迟缓，运行不畅，致心脉痹阻，痹阻日久，虚热内生，初期热不甚者，稍扰心神，故寐尚可；心与小肠相表里，心火下移小肠，故见小便色黄；而舌红苔薄稍黄，亦为热象。综上所述，治以振奋心阳、通脉复律为主，辅以滋阴清热。

本病以柴胡桂枝汤为主方加减。方中柴胡疏泄气机之郁滞，黄芩助柴胡以清少阳邪热，柴胡升散，可助中阳自升，得黄芩降泄，则无升阳劫阴之弊；丹参活血化瘀、清心除烦，合丝瓜络既助柴胡、黄芩清热之功，又通利血脉，助心行血；酒苁蓉、仙茅、淫羊藿温补肾阳以助心阳，遵循了“治病必求于本”之理，并配以北沙参、玉竹性甘润滋阴生津，又因津血同源，故心血得充，血脉得养，血行通畅。这一配伍基于阴阳互根互用之关系，充分体现了明代医家张介宾提出的“善补阳者，必于阴中求阳，则阳得阴助而生化无穷；善治阴者，必于阳中求阴，则阴得阳助而泉源不竭。”百合性甘寒，发挥滋阴清心安神之效；桂枝温阳化气，通利血脉；蜜麻黄宣肺，有助于宗气形成，助心行血。全方配伍遵循整体论治，共奏振奋心阳、通脉复律之功，兼以滋阴清热。

二诊时，患者心悸未发，体位性黑蒙明显减少，主观症状减轻为主。患者为年轻女性，结合月经情况，可知其多肝郁气滞，故继予柴胡桂枝汤，佐以鹿衔草补肾强骨，培补先天之本；桂枝配白芍调和营卫，连翘性凉，清热解毒，既助柴胡、黄芩清泄邪热，又可防温补药过热生火耗津。

三诊时，患者未再发体位性黑蒙，二便可，舌脉较前好转，考虑气滞日久，气滞血瘀，故以活血通脉为主，在二诊方的基础上加鸡血藤、赤芍、路路通以活血化瘀，丝瓜络补肾阳，益肾精，活血通络，以达到既补又通之效。疾病后期待症状稳定，予丸药缓图之，效果收效良好。

对于此类病症，多数医家多从行气活血等角度入手以期达到通达之功，而纵观此患者多次就诊记录及方药，本案医者知常达度，以柴胡桂枝汤为主方，并配伍蜜麻黄，效果显著。柴胡桂枝汤由小柴胡汤与桂枝汤原方各二分之一合方组成，本为太阳少阳双解之轻剂，而在初诊时结合症状及舌脉，辨证为心阳不振、心脉痹阻，考虑少阳经脉分支从缺盆部发出内行支进入胸中，而心位于胸中，故从少阳经入手而选此方，治疗上以振奋心阳、通脉复律为主，兼以滋阴清热；二诊时削减温补肾阳之品，代之一味鹿衔草补肾强骨，因温补药不可常服，易致火热上炎，出现牙龈肿痛甚至出血，或目赤口干等，故予调整处方；三诊时考虑疾病日久，久病多瘀，心脉痹阻尤甚，故治以活血通脉为主。患者本身是有心脏结构改变的，中药虽不能直接针对心脏电生理异常，但其对症状的改善是值得肯定的。

第五节　心力衰竭

一、诊治概况

西医学中，心力衰竭是指心血管疾病发展至一定阶段的严重程度，由于任何心脏结构或功能异常导致心肌收缩力减弱或舒张功能障碍，心排血量减少，不能满足机体组织细胞代谢需要；同时静脉回流受阻，静脉系统淤血，引发血流动力学、神经体液的变化，从而出现一系列症状和体征的临床综合征。根据心力衰竭的发展过程，可分为急性和慢性心力衰竭；根据心脏收缩、舒张功能障碍，又可分为收缩性心力衰竭和舒张性心力衰竭。临床治疗中，多以慢性心力衰竭为主。根据《中国心力衰竭诊断和治疗指南2014》慢性心力衰竭诊断标准为：①临床表现：有典型心衰症状和体征；左心室射血分数（LVEF）正常或轻度下降；有相关结构性心脏病存在的证据（如左心室肥厚、左心房扩大）和（或）舒张功能不全；超声心动图检查无心瓣膜病，并可排除心包疾病、肥厚型心肌病、限制型心肌病等。②其他因素：应符合本病的流行病学特征：大多数为老年患者、女性，心衰的病因为高血压或既往有长期高血压史、部分患者可伴糖尿病、肥胖、房颤等。B 型钠尿肽（Brain Natriuretic Peptide, BNP）和（或）氨基末端 B 型脑钠肽前体（NT–proBNP）测定有参考价值，但尚有争论。

根据 2014 年中华医学会心血管病分会颁布的《中国心力衰竭诊断和治疗指南》，目前 EF 下降的慢性心衰的治疗包括一般治疗、药物治疗、非药物治疗（心脏再同步化治疗、植入型体内自动除颤器）。药物治疗包括利尿剂（改善液体潴留）、ACEI（能降低病死率，除禁忌证及不耐受均应使用）、ARB（适用于 ACEI 不耐受患者）、β 受体阻滞剂（改善结构性心脏病患者预后）、醛固酮受体拮抗剂（适用于已使用 ACEI/ARB 及 β 受体阻滞剂治疗仍有症状患者）、地高辛（适用于已使用利尿剂 ACEI/ARB、β 受体阻滞剂和醛固酮受体拮抗剂，LVEF ≤ 45%，仍持续有症状者）、伊伐布雷定（适用于已使用利尿剂 ACEI/ARB、β 受体阻滞剂和醛固酮受体拮抗剂达到推荐剂量或最大耐受剂量，心率≥ 70 次 / 分，并持续有症状者；或不能耐受 β 受体阻滞剂，心率≥ 70 次 / 分的有症状患者）。此外，2016ECS 颁布的《急慢性心力衰竭诊断与治疗》及 2017 年 ACC/AHA/HFSA 心衰指南将血管紧张素受体 – 脑啡肽酶抑制剂（沙库巴曲缬沙坦）作为推荐可用来代替 ACEI 或 ARB 进一步改善心衰预后。

基于上述治疗，慢性心衰患者仍可出现心功能下降导致入院治疗，致使心衰进一步发展。中医药的使用可以降低心衰患者的住院次数，改善患者生活质量。

中医学中，关于心力衰竭作为独立疾病的论述虽尚无所见，然对其病因、症状、体征早多有描述，是指因心病日久，阳气虚衰，运血无力，或气滞血瘀，心脉不畅，血瘀水停，以喘息心悸、不能平卧、呕吐痰涎、水肿尿少为主要表现的诸类疾病，散见于如“心悸”“心痹”“心咳”“支饮”“肺胀”“心水”“喘脱”等病。张军平教授认为慢性心力衰竭以本虚标实为基本特征，本虚系心之本位不足，气血阴阳俱虚，日久可累及肺、脾、肾三脏；标实包括水饮、痰浊和瘀血，邪实发于本虚之上，脏腑体用不足，致体内水液和血液循行异常，以致饮、痰或瘀为患，形成水饮内停、痰浊蕴肺、水血互结、痰瘀互结等证。治疗该病当从“心之本体”入手，根据疾病所处的不同阶段，采取“急则治其标，缓则治其本”的治疗原则，采取“育心”“强心”兼顾的治疗原则，治法以益气养阴、补肾健脾、育心保脉、软坚散结、泄浊利水、涤痰强心为主。

益气养阴法 心气虚是心力衰竭发生的基本病机，气虚无法推动血液在脉管中运行。心主身之血脉，气为血帅，血为气母，气行则血行，气与血二者相互依存互生，若心气不足、心阳虚衰，则运血无权，无以濡养五脏及四肢百骸，此阶段病机属于“气阴两虚证”，治以益气养阴，常用生脉散合炙甘草汤加减。运用党参、炙甘草培补心气，麦冬、五味子、生地黄、阿胶以养阴补血，以养心阴充血脉；桂枝、鸡血藤通阳活络。全方通心阳、养阴血。

益肾健脾法　心力衰竭病位在心，可涉及全身，尤以脾肾为最。心为君主之官，心病则五脏六腑皆摇。然五脏之中，心脾乃母子关系，心属火，脾属土，心阳不振，火不生土，脾阳不振，不能制水，健运失司，水液代谢功能失调，则水湿内聚成痰成饮，进而影响气血运行而致气血瘀滞而致心主血脉之功能异常。同时，心体受损，心气耗损日久阴损及阳，必致心阳不足，血运无力。肾阳隆盛，则心阳旺盛，鼓动血行有力。若肾气亏损或久病耗伤肾气，导致肾阳失于温煦，心阳根于肾阳，肾阳虚衰则心阳心失温煦，则无力鼓动血液运行而致血行瘀滞；肾阳虚则肾水虚冷，阳气失于蒸腾，则不能化气运行水湿，以致水湿内停外泛溢肌肤内外而为水肿。故临床常运用淫羊藿、肉苁蓉、女贞子、巴戟天、枸杞子、杜仲、沙苑子、生黄芪等培补脾肾，以益肾健脾法治疗心力衰竭。

育心保脉法　育心保脉法以心之本体功能为着眼点，集养心体与助心用于一体，既滋养心之气血，又助心之生发，以恢复“心主血脉、主藏神”正常功用，使心生血、运血、摄脉有序，神有所依，神安其位。育心保脉之法是针对心脏本身功能，通过提高心肌细胞对缺血缺氧的耐受能力，减少氧自由基等有毒物质的损害，增加冠脉血流，使心脏“泵”功能得以正常发挥。常用的育心药物有瓜蒌、桂枝、荷叶、石菖蒲、虎杖等，保脉药物有枸杞子、女贞子、肉苁蓉、绞股蓝、灯盏花等。

软坚涤痰强心法　软坚涤痰强心法是张军平教授在“心气亏虚为本，痰浊、水饮、瘀血等病理产物停聚为标”的病机认识下所采取的治法，具体指通过强心、利水、化瘀、软坚涤痰等药物的联合应用恢复心脏气化功能从而纠正心衰的治法，重在调动心脏储备，兼以祛除病理产物。此法临床常用药有：海藻、昆布、醋鳖甲、夏枯草、杏仁、紫苑、香加皮、丹参、桂枝、泽泻、茯苓、防己、葶苈子等。

二、临床验案

（一）益气养阴、活血通脉法治疗心衰 1 例

患者某，男，53 岁，2018 年 3 月 21 日初诊。

主诉：胸闷间断发作 1 年余。

刻诊：患者 1 年前无明显诱因出现胸闷，随后间断发作。2018 年 1 月 18 日因胸闷症状加重就诊于某心血管病专科医院，查 NT-proBNP（2018-1-18）：1816pg/mL。诊断为心衰，予对症支持治疗，心衰缓解出院。出院后患者规律服用：阿司匹林肠溶片 100mg，Qd；螺内酯片 20mg，Bid；氢氯噻嗪片 25mg，Bid；门冬氨酸钾镁片 1 片，Tid；地高辛片 0.125mg，Qd；托伐普坦片 7.5mg，Qd；伊伐布雷定 7.5mg，Bid；比索洛尔 2.5mg，Qd；培哚普利片 4mg，Qd。胸闷仍间断发作，遂前来就诊。现症：胸闷憋气，伴活动后喘息、气短，夜间平卧时憋醒，出现呼吸暂停。偶有心前区隐痛及腰酸背痛，乏力、口干口苦，盗汗，健忘，心烦，纳可，夜寐欠安，二便调。舌淡白，苔白腻，脉沉细。BP 157/115mmHg，HR 59 次 / 分。

既往史：高血压病史 10 年，不规律服用降压药，血压控制欠佳，约 150/110mmHg；睡眠呼吸暂停综合征病史。

辅助检查：心脏彩色多普勒（2018-2-26）：左心房前后径 45mm，左心室舒张期内径 63mm，EF 41%；左心增大，二、三尖瓣反流，主动脉瓣反流，左室收缩功能减低。

冠状动脉 CTA：LAD 远段与表层心肌相黏。

西医诊断：心功能不全；心功能Ⅱ级（NYHA）；高血压病 3 级（极高危）。

中医诊断：心衰（气阴两虚兼痰饮）。

治法：益气养阴，活血通脉。

处方：玉竹 30g，丹参 30g，附子 10g，赤芍 30g，炒白术 15g，党参 15g，茯苓 15g，焦山楂 30g，干石斛 10g，酒黄精 10g，太子参 15g，绞股蓝 6g。28 剂，水煎服，日 1 剂，早晚分服。

原有西医治疗方案不变。

二诊：2018 年 4 月 28 日。喘息、气短、憋气明显改善；仍有夜间憋醒，近 1 个月内出现一过性心前区隐痛 2 次，可自行缓解，盗汗，乏力，心烦，纳可，寐安，二便调，舌红，舌根部苔腻，脉沉细。BP 141/102mmHg，HR 69 次 / 分。治当原法进退，方药如下：初诊方去赤芍、白术、党参、焦山楂、太子参，加刺五加 15g、皂角刺 15g、半枝莲 15g、白花蛇舌草 30g、红景天 15g。28 剂，煎服方法同前。

三诊：2018 年 6 月 8 日。汗出减少，未发心前区隐痛；夜间仍偶有憋醒，程度较前减轻，乏力、心烦。纳可，寐欠安，二便调。舌暗红，苔白腻，脉沉细。BP 133/93mmHg，HR 68 次 / 分。治当原法进退，二诊方去丹参、附子、绞股蓝、半枝莲，加连翘30g、党参20g、木贼15g、赤芍20g。10剂，水煎服方法同前。病情平稳后制丸剂，在本次方子的基础上去白花蛇舌草、木贼、赤芍，加丹参15g、砂仁6g、焦山楂30g。7剂，制蜜丸，9g/粒，早晚各1粒。更改原西药治疗方案为：沙库巴曲缬沙坦钠片50mg，Bid；琥珀酸美托洛尔47.5mg，Qd。

【按】心力衰竭是不同病因引起器质性心血管病变的一类综合征，是临床十分常见的危重症。根据《中国心力衰竭诊断与治疗指南2014》中对心衰发生发展各个阶段的划分，结合该患者的病史，属于心衰C期（临床心衰阶段），即患者已有基础的结构性心脏病，以往或目前有心衰的症状和（或）体征。指南中对该阶段心衰的治疗采取“利尿、ACEI、β受体阻滞剂、醛固酮受体拮抗剂”治疗方案，同时可加用促进心肌能量代谢的药物。本案患者高血压病史10余年，长期血压控制欠佳，加之患者有结构性心脏病，导致心功能不全；患者既往有睡眠呼吸暂停综合征病史，该病可对心血管系统造成损害：缺氧导致交感神经兴奋，致使心率增快，全身血管阻力增加，心肌缺血缺氧，收缩力减弱，是心力衰竭恶化的危险因素，最终致使心力衰竭的发生。本案西医治疗方面则采取了规范化治疗，但患者自觉症状并未得到明显的缓解，仍旧影响日常生活质量。中医药治疗该病，无论是改善临床症状，还是提高患者生活质量，都有着确切的临床疗效。无论是中药复方、单味药还是中药单体，在治疗慢性心血管疾病方面都有很大的发展。中医药病证结合的治疗理念，能够根据所致心力衰竭病因的不同采取不同的治疗方法，促进“个体化”治疗的发展。

本案中医病属“心衰”，病机为心气不足，痰浊盘踞心胸，脉络阻滞。结合患者症状及体征，中医辨证为气阴两虚，痰浊闭阻心脉，乃虚实夹杂、本虚标实之证，心气阴虚为本，痰浊闭阻心脉为标。心气虚，不能推动营血及津液运行，致使津液凝聚成痰，痰浊盘踞心胸，脉络阻滞；心阴虚，则心血化生乏源，虚火亦煎灼津液成痰浊，加之患者年逾五十，气血阴阳渐衰，痰浊之邪易侵袭人体，故发为本病。当治以益气养阴、活血通脉、化痰泄浊以舒展心胸气机。方中玉竹、党参、石斛、酒黄精、太子参益气养阴，丹参、赤芍、绞股蓝凉血活血；加用少量附子，既可益心气以行心血，亦可温化痰饮，舒展心阳；白术、茯苓健脾化痰祛湿，健运中焦，以防痰饮化生；山楂行气、化痰、祛瘀，既能活血以通心脉，又能祛痰浊以舒展心胸气机。根据现在药理学研究，玉竹、丹参即玉丹荣心丸之意，其中有效成分丹参酮ⅡA可以改善心肌纤维化，玉竹总苷可明显改善心肌舒缩功能，保护受损心肌细胞，对于治疗心衰，延缓心肌重构有良好的作用。二诊时患者喘息、气短、憋气明显改，但仍有夜间憋醒，并出现心前区隐痛2

次，盗汗，乏力，心烦，治当原法进退，仍守上方，根据症状，去赤芍、白术、党参、焦山楂、太子参，加刺五加、皂角刺、半枝莲、白花蛇舌草、红景天以加强活血祛瘀，化痰泄浊散结之功。三诊时患者诸症均有好转，夜间憋醒程度较前减轻，仍感乏力、心烦，故去丹参、附子、绞股蓝、半枝莲，加用连翘、党参、木贼、赤芍，以益气、凉血、除烦。患者病情控制平稳，以三诊方药为基础，调整用药，加用丹参、砂仁、焦山楂以养心健脾、行气化痰消瘀，制丸剂，以巩固疗效。

（二）益气和营、温通心络法治疗心衰2例

验案1　患者某，男，76岁，2018年4月15日初诊。

主诉：间断心悸，伴喘息、憋气1年余。

刻诊：2017年5月突发心悸、胸闷憋气，自汗出，周身乏力，面色苍白，以住院治疗。查心电图示：心房扑动；心脏超声示：二尖瓣轻－中度反流，主动脉瓣轻度反流，二尖瓣轻度反流，左心功能减低。经治疗好转出院。现规律服用：利伐沙班片20mg，Qd；酒石酸美托洛尔25mg，Bid；阿托伐他汀钙片20mg，Qd；螺内酯20mg，Qd；辅酶Q10片10mg，Tid；门冬氨酸钾镁1片，Bid。病情控制欠佳，为寻求中医治疗，故前来就诊。现患者心悸，喘息间断发作，动则尤甚，伴见胸闷、憋气，易自汗出，周身乏力，时有头晕，无下肢浮肿。纳食欠佳，夜间平卧或有憋醒。大便溏，小便正常。舌质暗红，苔黄燥，脉细数无力。BP 107/82mmHg，HR 100 ～ 110次/分。

既往史：高血压病史20余年，现血压控制达标。

西医诊断：心力衰竭；心功能Ⅲ级（NYHA）。

中医诊断：心悸（气阴两虚，痰浊阻络）。

治法：益气养阴，和血通脉。

处方：桂枝10g，白芍15g，葶苈子20g，防己20g，砂仁6g，佩兰10g，茯苓20g，炒白术20g，太子参30g，麦冬15g，刺五加5g，红景天12g。28剂，水煎服，日1剂，早晚分服。

成药：新生脉散片8片，Bid；地高辛0.25mg，Qd。

二诊：2018年6月3日。喘息、胸闷、憋气症状明显改善。头晕较前加重，仍有心悸、自汗出，乏力。纳可，夜间平卧，近2周未出现憋醒。舌质暗，苔黄腻，脉弦细数。BP 134/89mmHg，HR 123次/分。辨证同前，治当原法进退。

处方：玉竹10g，白芍15g，苍术10g，党参15g，巴戟天15g，附子5g（先煎），炙甘草10g，炒白术10g，炙黄芪10g，酒黄精15g，刺五加5g，泽兰10g。加3片姜，3

颗大枣同煎。14 剂，煎服方法同前。

新生脉散片服用同前。

三诊：2018 年 6 月 17 日。头晕、心悸明显改善。现仍有乏力，以双下肢乏力尤甚，自汗出。舌暗红，苔白腻水滑，脉弦细数。BP 118/89mmHg，HR 125 次 / 分。治当原法进退。二诊方去玉竹、苍术、党参、巴戟天、酒黄精、刺五加，加茯苓 10g、肉桂 10g、北沙参 15g、葶苈子 10g、丹参 15g、萆薢 15g。14 剂，煎服法同前。予新生脉散片同前。

四诊：2018 年 6 月 30 日。心悸、喘息症状已控制平稳，近期未再发作，双下肢无力亦较前改善。舌红苔厚腻，脉沉细数。BP 115/80mmHg，HR 125 次 / 分。治法以益气、补肾、健脾为主。药用：三诊方去北沙参、葶苈子、萆薢、附子、刺五加、炙黄芪，加党参 15g、陈皮 10g、厚朴 6g、炒莱菔子 15g、酒苁蓉 15g、太子参 15g。14 剂，煎服法同前。予新生脉散片同前，另予沙库巴曲缬沙坦片 50mg，Bid。

【按】心力衰竭是由于任何心脏结构或功能异常导致心室充盈或射血能力受损的一组临床综合征，其主要临床表现为呼吸困难和乏力（活动耐量受限），以及体液潴留。根据心衰发生的时间、速度、严重程度可分为慢性、急性心衰。在原有慢性心脏疾病基础上逐渐出现心衰症状、体征的为慢性心衰。结合本案患者症状、体征、既往病史及辅助检查，可诊断为慢性心力衰竭，并使用西医规范化治疗方案。患者症状未见明显好转，遂予中药治疗并加服地高辛、沙库巴曲缬沙坦片以期其效。

本案中医病属“心悸”范畴。汉代张仲景在《伤寒论》及《金匮要略》中以“惊悸、心动悸、心下悸”等为病证名，并认为其主要原因不外乎“惊扰、水饮、虚损及汗后受邪”等。《丹溪心法·惊悸怔忡》中提出心悸当“责之虚与痰”的理论。《景岳全书·怔忡惊恐》认为该病由阴虚劳损所致，且“虚微动亦微，虚甚动亦甚”，在治疗上主张“速宜养气养精，滋培根本”。可见本病不外乎虚实两端。张军平教授认为，本病以气阴两虚为本，痰浊瘀血为标。心气虚，无力推动心血及津液运行，致使心脉运行不畅则心悸不安、胸闷、憋气、喘息、乏力；心阴虚，心失所养，阴虚则内热，常兼火亢或痰热，心火偏盛、痰热扰心则发为心悸。气虚则无力固摄津液，则见自汗出。痰浊阻滞心脉，脑失所养，则发为眩晕。本案中患者心悸时作，伴见喘息、胸闷、憋气，动则尤甚，自汗出，乏力，头晕，舌质暗红，苔黄燥，脉细数无力，辨证为气阴两虚，痰浊阻络。治疗上当从“心”入手，并根据疾病所处的不同阶段，中医即“急则治其标，缓则治其本”的治疗原则，采取“强心”“育心”的治疗大法。

方药选择上，一诊予张军平教授经验方“益心春”加减以“强心”为主，桂枝、白芍调和营卫，和血通脉，桂枝亦可温通经脉，助阳化气，助心气以行血脉；红景天既可补气养心，亦可活血通脉，药理研究发现，红景天苷具有内在的强心作用，可增加心肌收缩力；葶苈子泻肺降气，祛痰平喘，葶苈子醇提取物有较强的强心作用，芥子苷是止咳平喘的有效成分；防己利水消肿，其中有效成分生物碱可增强心肌收缩力及抗心律失常；砂仁、佩兰、茯苓健脾化湿，白术、刺五加益气健脾，共济纳食之差；太子参、麦冬益气养阴，以安不寐之患。二诊患者喘息、胸闷、憋气症状明显改善，但头晕较前加重，仍有心悸、自汗出，乏力，气阴两虚，心体失养的表现较重，故治以“育心”为主。方中玉竹益气养阴，苍术、泽兰燥湿利湿，使湿浊下行，清气得升，头晕则缓；白芍、甘草酸干化阴，以益心阴；党参、黄精、白术、刺五加、黄芪益气、养阴、健脾、敛汗；巴戟天、附子益肾，以助心气。玉竹有效成分玉竹总苷可明显改善心肌舒缩功能，保护受损心肌细胞，对于治疗心衰，延缓心肌重构有良好的作用。三诊时患者心悸、头晕以明显改善，仍有汗出、乏力，食欲不佳，仍守二诊之方，以益气养阴为主，调整用药，加用丹参凉血养心、活血；葶苈子平喘，以巩固疗效；肉桂温阳通脉，萆薢渗湿化浊，砂仁健脾开胃祛湿。四诊时患者病情控制平稳，未见复发，仍留有汗出、纳差症状，故本次治疗以益气、补肾、健脾为主，加用陈皮、厚朴、莱菔子以加强健脾、开胃之功效以改善食欲，以助气血生化之；党参、太子参益气养阴，生津，敛汗；酒苁蓉温肾阳，益肾健脾。全方共奏益气、健脾、养心之功，同时加新生脉散片，长期服用，以达到益气养阴的作用。

验案2　患者某，男，82岁，2018年3月18日初诊。

主诉：心悸、气短3月余。

刻诊：患者诉3个月前因外感风寒，肺部感染，出现心悸不适，以住院治疗，住院期间症见：咳嗽，喘息、憋气，无明显心前区疼痛，心悸，气短，双下肢不肿。予对症支持治疗后好转出院。出院后规律服用：曲美他嗪、兰索拉唑、阿托伐他汀钙、单硝酸异山梨酯片。此后病情仍反复发作，服用上述药物后症状未见明显缓解，现为求进一步治疗，就诊于我院。现心悸、气短憋气，静息状态下即可发生，咳喘、咳痰，胸闷，痰色白质黏，不易咯出，夜间可平卧入睡，无明显前胸后背疼痛，日常活动不受限，双下肢水肿。纳可，寐欠安，二便调。舌质红苔厚腻，脉沉弦、结代。

既往史：冠心病病史23年余；糖尿病病史2年，平素服用阿卡波糖片50mg，Tid；

格列喹酮 30mg，Qd，血糖控制达标。

西医诊断：心力衰竭；冠心病；2 型糖尿病。

中医诊断：心悸（水饮凌心，心肺气虚）。

治法：益气和营，温阳泄浊利水。

处方：桂枝 6g，白芍 30g，葶苈子 20g，干姜 6g，防己 20g，净砂仁 6g，枳壳 6g，粉萆薢 20g，黄芩 6g，黄连 5g，党参 30g，白术 15g。14 剂，日 1 剂，水煎服，早晚分服。

成药：新生脉散片 6 片，Bid。

二诊：2018 年 4 月 1 日。心慌、胸闷、气短症状较前缓解，仍有咳喘、咳痰，痰色白质黏，自觉双脚麻木感，夜间口干、鼻干。精神尚可，无乏力。纳可，夜寐欠安，小便正常，夜尿 4 ~ 5 次，大便调。舌淡红苔黄腻，舌中有裂纹，脉弦数，双下肢轻微水肿。初诊方去干姜、防己、枳壳、萆薢，加用三子养亲汤、香加皮、酒苁蓉，调整白芍、葶苈子、黄芩、党参用量。14 剂，煎服法同前。继续服用新生脉散片。

三诊：2018 年 4 月 15 日。憋气、咳喘均明显好转，可爬 4 层楼，手脚发凉，口干不苦，纳呆，寐安，大便 3 ~ 4 次 / 日，不成形，舌暗红，苔黄腻，脉弦。前方去葶苈子、白芥子、莱菔子、酒苁蓉、香加皮，加干姜、红景天、绞股蓝、法半夏、太子参、三七粉。再进 14 剂。继续服用新生脉散片，用法同前。

【按】本案患者既往有冠心病、糖尿病、心力衰竭病史，又因上呼吸道感染而诱发本病急性加重，致使心脏供血、供氧不足，损伤心肌，导致心功能不全。本案患者西医疗方案遵循指南规范，但症状未见明显好转。故求诊于中医。

本病中医属“心悸”范畴，四诊合参，证属水饮凌心、心肺气虚证，乃虚实夹杂、本虚标实之证，心肺气虚为本，痰饮凌心为标。心气虚，不能推动营血运行；肺朝百脉，辅心行血，加之肺主行水，调节全身水液输布和排泄，肺气虚，则无力助心行血而致血瘀，津液输布障碍则成痰饮、水湿；本次因感冒而诱发本病，卫气不固，加之患者年老体虚，痰饮、水湿之邪趁机侵犯机体，发为本病。治疗上当从“心”入手，并根据疾病所处的不同阶段，中医即“急则治其标，缓则治其本”的治疗原则，采取“强心”“育心”的治疗大法。

一诊时方选桂枝汤为基础方，治以益气和营，温阳泄浊利水为主。桂枝、白芍调和营卫，调气和血，再加党参、白术、砂仁健脾益气，以建中州，共奏益气和血之效，白术亦可化湿去浊；枳壳宽胸里气，葶苈子、防己、萆薢泻肺平喘，利水泄浊；“病痰饮者，当以温药和之”，故加干姜以温化痰饮水湿，同时兼以温心阳，通血脉，黄连、黄芩制约干姜之热性。

二诊时，患者心悸、胸闷、气短症状较前减轻，水肿较前消退，故去干姜、防己、枳壳、萆薢；但仍有咳喘、咳痰，痰色白质黏症状，加三子养亲降气化痰；香加皮利尿消肿；患者夜尿频多，加酒苁蓉温补肾阳，化气行水；加大白芍、党参用量，以加强益气和营之效。

三诊时憋气、咳喘明显好转，水肿消退，去葶苈子、白芥子、莱菔子、酒苁蓉、香加皮；此次就诊患者舌暗红，苔黄腻，加干姜、红景天、绞股蓝、法半夏、太子参、三七粉以温通心脉，活血祛瘀，清热化湿。在三次就诊中均加用新生脉散片，用以益气养阴。纵观本案，治疗法则从“心”入手，涤痰强心化饮以复心之功能，益气养阴以养心体，助心用。

第六节　心肌病

◎扩张型心肌病◎

一、诊治概况

根据2018年发布的《中国扩张型心肌病诊断和治疗指南》，DCM是指一种异质性心肌病，以心室扩大和心肌收缩功能降低为特征，发病时除外高血压、心脏瓣膜病、先天性心脏病或IHD等。其临床表现为心脏逐渐扩大，心室收缩功能减低、心衰、室性和室上性心律失常、传导系统异常、血栓和猝死。依据其病因可分为原发性DCM、继发性DCM（全身性系统疾病累及心肌）。其中原发性DCM包括：家族性DCM（存在基因改变者）、获得性DCM（遗传易感与环境因素共同作用引起者）、特发性DCM（除外全身疾病）。

诊断扩张型心肌病主要依据包括心室扩大和心肌收缩功能降低的客观依据，包括以下几点：①左心室舒张末内径（LVEDd）> 5.0cm（女性）和LVEDd > 5.5cm（男性）（或大于年龄和体表面积预测值的117%，剂预测值的2倍SD+5%）；② LVEF < 45%（Simpson法），LVFS < 25%；③发病时除外高血压、心脏瓣膜病、先天性心脏病或IHD。

其治疗包括从心衰的药物治疗、心衰的心脏再同步化治疗、心律失常和猝死的防治、栓塞防治及 DCM 的免疫学治疗、心肌代谢药物、心衰的超滤治疗、左室辅助装置、心脏移植 9 类治疗手段。以下简述其中的药物治疗部分。

心衰药物治疗依据 DCM 进程分一下 3 个阶段：①早期阶段：针对 DCM 病因治疗（免疫性 DCM 的免疫学治疗）、针对心室重构进行早期药物干预（包括 β 受体阻滞剂和血管紧张素转换酶抑制剂 ‹ACEI› / 血管紧张素受体拮抗剂 ‹ARB›）。②中期阶段：存在体液潴留应限制盐的摄入及合理使用利尿剂，针对心衰生理机制的三大系统（交感神经系统、RAAS、利钠肽系统）异常激活，采用三大类神经激素拮抗剂（β 受体阻滞剂、ACEI/ARB/ 血管紧张素受体 – 脑啡肽酶抑制剂 ‹ARNI›、醛固酮受体拮抗剂 ‹MRA›）。③晚期阶段：正性肌力药、血管扩张剂、萘西立肽的使用。此外中药“芪苈强心”在治疗心衰中期阶段具有较好的疗效。

根据临床不同表现，本病可归属于中医学“心悸”“怔忡”“水肿”“喘证”“胸痹”等范畴。目前对 DCM 的辨证分型报道较少，尚无完整统一的分型标准。对临床诊断为 DCM 患者的中医证候特点进行分析时发现，在证型分布，各临床症状、体征和不同级别心功能与证型的关系中，均表现为气虚证和血瘀证为主，根据 DCM 的发生发展过程及病机，可分发作期、缓解期两期进行论治。发作初期主张以生脉散合桂枝甘草汤治疗，发作晚期主张以真武汤加参、芪，方中白芍换赤芍，全方温肾祛寒，健脾利水；缓解期则长期服用参苓白术散散剂。根据 DCM 的不同病机，选用不同的治法，以炙甘草汤、生脉饮、真武汤合苓桂术甘汤、补阳还五汤、瓜蒌薤白半夏汤合桃红四物汤等加减化裁。研究发现与西医常规治疗相比，两组疗效比较差异有显著性；临床上也有不少医家根据自己的经验，自拟方药加减治疗 DCM，如采用自拟静心汤、自拟缩心汤、自拟心肌活力饮等，研究表明自拟方与常规西药治疗 DCM 心力衰竭做对照，自拟方药组总有效率明显高于对照组，差异有统计学意义。此外，还包括中成药以及中药注射液的治疗都有较好的疗效。

二、临床验案

益气活血、养阴缓急法治疗扩张型心肌病 1 例

患者某，男，71 岁，2017 年 12 月 30 日初诊。

主诉：心前区不适 1 个月。

刻诊：患者 1 月前因发热，就诊于当地医院急诊，诊断为心衰、房颤，对症治疗后热退，病情缓解出院。现口服阿司匹林肠溶片 100mg，Qd；瑞舒伐他汀 10mg，Qn；比

索洛尔 2.5mg，Qd；地高辛 0.125mg，Qd；托拉塞米 20mg，Qod；螺内酯 20mg，Qd。出院后仍觉心前区不适，伴有胸闷、憋气，无疼痛，无心慌，乏力易困倦，稍活动则出现胸闷、气促，无明显恶寒、怕冷，手脚发凉，纳可，寐安，偶有小腿抽筋。二便尚调，舌红少苔，脉沉细。BP 110/65mmHg。双下肢水肿。

既往史：阵发性房颤 20 余年；扩张型心肌病 2 年；否认高血压、糖尿病、脑梗病史。

过敏史：否认食物药物过敏史。

个人史：吸烟 50 年，8~10 支 / 日，无饮酒。否认化工产品接触史。

辅助检查：心脏彩色多普勒：左室舒张期前后径 60.03mm，左室后壁厚度 7.54mmg，左房前后径 50.57mm，室间隔厚度 7.54mm，EF 45%。提示扩张型心肌病、左室收缩功能下降，各瓣膜口返流。

西医诊断：扩张型心肌病；阵发性房颤。

中医诊断：心悸（脾肾阳虚，瘀水互结）。

治法：益肾健脾，化瘀利水。

处方：玉竹 30g，丹参 30g，炙黄芪 15g，绞股蓝 6g，石斛 10g，赤芍 20g，萆薢 15g，茯苓 15g，巴戟天 10g，防己 10g，扁豆衣 10g，莲子心 6g。14 剂，水煎服，日 1 剂，早晚分服。

西药可继服阿司匹林，比索洛尔、地高辛、螺内酯，若出现尿量减少或双下肢水肿可加服托拉塞米。

二诊：2018 年 1 月 13 日。患者服药后乏力好转，现仍心前区不适感，偶有胸闷憋气，无前胸及后背疼痛，时有头晕、困倦，无头痛、恶寒、汗出等不适。晚饭后呃逆，无胃痛胃胀，夜间时有腿抽筋，可自行缓解，纳可，寐安，小便调，大便不成形，日 1 次。舌红苔少，脉结代。BP 95/73mmHg，HR 73 次 / 分，右下肢水肿。初诊方改炙黄芪减至 15g，石斛减至 10g，赤芍减至 15g，绞股蓝加至 10g，去粉萆薢、防己、莲子心，加炒白术 15g、皂角刺 10g。予 14 剂，用法同前。

停服：阿司匹林、地高辛。继服托拉塞米、螺内酯各 20mg，Qod；比索洛尔 2.5mg，Qd；曲美他嗪 10mg，Tid。

三诊：2018 年 1 月 27 日。服药后心前区不适明显缓解，偶有心慌，无胸闷憋气，无胸前疼痛，无明显乏力，腰酸、无腿软，无耳鸣，后背怕凉，怕风，纳眠可，二便调，偶有夜间腿部抽筋，双下肢水肿，口干不苦，舌红少苔，脉结代、弦。BP

138/94mmHg，HR 79 次 / 分。予二诊方去绞股蓝、石斛、赤芍、巴戟天、扁豆衣，加牛膝 30g，茯苓 15g，防己 15g，萆薢 15g。14 剂，煎服法同前。补肾抗衰片 6 片，Bid；比索洛尔 2.5mg，Qd；托拉塞米 20mg，Qod。

四诊：2018 年 2 月 10 日。患者服药后心前区不适较前缓解，由站立位至蹲位时可诱发心慌，行走 1000 米或上 3 层楼未觉明显不适，无胸闷憋气，无头晕、头痛，时流清涕，冬季明显，偶口苦，时感乏力，夜间时有腿部抽筋。纳寐可，大便不成形，2 ～ 3 次 / 日，小便可，舌淡紫，苔薄白，中有裂纹，脉结代。BP 134/91mmHg，HR 90 次 / 分。双下肢不肿。三诊方去牛膝、茯苓、防己、萆薢，加北沙参 30g、酒萸肉 15g、石斛 15g、绞股蓝 10g、炙甘草 10g。再进 14 剂。

成药：补肾抗衰片 6 片，Bid，汤药送服。

双下肢水肿时可加服托拉塞米。

五诊：2018 年 5 月 30 日。患者现心悸间断发作，未发憋气及心前区不适，口干口苦，双下肢稍肿，夜间有双下肢抽筋。纳可，寐安，大便成形，1 ～ 2 次 / 日，尿少，舌红苔薄白，根部腻，有裂纹，脉弦细结代。BP 125/83mmHg，HR 101 次 / 分。

处方：玉竹 15g，丹参 30g，炙黄芪 30g，北沙参 30g，炒白术 15g，干石斛 15g，绞股蓝 10g，红景天 15g，刺五加 10g，地黄 20g，玄参 30g，莲子心 20g。14 剂，水煎服，日 1 剂，早晚分服。

六诊：2018 年 6 月 16 日。服药后心慌较前缓解，偶有夜间平卧觉心慌，未见气喘等不适，日常活动无明显受限，上 3 层楼无明显不适，时觉乏力，夜间下肢抽筋，随后夜尿，纳寐可，小便量少，大便不成形，日 1 次，舌暗红苔白腻，脉弦细，律不齐。BP 108/84mmHg，HR 78 次 / 分。

近半年未住院治疗。依病情辨证论治，相继予以下方药。

处方 1：炙黄芪 15g，北沙参 15g，炒白术 15g，丝瓜络 10g，绞股蓝 6g，红景天 6g，刺五加 6g，烫狗脊 20g，木瓜 20g，川牛膝 30g，白花蛇舌草 15g。14 剂，水煎服，日 1 剂，早晚分服。

处方 2：白芍 15g，丹参 15g，炙黄芪 45g，北沙参 15g，炒白术 15g，焦山楂 20g，绞股蓝 10g，红景天 15g，刺五加 15g，烫狗脊 15g，木瓜 10g，川牛膝 15g。7 剂，加蜜 500g，制蜜丸，9g/ 丸，早晚各 1 丸。

托拉塞米服同前法。

【按】根据 2018 年《中国扩张型心肌病诊断和治疗指南》患者左心室舒张末径＞

55mm，EF减低且既往不存在高血压及心脏瓣膜病史，诊断为DCM，并在西医规范化治疗下仍存在心前区不适及活动耐量减少的情况，欲服中药改善症状。

DCM因与五脏阳气虚弱，不能运化水液，瘀水互结而成。常表现为进行性心力衰竭，心律失常及猝死。患者初诊时以心前区不适及活动耐量下降就诊，为心阳气虚不能推动血液濡养周身之征；脾肾亏虚，不能滋养心阳，致心阳无化源而进一步虚衰。方予玉竹、丹参拟玉丹荣心丸之义，起益气养阴、活血化瘀之效，以图发挥保护心肌的作用，石斛、赤芍易为其意；巴戟天补益肾阳，黄芪补中焦之气，两者合用则益肾健脾，补阳气之根本；萆薢、茯苓、防己利水，扁豆衣健脾化湿，以祛水饮之邪；患者舌红少苔，易为阴虚，有虚火之象，酌加绞股蓝，莲子心稍清心火。

二诊、三诊、四诊，患者随服药活动耐量较前改善，其治法延续初诊之益肾健脾、化瘀利水。方中加皂角刺软坚散结，心肌病的发生与心肌纤维化相关，中医认为软坚散结法具有抗心肌纤维化之效，以软坚散结治疗心肌病意在延缓心肌病的进程。治疗期间，患者心衰症状明显缓解，并未出现急性加重情况，水钠潴留症状减轻，故逐渐停服地高辛，减少托拉塞米、螺内酯等利尿药物的使用频率，患者症状较初诊时明显改善。加补肾抗衰片增强益肾健脾、软坚散结之效。

患者四诊之后停药3个月，症状稍有反复，以心悸为主，予红景天、刺五加益气养阴，现代药理研究表明刺五加具有改善心律失常的作用，合玄参、地黄滋阴养血以定悸。患者服药后心悸改善。六诊时，加用丝瓜络、木瓜、牛膝、狗脊通络、强筋骨，改善下肢挛急；此外，患者时心慌，考虑气阴不足，心体失养，而出现心络挛急之证，表现为心慌入夜尤甚，亦用丝瓜络、木瓜、牛膝、狗脊通心络、养心络。

患者服中药治疗6个月期间，患者虽未再入院治疗，考虑心衰暂时得到控制，但是在停中药时存在症状加重过程。将中药制成蜜丸，一则以丸药缓之，以图减缓DCM的进程，另一方面增加患者依从性，通过长时程的药物干预，改善患者长期预后。

◎肥厚型心肌病◎

一、诊治概况

肥厚型心肌病（HCM）是一种原因未明，可能与遗传、胚胎发育障碍、原癌基因表达异常及心肌细胞钙负荷过重等有关，是以心肌非对称性肥厚，心室腔变小为特征，

HCM 临床症状变异性大，有些患者可长期无症状，而有些患者首发症状就是猝死。依据 2017 年中华医学会心血管病学分会颁布的《中国成人肥厚型心肌病诊断与治疗指南》，认为 HCM 的诊断包括以下 2 点：①左心室壁增厚，通常指二维超声心动图测量的室间隔或左心室壁厚度≥ 15 mm，或者有明确家族史者厚度≥ 13 mm，通常不伴有左心室腔的扩大。②排除负荷增加如高血压、主动脉瓣狭窄和先天性主动脉瓣下隔膜等引起的左心室壁增厚。此外心脏 MRI、运动负荷检查、心内导管检查、基因诊断其有助于鉴别诊断及明确病因。临床依据超声心动图检测定左心室流出道与主动脉峰值压力阶差（left ventricular outflow tract gradient，LVOTG）将 HCM 患者分为梗阻性、非梗阻性及隐匿梗阻性 3 种类型。症状与左心室流出道梗阻、心功能受损、快速或缓慢型心律失常等有关，以劳力性呼吸困难、胸痛、心悸、晕厥或先兆晕厥及心源性猝死为主要临床表现。

目前西医主要为内科药物治疗，临床予无血管扩张作用的 β 受体阻滞剂能在一定程度上缓解患者临床症状，余治疗以针对合并心衰、房颤的治疗可参照其他章节，但效果尚不令人满意。非药物治疗以经皮室间隔心肌消融术、外科室间隔心肌切除术（包括经典 Morrow 手术和改良扩大 Morrow 手术）、植入永久起搏器为主，此类治疗在临床上取得良好疗效但由于手术适应证限制，治疗技术有待进一步完善。此外，基因治疗虽理论上可行（方法是通过改造人类生殖细胞的基因修复线粒体缺陷），但基于伦理的考虑进展缓慢。中医药辨治 HCM 有一定疗效，如可缓解患者的症状、提高患者的生活质量等。

二、临床验案

（一）益气活血、软坚散结法治疗肥厚型心肌病 3 例

验案 1　患者某，女，75 岁，2018 年 4 月 1 日初诊。

主诉：胸闷、心慌间断发作 10 余年。

刻诊：患者 10 余年前无明显诱因出现心慌胸闷，活动后气喘，无胸痛及放射痛，就诊于某综合三甲医院，诊断为心尖肥厚型心肌病，给予对症治疗后好转出院。出院后未规律服药，症状间断发作。现心慌、胸闷间作，活动后气喘明显，日常活动明显受限。行走 200 米即诱发上述不适，爬一层即感气喘。无头晕头痛，偶耳鸣，后背汗出明显，平素乏力畏寒，双手及双足冰冷，纳差，时腹胀，寐差，夜间眠两到三个小时，夜尿频，大便可。舌暗红，苔白腻，脉弦细。

辅助检查：心脏彩超（2017-10-10）：左室心尖部增厚约15mm；左房前后径40mm，左室舒张末径52mm，EF 64%。提示：①符合心尖肥厚型心肌病；②左心增大；③左室舒张功能改变；④肺动脉高压（SBP约42mmHg）；⑤心包积液（少量）。

西医诊断：肥厚型心肌病。

中医诊断：胸痹心痛（气血亏虚，痰瘀内阻）。

治法：益气活血，软坚散结。

处方：党参20g，茯苓20g，炒白术20g，鹿角霜10g，炙黄芪15g，玉竹30g，丹参30g，皂角刺10g，砂仁6g，酒苁蓉30g，半枝莲15g，海藻10g。14剂，水煎服，日1剂，早晚分服。

二诊：2018年4月15日。患者诉胸闷憋气有所缓解，可步行500米不发生憋喘，夜间可平卧入睡，心慌较前稍好转，仍怕冷，汗出乏力，口干，时腹胀，纳差，寐差，凌晨三点到四点入睡，夜间可眠两到三个小时，夜尿频，大便可。舌暗红，苔白腻，脉弦细。

处方：炒白术20g，党参20g，炙黄芪20g，当归30g，紫苏梗10g，茯苓20g，扁豆衣10g，酸枣仁15g，香附10g，龙眼肉10g，佩兰10g，浙贝母15g。14剂，水煎服，日1剂，早晚分服

三诊：2018年4月28日。患者诉胸闷、憋气较前缓解，唯上楼、长距离步行受限。自觉手脚发凉麻木无力，背部易汗出，无双下肢水肿，口干不苦，不欲饮。腰部酸软，纳寐差，起夜4～5次，大便日一行，成形，舌暗红苔白腻，脉弦细。

处方：党参片20g，炙黄芪15g，盐杜仲20g，当归10g，山药30g，枸杞子15g，烫狗脊30g，酒黄精30g，制巴戟天20g，红景天12g，绞股蓝10g，炒酸枣仁15g。14剂，水煎服，日1剂，早晚分服。

验案2　患者某，男，47岁，2018年4月18日初诊

主诉：活动后心慌气短12年余。

刻诊：患者为登山爱好者，12年前登山时出现明显胸闷气短，经诊查诊断为肥厚型心肌病。现患者快走即可出现胸闷、气短，伴有心慌、汗出，休息后可缓解，每次持续约10min，偶有头晕，眼前黑蒙，口干不苦，纳可，寐安，二便调。舌暗，苔薄白，脉沉细，结代。

辅助检查：心脏彩超（2018-4-16）：左房前后径53mm，右房左右径44mm，室间隔厚度18～22mm，考虑肥厚性心肌病，左房增大，右房增大，二尖瓣反流，三尖瓣反

流，主动脉瓣反流，左室腔内近流出道峰值流速轻度增快。

西医诊断：肥厚型心肌病。

中医诊断：心悸（气阴两虚，痰瘀内结）。

治法：养阴益气，软坚散结。

处方：法半夏10g，炒白术30g，玉竹20g，丹参30g，蚕砂10g，半枝莲10g，鹿衔草10g，绞股蓝10g，海藻10g，昆布10g，浙贝母15g，皂角刺15g。14剂，水煎服，日1剂，早晚分服。

二诊：2018年5月2日。患者诉诸症未见明显好转，仍觉胸闷、心慌，偶有黑蒙，口干不苦，纳可，寐安，二便调。舌暗，苔薄白，脉沉细，结代。

处方：炙黄芪30g，赤芍15g，当归15g，玉竹30g，黄连6g，皂角刺10g，桔梗10g，刺五加15g，鬼箭羽15g，海藻15g，昆布15g，红景天15g。14剂，水煎服，日1剂，早晚分服。

三诊：2018年5月16日。患者诉服药后诸症较前缓解，无明显胸闷、心慌等不适，无汗出乏力，纳寐可，二便可。舌淡红苔薄白，脉沉细，律不齐。

处方：黄芪15g，桂枝3g，白芍30g，玉竹30g，黄连6g，皂角刺20g，党参15g，刺五加15g，鹿衔草10g，海藻15g，昆布15g，红景天15g。14剂，水煎服，日1剂，早晚分服。

【按】中医对于肥厚型心肌病论述甚少，根据其主要症状及表现属于中医学“胸痹”“喘证”“心悸”范畴。本病病位在心，与肺、脾、肾等脏器密切相关，以正虚为本，毒邪、痰浊、血瘀为标，属本虚标实、虚实夹杂病证。只有痰消瘀化，经络畅通，气血运行无阻，脏腑经络才会获得气血的濡润而发挥正常的生理功能。且HCM以心肌细胞体积增大、心肌肥厚、心脏重量增加为主，此种心肌肥厚，虽在体外扪之不及，但毕竟是一种有形之物，且固定不移，符合“积聚”的范畴。积聚虽一般指腹内结块或痛或胀的病症，但《景岳全书·积聚》指出：“由此言之，凡坚硬不移者，本有形也。故有形者曰积……”，本病符合此论。究其成因，张景岳又指出：“诸有形者或以饮食之滞，或以脓血之流，凡汁沫凝聚，旋成癥块，皆积之类也。其病多在血分，血有形而静也”。故考虑HCM主要以气阴亏虚，导致痰瘀内阻，痰瘀互结于心而发本病。痰瘀互结，积于体内，治病当求本。依据《内经》：“留者攻之，结者散之”之旨，可酌情选活血化痰、软坚散结中药，以期达到痰消瘀散、积证自除的目的。故两医案中均采用红景天、当归、赤芍、丹参、皂角刺、海藻、昆布、刺五加、浙贝母等以期活血化痰、软坚散结。该病以正虚为本，故酌加黄芪、党参等扶助正气，茯苓、白术健脾益气，久病入肾，故加巴戟天、肉苁蓉、酒黄精、烫狗脊等补益肾气，共奏益肾健脾之功。另有《素问·阴阳应象大论》曰："阴在内，阳之守也；阳在外，阴之使也"。心阴是心气之推动、心阳之温煦功能的物质基础，其以阳气为用，借助心之阳气推动和调控心脏的搏动和血脉的节律性舒缩，推动血液循环不息周流全身。肥厚型心肌病的病人其心阴受损，故予玉竹等以滋心阴。更有现代药理学研究认为玉竹有明显的负性肌力和负性频率作用，可以减慢心率，降低心肌耗氧量。在西医治疗相对缺乏的基础上，中医运用益肾健脾、活血化痰、软坚散结之法，可以改善病人症状的同时，进一步阻断心肌肥厚，降低心血管不良事件的发生，改善病人的生存质量。

验案 3　患者某，男，60 岁，2015 年 12 月 19 日初诊。

主诉：间断心慌、胸闷 30 余年，加重伴憋喘 2 个月。

刻诊：自诉于 1985 年无明显诱因出现间断心慌、胸闷，无胸背疼痛，就诊于某心血管病专科医院，经查心脏彩超，考虑"肥厚型心肌病"，不规律口服盐酸地尔硫卓片、美托洛尔药物治疗。2006 年心电图检查提示心房颤动，2011 年无明显诱因出现黑蒙 1 次，就诊于该院，24 小时 DCG 提示"心动过缓"，予单腔起搏器植入术治疗。术后患者间断就诊于该院门诊，不规律口服阿司匹林、硫酸氢氯吡格雷片、美托洛尔等。现胸闷憋气，活动后（约步行 50 米）出现明显喘息，乏力，不伴咳嗽、前胸后背疼痛等症状，偶有心慌、头晕、耳鸣等症状，双下肢水肿及颜面浮肿，晨起明显，自觉两胁肋部胀满，夜间可平卧。口干、口苦，纳呆食少，寐可，大便溏，每日一行，小便色黄。舌淡暗苔薄白腻，脉沉细。BP 130/80mmHg，HR 62 次 / 分，律不齐。双下肢水肿。

既往史：2011 年 3 月患脑梗死，2011 年 5 月脑出血，未遗留肢体活动障碍。

个人史：吸烟史 50 余年，40 支 / 天，现在已戒。饮酒史 30 年，50mL/ 天，现已戒。

辅助检查：心脏超声（2015-8-24）：EF 52%，主动脉 32mm，左房前后径 76mm，左室前后径 50mm，室间隔厚度 17.4mm，左室后壁厚度 10mm，右房前后径 75mm，右室 26mm，并提示左室壁阶段性运动异常，二尖瓣中度返流，三尖瓣重度返流。

西医诊断：肥厚型心肌病非梗阻型；心功能不全，心功能Ⅲ级（NYHA 分级）；心房颤动；心脏起搏器植入术后。

中医诊断：心衰（心肺气虚，血瘀饮停）。

治法：益气行血，温阳化饮。

处方：柴胡 10g，黄芩 20g，茯苓 20g，猪苓 20g，桂枝 6g，泽兰 15g，炒白术 20g，法半夏 5g，党参 30g，葶苈子 15g，炙黄芪 45g，丹参 30g。14 剂，水煎服，日 1 剂，早晚分服。

二诊：2016 年 1 月 2 日。患者服药后胸闷、憋气等症状缓解，快走或上楼梯仍有憋闷感，时有头晕，全身乏力。双下肢水肿，左侧尤甚。口中黏腻，纳差，食后胃胀，寐可。舌红苔黄腻，脉沉细结代。初诊方去黄芩、猪苓、桂枝、泽兰、白术、半夏，加当归 20g、玉竹 20g、石斛 30g、郁金 15g，14 剂，煎服法同前。2016 年 1 月 16 日，患者复诊，诸证减轻。守方继服 14 剂。服药后患者未觉明显不适。

三诊：2016 年 11 月 23 日。患者于 2016 年 7 月 5 日因胸闷、憋气，活动后喘息于我院心血管科住院治疗。期间症状较为平稳。出院后服用：琥珀酸美托洛尔缓释片 47.5mg，Qd；华法林钠片 3.75mg，Qd；螺内酯片 20mg，Qd；呋塞米片 10mg，Qd。现患者静息状态下可有胸闷、气短，活动后出现心慌，静坐休息 5 ~ 10 分钟后可缓解，夜间可因胸闷而醒。头晕，双下肢沉重乏力，四末发凉。口干、口苦，腹胀，无食欲，寐可，二便调。舌淡红苔薄白，脉沉细结代。

辅助检查：心脏彩超（2016-7-13）：EF 58%，余较前无著变。

治法：软坚散结，益气行血。

处方：炙黄芪 15g，桂枝 3g，白芍 20g，黄连 10g，海藻 15g，夏枯草 15g，半枝莲 15g，浙贝母 15g，丹参 30g，三七 1.5g（冲服）。14 剂，煎服法同前。

西药同前。

四诊：2016 年 12 月 7 日。服药后诸症缓解。近日自觉咽部不适，咯白稀痰，视物模糊。纳可、寐尚可，二便调。舌淡红苔薄黄，脉结代。治法同前，调整用药如下：去桂枝、黄连、丹参、三七，加连翘 30g、昆布 10g、酒黄精 30g、刺五加 6g、瓜蒌 20g、荷叶 10g。14 剂，煎服法同前。加用辅酶 Q10 片 10mg，Bid；门冬氨酸钾镁片 1 片，Bid。余西药用法同前。

五诊：2017 年 3 月 8 日。期间患者停服中药 2 月余，期间因胸闷、憋气于我院住院治疗。现胸闷、憋气时作，双下肢不肿，舌淡紫苔薄白。余症与前同。

处方：炙黄芪 15g，丹参 30g，玉竹 20g，白芍 15g，夏枯草 15g，生地黄 15g，绞股蓝 10g，昆布 10g，酒黄精 15g，连翘 30g，砂仁 6g，牡丹皮 15g。14 剂，煎服法同前。

中药汤剂服毕后，予五诊方去减牡丹皮，炙黄芪增至 60g，加党参 15g，共 7 剂，再加蜜 500g 制成蜜丸，9g/ 丸，早晚各服 1 丸，服用 3 个月。西药用法同前。

2017 年 7 月 26 日丸药服毕，复诊时双下肢水肿（+），舌暗红，舌根部苔腻，脉弦细结代。余症同前。前方去夏枯草、绞股蓝、昆布、砂仁、党参、白芍，炙黄芪减至 45g，加赤芍 10g、半枝莲 10g、浙贝母 10g、葶苈子 15g，北沙参 30g、豆蔻 15g、炙甘草 6g。共 7 剂，制成蜜丸（制法、服法同前）。

末次就诊后，随访 6 个月，自服丸药起患者未再住院治疗，静息状态时少有胸闷、憋气，连续步行超过 500 米后偶有心慌，程度较轻，复查超声心动图，EF 61%，室间隔厚度 15mm，余较前无著变。查肝、肾功能未见异常。

【按】本案患者主因劳力性呼吸困难和乏力就诊，结合影像学（超声心动，CT）表现，据 2014 年欧洲心血管协会发布的肥厚型心肌病诊断管理指南，支持诊断为肥厚型心肌病。且本案患者病程较长，期间出现房颤、CI 等并发症，在针对心动过缓这一体征，进行了单腔起搏器植入治疗，减少了因心动过缓引昏厥、猝死等风险。

患者初来就诊时，以劳力性喘息、乏力、双下肢水肿等为主要症状，舌淡暗苔薄白腻，脉沉细，为心气虚行血无力，水液代谢失常的表现，治疗时以益气行血、温阳化饮为主，旨在缓解症状。予益气行血之黄芪、党参、丹参，加柴苓汤，意在柴苓汤即有小柴胡之疏利少阳气血水之功，又有五苓散通阳利水之效，可使三焦得通，各脏腑气血水的运行趋于正常，浊阴得利。方中柴胡有疏肝解郁之效，可使清气之陷于阴分者，举而升之，使返其宅，而中气自振，配伍黄芩清湿热；白术、茯苓、猪苓健脾以利水；泽泻易泽兰，增强化瘀之效；加入桂枝温通心阳；葶苈子、半夏利水化湿，改善喘憋的症状。患者服药后，双下肢水肿、乏力等症状得到缓解，同时活动耐量较前改善。

1 年后再次就诊时，患者在规律服药的基础上，劳力性呼吸困难、乏力等症状仍然存在，程度较前减轻。此时的治疗从缓解症状转变至针对病因治疗，治法侧重点从益气行血转变至软坚散结。在治疗上，在原益气行血药物基础上增加软坚散结之药，患者症状仍可控制。然患者停药后出现胸闷、憋气等症状加重，时须住院治疗。因此在患者症状缓解后，将汤药改为蜜丸，一则增加患者服药的依从性，二则意在本病为慢性疾病，需长期治疗，以丸药缓之。就本案而言，此法明显改善患者症状，改善患者活动耐量，并减少其住院次数。结合患者检查、化验等结果，认为本法在延缓心室肥厚进程上具有一定意义。

（二）益气养阴、软坚散结法治疗肥厚型心肌病改良 Morrow 术后 1 例

患者某，男，44 岁，2017 年 5 月 10 日初诊。

主诉：劳力性呼吸困难及心前区不适 3 年余。

刻诊：患者于 2013 年 11 月因劳力性呼吸困难就诊于某心血管病专科医院，诊断为肥厚型梗阻型心肌病，三度房室传导阻滞，随后行改良扩大 Morrow 术及起搏器植入术，术后左室流出道梗阻改善。此后规律服用酒石酸美托洛尔片 25mg，Bid。患者现稍活动即引发心慌、胸闷及后背疼痛，时有头晕，口鼻干燥，饮水不能缓解，咽痛，时有牙龈出血。纳可，寐欠安，易醒，大便干燥，小便色黄。舌红苔白厚腻，脉沉细。BP 94/71mmHg，HR 63 次 / 分。

西医诊断：肥厚型心肌病改良 Morrow 术后。

中医诊断：胸痹（气阴两虚，痰瘀痹阻）。

治法：益气养阴，软坚散结。

处方：玉竹 20g，丹参 15g，炙黄芪 15g，绞股蓝 6g，干石斛 10g，赤芍 15g，连翘 30g，玄参 30g，地黄 15g，炙鳖甲 15g（先煎），炙甘草 6g。28 剂，水煎，日 1 剂，早晚分服。

继服酒石酸美托洛尔同前。

二诊：2017 年 6 月 24 日。上楼时可诱发心慌、胸闷、后背疼痛等症，时头晕，牙龈未再出血，咽痛见缓，仍口鼻干燥。纳可，寐安，大便干燥较前缓解，日一行，小便黄。舌红苔白腻，脉沉弦。BP 108/72mmHg，HR 61 次 / 分。初诊方去绞股蓝、连翘、鳖甲，赤芍增至 30g，夏枯草 15g，半枝莲 15g，皂角刺 15g。14 剂，煎服法同前。

三诊：2017 年 7 月 8 日。心慌胸闷可由气候变化引起，上 3 层楼未诱发心慌、胸闷，纳可，寐安，二便调，舌淡红苔少，脉弦细。二诊方去石斛、赤芍、玄参、地黄、炙甘草，加浙贝母 15g、北沙参 15g、党参 15g、炒白术 20g、茯苓 20g。14 剂，煎服法同前。

患者病情较稳定，故拟方制蜜丸。三诊方去茯苓、夏枯草、北沙参、炒白术，玉竹加至 30g，加砂仁 6g、山慈菇 6g、赤芍 15g、酸枣仁 10g，加蜜 500g，制成蜜丸，9g/丸，早晚各 1 丸。汤药服毕服用。

【按】本案患者为肥厚型梗阻型心肌病，依目前推荐的治疗方案，行肥厚型心肌病改良 Morrow 术后，现代医学认为改良 Morrow 术包括扩大的肥厚心肌切除 + 二尖瓣前

瓣叶的折叠＋二尖瓣前乳头肌游离，可迅速改善肥厚型心肌病导致的左室流出道狭窄导致劳力性呼吸困难、晕厥、胸痛等症状，提高患者5年生存率，5年晕厥复发率较药物治疗下降近30%。然而目前研究表明肥厚型心脏病为遗传相关性心肌病，与基因突变相关，术后心肌重构仍然存在，部分患者症状改善甚微。

患者以活动后心慌、胸闷及后背疼痛就诊，考虑其气不足不能推动血液，而至血脉瘀阻，口鼻干燥、咽痛牙宣、大便干燥均为津液不足不能濡养之证，然其舌苔厚腻，亦考虑气虚不能化津，胶着成痰，痰浊内阻。故治疗以益气养阴，软坚散结之法。此处软坚散结体现在化有型之痰浊、瘀血。方中玉竹、干石斛、玄参、生地黄滋阴润燥，黄芪益气，气盛能推动津液、血液流转周身，防止痰浊、瘀血进一步积聚；丹参、赤芍活血而不伤血；连翘性寒，能清热解毒；鳖甲味咸，可软坚散结，其调节免疫作用，能抑制结缔组织增生。复诊时，患者干燥症状较初诊时缓解，活动耐量仍处在较低水平，舌苔白腻，仍有痰浊之征。增强原方清热散结之力，绞股蓝、连翘、鳖甲，为夏枯草、半枝莲、皂角刺。三诊时患者症状明显缓解，患者就诊时正值夏季之时，夏季湿盛，易碍脾之运化，故加党参、白术、茯苓健脾益气，补益后天之本，亦可充养一身之气，维持气之推动功能；或用砂仁芳香醒脾；浙贝母可化顽痰，增强化痰之力。又因肥厚型心脏病病程呈缓慢发展，故予中药丸剂，意图力缓而长效，延缓疾病进展。

◎成人心肌炎◎

一、诊治概况

心肌炎指由各种原因引起的心肌炎性损伤所导致的心脏功能受损，包括收缩、舒张功能减低和心律失常。病因包括感染、自身免疫疾病、药物毒性3类。由于成人爆发性心肌炎是一种发病急骤且伴有严重血流动力学障碍的心肌炎症性疾病，其诊断更多是一个临床诊断而非组织学或病理学诊断。临床表现为发病突然，有明显病毒感染前驱症状，尤其是全身乏力，不思饮食，继而迅速出现严重的血流动力学障碍，实验室检测显示心肌严重受损，超声心动图可见弥漫性室壁运动减弱，可临床诊断为心肌炎。心肌活检为目前心肌炎诊断的金标准，临床疑似心肌炎、考虑巨细胞心肌炎等特殊类型应当进行心肌活检；心脏MRI为无创诊断心肌炎手段，但因检查手段限制，需在血流动力学稳定等条件下进行。

急性期治疗主要包括严密监护和积极的对症和（生命）支持治疗。然患者在度过急性期后，虽然生命危险得到解除，心肌炎导致心肌受损产生的各种临床症状常于临床持续存在。中医益气养阴法在治疗中发挥作用。

二、临床验案

益气养阴法治疗心肌损伤 1 例

患者某，男，30 岁，2017 年 3 月 4 日初诊。

主诉：胸闷、气短间断发作 2 月余。

刻诊：患者 2 个月前突发胸闷，就诊于某三甲综合医院，进一步出现心肌受损及循环障碍表现，心肌酶学表现考虑为心肌损伤，冠脉造影未显示有意义狭窄，查心脏 MRI 考虑心肌炎。经支持治疗后好转出院。现稍活动则感心悸、乏力，不伴汗出，口干口苦，寐差，不易入睡，纳食不馨，二便调，唇色暗，舌淡红苔黄腻，脉弦。

辅助检查：心脏增强 MRI（2017-1-2）：早期增强左心室心尖部及中部水平外侧壁心外膜可见片状强化区，延迟增强左心室心尖部与外侧壁可见线性、片状壁间、心外膜下强化区，与早期增强分布一致。符合心肌炎表现。

心脏彩超（2017-3-2）：EF 53%，左室舒张末内径 49mm，左室壁运动广泛减低，左室收缩功能减低。

西医诊断：心肌炎后心肌损伤。

中医诊断：胸痹（气阴两虚）。

治法：益气养阴，清透伏邪。

处方：炙黄芪 60g，玉竹 20g，丹参 30g，丝瓜络 10g，酒黄精 15g，红景天 6g，绞股蓝 10g，重楼 10g，北沙参 15g，酸枣仁 10g，炙甘草 6g。28 剂，水煎服，日 1 剂，早晚分服。

西药：盐酸曲美他嗪片 20mg，Tid；辅酶 Q10 片 10mg，Tid。

患者 1 个月后复诊，上楼 3 层或步行时间超过 10 分钟可出现胸闷、乏力，心前区不适，寐中多梦，自觉燥热，无汗，二便调，舌红苔白腻，脉细。

前方去丝瓜络、酒黄精、北沙参、炙甘草，减黄芪为 45g，增玉竹至 30g，半枝莲 10g、鹿衔草 10g、玄参 30g、佩兰 10g。再进 28 剂，煎服法同前，余药服用同前。

患者服药 1 个月后，偶出现活动后胸闷、乏力，心前区不适较前减轻，纳可，寐欠安，时有五心烦热，二便调。舌红苔薄白，脉弦细。易方为青蒿鳖甲汤加味以增益气养阴之效。

处方： 炙鳖甲30g，青蒿10g，知母12g，生地黄30g，牡丹皮20g，北沙参30g，浮小麦30g，麦冬20g，玉竹20g，丹参30g，炙黄芪15g，当归12g。28剂，水煎服，日1剂，早晚分服。

余药服用同前。

【按】 患者2个月前曾诊断为“成人爆发性心肌炎”，经循环支持治疗后，生命体征平稳，此次以活动耐量下降就诊。成人爆发性心肌炎发病急骤，存在危险期，治疗以对症支持治疗为主，度过危险期后，长期预后较好。但患者在心肌损伤后可出现长时间的心悸、胸闷、乏力、运动耐量下降等症状。现代医学治疗心肌炎后心肌损伤至今尚无特效疗法，主要以休息、支持治疗和对症处理等常规治疗为主，临床应用广泛的有极化液、能量合剂、维生素C、肌苷片和辅酶Q10、磷酸激酶等营养心肌、改善心肌代谢、清除氧自由基的药物。

中医之心肌炎后心肌损伤可归为心悸、胸痹等范畴，有别于其他原因所致之心悸、胸痹。心肌炎因素体虚弱，复有邪毒乘虚侵心所致，邪毒既伤心体又伤心用，耗伤心之气阴，运血无力，血流不畅而致瘀血，最终形成毒、虚、瘀相互胶结之病理基础。其症状围绕毒、虚、瘀产生。气阴两虚即为本病的发病基础，疾病过程亦导致气阴损伤，故后期更以气阴两虚为突出表现。气虚则气之推动能力下降，心之用不足，则至胸闷憋气、活动后心悸气短等症。心肌炎常因感受外邪所致，其邪深入心包及心之本体，药物之力难将其彻底祛除，常致后期邪气内伏体内，其常于舌象中反映，表现为腻苔。故治疗心肌炎后心肌损伤以益气养阴、清透伏邪为主。

本病患者以胸闷、气短间断发作，于劳累后症状加剧前来就诊，此为气虚之表现，又因劳则耗气，症状加重。故重用黄芪补气，益心之用，《医学衷中参西录》谓黄芪可“治胸中大气下陷”，宗气得补，方能行血有力，使血行周身；红景天亦有益气活血之效；玉竹、黄精、北沙参养阴生津，以益心之体；取丝瓜络、丹参活血之效，《滇南本草》又言丹参能“补心定志，安神宁心”，与养心安神之酸枣仁共养心神，改善患者睡眠；重楼、绞股蓝清热解毒，又入血分，可清血分之伏邪。二诊时患者活动耐量较初诊时有所提升，出现多梦、燥热等阴虚有热之征，故增清透虚热之力，酌减益气养阴之药物。故加用玄参养阴清热，半枝莲清热解毒，两者亦入血分，有助血分伏邪外出；佩兰芳香，可醒脾开胃改善食欲。患者三诊时气虚症状明显缓解，以阴虚有热之象为主要表现，故予青蒿鳖甲汤养阴透热，沙参、麦冬增其养阴之力，稍加黄芪以益气，玉竹、当归、丹参活血养血。本案患者在益气养阴、清透伏邪为主的治疗思路下，心肌损伤后的症状明显缓解，此法具有一定的临床指导意义。

附 录

天津中医药大学第一附属医院院制剂简介

补肾抗衰片 补肾抗衰片的主要成分为茯苓、川芎、陈皮、肉桂、党参、龟甲（醋制）、石菖蒲、丹参、杜仲（盐炒）、菟丝子、夏枯草、制何首乌、海藻、昆布、桑寄生。具有调和阴阳、扶正祛邪、益气轻身，填精补髓、强身健脑，益寿延年之效。用于治疗冠心病、高血压、脑动脉硬化、老年性痴呆、慢性支气管炎、颈椎关节病、糖尿病及前列腺肥大等多种中老年疾病。

心舒宁片 心舒宁片的主要成分为片姜黄、红花、丹参、檀香、三七粉。主要功效为理气、活血、止痛，用于治疗气滞血瘀引起的胸闷、气短，临床常用于稳定性心绞痛疼痛明显者。

安心律胶囊 安心律胶囊的主要成分为鳖甲、地黄、当归、羌活、桂枝、苦参。有养心复脉之效，用于治疗各种快速性心律失常。

新生脉散片 新生脉散片的主要成分为党参、麦冬、五加皮、泽泻、猪苓、三棱、莪术、鳖甲（醋制）、夏枯草、丹参、浙贝母、豆蔻。具有益气复脉、软坚散结、利水之效，用于治疗慢性心衰或老年人心功能不全。

参考文献

1. 张军平，吕仕超，朱亚萍，等．成人急性病毒性心肌炎诊断标准评价与建议［J］．中国医学科学院学报，2011，33(4):449-451.
2. 丁彬彬，张军平．心脏核磁共振成像对病毒性心肌炎诊断价值的系统评价［J］．中国循证医学杂志，2011，11(3):273-277.
3. 张军平，吕仕超，朱亚萍，等．基于病证结合、方证相应优化病毒性心肌炎治疗［C］．第九次全国中西医结合中青年学术研讨会 .2011.
4. 张军平，吕仕超，朱亚萍，等．病毒性心肌炎中医诊疗方案优化及疗效评价研究［C］．第十三届中国科协年会第 4 分会场 - 中医药发展国际论坛 .2011.
5. 吕仕超，张军平．病毒性心肌炎诊断现状与策略［J］．心脏杂志，2013(6):742-745.
6. 吕仕超，张军平．病毒性心肌炎诊断的困惑与对策［C］．中华中医药学会心病分会全国选举工作会议论文精选 .2010
7. 肖楠，张军平．抗心肌抗体在病毒性心肌炎诊断中的贡献［J］．世界中西医结合杂志，2012，7(01):75-76+86.
8. 周亚男，张军平．病毒性心肌炎生活质量量表的研制［C］．中华中医药学会心病分会全国第十二次学术年会 . 2010.
9. 郭晓辰，张军平，朱亚萍，等．基于病毒性心肌炎患者生活质量量表的条目筛选分析［J］．中国医学科学院学报， 2012， 34(2):116-125.
10. 郭晓辰，张军平，朱亚萍，等．病毒性心肌炎患者生活质量量表的信度与效度研究［J］．中华中医药杂志，2012(4):857-861.
11. 郭晓辰，张军平，朱亚萍，等．病毒性心肌炎患者生活质量量表的反应度测评［J］．中华中医药杂志，2012(7):1792-1794.
12. 张军平，王筠，郑培永．对传统中医药临床疗效评价问题的思考［J］．Journal of Integrative Medicine，2005， 3(3):181-183.
13. 张军平，周亚男．成人病毒性心肌炎患者 40 例临床观察分析［C］．中华中医药学会心病分会学术年会论文精选 . 2009.
14. 张俊清，张军平．辨证论治病毒性心肌炎疗效的系统评价［J］. 辽宁中医杂志， 2011(8):1523-1526.
15. 郭晓辰，张军平，朱亚萍，等．79 例病毒性心肌炎 1 年转归及复发情况的临床观察［C］．黄河心血管病防治论坛 . 2011.
16. 郭晓辰，张军平，朱亚萍，等．病毒性心肌炎患者临床转归及预后因素的随访研究［J］．中华中医药杂志 .2014，29(5):1626-1629.
17. 郭晓辰，张军平，朱亚萍，等．病毒性心肌炎患者焦虑抑郁情绪的长期随访观察［C］．全国中西医结合心身医学学术交流会 . 2012.
18. 许颖智，张军平，任淑女，等．冠心病的中医药干预模式综合疗效评价［J］．中华中医药杂志，2017，32(8):3809-3811

19. 许颖智，张军平，任淑女，等．不同中医干预模式对冠心病心绞痛患者症状及生存质量的影响［J］．中医杂志，2017，58(6):493-497.
20. 王丹，李小妮，邹煜，等．补肾抗衰片干预不稳定型心绞痛的临床疗效及其对血清炎症介质的影响［J］．中国实验方剂学杂志，2016，22(14):171-176.
21. 刘晓燕，徐士欣，朱亚萍，等．舒脑欣滴丸对高血压患者动态血压干预效应的临床研究［J］．天津中医药大学学报，2015，34(1):10-13.
22. 翟昂帅，徐士欣，朱亚萍，等．舒脑欣滴丸干预高血压眩晕血瘀证的临床疗效及机制研究［J］．新中医，2014，46(6):45-47.
23. 张玉焕，徐士欣，朱亚萍，等．合用舒脑欣滴丸对眩晕（高血压）炎症因子水平的影响［J］．中成药，2014，36(10):2055-2059.
24. 耿艳婷，徐士欣，朱亚萍，等．舒脑欣滴丸佐治后循环缺血性眩晕血瘀证临床研究［J］．新中医.2014，46(3):58-60.
25. 任晓晨，徐士欣，朱亚萍，等．舒脑欣滴丸对后循环缺血性眩晕患者内皮功能的影响［J］．中华中医药学刊，2014.32(12):2959-2961.
26. 张军平，徐媛媛，徐士欣，等．舒脑欣滴丸治疗急性缺血性中风73例临床观察［J］．中医杂志，2013，54(9):758-761.

第三卷

潜研精思，与时俱进

——科学研究卷

第一章

聚焦热点，日新月异——学术热点实时追踪

思维是人脑对客观事物间接和概括的反映，它包括分析、综合、比较、概括、归纳、演绎、推理等能力。医学科研作为一种特殊的科学研究，肩负着治病救人的重大使命，最重要的一部分便是科研思维的培养。医学科研既包括临床研究和实验研究，又包括二者的结合。但无论何种，都需按科研设计逐步实施，而科研设计始于科研构思，科研构思来源于科研思维所形成的框架。如何培养医学生，使其把理论知识和科研思维结合起来；如何有效地启发学生思考、扩展思路，并建立良好的科研思维，使其尽早开启科学研究之门，这些都是医学教学的重点难点。掌握国内外科研动态，时刻关注某一研究内容的历史、现状和未来发展方向均有助于科研的选题及设计，亦是走好科研之路的第一步。

因此，我们时刻关注医学科研领域，尤其是心血管疾病领域的研究进展，并基于当时最新学术文献，进行归纳、整理、总结、提炼，在系统总结相关学术热点知识的同时，也把握了未来可能的研究方向，保证了知识不过时，思路不落伍。

第一节　靶向治疗动脉粥样硬化的研究进展

1. 炎症体

炎症体（或称炎性小体），是多蛋白质复合物，激活后可分泌促炎细胞因子 IL-1β，IL-1β 的成熟分泌在机体固有免疫反应中发挥重要作用。含有 Nod 样受体蛋白 3[Nucleotide-binding domain(NOD)-Like Receptor Protein 3，NLRP3] 炎症体是研究最广泛的炎症体之一。NLRP3 炎症体主要由 NLRP3 蛋白、含半胱氨酸的天冬氨酸蛋白酶

1（Cysteinyl Aspartate Specific Proteinase，caspase-1）、凋亡相关斑点样蛋白（Apoptosis Associated Speck-like Protein Containing CARD，ASC）组成。NLRP3蛋白的主要结构为NOD/NACHT及其C-端的亮氨酸重复序列（Leucine Rich Repeat，LRR）和N-端的胱天蛋白酶募集结构域（Caspase-activating And Recruitment Domain, CARD）或热蛋白结构域（Pyrin Domain，PYD）。越来越多的研究发现，炎症体与AS、糖尿病（DM）、痛风等多种疾病的发生发展关系密切，而炎症体的激活及其发挥作用的具体调控机制并不明确。基于以上认识，我们将从可能与NLRP3炎症体调控密切相关的氧化应激、内质网应激（Endoplasmic Reticulum Stress，ERS）、自噬反应等方面进行总结。

氧化应激是指机体遭受各种刺激时体内氧化与抗氧化作用失衡，大量氧化产物堆积，导致机体损伤的一种病理过程，其中中膜厚度（Intima-Media Thickness，MT）产生的活性氧（Reactive Oxygen Species，ROS）在氧化应激中发挥重要作用；ERS在慢性炎症类疾病的发生发展中起到重要作用，但是其与炎症相关性的机制仍不清楚，研究发现多种ERS诱导剂可以引起IL-1β的分泌，其主要机制可能是ERS通过作用于NF-κB信号通路，促进IL-1β前体物质的释放并激活NLRP3实现的。

近年来研究表明，需肌醇酶1（Inositol-Requiring Enzyme 1，IRE1）及NLRP3炎症体均能够影响AS疾病进程，而且IRE1可以激活NLRP3炎症体，激活的分子机制与AS之间均有联系，提示二者导致AS的机制之间具有串扰（crosstalk）效应，通过研究IRE1、NLRP3炎症体及二者之间的相关性可以为防治AS疾病提供新的作用靶点。涉及相关信号通路的关键蛋白p38丝裂原激活蛋白激酶（p38 MAPK）、JNK、NF-κB、X-盒结合蛋白1（X Box-binding Protein 1，XBP1）、NADPH氧化酶（NADPH Oxidase，NOX）、硫氧还蛋白相互作用蛋白（Thioredoxin-interacting Protein, TXNIP）等与AS之间均有关联，提示ERS刺激下IRE1参与活化NLRP3炎症体是AS的可能发病机制。

综上所述，炎症体作为纽带将炎症与氧化应激、ERS、自噬等病理过程相联系，为更深入研究相关疾病的发病机制提供了方向。我们认为基于目前的研究依然存在较大的局限性，如MT与NLRP3炎症体的激活关系是否通过ROS产生过程实现有待证实；虽然多数研究肯定NLRP3炎症体的激活与自噬作用相关，但炎症体激活与自噬反应之间的双向调控作用还有待进一步探讨。

2. 外泌体

外泌体是在环境刺激或细胞活化时释放到细胞外的一种纳米级囊泡。根据囊泡结构的直径大小将其分为3类：外泌体（直径40~100nm）、微泡（直径100~1000nm）和凋亡小体（直径 1~4μm）。细胞通过内吞作用将胞质中的蛋白质、DNA 片段及 miRNA 等物质聚集在多囊泡胞内体，再经过多囊泡与质膜的融合、裂解释放至细胞外，形成外泌体。

随着精准医学概念的提出，靶向治疗成为心血管疾病的研究热点，外泌体作为机体天然的内源性物质，凭借膜稳定性、靶向性等特点，成为高效的药物传递载体。同时外泌体包裹的 miRNA 在疾病的早期诊断、靶向治疗、血管新生等方面起到关键作用；同时外泌体在人体内广泛分布，具有非免疫性与靶向性，作为天然的药物载体用于细胞间的信息交流。基于以上认识我们认为外泌体无论作为中药载体还是通过相关 mRNA 发挥作用，都有望成为治疗心脑血管等难治性疾病的突破口，具有研究价值。外泌体是机体多种活性细胞分泌的直径约为 30~100nm 的微囊泡，内部包裹了大量蛋白质、DNA、mRNA 以及 miRNA 等生物活性物质。外泌体作为不同细胞间良好的信息传递载体，通过包括直接细胞间接触、远程信号传递以及分泌生物活性分子起到相关调控作用。外泌体作为一种内源性物质，可以从机体自身中高度提纯获得，因此有良好的生物相容性。由于自身直径小，可以凭借跨过生物屏障的优势，作为靶向治疗的药物载体，被运送于局部病变处。

近年来随着中医药研究的深入，负载中药单体外泌体具有更好的临床疗效和深远的意义，目前已知的研究发现外泌体作为载体可将中药单体有效成分如姜黄素、紫杉醇、梓醇、β－榄香烯、雷公藤红素以及中药复方制剂补阳还五汤、通心络胶囊等运送到靶目标器官，发挥作用的同时增加了药物及其组分的稳定性。基于以上观点，外泌体成为一种天然的机体自身内源性物质，主要通过与特定靶细胞结合，传递自身包裹的内容物，进一步干预心血管疾病的病理生理进展。基于外泌体的低毒性、生物相容性、低免疫抑制性、膜稳定性等特点，可以装载特定效应因子包括 miRNA、siRNA、lncRNA 等来增强其治疗效应。同时这些 miRNA 在心血管的发育、再生、修复有至关重要作用，可以作为心血管疾病的早期生物标记物，影响着新生血管的形成，成为心血管疾病的潜在治疗靶点。然而外泌体作为中药载体的研究刚刚起步，不同疾病如何选择合适的细胞作为外泌体的来源、如何更高效地提纯外泌体与加载药物等问题，仍是今后需要进一步研究的着力点。

3. 雌激素

围绝经期是妇女从生育功能旺盛走向衰退的过渡期，包含从临床及生物学上开始出现绝经趋势的迹象至停经后 1 年内，可表现为一系列神经、精神、内分泌和代谢系统的失衡。女性进入围绝经期后雌激素分泌减少，随着年龄增长冠心病的发病率呈逐年升高趋势。我们基于女性雌激素水平的影响，讨论围绝经期冠心病发病的中医机制。

美国心脏协会（American Heart Association，AHA）颁布的“2011年女性心血管疾病预防指南”也指出激素替代疗法和雌激素受体调节剂均不应用于围绝经期女性心血管疾病的一、二级预防。鉴于女性围绝经期雌激素骤变所出现的一系列病理变化，及外源性雌激素补充遭质疑的矛盾，故中医药治疗体现出特有优势。冠心病隶属于中医的胸痹范畴（1994年国家中医药管理局发布《中医病证诊断疗效标准》），是临床常见的心血管疾病，具有较高的患病率与病死率。目前临床认为女性围绝经期的特有生理特点有以下几点：绝大多数发病根于脾肾，基于痰瘀，变于毒，发于肝。并据此提出运用益肾健脾、化痰祛瘀、清热解毒、调肝通络法治疗围绝经期冠心病，女性进入围绝经期，雌激素分泌减少，引起丘脑、垂体和肾上腺等内分泌功能的平衡失调，而雌激素能通过调节脂质代谢、抑制炎症及保护血管内膜等方面预防冠心病的发生和发展。研究表明雌激素可通过抑制肝细胞表面的肝脂酶（Hepatic Lipase，HL）、提高HDL/LDL的比率、降低血浆脂蛋白（a）和载脂蛋白（Apolipoproteins，Apo）的表达；促进平滑肌细胞依前列醇的生物合成，抑制血小板聚集和升高组织纤溶酶原激活物（Tissue Plasminogen Activator，t-PA）水平，从而减少脂质沉积及血栓形成。由此可以推测，围绝经期雌激素分泌减少与痰瘀互阻型冠心病联系密切。中医理论认为，毒损心络是围绝经期冠心病发病的关键环节，易损斑块是冠心病临床事件发生的主要危险因素，其生物学特征主要为炎性因子的浸润、较大脂核的形成和纤维帽的降解等。雌激素用于雌激素受体后，通过降低促细胞分裂素蛋白激酶家族的活性、减少细胞黏附分子的表达、刺激一氧化氮合酶（Nitric Oxide Synthase，NOS）的表达，抑制炎性反应，促进斑块稳定。肝失条达是围绝经期冠心病发病的直接诱因，情绪的变化与冠心病的发生同样有着密切的联系。《中国女性心血管疾病预防专家共识》认为焦虑和抑郁是心血管疾病预后的独立预测因素，与中医肝失调达病机相符，临床上常用柴胡疏肝散、逍遥散等疏肝理气。

现代医学认为，绝经后妇女补充雌激素能调节血脂代谢，有利于减少胆固醇在冠脉内壁沉积，降低血管内斑块的形成，改善心脏血供，同时雌激素治疗也增加了患乳腺癌、子宫内膜癌等病的危险性。中药历史悠久，相对西药毒副作用较小，在具有雌激素样作用的同时避免了致癌的风险。我们基于围绝经期冠心病发病“根于脾肾，基于痰瘀，变于毒，发于肝”的病机理论，提出益肾健脾、化痰祛瘀，清热解毒、调肝通络的基本治法。围绝经期冠心病是一个由量变到质变的过程，正气虚损、瘀毒内蕴达到一定程度是发生质变的基础，同时外因引动也是不可忽视的诱发因素，甚至某些情况下亦可成为主导因素。故临床诊治应把握围绝经期女性的生理特点，结合实际情况综合考量，辨证施治，才能有效治疗围绝经期冠心病。

4. 一氧化氮合酶

在 20 世纪 80 年代，NO 被发现是一种能够舒张 VSMCs 的内皮源性舒张因子，深入研究后发现其能够参与某些心血管疾病如 AS 等的发展进程 / 过程。NO 主要由 NOS 产生，NOS 又可分为 3 种：神经型一氧化氮合酶（Neuronal nitric oxide synthase，nNOS 或 NOS1），内皮型一氧化氮合酶（Endothelial nitric oxide synthase，eNOS 或 NOS3）以及诱导型一氧化氮合酶（Inducible nitric oxide synthase，iNOS 或 NOS2）。既往研究认为只有 eNOS 参与调控血管功能，然而最新研究结果表明，nNOS 表达于血管内皮并且在心血管系统内发挥重要作用。nNOS 可以通过产生 NO 和过氧化氢（Hydrogen Peroxide, H_2O_2）等物质调节非神经细胞的信号通路。

基于以上认识，我们将重点探讨 nNOS 在冠心病中的研究进展。nNOS 最早发现于小脑，主要存在于神经元细胞、星形胶质细胞和中性粒细胞，以及骨骼肌、平滑肌和心肌中，nNOS 对维持血管稳态有着重要作用，其可以通过抑制黏附分子聚集和炎性细胞浸润抑制斑块形成，并且在生理状态下生成 H_2O_2，引起内皮源性血管舒张，当生成功能发生障碍时会影响一些内皮损伤性疾病如 AS。有研究发现当老鼠主动脉和肠系膜动脉的内膜中受到乙酰胆碱（Acetylcholine，ACC）刺激会促进 nNOS 产生 H_2O_2，当 nNOS 受到抑制的时候会减少血管的舒张程度和 H_2O_2 生成，从而起到调节血管张力的作用。影响 nNOS 活性的因素主要包括：磷酸化、解偶联、钙调素（calmodulin）、nNOS 蛋白抑制剂以及 PDZ 结构域。另有实验表明高血压对于 AS 的发展起着促进作用，而 nNOS 起到了调节血压作用，研究发现 nNOS 产生的 NO 对调节血管新生具有重要的影响，其能增加血管内皮生长因子（vascular endothelial growth factor, VEGF）的表达，而在 nNOS 基因敲除小鼠中 VEGF 的表达明显降低，进而导致新生血管减少，说明 nNOS 能够通过生成 NO 促进新生血管形成，以改善缺血部位的血供状况，保护血管，从而达到抗冠心病的作用。如果 nNOS 功能受到抑制，会降低 H_2O_2 水平，进而导致内皮功能损伤，nNOS 减少会导致心肌功能减弱，增加心律失常，增加 MI 病死率。

越来越多的研究证实，nNOS 在 AS 发生发展过程中扮演着重要角色。基于 nNOS 在冠心病中发挥的重要价值，我们认为 nNOS 将会为未来冠心病的治疗提供新的思路和方向。

5. 血小板单核细胞聚集体

AS是心脑血管疾病的主要病理基础，血小板单核细胞黏附聚集在急性心脑血管疾病的发病中占有重要地位，血小板白细胞聚集体（Platelet-Leukocyte Aggregates，PLA）在AS性血栓形成性疾病的发生和发展中起着重要的作用，而血小板与单核细胞黏附聚集形成的聚集体（Platelet-Monocytes Aggregates，PMA）较血小板－中性粒细胞聚集体（Platelet-Neutrophil Aggregates，PNA）和血小板－淋巴细胞聚集体（Platelet-Lymphocyte Aggregates，PLyA）在急性心脑血管病中升高得更为明显。基于以上认识我们总结了该聚集体形成的分子机制、诱使斑块破裂的机理、影响急性心脑血管疾病的病机、中西药物的作用靶点等，并就目前研究中存在的问题进行剖析。

PMA的形成主要是血小板活化所致。血小板活化后，血小板膜表面的P选择素（P-selectin, PS）和糖蛋白Ⅱb/Ⅲa的表达增加，血小板通过P-选择素糖蛋白配基-1（P-Selectin Glycoprotein Ligand 1，PSGL-1）的结合形成PMA。研究表明PS缺失小鼠可有效抑制动脉内膜增生，提示阻断PS有望成为稳定AS斑块及防治急性心脑血管疾病的有效治疗手段。PMA的形成使单核细胞与内皮细胞之间的相互作用明显加强。在冠状动脉粥样病变处，血管内皮处于失功能状态，PS表达增高，内皮细胞通过PS/PSGL-1途径诱导单核细胞黏附，从而介导炎症细胞聚集在动脉粥样斑块周围，特别是在纤维帽肩部，造成局部炎性细胞的浸润性反应，并释放大量的组织活性因子，如氧自由基、IL-1、TXA2及弹力蛋白酶和MMPs等。其中MMPs可导致结构性基质成分分解，加速纤维帽基质的降解。这些因素共同作用最终导致斑块的稳定性下降，诱导斑块破裂。PS与PSGL-1在炎症发生和血栓形成中的相互作用，提示其抗体、可溶性结构及其他结构类似物具有可观的抗炎抗血栓应用前景。研究报道称，在ACS、缺血性脑卒中等血栓性疾病中，PMA可高达60%~80%，因此测定PMA可以反映急性心脑血管疾病患者血小板活化情况和斑块稳定性。

抗血小板药物已广泛应用于AS性血栓形成疾病的防治。研究表明目前临床常用的抗血小板药物分为环氧合酶（Cyclooxygenase，COX）抑制剂、ADP受体拮抗剂、GPⅡb/Ⅲa拮抗剂、磷酸二酯酶（Phosphodiesterase，PDE）抑制剂，均能够对PMA起到调控作用，但目前尚处于探索阶段。由于PLA尤其是PMA的形成已成为影响心脑血管疾病的独立危险因素，故西药研究主要集中在抑制PMA的形成上，对于抑制PMA与血管内皮黏附及黏附后诱使斑块易损的研究较少，而后者在心脑血管疾病的发病中相当关键。传统中医药强调整体观念、辨证论治，对于心脑血管疾病的防治具有独特优势，应进一步加强中医药作用机制的深入研究。

第二节　抗动脉粥样硬化相关病理反应的研究进展

一、脂质代谢

1. 血管外周脂肪组织

AS是冠心病、脑梗死、外周血管病的主要原因。脂质代谢障碍为AS的病变基础，其特点是受累动脉病变从内膜开始，一般先有脂质和复合糖类积聚、出血及血栓形成，进而纤维组织增生及钙质沉着，并有动脉中层的逐渐蜕变和钙化，导致动脉壁增厚变硬、血管腔狭窄。病变常累及大中肌性动脉，在动脉内膜积聚黄色粥样的脂质。积累在血管结构周围的脂肪组织称为血管外周脂肪组织（Perivascular Adipose Tissue, PVAT），其不仅是一种血管支持组织，还有着活跃的分泌功能，通过分泌各种活性物质“由外而内”地调节着血管的功能，参与了AS的病理过程。PVAT位于外膜的外部，生理情况下它对血管起支撑作用。但大量堆积的脂肪可能会压迫血管，对其造成机械性损伤。此外，PVAT与外膜之间没有分层结构或任何组织屏障，有利于其分泌物直接向血管渗透。根据PVAT脂肪细胞在身体不同动脉中分布位置、发育程度及形态特征不同，发现PVAT与其他脂肪组织之间存在着很大差异，使之具有独特的功能。基于以上认识我们认为，研究PVAT与AS发生发展关系有一定的价值。

PVAT主要通过旁分泌作用向局部器官直接扩散，促进心血管疾病的发生、发展。PVAT的脂肪细胞还可产生经典的趋化因子（或细胞因子）和炎症细胞及释放ROS等。PVAT在AS过程中，对血管具有双重作用，主要为生理状态与疾病状态的功能转换。在内皮功能方面，血管内皮细胞通过专门的结构连接在一起，此结构可为内皮提供主要的屏障功能，若血管内皮功能障碍，屏障损坏内皮细胞层渗透增强，增加白细胞、单核细胞和巨噬细胞的黏附，诱导内皮下胆固醇积累，促进AS形成。在炎症方面，肥胖伴随着一种慢性、低度的系统性炎症反应，可使PVAT中炎症基因的表达明显升高，而抗炎脂肪因子明显减少，炎性PVAT可能将代谢信号转运到血管壁，加重血管的炎症反应，增加心血管疾病的风险；肥胖患者的皮下脂肪组织通过介导氧化应激表达较多的ROS，从而参与血管张力的调节。在PVAT介导调节的血管功能中ROS—超氧阴离子或

H_2O_2 发挥着重要作用；VSMCs 作为血管壁的重要成分，调节血管收缩舒张的功能，同时也可分泌多种细胞因子、细胞间质，从而对 AS 的发生、发展及预后产生重要的影响。有研究表明 PVAT 分泌的游离脂肪酸可诱导 VSMCs 在体外增殖，其他 PVAT 产物（如 ROS、血管紧张肽和类固醇激素），也可能刺激血管 VSMCs 的增殖和迁移；脂肪因子中的脂联素（Adiponectin，APN）通过其受体脂联素受体 1（Adiponectin Receptor, AdipoR1）和 AdipoR2 激活 AMP 依赖的蛋白激酶 [Adenosine 5 '–monophosphate(AMP)–activated protein kinase，AMPK]，促进 eNOS 磷酸化使 NO 生成增多。瘦素（Leptin，LP）可以促进内皮细胞胞外调节蛋白激酶 1/2（Phosphorylation Extracellular Signal–regulated Kinase 1/2，ERK1/2）激活，进而诱导内皮细胞迁移。PVAT 对相邻的器官发挥直接的旁分泌调节作用，但是这种调节不排除对全身系统的控制。此外，全身性肥胖状态所导致的多种代谢改变，常常可造成脂肪组织与血管终点事件研究的混杂。所以，能够整体反映机体 PVAT 系统性变化的研究是将来需要进行的工作。

2. 小肠维持胆固醇稳态

胆固醇是构成生物膜和髓鞘的重要成分，对于维持机体正常的生命代谢至关重要。血中胆固醇浓度过高，沉积于大、中动脉内膜中，形成粥样斑块，引起内皮损伤、脂质浸润，是 AS 形成与发展的机制。目前降胆固醇药物的研发主要针对肝脏合成胆固醇的功能，而小肠是胆固醇代谢的主要场所，参与维持机体胆固醇内稳态。肠道通过复杂的平衡机制调节维持胆固醇稳态，其中涉及胆固醇吸收、转化与排泄及脂蛋白合成等不同阶段。

目前研究发现小肠中尼曼匹克 C1 样蛋白 1（Niemann–Pick C1–Like 1，NPC1L1）、三磷酸腺苷结合盒亚家族 G5（ATP–binding Cassette Sub–family G member 5，ABCG5）和 ABCG8、胆固醇酰基转移酶（Acyl–CoA:Cholesterol Acyltransferase，ACAT）中的两种同工酶、微粒体甘油三酯转运蛋白（Microsomal Triglyceride Transfer Protein，MTP）以及 ApoB 等多种蛋白参与胆固醇的吸收、转化与排泄。维持小肠胆固醇稳态能够延缓 AS 的发生发展，并降低了发生心血管疾病的风险，是预防 AS 的一项有效策略。研究通过观察 apoE–/– 小鼠发现，晚期氧化蛋白产物（Advanced Oxidation Protein Products，AOPPs）通过 JAK 激酶（Januskinase，JAK）– 肝 X 受体（Liver X Receptor, LXR）信号通路下调 ATP 结合盒运转蛋白 A1（ATP–binding Cassette Transporter A1, ABCA1）和 ABCG1 表达，导致脂质堆积使 AS 加剧。由此可见，上调 ABCA1 和 ABCG1 表达是治疗 AS 的可行策略。

小肠参与胆汁酸吸收和脂蛋白分泌的机制，为治疗 AS 提供了新的方向。通过分析和归纳小肠参与维持胆固醇稳态的相关分子机制，我们认为，干预 NPC1L1 和 Numb 基因表达或相互作用，激动 ABCG5/ABCG8，抑制 ACAT2 的表达，抑制 MTP 减少 ApoB 或激活胆固醇逆向转运（Reverse Cholesterol Transport，RCT），激动 ABCA1 和 ABCG1，特异性激动小肠 LXR，调节肠道脂蛋白分泌等作用靶点，等等，或为未来新的研究提供方向。

3. 非酒精性脂肪肝与脂联素

非酒精性脂肪肝（Non-alcoholic Fatty Liver Disease , NAFLD）发病率呈逐年上升趋势并趋低龄化，NAFLD 患者发生临床或亚临床型 AS 概率显著增高，已成为当前 AS 发病的主要原因。尽早防治 NAFLD 对于延缓 NAFLD 患者体内的 AS 进程和远期预后十分重要，关于 NAFLD 促进 AS 发生的机制可能涉及 APN 及 AdipoR 表达异常等方面。

APN 由 247 个氨基酸组成，具有一个氨基末端，一个胶原样区域和一个羧基端球形区域。循环血液中，APN 除中等分子量的六聚体外，尚有低分子量三聚体和高分子量多聚体等其他形式。APN 只有经过多聚体化并被分泌到细胞外与 AdipoR 结合后，才能经细胞信号转导发挥胰岛素增敏、抗感染和抗 AS 等作用。AdipoR 有 AdipoR1、AdipoR2 和 T- 钙黏蛋白（T-cadherins , Tcad）等，分别在骨骼肌、肝脏及心血管系统中高表达。有研究表明在 NAFLD 人群中，APN 单核苷酸多态性 276GT 和 45TT 基因型明显多于一般人群，并与 NAFLD 的严重程度及 AS 疾病风险关系密切。内皮功能损伤是 AS 形成的始动因素，APN 在改善内皮功能中起积极作用，其结构与 TNF-α 高度相似。两者均可与对方受体结合，并通过与炎症因子的相互作用调控血管内皮细胞炎症反应，抑制彼此在脂肪组织中的表达。还有研究发现 APN 与 AdipoR 结合后，通过抑制 NF-κB/AKT 信号通路从而上调 ABCA1 表达，促进 HDL-C 对胆固醇的转运，增加胆固醇外流，减少巨噬细胞对 ox-LDL 的吞噬，抑制泡沫细胞形成。

实验研究表明在调控 NAFLD 患者体内 APN 及 AdipoR 异常表达可能是未来防治 AS 的有效途径，其意义在于传达 NAFLD 可能不仅仅是 AS 的一个标志，也可能是 AS 早期发病的介导因子。调控 NAFLD 患者体内 APN 及其受体抵抗对防治 AS 具有现实意义。

二、自噬和氧化应激

氧化应激通过直接氧化损伤和间接信号介导损伤促进了 AS 的发生发展，而自噬具有抗 AS 和促 AS 的双重作用，二者之间有错综复杂的交联关系。AS 是一种累及全身大、中动脉的多因素、多步骤失调性病变，是各种心脑血管疾病的病理基础，其发病机制目前仍不完全清楚。基于以上认识，我们分别从氧化应激在AS中的作用、自噬在AS中的作用、氧化应激和自噬在AS中的交联作用三方面展开论述，为疾病的认识和治疗提供新思路。

氧化应激是各种刺激引起的机体氧化与抗氧化失衡从而引起一系列反应的状态。生物体内的氧自由基以及由它们衍生出的多种过氧化产物是氧化应激的关键启动因子。氧化应激通过促进对LDL的氧化修饰，形成ox-LDL，从而直接氧化损伤影响血管的正常结构和功能病理进程。ROS也可以直接作为第二信使，调节各种相关酶的活性及刺激其他信号传递分子，通过多种通路介导间接导致血管损伤，破坏血管结构和功能的完整性，最终促进AS的发生发展。NOX是氧化应激在AS中催化ROS生成的主要酶体，是细胞内ROS的主要来源。研究证明NOX同系物中分别具有促进和抑制AS形成的作用，从而说明NOX衍生的ROS在血管病理以及维持血管的正常生理功能上具有重要作用，NOX的激活是氧化应激启动的关键因素。自噬是一种由细胞内外各种刺激引起的进化而保守地对细胞内的物质进行的周转过程。它是在多种自噬相关基因和蛋白调控下由溶酶体参与的再循环式的分解代谢过程，是细胞内的一种“自食”现象。自噬主要分为3种类型：巨自噬、微自噬和分子伴侣介导的自噬，其中巨自噬是目前研究最为充分的类型。巨噬细胞是AS过程中首要入侵的炎性细胞，也是AS斑块的重要成分，巨噬细胞的前身单核细胞在早期AS斑块中浸润并释放干扰素γ（Interferon-γ，IFN-γ）、TNF-α等炎性因子，进而参与自噬过程的调节。自噬可以被看作是一种细胞内部的“清洗”过程，相关实验研究表明显示自噬在AS过程中起保护作用。另一方面，自噬缺陷或自噬过度都会对机体产生危害。完整的内皮细胞自噬对于维持血管脂质稳态至关重要，内皮细胞自噬缺陷显著增加AS病变程度；自噬通过溶酶体酸性脂肪酶调节胆固醇从泡沫细胞中流出，自噬缺陷或损伤会影响这一过程，破坏脂质代谢平衡，促使脂质在血管壁沉积，显著增加斑块形成。过度刺激自噬会使平滑肌细胞发生自噬性死亡，造成胶原纤维合成减少，纤维帽变薄，斑块不稳定；内皮细胞自噬性死亡可能破坏斑块的结构，促进血栓的形成。最终说明自噬在AS中起到了双向调节作用。氧化应激和自噬的交联作用可以视作是组织损伤和代谢需求的碰撞，紧密连接机体代谢网络和氧化还原内稳态。各种刺激均能引起自噬，而以ROS为主的氧化应激是这些刺激公共的交汇点。有多个研究证明ROS清除剂可能具有保护血管、减轻AS炎症、抑制自噬发生的作用。

综上所述，氧化应激和自噬在AS的病理生理中扮演着重要角色，氧化应激直接或间接促进了AS的发生发展过程，作为自噬的上游调节物，刺激和影响着自噬的生物学活动；基础自噬作为一种保护机制，通过降解细胞内的物质和促细胞存活作用，阻止氧化应激的损害，而自噬缺陷或过度自噬都会对机体产生不利的影响；二者在 AS 中又有错综复杂的交联作用。我们认为目前自噬的机制尚不完全清楚，如自噬体和溶酶体的融合过程、真核翻译起始因子 2α（Eukaryotic Translation Initiation Factor2α，eIF2α）磷酸化后如何导致自噬起始、泡沫细胞发生自噬的胞质中氧化脂质的变化以及自噬主要发生在斑块形成初期还是末期等问题仍需进一步研究，今后应进一步明确自噬在 AS 中发生的生物标记物，为探索 AS 斑块中检测自噬现象找到理想方法。

三、免疫功能调节

AS 是一种慢性炎症反应，虽然高胆固醇血症是其产生的重要条件，但是 AS 一旦形成，就与炎症、免疫密切相关。无论是高胆固醇血症、炎症还是感染致使 AS 的产生过程都是机体免疫反应的过程，脾是机体重要的免疫器官，长期研究发现在 AS 的经典动物模型 $ApoE^{-/-}$ 小鼠中，表现出了脾肿大，并含有高滴度的抗核抗体和抗双链 DNA 抗体，抗体滴度的升高及其长期的存在都可造成脏器组织损害，机体稳态时，脾中包含大量未分化的单核细胞，在 AS 病变发生时可形成单核细胞增多症。单核进入血液循环，渗入到斑块病变区，分化为巨噬细胞，参与泡沫细胞形成和炎性因子分泌等，加重 AS 疾病进展。

我们基于以上认识，发现了脾在调节 AS 中具有研究价值。脾作为全身重要的二级淋巴器官，由红髓和白髓组成，白髓是体液免疫和免疫记忆的主要场所，它富含多种具有免疫功能的细胞：T 淋巴细胞和 B 淋巴细胞。研究发现脾通过炎症免疫反应调节 AS 中分别起到促进和拮抗 AS 发生发展的双向调节作用。研究还发现脾通过影响胆固醇含量和调节免疫反应在 AS 中发挥了重要作用。单核细胞来源于造血干细胞（Hepatic Stellate Cells，HSCs），HSCs 从骨髓转移到髓外的造血系统是在高胆固醇血症的条件下，那么我们可以通过降低胆固醇的浓度，减少这一转移，从而减少单核细胞的产生，对抗 AS。脾还可以通过调节辅助性 T 细胞（T helper cells，Th）适应性免疫的发生加速 AS 进展。因此，我们认为在未来的研究中着力于调控脾脏功能对预防 AS 是必不可少的。

四、内质网应激

内质网（Endoplasmic Reticulum，ER）内蛋白质折叠在生理上是至关重要的，它的破坏导致 ERS 触发 AS 发生发展，未折叠蛋白反应（Unfolded Protein Response，UPR）是目前研究最为透彻的信号通路，虽然该途径早期通过激活 UPR 使细胞内蛋白质合成暂停、ER 稳态恢复，起到细胞保护作用，但当机体诱导 ERS 的因素持续存在，ERS 也将持续进行，并会触发 C/EBP 同源蛋白、JNK 及 caspase 等通路诱导细胞凋亡。血管内皮细胞损伤及凋亡是各种疾病和病理生理过程的重要环节，大量研究表明，血管内皮细胞凋亡与 ERS 密切相关，基于以上认识我们认为通过干预 ERS 可以有效对抗其凋亡，起到保护血管内皮的作用。ERS 及其参与血管内皮细胞凋亡机制具有研究价值。UPR 是由 ER 常驻分子伴侣葡萄糖调节蛋白 78/ 免疫球蛋白重链结合蛋白（Glucose Regulated Protein 78 / Immunoglobulin Heavy Chain Binding Protein , GRP78/Bip）和 ER 上 3 种跨膜信号转导蛋白 IRE1、双链 RNA 依赖的蛋白激酶样 ER 激酶（PKR–like ER Kinase , PERK）、活化转录因子 6（Activating Transcription Factor 6 , ATF6）感知和介导的一种适应性代偿防御机制。

越来越多的研究表明，IRE1 级联反应参与人体病理生理过程，被视为慢性疾病的潜在治疗靶点，有针对性和选择性地激活 IRE1 能够影响 AS 防治。IRE1 级联反应的分子机制以及 IRE1 级联反应主要涉及 IRE1–XBP1 与 IRE1–JNK 两条信号传导途径，在 AS 中扮演的角色将作为未来研究的重点，为后续能够充分了解 IRE1 级联反应中血管内皮细胞、平滑肌细胞和巨噬细胞的结构功能变化作为 AS 的防治提供新的策略和治疗靶点。

五、斑块内血管新生

血管新生是新血管从已有的血管结构中迁移、长出的过程，在机体的多种生理、病理过程中发挥着举足轻重的作用。心血管疾病和恶性肿瘤等重大疾病的发生发展均有新生血管的参与，促进或抑制血管新生被认为是控制发病进展的关键因素。斑块内的新生滋养血管具有结构缺陷，其脆性大、渗漏性高，容易破裂出血，促进炎症反应，也为血细胞及血液可溶性成分进入斑块提供通道，促进 AS 斑块的形成，从而增加了 AS 斑块的不稳定性和易损性，并且与斑块内出血、斑块破裂及临床心脑血管事件的发生密切相关。

我们基于以上认识，发现抑制滋养血管新生有望从根本上阻止稳定斑块发展为易损斑块，或者阻止不稳定斑块破裂及其并发症发生。滋养血管结构分布不均，使不同部位的血管床反应强度存在差异，从而导致不同脏器的供血动脉发生病变的程度亦存在差异。滋养血管具有调节自我张力和血管灌注的功能，在生理功能方面其为宿主血管壁输送氧气和营养物质并排出代谢废物，维持宿主血管的物质代谢及能量平衡，保持宿主血管结构与功能的完整性。滋养血管病理性机制主要由缺氧、炎症、氧化应激、脂质代谢等方面组成。血管生成素 Ang/Tie2 通路和转化生长因子 β（Transforming Growth Factor-β，TGF-β）通路以及血小板衍生生长因子（Platelet Derived Growth Factor，PDGF）通路、碱性成纤维生长因子（Basic Fibroblast Growth Factor，BFGF）通路作为影响新生滋养血管成熟化的主要机制。病理性的滋养血管通过激活炎性细胞释放细胞因子（IL-1、TNF-α、α 干扰素等）和趋化因子，促进巨噬细胞和 VSMCs 凋亡，使更多炎性介质在病灶聚积，促使斑块坏死核心增大，与 MMPs 对细胞外基质的降解、纤维帽完整性的破坏共同导致了易损斑块的形成。另有研究表明滋养血管对 LDL 转运增加以及其对氧输送力减少都是导致 AS 发生的一个重要因素。滋养血管在 AS 斑块形成中起到负面作用，甚至导致斑块的破裂增加斑块的不稳定性。在影像学检测方面，主要通过微计算机断层扫描技术（Micro Computed Tomography，micro-CT）、血管内超声，以及对比增强超声检查、光学相干断层扫描（Optical Coherence Tomography，OCT）技术等，作为检测滋养血管的主要技术手段，但是各自都具有局限性。因此急需发展一种能够精确检测 AS 斑块内新生滋养血管密度与分布，且具有无创性和经济性的临床检测技术。在治疗方面发现近年来他汀类药物抑制滋养血管新生进而稳定 AS 易损斑块的作用已被许多研究证实；内皮抑素可减小 $ApoE^{-/-}$ 小鼠 AS 斑块面积，促进新生血管成熟化以及抑制 MMP-2 表达，抑制斑块内滋养血管新生，使斑块趋于稳定。

综上所述，将如何使用血管新生抑制剂从而抑制斑块内滋养血管新生过程，延缓 AS 进展，又能最大限度地减少血管新生抑制剂所带来的负面效应以及从抑制滋养血管新生与促进新生滋养血管成熟化两方面联合入手，将给未来临床预防 AS 提供新的理念和新的方向。其中，中药因其良好的临床治疗效果、对血管新生显著的干预作用已成为研究的热点，斑马鱼等动物模型也为血管生成相关研究提供了良好的实验基础。在此基础上，研究者通过大量的实验研究明确了中药有效成分的药理活性、验证了临床验方成药的治疗作用、积极开展了新药的研发工作，通过探索新的研究模式，使中药干预血管新生的研究能够不断深入，为中医药临床工作提供更有价值的指导与依据。

第二章

本草求真，潜探幽微——中药单体实验研究

中医中药以辨证论治和整体观念为理论基础，以中药复方为主要方法治疗疾病，其疗效在几千年实践中得到了印证。现代中医药的研究开始从验方临床疗效评估向中药复方抗病机制的体内及体外实验转型，但中药汤剂如何在体内外实验中精准造模往往成为难点。近年来，中药单体的研究成为中医抗病机制研究的主要目标。中药单体不仅可以调节自身免疫系统和干预器官纤维化，还在心血管疾病及抗肿瘤方面发挥作用。中药单体及其有效成分在诸多疾病中的作用机制正逐渐被发现，也为中药复方的研究提供了理论依据。

中药单体及其有效成分为优化中医经典方剂的剂量配比，探索中医复方抗病机制提供理论支持。目前国内新药的研发主要集中在单味中药，随着更多的中药单体及其有效成分的深入研究，合成新的中成药，加深中药复方机制的探索将具有更长远的前景。然而中药单体仍属于新兴学科，希望通过中药药理毒理学以及作用机制研究来深化中药的研究以完善中药的应用理论。因此在推崇对中药单体成分研究同时，还需对中药复方进行整体研究，才能真正对中药的运用提供合理的理论基础。基于以上认识，我们对临床常用中药的部分有效成分进行深入的实验研究，以期为明确药理作用、指导临床用药提供科学的依据。

第一节　丹酚酸B的实验研究

丹参（Salviaemiltiorrhizae）是活血化瘀的代表药物，临床上用于疾病中的改善循环治疗，包括心肌梗死、心绞痛、中风和 AS。丹参的药效成分主要为脂溶性的二萜醌类

成分和水溶性的酚酸类成分，此外还有黄酮、三萜、甾醇等成分。丹参水溶性成分主要包括丹酚酸 B、原儿茶醛、迷迭香酸（Rosmarinic Acid，Rosa）、紫草酸和丹酚酸 A、B、C、D、E、F、G、H、I 等，具有较强的抗脂质过氧化和清除自由基作用。其中丹酚酸 B 是丹参中含量最高的成分，其味微苦、涩，具有引湿性，可溶于水。在鼠尾草属植物中分布比较广泛，具有抗肝损伤、抗肝纤维化以及预防 AS 等功效，也是丹参中抗氧化能力较强的物质之一。丹酚酸 B 是传统中药丹参的重要水溶性组分，药理学研究证明，脑血管是丹酚酸 B 作用的主要靶点之一。经实验研究表明，丹酚酸 B 不仅能够明显改善脑缺血、再灌注的损伤，同时也可抑制活化的血小板释放产物诱导的血管内皮细胞损伤及凋亡。

一、丹酚酸 B 对脑缺血再灌注损伤的保护研究

1. 丹酚酸 B 对脑缺血再灌注大鼠缺氧诱导因子 -1α 表达的时相调节

（1）材料

雄性 Wistar 大鼠。购自北京华阜康生物科技股份有限公司（许可证号 SLXK 京 2009-0004），清洁级，体重 180~220g。随机分为假手术组（Sham group）、模型组（Solvent group）、和丹酚酸 B 组（SalB group），其中模型组和丹酚酸 B 组各有 4 个亚组（6h 组、24h 组、48h 组、72h 组），每亚组 6 只。

（2）方法

参照 Longa 线栓法改良复制大鼠左侧大脑中动脉闭塞（Middle Cerebral Artery Occlusion，MCAO）模型，10％水合氯醛（0.35g/kg）腹腔麻醉，游离左侧颈总动脉（External Cartied Artery，CCA）及其分支颈外动脉（External Cartied Artery，ECA）和颈内动脉（Internal Carotid Artery，ICA）。直径 0.20~0.205mm 渔线以石蜡包裹头部制成线栓，沿 ECA、CCA 分叉部、ICA 入颅方向轻柔插入线栓，插线深度约 17~18mm，栓塞左大脑中动脉。栓塞 1h 后，缓慢拔出线栓进行再灌注。假手术组不插入线栓，其余步骤同前。动物苏醒后按 Longa5 分法进行神经病学评分，1~3 分者入选，剔除 0 分及 4 分者，重新补齐所缺动物数量。丹酚酸 B 组分别于苏醒后、再灌注 24h 和 48h 腹腔注射丹酚酸 B 12mg/kg（天津天士力现代中药资源有限公司），模型组以等体积生理盐水替代。

分别于再灌往后 6h、24h、48h 和 72h 按组取材。动物断头处死，迅速分离梗死侧大脑中动脉供血区的大脑皮质部，液氮冻存。研磨脑组织，蛋白提取及定量，调整蛋白浓度。100μg 上样、8％ SDS-PAGE 凝胶电泳、电转至 PVDF 膜（Millipore，美国）、封

闭液封闭 1h。加入一抗（兔抗鼠缺氧诱导因子 -1α，Hypoxia-inducible Factor-1α，即 HIF-1α，SantaCruz 公司，稀释度为 1 : 1000），4℃过夜。TBST 洗脱三次，二抗辣根过氧化物酶（Horseradish Peroxidase，HRP）标记（北京中杉金桥生物技术有限公司）37℃孵育 lh，洗脱，增强化学发光（Enhanced Chemiluminescence，ECL）法显色（北京康为世纪生物科技有限公司）。以 GeneGenius 图像分析系统扫描分析，以条带密度与面积乘积计算蛋白含量。

统计分析，组间比较采用单因素方差分析（Analysis Of Variance，ANOVA），差异显著性采用 t 检验。

（3）结果

模型组不同时间点大鼠神经行为学评分差值分别为 6h（n=24）：0.88±0.74、24h（n=18）：1.61±0.78、48h（n=12）：2.75±0.96；而丹酚酸 B 组为 6h（n=24）：1.42±0.65、24h（n=18）：2.94±1.06、48h（n=12）：4.75±1.42。脑缺血再灌注后 6h、24h、48h 丹酚酸 B 组大鼠评分差值均高于模型组，差异均有统计学意义（$P<0.05$）。说明丹酚酸 B 可明显改善局灶性大鼠的神经行为缺损症状，具有一定的神经保护作用。

丹酚酸 B 组在 6h 和 48h 时 HIF-1α 蛋白表达与模型组比较无统计学差异意义，而在 24h 表达低于模型组，在 72h 则显著高于模型组，比较均有统计学意义。与模型组比较，丹酚酸 B 组 6h、48h 时 HIF-1α 蛋白表达差异无统计学意义（$P>0.05$）；24h 时 HIF-Iα 蛋白表达明显降低，72h 时 HIF-1α 蛋白表达明显升高，差异有统计学意义（$P>0.01$）。

（4）讨论

通过观察丹酚酸 B 在脑缺血再灌注后不同时间点对 HIF-1α 表达的调节作用，我们发现丹酚酸 B 在缺血再灌注后 24h 可显著减低 HIF-1α 表达，而在 72h 则使之显著升高，即在 HIF-1α 表达的不同时相，丹酚酸 B 表现出相反的调节效应，这种时序性双向调节方式不同于其他已报道的 HIF-1α 调节剂的作用模式。神经行为学评分的结果表明，丹酚酸 B 无论是在第一时相减低蛋白表达还是在第二时相增高蛋白表达，均可改善模型大鼠的神经缺损症状，起到神经保护作用。因此，进一步研究脑缺血性损伤后 HIF-1α 不同时相其下游靶基因表达及作用通路的差异性，有助于阐明丹酚酸 B 对 HIF-1α 这种时序性双向调节的深层机制，为制订以 HIF-1α 途径为靶标的缺血性脑血管病干预策略及相关药物研发提供新的思路。

2. 丹酚酸 B 对脑缺血再灌注损伤黏附分子表达影响的实验研究

（1）材料

SalB，纯度 90%，批号：20100715，天津天士力现代中药资源有限公司生产。大鼠 C 反应蛋白 ELISA 试剂盒，购自美国 eBioscience 公司；超纯 RNA 提取试剂盒、HiFi-MMLV cDNA 第一链合成试剂盒、RealSuperMixture（with Rox）及 DNase 1，均购自康为世纪生物科技有限公司；ADVIA12 全自动血细胞分析仪，德国 Bayer 公司生产；ELX-800 酶标仪，美国 BioTek 公司生产；7500 荧光定量聚合酶链反应（Polymerase Chain Reaction,PCR）仪，美国 AB 公司生产；Smart SpecTMplus Spectrophotometer 紫外分光光度计与 PowerPacBASic 电泳仪，均为美国 Bio-Rad 公司生产；健康雄性 Wistar 大鼠，体重（210 ± 10）g，购自北京华阜康生物科技股份有限公司（许可证号：SLXK 京 2009-0004）。

（2）方法

随机分为假手术组、模型组和实验组，再分为 4 个不同时间的亚组（6h 组，24h 组，48h 组，72h 组；每组 10 只）。用 ZeaLonga 线栓法改良法，复制大鼠左侧 MCAO（脑中动脉闭塞）模型。10% 水合氯醛腹腔注射麻醉，游离左侧 CCA 及其分支 ECA 和 ICA，将 0.1% 多聚赖氨酸、石蜡和肝素综合预处理的头端直径约 0.20mm 的渔线沿 ECA、CCA 分叉部、ICA 入颅的方向轻柔插入，插线深度约 17~18mm；缺血 1h 后，将线栓缓慢拔出实现再灌注。假手术组不插入线栓，其余步骤同上。大鼠苏醒后，按 ZeaLonga5 分法，进行神经功能缺损评分，1~3 分者入选；剔除 0 分及 4 分者。分别于大鼠苏醒后、再灌注 24h 和 48h，实验组腹腔注射 SalB12mg · kg^{-1}，模型组予等体积 0.9%NaCl。于再灌注术后 6h、24h、48h、72h，按 ZeaLonga 及改良 Bederson 评分法进行评分。

步骤：

①大鼠外周血白细胞计数及中性粒细胞绝对值眼眶静脉丛取血 10μL[乙二胺四乙酸二钠（Ethylenediaminetetraacetic Acid Disodium Salt，EDTA）抗凝]，迅速放入加有稀释液的试管中混匀，用全自动血细胞分析仪进行检测。

②酶联免疫吸附测定（Enzyme-Linked Immunosorbent Assay，ELISA）法检测大鼠血浆 CRP 水平大鼠处死前，腹主动脉采血（肝素抗凝），3000r · min^{-1} 离心 10min，分离血浆，ELISA 法按试剂盒说明检测 CRP 水平。

③反转录 · 聚合酶链反应（Reverse Transcription-polymerase Chain Reaction, RT-PCR）

检测缺血侧脑组织ICAM-1与E-selectin mRNA表达。大鼠断头处死，快速分离梗死侧大脑中动脉供血区的大脑皮质部，液氮冻存。提取总RNA，用紫外分光光度计检测总RNA的纯度、浓度及完整性。反转录合成cDNA。PCR反应条件：95℃ 10min，（95℃ 15s，60℃ 60s）40个循环。所有目的基因引物序列均来自NCBI数据库，并经验证ICAM-1（GeneBank编号NM-012967），上游引物5’GTCAAACGGGAGATGAATGGT3’；下游引物：5’TGGCGGTAATAGGTGTAAATGG3’，扩增产物185bp。E-selectin（GeneBank编号NM_138879），上游引物5’CTCTGGAATTTGGGACAGAAACA3’；下游引物：5’TCCCTGTGACAACAATACTGGAA3’，扩增产物100bp。管家基因引物用β肌动蛋白（β-actin）引物对（Cat#CW0920）；根据RT — PCR原始检测结果，按照 $2^{-\Delta\Delta ct}$ 相对定量计算公式，计算出各样本目的基因的相对表达量。

（3）结果

脑缺血再灌注后6h、24h、48h、72h，实验组大鼠评分差值均明显高于模型组，且差异均有统计学意义（均为 $P<0.01$）。说明SalB可明显改善脑缺血再灌注大鼠的神经行为缺损症状，具有一定的神经保护作用。（表3-2-1-1）

表3-2-1-1 SalB对大鼠神经行为学差值的影响（$\bar{x} \pm S$）

Group	6h（n=40）	24h（n=30）	48h（n=20）	72h（n=10）
Model	0.73 ± 0.65	1.43 ± 0.63	2.60 ± 0.88	3.20 ± 0.79
Experiment	1.18 ± 0.75**	2.60 ± 1.00**	4.10 ± 1.41**	5.00 ± 1.49**

注：与对照组比较，$^{**}P<0.01$。

再灌注术后6h，假手术组：外周血白细胞计数为5.16 ± 0.64，中性粒细胞绝对值为3.10 ± 0.38；模型组：2个指标均显著升高，2组比较差异有统计学意义（$P<0.01$）。再灌注术后6h、24h、48h、72h，实验组的外周血白细胞计数、中性粒细胞绝对值均显著低于模型组，2组比较差异有统计学意义（均为 $P<0.01$）。（表3-2-1-2）

表3-2-1-2 SalB对大鼠外周血白细胞计数与中性粒细胞绝对值（1×10^9 个/L）的影响（n=10，$\bar{x} \pm S$）

White blood cell	Model	9.74 ± 0.4	8.94 ± 0.92	6.61 ± 0.43	5.27 ± 0.28
	Experiment	7.85 ± 0.76**	6.29 ± 0.7**	5.88 ± 0.35**	4.61 ± 0.42**
Absolute neutrophil count	Model	7.43 ± 0.33	7.30 ± 0.75	5.62 ± 0.40	4.65 ± 0.22
	Experiment	5.41 ± 0.53**	4.37 ± 0.51**	3.80 ± 0.26**	2.81 ± 0.26**

注：与对照组比较，$^{**}P<0.01$。

再灌注术后 6h，假手术组的血浆 CRP 水平为 327.52 ± 33.95；模型组 CRP 水平则显著升高，两组比较差异有统计学意义（$P<0.01$）。再灌注术后 6h、24h、48h、72h，实验组的血浆 CRP 水平均低于模型组，两组比较差异有统计学意义（分别为 $P<0.05$，$P<0.01$）。（表 3-2-1-3）

表 3-2-1-3　丹酚酸 B 对大鼠血浆 CRP 水平（$\mu g \cdot mL^{-1}$）的影响（n=10，$\bar{x} \pm S$）

Group	6 h	24 h	48 h	72 h
Model	495.78 ± 42.29	543.61 ± 45.75	589.16 ± 55.23	601.78 ± 54.86
Experiment	443.84 ± 38.85*	497.75 ± 46.81*	453.11 ± 38.53**	286.45 ± 22.87**

注：与对照组比较，*$P<0.05$，**$P<0.01$。

ICAM-1 的表达假手术组：呈持续微弱表达。再灌注术后 6h、24h、48h、72h，模型组：ICAM-1mRNA 表达量分别为假手术组的（3.47 ± 0.23），（4.51 ± 0.31），（4.64 ± 0.25），（1.37 ± 0.13）倍；ICAM-1mRNA 表达量，假手术组分别为实验组的（2.70 ± 0.14），（2.74 ± 0.12），（2.41 ± 0.17），（1.26 ± 0.07）倍，两组比较差异有统计学意义（分别为 $P=0.00$，$P=0.00$，$P=0.00$，$P<0.05$）。（图 3-2-1-1）

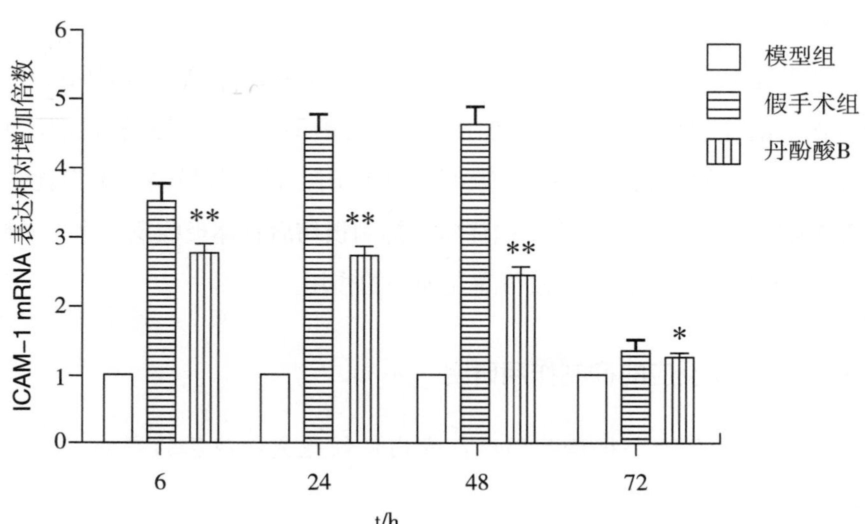

图 3-2-1-1　SalB 对大鼠脑组织 ICAM-1mRNA 表达的影响

注：与模型组比较，*$P<0.05$，*$P<0.01$。

E-selectin mRNA 表达假手术组：呈持续微弱表达。再灌注术后 6h、24h、48h，模型组：E-selectin mRNA 表达量分别为假手术组的（3.01 ± 0.35），（11.95 ± 0.32），（9.55 ± 0.36）倍；E-selectin mRNA 表达量，假手术组分别为实验组的（2.06 ± 0.26），

（3.95 ± 0.34），（4.18 ± 0.37）倍，两组比较差异有统计学意义（均为 P=0.000）。72h 时，两组比较差异无统计学意义（$P > 0.05$）。（图 3-2-1-2）

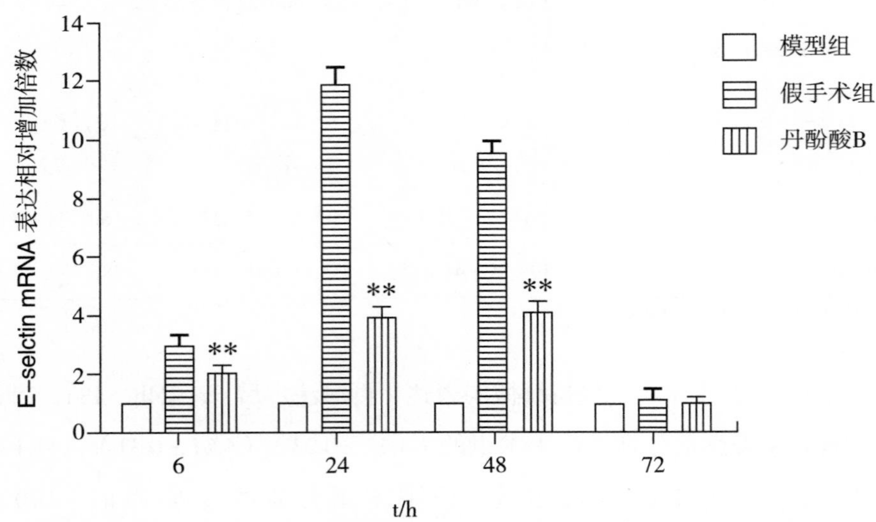

图 3-2-1-2　SalB 对大鼠脑组织 E-selection mRNA 表达的影响

注：与模型组比较，**P<0.01。

（4）讨论

本实验结果提示，MCAO 大鼠急性期整体炎症反应水平升高，ICAM-1、E- selectin 参与了脑缺血再灌注损伤炎症反应的黏附环节。丹酚酸 B 即可以减轻再灌注时的炎症损伤，又对缺血导致的缺氧产生预适应样的保护作用，且效价较高。本实验结果提示，SalB 能改善 MCAO 大鼠的神经行为缺损症状，抑制损伤后整体炎症反应水平及脑组织黏附分子的表达，SalB 能发挥抗脑缺血再灌注损伤的作用。

二、丹酚酸 B 对炎症反应的抑制作用研究

1. 丹酚酸 B 对活化血小板诱导脑微血管内皮细胞炎症应答的影响

（1）材料

原代人脑微血管内皮细胞（HBMECs）、细胞基础培养基及添加物（武汉 PriCells 公司提供）、SalB、RNA 提取试剂盒（天根生化科技有限公司提供）、反转录试剂盒（大连宝生物工程公司提供）、实时荧光定量 PCR 试剂盒（日本 TaKaRa 公司）。PCR 引物由上海生工生物工程技术有限公司合成。主要仪器包括 ABI7500 荧光定量 PCR 仪、CO_2 恒温培养箱、倒置相差显微镜等。

（2）方法

血小板分离及诱导激活　采集健康志愿者静脉血，3.8%枸橼酸钠抗凝。室温 150xg 离心 15min，提取富血小板血浆（Platelet-rich Plasma, PRP），将 PRP 室温 500xg 离心 10min，弃去血浆，磷酸盐缓冲液（Phosphate Buffered Saline，PBS）缓冲液（pH7.4）洗涤 2 遍，将血小板轻轻重悬于含 1%胎牛血清（Fetal Bovine Serum，FBS）的培基中，调整血小板计数在 2×10^8/mL 左右，以终浓度为 25μmol/L 的 ADP 室温诱 20min 制成活化血小板（Platelet Activating Factor，PAF）。静息血小板重悬后不加入 ADP 室温放置 20min。然后将等体积无血清培养液与血小板悬液混合，加入培养瓶中。

细胞培养及分组　将第 5 代 HBMECs 接种于 6 孔板，细胞处于对数生长期时，将完全培养液换为含 0.5% FBS 的培养液同步化 12h 后分组处理：①静息血小板（PLT0）组；②活化血小板（PLTa）组；③ SalB 预适应组：10μg/mL SalB 预适应 24h；④对照组：含 0.5%FBS 培养液连续培养 36h。

实时荧光定量 RT-PCR 检测 ICAM-l、IL-1β、IL-6 以及 IL-8、MCP-l mRNA 的表达。统计学方法使用 ANOVA、t 检验。

各目的基因及引物序列

目的基因	Gene Bank 编号	引物序列（5'-3'）	产物大小（bp）
ICAM-1	NM_000201	正义链：AGAGGTCTCAGAAGGGACCG 反义链：GGGCCATACAGGACACGAAG	228
IL-1β	NM_000576	正义链：CTCGCCAGTGAAATGATGGCT 反义链：GTCGGAGATTCGTAGCTGGAT	144
IL-6	NM_000600	正义链：TCTCCACAAGCGCCTTCG 反义链：CTCAGGGCTGAGATGCCG	193
IL-8	NM_000584	正义链：TGCCAAGGAGTGCTAAAG 反义链：CTCCACAACCCTCTGCAC	197
MCP-1	NM_002982	正义链：GATCTCAGTGCAGAGGCTCG 反义链：TGCTTGTCCAGGTGGTCCAT	153
β-actin	NM_001101	正义链：CATGTACGTTGCTATCCAGGC 反义链：CTCCTTAATGTCACGCACGAT	250

（3）结果

由图可知：PAF与HBMECs共培养后，可诱导IL-1β表达增加，达到对照组的（4.53±1.06）倍，差异有统计学意义（$P<0.05$）；IL-6表达增加为对照组的（10.52±1.62）倍，差异有统计学意义（$P<0.05$）。10μg/mL SalB预适应可使IL-1β表达减少为对照组的（3.08±0.53）倍，与PLTa组比较，差异有统计学意义（$P<0.05$）；IL-6表达减少为对照组的（3.71±0.50）倍，与PLTa组比较，差异有统计学意义（$P<0.05$）。（图3-2-1-3）

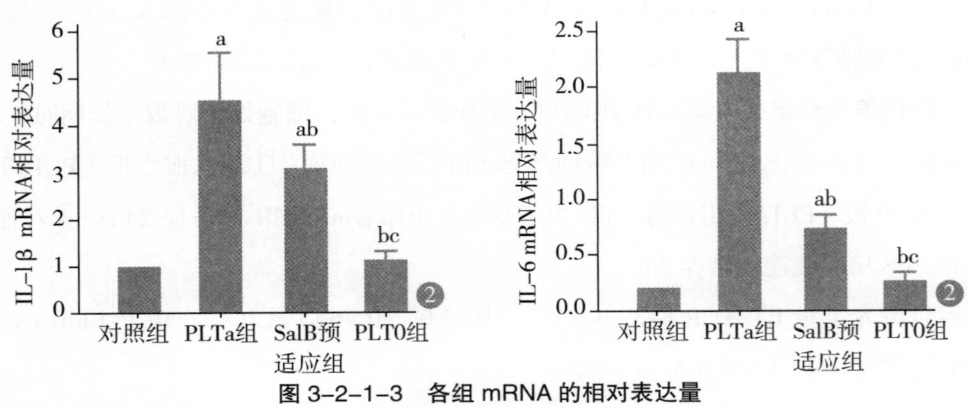

图3-2-1-3 各组mRNA的相对表达量

注：a. 与对照组相比，$P<0.05$；b. 与PLTa组相比，$P<0.05$；c. 与SalB预适应组相比，$P<0.05$。

PAF与HBMECs共培养后，可诱导IL-8表达增加为对照组的（7.10±0.60）倍，差异有统计学意义（$P<0.05$）；MCP-1表达增加为对照组的（1.77±0.18）倍，差异有统计学意义（$P<0.05$）。10μg/mL SalB预适应可使L-8表达减少为对照组的（3.79±0.77）倍，与PLTa组比较，差异有统计学意义（$P<0.05$）；MCP-l表达减少为对照组的（1.46±0.14）倍，与PLTa组比较，差异有统计学意义（$P<0.05$）。（图3-2-1-4）

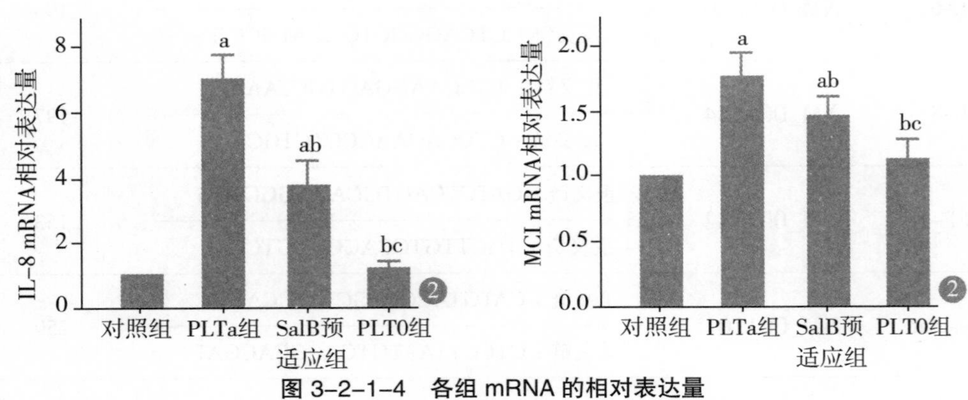

图3-2-1-4 各组mRNA的相对表达量

注：a. 与对照组相比，$P<0.05$；b. 与PLTa组相比，$P<0.05$；c. 与SalB预适应组相比，$P<0.05$。

PAF 与 HBMECs 共培养后，可诱导 ICAM-1 表达增加，达到对照组的（14.05 ± 1.99）倍，差异有统计学意义（$P<0.05$）；10μg/mL SalB 预适应可使 ICAM-1 表达减少为对照组的（4.91 ± 0.80）倍，与 PLTa 组比较，差异有统计学意义（$P<0.05$）。（图 3-2-1-5）

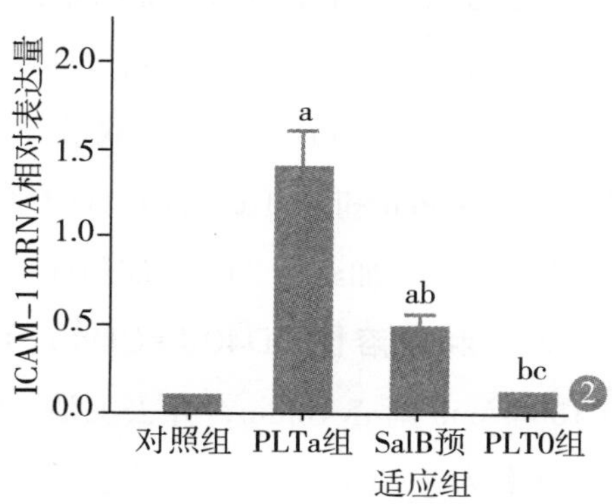

图 3-2-1-5 各组 mRNA 的相对表达量

注：a. 与对照组相比，$P<0.05$；b. 与 PLTa 组相比，$P<0.05$；c. 与 SalB 预适应组相比，$P<0.05$。

（4）讨论

既往研究表明，丹酚酸 B 可从抗凋亡、抗氧化、改善脑组织能量代谢等多个环节干预脑缺血性损伤，但对发生于脑血管内炎症级联反应的干预效应尚未明确。但本研究分别选择各类分子中有代表性的和公认的具有重要作用的标志物作为观察对象，结果表明，在该模型中上述炎症介质的 mRNA 表达水平比对照组上调了 1.77~14.05 倍，给予 10μg/mL SalB 预适应 24h，可以使各炎症介质的 mRNA 表达水平下调为对照组的 1.46~4.91 倍。说明 SalB 可削弱 PAF 诱导的血管内皮细胞炎症介质的表达，进而对脑血管内炎症级联反应起到一定的抑制作用。丰富了对丹酚酸 B 干预脑缺血性损伤机制的认识，下一步将就炎症级联反应信号转导通路的各关键环节做后续研究，以期对丹酚酸 B 作用靶点进行深入阐释。

2. 丹酚酸 B 通过 CD40/NF-kB 通路抑制血小板活化和神经炎症对大鼠脑缺血损伤的神经保护作用

（1）材料

SalB（天津天士力现代中药资源有限公司，HPLC ≥ 98%）、ADP（Solarbio 公司）、Th（sigma 公司）、杜尔伯科极限必需培养基（Dulbecco Minimum Essential Medium，DMEM）、高糖培基（Hyclone 公司）、胎牛血清（FBS，Invitrogen 公司）、人 sP-sel 和人可溶性 CD40L（sCD40L）ELISA 检测试剂盒（联科生物科技有限公司）。主要仪器包括

美国 BioTekELX-800 酶标仪、普利生 LBY-NJ4 血小板聚集仪、低速离心机。

（2）方法

血小板聚集率及 SalB 聚集抑制率测定 采集健康志愿者静脉血，3.8% 枸橼酸钠抗凝。常规制备 PRP，并制成混合 PRP。PRP3000r/min 离心 10min，制备乏血小板血浆（Platelet- poor Plasma, PPP）。分别以 ADP（终浓度 10 μ mol/L）和 Th（终浓度 0.4U/mL）为诱导剂，在血小板聚集仪上动态监测 5min 内 PAR，取最大聚集率 Amax。药物干预组于 PRP 中加入 SalB（终浓度 300 μ g/ml 和 600 μ g/ml），37 ℃孵育 10min，检测聚集率，并计算聚集抑制率：聚集抑制率 =（1- 加药后 Amax/ 加药前 Amax）× 100%。

可溶性 P 混合素（sP-sel）和可溶性 CD40（sCD40L）测定 机采浓缩血小板（由天津市中心血站提供）1500r/min 离心 10min，弃去上清，将 PLT 重悬于含 0.5%FBS 的 DMEM 高糖培基中，调整计数为 2×10^8/mL。分为静息组（加入与诱导剂及 SalB 溶液等体积生理盐水，室温放置 20min）、激活组（分别加入终浓度 5 μ mol/L ADP 和 0.4U/mL Th，SalB 溶液等体积生理盐水，室温放置 20min）、SalB 组（先分别以终浓度 300 μ g/mL 和 600 μ g/mLSalB 室温孵育 15min，再加入诱导剂室温放置 20min）。3000r/min 离心 15min，提取上清，用 ELISA 方法检测 sP-sel 和 sCD40L 含量，操作步骤按试剂盒说明书进行。

统计学方法独立样本 t 检验，多组比较采用单因素 ANOVA。

（3）结果

由图可知：与对照组比较，300 μ g/mL 和 600 μ g/mLSalB 可显著减低 ADP 和 Th 诱导的 PAR（分别为 ADP 诱导：t=11.307，18.785；$P > 0.01$；Th 诱导 t=9.423，18.954；$P<0.01$）。600 μ g/mLSalB 对 ADP 和 Th 诱导的聚集抑制率显著高于 300 μ g/mL SalB（t=7.229，10.784；$P<0.01$）。（表 3-2-1-4）

表 3-2-1-4 各组血小板聚集率比较（n=10，$\bar{x} \pm S$）

组别	ADP 诱导		Th 诱导	
	聚集率（%）	聚集抑制率（%）	聚集率（%）	聚集抑制率（%）
对照组	58.30 ± 4.52	--	69.93 ± 5.33	--
300 μ g/mLSalB 组	36.61 ± 4.04[a]	37.19 ± 6.94	49.76 ± 4.17[a]	28.84 ± 5.97
600 μ g/mLSalB 组	24.42 ± 3.48[a]	58.11 ± 5.97[b]	30.13 ± 3.96[a]	56.91 ± 5.67[b]

注：与对照组比较，[a]$P<0.01$；与 300 μ g/mLSalB 组比较，[b]$P<0.01$。

与静息组比较，ADP和Th可使sP-sel释放显著增加，差异有统计学意义（r=10.636，21.706；P<0.01）。与激活组比较，300μg/mL和600μg/mLSalB可使ADP诱导的sP-sel（t=11.805，13.854；P<0.01）和Th诱导的sP-sel（t=10.328，18.163；P<0.01）释放显著降低，差异有统计学意义。（表3-2-1-5）

表3-2-1-5 各组sP-sel含量比较（n=6，$\bar{x} \pm S$）

组别	ADP诱导（pg/mL）	Th诱导（pg/mL）
静息组	1552.76 ± 85.69	1552.76 ± 85.69
激活组	2315.52 ± 153.34[a]	3669.73 ± 222.99[a]
300μg/mLSalB组	1548.81 ± 42.40[b]	2682.13 ± 71.64[b]
600μg/mLSalB组	1372.21 ± 65.61[b]	1809.76 ± 114.88[b]

注：与静息组比较，[a]P<0.01；与激活组比较，[b]P<0.01；与激活组比较[c]P > 0.05。

与静息组比较，ADP和Th可使sCD40L释放显著增加，差异有统计学意义（t=19.230，40.104；P<0.01）。与激活组比较，300μg/mL和60μg/mL SalB可使Th诱导的sCD4OL释放显著降低，差异有统计学意义（t=8.213，19.722；P<0.01）；但对ADP诱导的sCD40L释放没有影响，与激活组比较差异无统计学意义（t=0.100，0.350；P > 0.05）。ADP和Th诱导血小板释放的sP-sel和sCD40L具有相关性，且相关关系密切（rP > 0.5）。（表3-2-1-6）

表3-2-1-6 各组sCD40L含量比较

组别	ADP诱导（pg/mL）	Th诱导（pg/mL）
静息组	809.06 ± 68.44	809.06 ± 68.44
激活组	1853.83 ± 114.13[a]	4344.35 ± 204.80[a]
300μg/mLSalB组	1847.48 ± 106.40[c]	3384.18 ± 200.15[b]
600μg/mLSalB组	1832.91 ± 91.84[c]	2298.51 ± 150.41[b]

注：与静息组比较，[a]P<0.01；与激活组比较，[b]P<0.01；与激活组比较[c]P > 0.05。

（4）讨论

目前评价血小板活化状态主要从血小板功能评价（如PAR）、可溶性产物释放以及血小板膜表面活化标志物检测三个方面进行。sP-sel和sCD40L是血小板活化后释放的重要可溶性物质，与心脑血管疾病的病理机制密切相关。本研究通过离体实验证实SalB可有效阻抑血小板活化，降低血小板对诱导剂的反应性，抑制血小板聚集与可溶性产物的释放，是值得深入研究的血小板靶向药物。

第二节　三七总皂苷保护脑缺血再灌注损伤的实验研究

三七为五加科植物人参三七 [Panaxnotoginseng（Burk.）F.H.Chen] 的干燥根及根茎，性味甘，微苦，温，入肝、胃经，具有散瘀止血、消肿止痛之功效。三七含皂苷、黄酮、三七素等活性物质。三七总皂苷（panax notoginseng saponin，PNS）是三七主要有效成分，含量高达 12%，其结构主要是达玛烷型 20（S）- 原人参二醇型（ppd）和 20（S）- 原人参三醇型（ppt）四环三萜皂苷，PNS 主要活性成分为三七皂苷和人参皂苷，三七皂苷 R1 是三七皂苷区别于人参皂苷特有活性成分，人参皂苷 Rg1、人参皂苷 Rb1 也属 PNS 的重要活性成分，精制提纯后三者含量合计可达 70% 以上。经研究发现，三七皂苷广泛用于缺血性脑卒中的防治，其抗脑缺血及缺血再灌注损伤的效应已经明确，但机制还有待进一步阐明。

下面的实验，通过建立大鼠短暂性大脑中动脉闭塞模型，研究三七总皂苷对大鼠脑缺血再灌注损伤的保护作用，以期进一步探讨其作用机制。

（1）材料

血塞通（冻干）主要成分为 PNS；尼氏染色试剂盒；BCA 蛋白定量检测试剂盒；HIF-1α、MMP-2 和 MMP-9 检测试剂盒；动物 SD 大鼠 130 只，分为 PNS 组（60 只）、模型组（60 只）和假手术组（10 只）。

（2）方法

根据 Longa 等线栓法改良制作大脑中动脉闭塞模型。模型成功大鼠随机分为 PNS 组和模型组，每组各 60 只。PNS 组于再灌注后给予尾静脉注射 PNS18mg/（kg·d），模型组和假手术组以等体积生理盐水替代。观察 PNS 组和模型组大鼠 7d 存活率。再灌注 24h 取材（每组 10 只），以脑组织 HE 和尼氏染色观察缺血半暗带神经元形态以及核心区神经元存活数，以 ELISA 法检测半暗带皮质 HIF-1α、MMP-2 及 MMP-9 蛋白表达水平。

统计学方法 t 检验，ANOVA。

（3）结果

由图可知：假手术组脑区染色均匀，脑组织形态正常，神经元数量正常，结构完整，分布均匀，模型组脑组织结构疏松，半暗带神经元排列紊乱，形态异常，部分神经细胞肿胀、核仁欠清晰，细胞间隙出现大小不等的空泡，间质水肿；一些神经元表现出凋亡的外观。模型组神经元数量较假手术组明显减少 [（190.0 ± 59.4）个 /mm^{2}VS（582.5 ± 31.2）个 /mm^2，$P<0.01$]；PNS 组神经元数量较模型组显著增加 [（372.5 ± 41.1）

个 /mm²VS（190.0 ± 59.4）个 /mm²，P<0.01]。模型组缺血再灌注 24hMMP-2、MMP-9 和 HIF-1α 水平显著高于假手术组（P<0.05，P<0.01）；PNS 组缺血再灌注 24hMMP-2、MMP-9 和 HIF-1α 水平显著低于模型组，差异有统计学意义（P<0.01）。（图 3-2-2-1、图 3-2-2-2、图 3-2-2-3，表 3-2-2-1）

表 3-2-2-1 各组大鼠缺血再灌注 24h HIF-1α 和 MMP-2 及 MMP-9 水平的比较

（$\bar{x} \pm S$，ng/mg，n=6）

组别	HIF-1α	MMP-2	MMP-9
假手术组	2.58 ± 0.18	7.49 ± 0.96	71.06 ± 7.04
模型组	4.65 ± 0.22[b]	9.03 ± 0.88[a]	84.90 ± 3.32[b]
PNS 组	1.64 ± 0.41[c]	6.50 ± 1.57[c]	52.10 ± 9.78[c]

注：与假手术组比较，[a]P<0.05，[b]P<0.01；与模型组比较，[c]P<0.01。

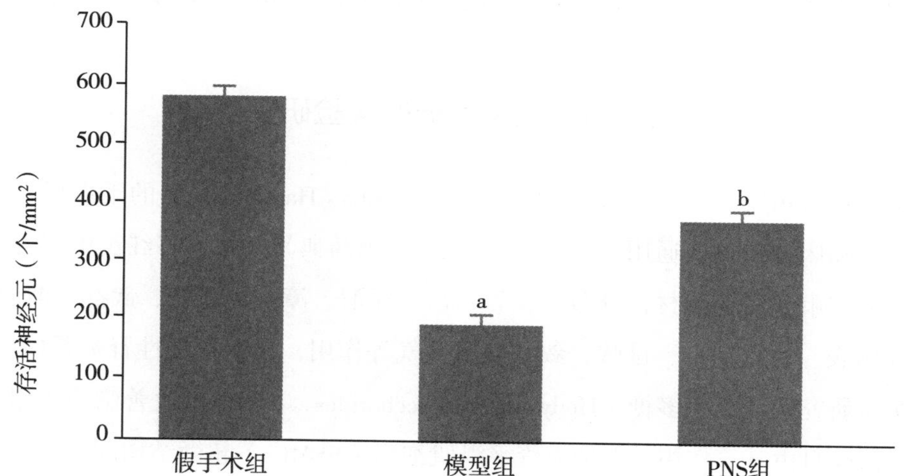

图 3-2-2-1 各组缺血核心区神经元计数

注：与假手术组比较，[a]P < 0.01；与模型组比较，[b]P < 0.01。

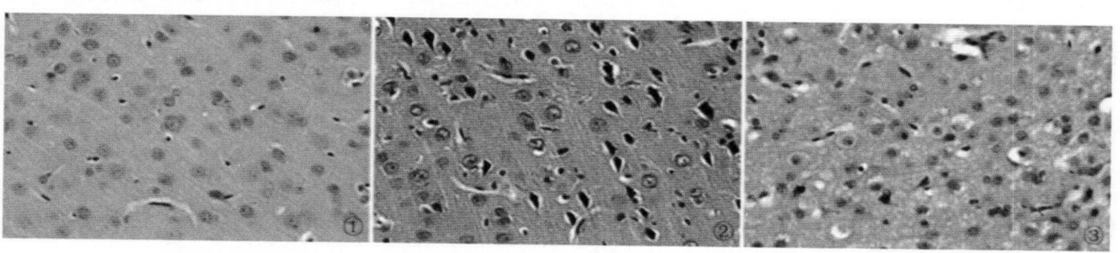

假手术组 模型组 PNS 组

图 3-2-2-2 各组大鼠缺血侧半暗带神经元形态的比较 (HE, 200×)

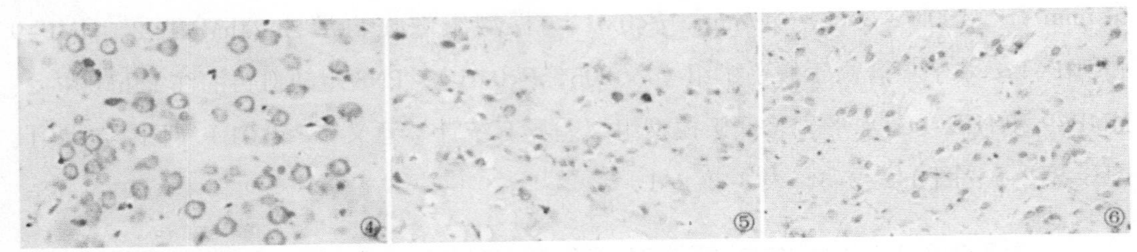

假手术组　　　　模型组　　　　PNS 组

图 3-2-2-3　各组大鼠脑组织缺血核心区神经元形态（尼氏染色，200×）

（4）讨论

本研究通过观察 PNS 对短暂性大脑中动脉闭塞模型大鼠的干预作用证实 PNS 在脑缺血再灌注损伤早期可起到保护神经元、降低死亡率的作用。这一保护效应可能与 PNS 对血脑屏障（Blood brain barrier，BBB）损伤相关蛋白 HIF-1α、MMP-2 和 MMP-9 的调控有关。本研究为 PNS 干预缺血性脑损伤作用机制的认识提供一定的客观证据，下一步将围绕 BBB 保护的关键通路开展更为深入的机制研究，以期更多了解 PNS 的作用靶点。

第三节　红芪多糖的实验研究

红芪为豆科植物多序岩黄芪（Hedysarumpolybotrys Hand-Mazz）的干燥根，与黄芪同科异属，临床常与黄芪通用。自 1985 年版《中国药典》开始，将红芪单列为一种中药。红芪为甘肃省道地药材，分布于我省宕昌、通渭、漳县、岷县、武都、渭源等地，具有补气固表、利尿排毒、排脓、敛疮生肌补气等作用，可治疗慢性肾炎蛋白尿、DM 等。经实验研究发现红芪多糖（Hedysari Polysaccharides，HPS）有改善脂质代谢，降低血黏度，清除自由基等作用，保护血管平滑肌细胞（VSMCs）超微结构的作用，起到防治动脉硬化和延缓衰老的作用。

一、红芪多糖对培养兔主动脉平滑肌细胞内脂质过氧化物和超氧化物歧化酶含量的影响

（1）材料

培养液每 1000mL 含 DMEM5g，F125.3g（GIB-CO，USA）；消化液为 1mL 中含等体积 0.125% 胰蛋白酶（1∶250，Difco）和 0.02% EDTA；小牛血清（CRS）由中国医学科学院血液病研究所提供；HPS 由甘肃中医学院中药化学室制备；益肾健脾复方由淫羊

藿、茯苓等组成，由天津中医药大学第一附属医院制剂研究室制造；每安瓿为100%-1mL，实验用量为1mL培养液含200μg；维生素E（Vitamin E，Vit E），天津中央制药二厂提供，实验用量为1mL培养液含100μg。SMC（平滑肌细胞）系应用我室建立培养成功的第8代新西兰种兔主动脉中层细胞。

（2）方法

取细胞数均匀的SMC30瓶，常规培养24h后，随机分为HPS、Vit E、益肾健脾方及空白对照4组，加药培养6天后，按细胞内过氧化脂质（Lipid Peroxides，LPO）微量测定法，计算每瓶LPO含量。

（3）结果

HPS组有与Vit E组相似的降低SMC内LPO含量的作用，与空白组比较具有显著性差异（$P<0.01$）；HPS有显著提高SMC内过氧化物歧化酶（Superoxide Dismutase，SOD）活性的作用，活性提高程度不仅较空白对照组有显著差异，而且与Vit E组、益肾健脾方组比较亦有显著差异（$P<0.01$）。（表3-2-3-1，表3-2-3-2）

表3-2-3-1　HPS对兔SMC内LPO活性的影响

组别	标本数（瓶）	药物浓度（μg/mL）	MDA（$\bar{x}\pm S$）
HPS组	6	100.0	0.030±0.009*
Vit E组	6	100.0	0.034±0.009*
益肾健脾方组	6	250.0	0.035±0.005*
对照组	6	0	0.055±0.005

注：与对照组比较，$^*P<0.01$。

表3-2-3-2 HPS对兔SMC内SOD活性的影响

组别	标本数（瓶）	药物浓度（μg/mL）	SOD（$\bar{x}\pm S$，u/mg，蛋白）
HPS组	6	100.0	998.7±249.3**
Vit E组	6	100.0	617.9±72.7*
益肾健脾方组	6	500.0	674.0±85.0*
对照组	6	0	274.0±85.2

注：与对照组比较，$^*P<0.01$，$^{**}P<0.001$。

（4）讨论

HPS有直接清除LPO，起到抗氧化剂的作用，也有显著提高SOD活性，起到抗氧化酶的作用，且较天然氧化剂维生素E和益肾健脾复方为佳。故认为HPS对SMC因自由基造成的损伤有良好的保护作用，这可能为本品在临床上防治动脉血管老化及硬化提供理论根据。

二、红芪多糖对培养血管壁平滑肌细胞的影响

（1）材料

本研究室培养并鉴定大耳白兔主动脉和引产儿动脉血管壁细胞的体外培养第8代VSMCs；HPS由甘肃中医学院中药化学室黄正良教授提供，纯度达94.35%，实验用终浓度为100μg/mL；Vit E由天津中央制药二厂提供，实验用浓度为80μg/mL；培养液DMEM液（GIBCO，USA）；血清胎牛血清（FBS）；高脂饮食（High Fat Diet , HFD）饲喂大耳白兔6只。

（2）方法

将DMEM传代，加不含血清的DMEM与M_{199}合成营养液，孵育VSMCs后离心取上清液备用。将我室培养并鉴定的SD大鼠传代后，加入不含血清的营养液，孵育取上清液。给Wistar鼠腹腔注射PHA后，抽取腹水离心，以不含VSMCs营养液后离心取上清液备用。将消化后的人内皮细胞孵育后取上清。以3H-TdR标记和噻唑蓝（Thiazolyl Blue Tetrazolium Bromide , MTT）法检测各指标。

统计方法完全随机ANOVA。

（3）结果

HPS在正常培养条件下，对人VSMCs增殖有显著抑制作用（$P<0.01$）；对高脂血清培养条件VSMCs增殖有显著抑制作用（$P<0.01$）；对未融合人内皮细胞孵育液刺激的VSMCs增殖虽有显著抑制作用但无统计学差异（$P>0.05$）；对巨噬细胞孵育液刺激增殖的VSMCs有显著抑制作用（$P<0.05$）；对肾系膜细胞孵育液刺激的VSMCs增殖无显著抑制作用（$P>0.05$）；平滑肌细胞孵育液没有刺激VSMCs增殖的作用趋势，HPS亦无促进或抑制的作用。（表3-2-3-3，表3-2-3-4）

表 3-2-3-3 HPS 在正常培养条件下对人 VSMCs 增殖的影响（$\bar{x} \pm S$）

组别	样本数	药物浓度（μg/mL）	3H-TdR 标记（dmp）	放射自显影标记率（%）
对照组	12	0	1151.9 ± 316.3	12.67 ± 1.75
Vit E 组	12	80.0	677.6 ± 164.2**	1.65 ± 0.21**
HPS 组	12	100.0	293.6 ± 62.7**	2.02 ± 0.42**

注：与对照组比较，$^{**}P < 0.01$。

表 3-2-3-4 HPS 在不同培养条件下对兔 VSMCs 增殖的影响（$\bar{x} \pm S$）

组别	n	药物浓度（μg/mL）	高脂血清条件下		人内皮细胞孵育液	巨噬细胞孵育液	平滑肌细胞孵育液	肾系膜细胞孵育液
			3H-TdR 标记（dmp）	放射自显影标记率（%）	3H-TdR 标记（dmp）		MTT 法（OD 值）	
正常对照组	12	0	1159.9 ± 316.3**	12.67 ± 1.75**	669.2 ± 151.4**	532.1 ± 131.3**	0.744 ± 0.109	0.744 ± 0.109**
模型对照组	11	0	1672.1 ± 192.1$^{\Delta\Delta}$	29.12 ± 4.11$^{\Delta\Delta}$	972.1 ± 241.5$^{\Delta\Delta}$	873.4 ± 188.6$^{\Delta\Delta}$	0.562 ± 0.081	1.065 ± 0.078$^{\Delta}$
Vit E 组	11	100.0	972.5 ± 207.1**	6.27 ± 1.57**	879.3 ± 175.2	761.9 ± 175.5*	0.585 ± 0..55	0.962 ± 0.057
HPS 组	11	100.0	867.7 ± 165.1**	6.81 ± 0.92**	907.7 ± 136，1	699.8 ± 167.1*	0.580 ± 0.064	1.026 ± 0.095

注：与模型对照组比较，$^{*}P<0.05$，$^{**}P < 0.01$；与正常对照组比较，$^{\Delta}P<0.05$，$^{\Delta\Delta}P<0.01$。

HPS 有显著降低 LPO、提高 SOD 的作用（P<0.01）；对前列环素（Epoprostenol，PGI2）无显著升高作用，对 PGI2/TXB2 比值有显著升高作用。HPS 有显著降低 LPO、提高 SOD 的作用（$P<0.01$）；对 PGI2 无显著升高作用，对 TXB2 有降低作用，对 PGI2/TXB2 比值有显著升高作用。（表 3-2-3-5）

表 3-2-3-5　HPS 对兔 VSMCs 在正常培养条件下的影响（$\bar{x} \pm S$）

组别	样本数	药物浓度（μg/mL）	MDA（nmol/mg pro）	SOD 活性（u/mg pro）	6-keto-PGF1a（ng/L）	TXB2（ng/L）	PGI2/TXB2
对照组	10	0	21.05 ± 3.47	84.2 ± 19.5	401.6 ± 44.8	880.3 ± 66.8	0.26 ± 0.03
Vit E 组	10	100.0	11.69 ± 0.61**	231.3 ± 29.4**	537.3 ± 146.6	995.2 ± 136.1	0.29 ± 0.09
HPS 组	10	100.0	12.43 ± 1.55**	301.3 ± 40.8**	231.6 ± 39.6	729.5 ± 86.7	0.18 ± 0.09

注：与对照组比较，**P<0.01。

HPS 可以在高脂血清培养条件，保护 VSMCs 形态结构，使其免受高脂血清损伤，加入 HPS 的 VSMCs，在透射电镜下，细胞超微结构基本正常；而高脂血清组的 VSMCs 病变较重，脂滴沉积亦较多，提示高脂血清组 VSMCs 有泡沫化现象，而 HPS 组平滑肌细胞中脂滴明显减少，说明 HPS 有改善脂质代谢，保护 VSMCs 超微结构的作用，起到防治动脉硬化的作用。（表 3-2-3-6）

表 3-2-3-6　HPS 对兔 VSMCs 在 3% 高脂血培养条件下的影响（$\bar{x} \pm S$）

组别	样本数	药物浓度（μg/mL）	MDA（nmol/mg pro）	SOD 活性（u/mg pro）	6-keto-PGF1a（ng/L）	TXB2（ng/L）	PGI2/TXB2
正常对照组	10	0	23.65 ± 4.47	102.3 ± 23.1	521.3 ± 42.1	900.2 ± 72.1	0.28 ± 0.07
高脂对照组	10	0	29.12 ± 3.25△	201.1 ± 18.5△△	416.1 ± 23.1	1230.1 ± 121.3	0.17 ± 0.06
Vit E 组	10	100.0	12.73 ± 2.46▲	272.5 ± 66.4▲	560.2 ± 32.2▲	934.1 ± 86.7	0.30 ± 0.09
HPS 组	10	100.0	15.16 ± 3.12▲	360.1 ± 41.2▲	481.2 ± 41.2	872.6 ± 72.1▲	0.27 ± 0.08▲

注：与正常对照组比较，△P<0.01，△△P < 0.01；与高脂对照组计较，▲P<0.01。

（4）讨论

HPS 可以在高脂血清培养条件，保护 VSMCs 形态结构，使其免受高脂血清损伤，加入红芪多糖的 VSMCs，在透射电镜下，细胞超微结构基本正常；高脂血清组的 VSMCs 病变较重，脂滴沉积亦较多，提示高脂血清组 VSMCs 有泡沫化现象。而 HPS 组平滑肌细胞中脂滴明显减少，说明 HPS 有改善脂质代谢，保护 VSMCs 超微结构的作用，起到防治动脉硬化的作用。

第四节　冰片中有效成分的实验研究

冰片属于芳香开窍类中药，其味辛、苦，微寒，归心、脾、肺经。功效以苏醒神志为主，用于热陷心包或痰浊阻闭清窍引起的神昏谵语、惊痫、中风等病所表现的昏迷不醒症状。冰片“芳香走窜，引药上行”，资料研究证明：冰片可以促使某些药物透过血脑屏障，提高川芎嗪等药的生物利用度。现代中药药理学研究认为，开窍中药对中枢神经可以使动物自发活动次数减少，减轻戊四氮所致的惊厥反应。实验研究发现，冰片等芳香开窍药能缩短戊巴比妥钠（Pelltobarbitalum Natricum，IPTG）持续睡眠时间，表现出醒脑和兴奋作用，以冰片的作用为强。冰片常作为佐使药和“引药”，目前冰片在临床上的应用极为广泛，而且多以成药为主，仅2000版中国药典收录的含有冰片的中成药就有苏合香丸、冠心苏合丸、安宫牛黄丸、华佗再造丸、冰硼散、复方丹参滴丸等20余种，其在心脑血管病中的应用尤其广泛。

以下是冰片对大鼠胺类物质影响的实验研究。

（1）材料

天然冰片由天士力集团提供。实验前取冰片结晶体，研钵研细，过140目筛，用1%的羧甲基纤维素钠（sodium carboxymethyl cellulose，CMC-Na，批号960823，上海化学试剂站分装厂）助溶剂配成实验所需浓度的混悬液；实验时用蒸馏水配成1%CMC-Na胶体溶液；仪器采用美国waters公司waters^{TM}600型高效液相色谱仪，waters^{TM}600型高压泵，20μL样品环，waters464电化学检测仪，millenniumversion2.10控制系统，millennium数据处理机，美国UHQ超纯水器，贺利氏Biofuge PrimoR台式高速冷冻离心机等。标准品，去甲肾上腺素（NE）、肾上腺素（E）、多巴胺（DA）、5-羟色胺（5-HT）、3，4-二羟苄胺（DHBA）作为内标均由美国Sigma公司提供。流动相，KH_2PO_4（分析纯，天津化学试剂六厂）、EDTA（天津化学试剂采购站进口分装），甲醇，IPR-B8离子对试剂（优级纯，天津化学试剂二厂）；处理样品的试剂：高氯酸（优级纯，天津东方化工厂），Tris（Fluka产品），$Na_2S_2O_3$、$EDTANa_2$、HCl（优级纯，天津化学试剂三厂），酸性Al_2O_3（活性级为一级，德国Munchen产品），以上试剂均用超纯水配置；正常Wistar大鼠168只，体质量（225±25）g，购于中国医学科学院实验动物研究中心。

（2）方法

实验一将40只Wistar大鼠随机分组后，分别灌服生理盐水，1%CMC-Na，以及高、中、低剂量的冰片，2次/d。灌胃24h后，用高效液相-电化学法检测大鼠血浆CA类物质NE、E含量。

实验二将 168 只 Wistar 大鼠随机分组，分别灌服生理盐水、1%CMC-Na，以及高、中、低剂量的冰片，每天灌胃 2 次，在 0、45min、24h、72h、120h 不同时相，随后迅速在冰台上按 Glowinki 法分离下丘脑，精确称重，用锡纸包装迅速置于液氮中保存，用高效液相 - 电化学法检测大鼠下丘脑单胺类神经递质 NE、E、5-HT、DA 含量。

（3）结果

溶媒 CMC-Na 对 NE 含量有一定的升高作用，与生理盐水组比较，差异有显著性（$P<0.05$）；大鼠灌服冰片 24h 后各剂量组血浆内 NE 含量和溶媒 CMC-Na 组相比均有下降，冰片低剂量组虽有一定的降低作用，但无统计学差异（$P > 0.05$），中、高剂量组和溶媒 CMC-Na 组相比有极显著性差异（$P<0.01$）。（表 3-2-4-1）

表 3-2-4-1 冰片灌胃 24h 对大鼠血浆去甲肾上腺素含量的影响（$\bar{x} \pm S$）

组别	药物浓度（g/mL）	n	NE 含量（μg/L）
生理盐水组	0.0000	8	8.5163 ± 1.6859
CMC-Na 组	0.0000	8	10.9912 ± 3.9654$^{\Delta}$
冰片低组	0.0125	8	8.9975 ± 1.7275
冰片中组	0.0500	8	7.0163 ± 1.4246**
冰片高组	0.2000	8	6.0275 ± 1.1418**

注：与溶媒 CMC-Na 组比较，**$P<0.01$；与生理盐水组相比，$^{\Delta}P<0.05$。

溶媒 CMC-Na 对大鼠血浆内肾上腺素含量也有一定的升高作用，但无统计学差异（$P > 0.05$）；和溶媒 CMC-Na 组相比，冰片灌胃 24h 后，各量组对血浆肾上腺素含量有一定的降低作用，其中冰片中组有统计学差异（$P<0.05$）。（表 3-2-4-2）

表 3-2-4-2 冰片灌胃 24h 对大鼠肾上腺素含量的影响（$\bar{x} \pm S$）

组别	药物浓度（g/mL）	n	NE 含量（μg/L）
生理盐水组	0.0000	8	21.0663 ± 3.9562
CMC-Na 组	0.0000	8	21.2113 ± 2.8470
冰片低组	0.0125	8	19.5263 ± 3.9487
冰片中组	0.0500	8	14.5200 ± 2.8341*
冰片高组	0.2000	8	17.4100 ± 3.1948

注：与溶媒 CMC-Na 组比较，*$P<0.05$。

灌服冰片45min后，冰片中、高剂量组对下丘脑去甲肾上腺素含量有显著降低作用（$P<0.05$）；对下丘脑肾上腺素的含量，中、高剂量组和CMC-Na组相比有明显的降低作用（$P<0.05$）；连续灌胃后，不同时相冰片各组下丘脑NE、E含量和CMC-Na组相比，继续呈现不同程度的下降作用，但对下丘脑5-HT无显著影响；在连续灌胃5d后，对DA含量有显著降低作用（$P<0.05$）。对大脑皮层ACC含量无显著影响，对单胺氧化酶（Monoamine Oxidase，MAO）含量有升高的趋势，但除在24h时相，冰片中、高剂量组差异有显著性意义外（$P<0.05$），其余时相无显著差异。（表3-2-4-3、表3-2-4-4、表3-2-4-5、表3-2-4-6）

表3-2-4-3 冰片对下丘脑去甲肾上腺素含量的影响（$\bar{x} \pm S$，ng/g）

组别	剂量（g/mL）	0（n=6）	45min（n=8）	24h（n=8/6）	72h（n=6）	120h（n=8）
生理盐水组		1620.417 ± 375.9779	1150.990 ± 488.0136	1008.220 ± 234.3329	965.9350 ± 168.4518	920.7500 ± 253.1805
CMC-Na组		1620.417 ± 375.9779	1245.865 ± 311.0540	1025.865 ± 209.6858	1051.752 ± 199.9316	1396.604 ± 296.3032$^{\Delta}$
冰片组（低）	0.0125	1620.417 ± 375.9779	1150.034 ± 277.4349	886.5350 ± 272.1108	867.1600 ± 177.7785	1238.496 ± 345.4071
冰片组（中）	0.05	1620.417 ± 375.9779	888.2313 ± 326.2828*	814.8738 ± 154.8410	847.9383 ± 197.4083	919.0925 ± 365.0922*
冰片组（高）	0.20	1620.417 ± 375.9779	859.7313 ± 199.2781*	675.3412 ± 120.1810*	979.8833 ± 202.9551	801.8238 ± 102.8351**

注：与CMC-Na组比较，*$P<0.05$，**$P<0.01$；与生理盐水组比较，$^{\Delta}P<0.05$。

表3-2-4-4 冰片对下丘脑肾上腺素含量的影响（$\bar{x} \pm S$，ng/g）

组别	剂量（g/mL）	0（n=6）	45min（n=8）	24h（n=8/6）	72h（n=6）	120h（n=8）
生理盐水组		29.3083 ± 7.4987	15.0013 ± 10.9138	15.8138 ± 5.4245	46.6933 ± 5.3033	36.0688 ± 12.4524
CMC-Na组		29.3083 ± 7.4987	27.2629 ± 11.6830$^{\Delta}$	15.9983 ± 4.9190	31.5083 ± 3.5118	35.7988 ± 9.305
冰片组（低）	0.0125	29.3083 ± 7.4987	27.1225 ± 7.5339	16.8650 ± 4.8169	31.1367 ± 6.7100	35.2612 ± 5.0680
冰片组（中）	0.05	29.3083 ± 7.4987	17.1788 ± 9.7376**	13.3113 ± 3.3294	36.7133 ± 6.0090	30.0075 ± 5.9037
冰片组（高）	0.2	29.3083 ± 7.4987	19.6475 ± 5.5767**	12.9350 ± 2.3640	25.1433 ± 7.3149	24.1700 ± 5.0091**

注：与CMC-Na组比较，**$P<0.01$；与生理盐水组比较，$^{\Delta}P<0.05$。

表 3-2-4-5 冰片对下丘脑 5-HT 含量的影响（$\bar{x} \pm S$，*ng/g*）

组别	剂量（g/mL）	0（n=6）	45min（n=8）	24h（n=8/6）	72h（n=6）	120h（n=8）
生理盐水组		1529.88 ± 143.8554	2161.119 ± 839.0903	2051.865 ± 350.8056	1629.548 ± 296.8071	2708.435 ± 620.3732
CMC-Na 组		1529.88 ± 143.8554	2579.453 ± 669.6285	2210.288 ± 490.7334	2398.247 ± 38.7890△	2753.629 ± 1260.0656
冰片组（低）	0.0125	1529.88 ± 143.8554	2681.590 ± 1046.7191	1999.615 ± 185.4907	2547.180 ± 475.0030	2454.409 ± 562.1441
冰片组（中）	0.05	1529.88 ± 143.8554	2702.119 ± 895.3286	2245.966 ± 307.7265	2972.102 ± 1013.9337	2392.471 ± 609.1989
冰片组（高）	0.2	1529.88 ± 143.8554	2612.485 ± 577.5410	2499.559 ± 510.7462	2607.397 ± 799.2093	2133.420 ± 295.0135

注：与生理盐水组比较，△P<0.05。

表 3-2-4-6 冰片对下丘脑 DA 含量的影响（$\bar{x} \pm S$，*ng/g*）

组别	剂量（g/mL）	0（n=6）	45min（n=8）	24h（n=8/6）	72h（n=6）	120h（n=8）
生理盐水组		323.4733 ± 35.1695	255.6938 ± 88.3108	459.4600 ± 196.0070	383.0300 ± 165.4997	708.5516 ± 482.4769
CMC-Na 组		323.4733 ± 35.1695	267.8471 ± 69.7014	516.0433 ± 252.2166	310.5183 ± 31.6767	863.9825 ± 640.7825
冰片组（低）	0.0125	323.4733 ± 35.1695	231.6788 ± 56.3616	298.8488 ± 562.1441	605.8233 ± 287.2735*	912.4612 ± 521.8771
冰片组（中）	0.05	323.4733 ± 35.1695	263.8350 ± 83.2123	367.5887 ± 88.9877	522.3683 ± 172.3686	372.8363 ± 157.9995**
冰片组（高）	0.2	323.4733 ± 35.1695	364.9425 ± 85.9355	304.6550 ± 102.7062	453.6250 ± 205.4619	61.7237 ± 192.6060**

注：与 CMC-Na 组比较，*P<0.05，**P<0.01。

（4）讨论

综上，实验结果表明，冰片可以通过影响血浆 CA 类物质含量来达到调节机体生理活动的功能。冰片对 CA 有一定的降低作用，而 CA 又是急性心肌缺血发生发展的一个重要环节，可见临床上应用含冰片的复方制剂预防心肌缺血疾病有一定的理论依据。在心肌缺血的病理情况下，冰片的药效及其对 CA 类物质去甲肾上腺素、肾上腺素的影响有待进一步研究。在生命活动过程中，中枢神经系统的单胺类递质对机体多种生理功能发挥调控作用，它们在脑组织中的含量变化范围较小，但可反映出中枢神经系统的生理功能状态，药物亦可改变单胺类神经递质含量，从而调节中枢神经的机能。心神不宁或神昏谵语可能是中枢神经过度兴奋所致，临床上应用开窍药治疗神昏谵语等症多是从调整或降低单胺类神经递质，使中枢神经由兴奋转向抑制而获得疗效。据此推测，芳香开窍中药冰片的药理作用方式可能与通过调节中枢神经组织中单胺类神经递质含量达到稳态平衡有关。

第五节　阿魏酸调节血管内皮细胞的实验研究

当归是一种常用的传统中草药，具有许多治疗作用，如神经保护，促进造血和治疗肿瘤。阿魏酸（FA）是有养血活血作用的当归的水溶性单体成分，分子式 $C_{10}H_{10}O_4$，相对分子质量 194.19。目前对于 FA 保护心血管系统的研究多局限于对内皮功能的保护作用，而对血管新生作用未见研究报道。本研究通过观察 FA 对体外培养人脐静脉内皮细胞 ECV304 增殖促血管新生的影响及 FA 对 VSMCs 迁移的影响进行研究，以探讨其治疗血管性疾病的机制。

一、阿魏酸对人脐静脉血管内皮细胞的增殖作用观察

（1）材料

DMEM/F12 干粉，胎牛血清（FBS），10000u/mL 青霉素、10000μg/mL 链霉素；胰蛋白酶，5- 溴脱氧尿嘧啶核苷（5-Bromo-2-deoxyUridine, BrdU）试剂盒，RNA 提取试剂盒、dNTP、RNasin、MMLV 逆转录酶（Reverse transcripatse，RT）及 Taq DNA 聚合酶；EVC304（人脐静脉内皮细胞）细胞株；FA。

（2）方法

将液氮中冻存的 ECV304 细胞株取出，迅速置 40℃水中，溶解后加 D-hank’s 中，离心，去上清液，加入含 10% 胎牛血清（FBS）及 1% 双抗的 DMEM/F12 培养基中培养，置于 5%CO_2、37℃饱和湿度孵箱培养，长成 80% 融合状态时传代培养。取对数生长期的内皮细胞，分为 FA 低、中、高浓度组，同步化于 G0 期，用 ELISA 法检测 BrdU 掺入量；最后用 RT-PCR 法检测血管 VEGF mRNA 的表达情况。

计算公式：VEGF 相对量 =VEGF 产物电泳条带密度 /GAPDH 产物电泳条带密度；统计方法：t 检验进行组间显著性分析，多组间比较用单因素 ANOVA。

（3）结果

与对照组相比，含 10^2ng/mL、10^3ng/mL、10^4ng/mL FA 的培养液处理内皮细胞 24h 后，BrdU 掺入量明显增加，提示 DNA 合成增加，细胞增殖能力明显增加，同 FBS 组相比有统计学意义（$P<0.01$）。（表 3-2-5-1）

表 3-2-5-1　不同浓度 FA 处理 ECV304 后对 DNA 合成的影响

组别	n	BrdU（OD 值）
FBS 组	6	1.218 ± 0.098
FA10^2ng/mL 组	6	1.518 ± 0.130**
FA10^3ng/mL 组	6	1.590 ± 0.248**
FA10^4ng/mL 组	6	1.662 ± 0.129**

注：与正常对照组比较 **$P<0.01$。

ECV304 经过 10^2ng/mL、10^3ng/mL、10^4ng/mL FA 的培养液处理 24h 后，各组 VEGF mRNA 表达均增强，且与 FBS 相比均有统计学意义（$P<0.01$）。低、中、高浓度三组灰度值依次递增分别为：0.850 ± 0.052、0.853 ± 0.100 和 1.017 ± 0.075。提示 FA 在 10^2ng/mL~10^4ng/mL 之间，能明显上调 VEGF mRNA 的表达，且此作用依次增强，呈一定的量效关系。（表 3-2-5-2）

表 3-2-5-2　不同浓度 FA 处理 ECV304 后对 VEGF mRNA 的影响

组别	n	VEGF/GAPDH 灰度
FBS 组	3	0.647 ± 0.011
FA10^2ng/mL 组	3	0.850 ± 0.052**
FA10^3ng/mL 组	3	0.853 ± 0.100**
FA10^4ng/mL 组	3	1.017 ± 0.075**

注：与正常对照组比较 **$P<0.01$。

（4）讨论

本研究通过 BrdU 掺入实验以及 VEGF mRNA 半定量分析发现，与对照组相比，10^2ng/mL、10^3ng/mL、10^4ng/mL 的 FA 能促 ECV304 增殖依次递增，上调 VEGF mRNA 表达，并且具有明显的量效依赖关系。FA 可能是通过诱导 VEGF 表达的途径参与了对 ECV304 增殖的调节，从而实现促内皮细胞增殖的作用，可能对新生血管的形成、血管组织重构等具有重要意义。VEGF 与其特异性受体结合后，如何发挥其生物学效应，以及 FA 在血管形成过程中精确机制、地位以及与其他因素的相互关系还需要今后进一步的研究。

二、阿魏酸通过上调细胞周期蛋白 D1 和血管内皮细胞生长因子促进内皮细胞增殖

（1）材料

细胞计数试剂盒 -8（CCK-8）；溴脱氧尿苷酶连接的免疫吸附测定试剂盒（BrdU-ELISA）；RNASin，dNTP，Moloney 鼠白血病病毒（Moloney murine leukemia virus，MMLV），RT 和 Taq DNA 聚合酶；FA（纯度＞ 99%）。使用的所有其他化学品均为分析试剂级。

（2）方法

将 ECV304 细胞培养在含有 10%胎牛血清（FBS）的 DMEM/F12 培养基中，在温度为 37℃的含有 5% CO_2 空气的加湿室中培养。在每个实验开始之前，将 ECV304 细胞与含有 0.5% FBS 的培养基同步 24 小时。实验在一式三份培养中进行。将浓度细胞接种到培养基中，所述培养基含有一系列浓度的 FA，并在 37℃，5% CO_2 的空气中放置 24 小时。通过细胞计数试剂盒 -8 评估细胞增殖。在该时间段结束时，将 96 孔板中的培养基更换为 DMEM/F12 以避免背景干扰，并在每个孔中加入 10μg/mL CCK-8。使用具有 450nm 的测试波长（620nm 作为参考波长）的酶标仪测量 96 孔板。分析计算增殖率。统计分析 ANOVA，t 检验。

（3）结果

由图可知：浓度范围为 0.1μg/mL 至 10μg/mL 的 FA 可以剂量依赖性地显著改善细胞增殖和 DNA 合成。流式细胞术显示 G_0/G_1 期细胞百分比显著降低，S 期细胞百分比显著增加。FA 增强 ECV304 细胞中细胞周期蛋白 D1 和 VEGF mRNA 的表达。（图 3-2-5-1，图 3-2-5-2，图 3-2-5-3）

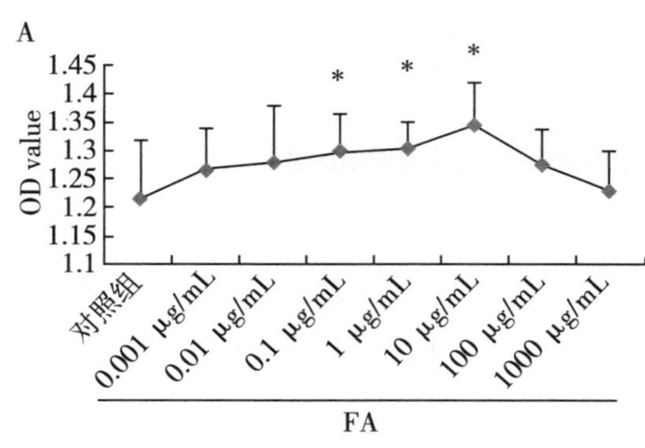

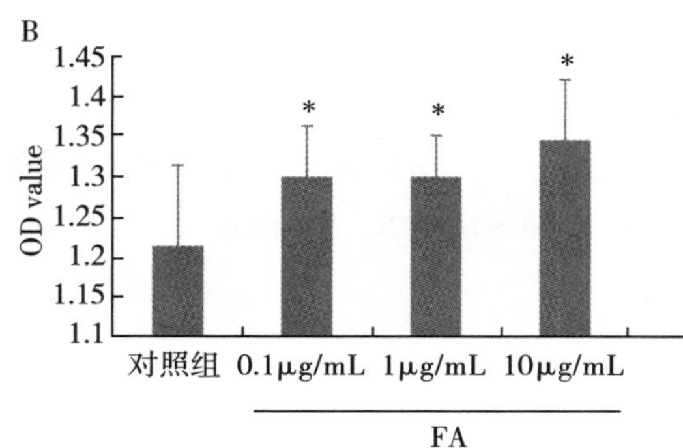

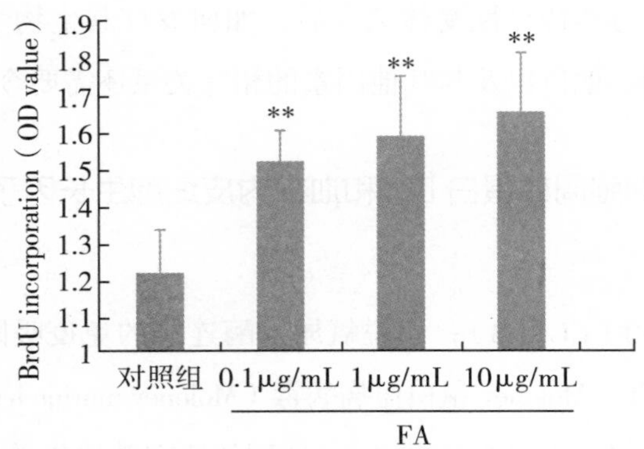

图 3-2-5-1　不同剂量 FA 对 ECV304 细胞增殖的影响

注：与对照组比较，*P < 0.05，**P < 0.01。

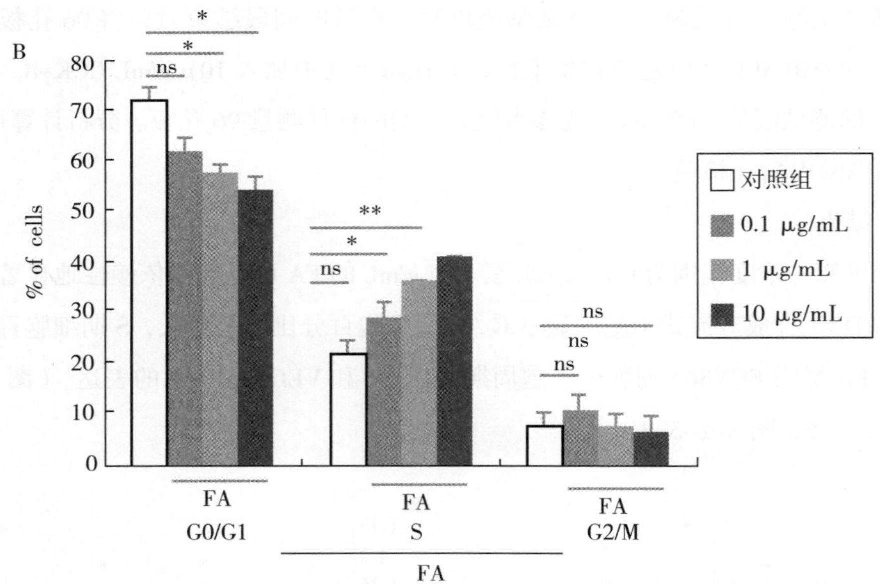

图 3-2-5-2　不同剂量 FA 培养的 EC304 细胞的细胞周期的分布

注：ns. 差异无统计学意义；与对照组比较，*P < 0.05，**P < 0.01。

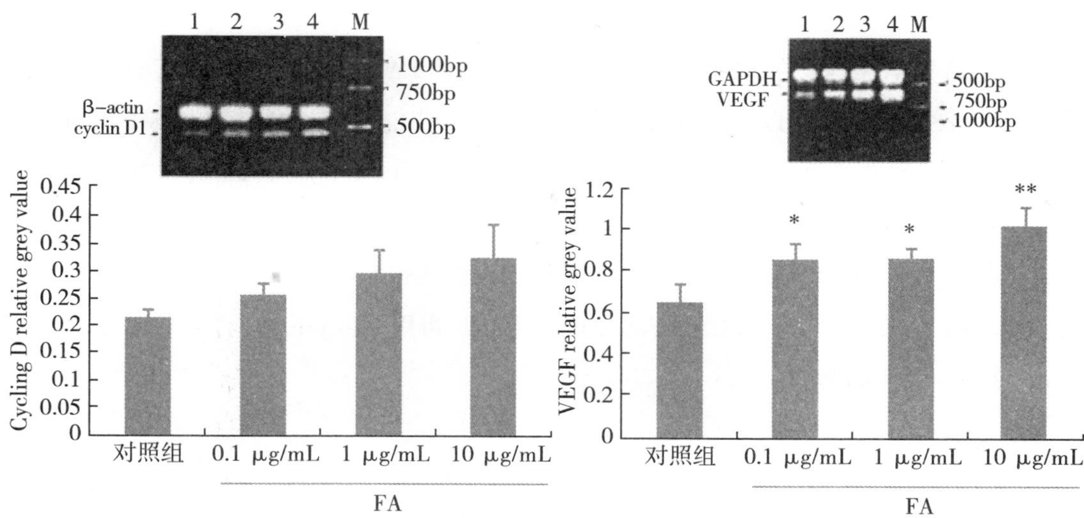

图 3-2-5-3　不同剂量 ECV304 细胞周期蛋白 D1 和 VEGF mRNA 表达的变化

（4）讨论

本研究表明，FA 的加入促进了 ECV304 细胞增殖和 DNA 合成，这表现为细胞周期分布的变化以及细胞周期蛋白 D1 和 VEGF mRNA 水平的上调。我们的研究结果表明，观察到 FA 处理对 ECV304 细胞增殖的影响可以反映血管生成的一种途径的作用。这些结果可以说明 FA 在缺血相关疾病中的潜在临床应用。然而，在推广 FA 之前，仍有许多更详细的研究需要进行。

三、阿魏酸对血管内皮细胞生长因子诱导的血管平滑肌细胞迁移的影响

（1）材料

兔主动脉 VSMCs，购自 ATCC 细胞库；FA，分子式为 $C_{10}H_{10}O_4$，5mg/ 支，购自中国药品生物制品检定所。用 DMEM/ 高糖培养基配置成 1mg/mL 浓度的母液，0.22μm 过滤器过滤除菌，用 DMEM/ 高糖培养基等比稀释到所需浓度进行实验；DMEM/ 高糖干粉（GIBCO 公司提供）；FBS（Hyclone 公司，批号 A911001.104）；胰蛋白酶（GIBCO 公司，批号 27250018）；噻唑蓝（MTT）干粉（GIBCO 公司）；PCR 试剂盒（2×TaqPCR MasterMix KT201-01，天根生化科技北京有限公司）；小鼠抗金属蛋白酶组织抑制剂（tissue inhibitor metal loproteinase，TIMP）-1（Labvision，MS-570）；HRP 标记山羊抗小鼠二抗（北京中杉金桥 ZB-2305）；GAPDH（SantaCruzsc-47778）。低温高速台式离心机（D-37520，Kendro 公司）；全自动酶标仪（MK3，芬兰雷勃公司）；倒置荧光显微镜；过滤器。

（2）方法

体外培养 VSMCs，在 VEGF 诱导条件下，用单体 FA 进行干预，划痕实验、侵袭实验检测对 VSMCs 迁移，以评价细胞迁移能力。RT-PCR 检测对 MMP-2、MMP-9 mRNA 表达的影响实验共 3 组，分别为对照组、FA 10^2ng/mL 组、FA 10^3ng/mL 组。将正常条件下培养的 VSMCs 接种于 6 孔板中，细胞浓度为 2×10^4 个 /mL，继续培养至 80% 满后加药，先加入 VEGF 孵育 2h，再加入 DMEM/ 高糖培养基和 FA（10^2ng/mL、10^3ng/mL），各实验组均用无血清培养基，每组 3 孔，24h 后取样。再用 Western blot 法检测对 TIMP-1、TIMP-2 蛋白表达的影响。

（3）结果

FA 在 10^1ng/mL~10^3ng/mL 浓度之间 OD 值与 10%FBS 组比较，差异有统计学意义（$P<0.05$），优于 FBS 组，且细胞活力与药物浓度有量效关系。（表 3-2-5-3）

表 3-2-5-3　FA 对 VSMCs 活力的影响（$\bar{x}\pm S$）

组别	n	OD 值
10%FBS 组	6	0.3975 ± 0.1368
FA10^1ng/mL 组	6	0.6903 ± 0.18101*
FA10^2ng/mL 组	6	0.5607 ± 0.15198*
FA10^3ng/mL 组	6	0.5373 ± 0.03625*
FA10^4ng/mL 组	6	0.4635 ± 0.05878
FA10^5ng/mL 组	6	0.5315 ± 0.04294
FA10^6ng/mL 组	6	0.4727 ± 0.08378

注：与 10%FBS 组比较，*$P<0.05$。

FA 10^2ng/mL（简称 A2）、FA 10^3ng/mL（简称 A3）在 18h、24h 可抑制 VEGF 诱导的 VSMCs 迁移。与 VEGF 组同期比较，差异有统计学意义（$P<0.05$）。（表 3-2-5-4）

表 3-2-5-4　FA 对 VEGF 诱导的 VSMCs 迁移的影响（$\bar{x}\pm S$）

组别	n	迁移距离（μm）			
		6h	12h	18h	24h
VEGF 组	3	3.30 ± 0.82	33.33 ± 2.16	53.45 ± 4.14	64.17 ± 3.20
A2+VEGF 组	3	6.67 ± 1.87	11.67 ± 1.94	14.13 ± 2.85*	20.00 ± 3.34*
A3+VEGF 组	3	0	6.67 ± 1.63	16.67 ± 1.97*	23.33 ± 2.61*

注：与 VEGF 组比较，*$P<0.05$。

FA 10^2ng/mL、10^3ng/mL 均可抑制 VEGF 诱导的 VSMCs 迁移。与对照组比较，差异有统计学意义（$P<0.01$）。（表 3-2-5-5）

表 3-2-5-5　FA 对 VEGF 诱导的 VSMCs 迁移的影响（$\bar{x}\pm S$）

组别	n	迁移细胞数（个）
对照组	3	0.000 ± 0.000
VEGF 组	3	48.333 ± 1.528
A2+VEGF	3	11.333 ± 1.155*
A3+VEGF 组	3	11.667 ± 1.155*

注：与 VEGF 组比较，*$P<0.01$。

VEGF 可诱导 MMP-2、MMP-9 mRNA 表达增加。但与 VEGF 组比较，FA 无调节 VEGF 诱导的 MMP-2 mRNA 表达的作用（$P>0.05$）；FA 10^2ng/mL、10^3ng/mL 均可下调 VEGF 诱导的 MMP-9 mRNA 的表达，差异有统计学意义（$P<0.05$）。（表 3-2-5-6）

表 3-2-5-6　FA 对 VEGF 诱导的 VSMCs MMP-9 mRNA 表达的影响（OD 值，$\bar{x}\pm S$）

组别	n	MMP-2 mRNA	MMP-9 mRNA
VEGF 组	3	1.223 ± 0.331	0.985 ± 0.113
A2+VEGF 组	3	0.926 ± 0.197	0.445 ± 0.052*
A3+VEGF 组	3	0.895 ± 0.174	0.440 ± 0.051*

注：与 VEGF 组比较，*$P<0.05$。

FA 10^2ng/mL、10^3ng/mL 均可促进 VEGF 诱导 VSMCs TIMP-2 的表达与 VEGF 组比较，差异有统计学意义（$P<0.01$）。（表 3-2-5-7）

表 3-2-5-7　FA 对 VEGF 诱导的 VSMCs TIMP-1、TIMP-2 表达的影响（$\bar{x}\pm S$）

组别	n	TIMP-1/actin	TIMP-2/actin
VEGF 组	3	0.492 ± 0.048	0.658 ± 0.123
A2+VEGF 组	3	0.485 ± 0.067	2.345 ± 0.114*
A3+VEGF 组	3	0.478 ± 0.039	3.365 ± 0.141*

注：与 VEGF 组比较，*$P<0.01$。

（4）讨论

本实验结果表明，FA 10^2ng/mL、10^3ng/mL 均可抑制 VEGF 诱导的 VSMCs 的迁移，

FA 抑制了 VEGF 诱导的 MMP-9 的表达，但对 MMP-2 的活力却没有影响。IMPs 通过抑制 MMPs 的功能而发挥抑制基底膜降解、平滑肌细胞迁移、血管重建等作用，FA 对 VEGF 诱导的 VSMCs TIMP-1 的表达没有影响，但可通过促进 VEGF 诱导的 VSMCs TIMP-2 的表达影响 VSMCs 的迁移。FA 通过调节 VSMCs 的迁移起到调节 AS 性疾病进程的作用，MMPs 及其内源性抑制剂 TIMP 为作用靶点之一。

第三章

方随法出，科研寻证——组方成药实验研究

中药组方是中医理论应用于临床具体化的主要表现形式，也是中医学的整体观念与辨证论治思想的主要载体，乃中医理论的精华所在。在中药方剂的基础上以现代制药工艺研制开发的中成药使临床用药更加安全、便捷，增加了药物的存储时间，增强了患者的依从性，在临床上已广为应用。实验研究是连接中医理论与临床实践之间的桥梁，通过实验研究将中医理论科学化、具象化，最终为其在临床实践中应用奠定理论基础。因此，对方剂的药理作用进行实验研究，可以促进对病证内涵的深入探讨，为阐明中药方剂作用机理提供科学依据，对于推进中药、方剂及中医药理论的发展有着重要意义。基于临床实际疗效，我们将一部分经典方剂、中药组方以及上市中成药通过严谨的科研设计进行实验，以期探索其疗效作用机制、明确适应证和扩大应用范围，为临床应用推广和新药研发改良提供了科学的依据。

第一节　益气软脉法抗衰老的实验研究

益气软脉法是根据中医学基础理论对AS发病机理的认识，以益气、祛痰、化浊、软脉为主要功效制订的一组治法，其中，益气以顾护正气亏虚之本，软脉以改善动脉硬化之标，扶正祛邪，标本兼治。我们以益气软脉法为治法组方的敦煌长寿方与益气软脉方（YRF）为代表进行实验研究。

一、敦煌长寿方药延缓衰老的机制探讨

敦煌长寿方，是由人参、茯苓、泽泻等散见于敦煌卷子中有延年、轻身、长生等效

用的方药组成，依据古籍记载及现代研究，均有益寿延年之效，如“泰山茯苓，发阴阳而延年益寿”“泽泻……能使耳目聪明”(《五脏论》)，泽泻“日分服六两，百日体轻而健行”(《神农本草经》)，可以降低血脂水平，抗 AS，延缓血管老化；人参有“久服轻身延年”(《神农本草经》)，促性腺、降血脂、预防 AS 发生的作用。经实验研究表明，敦煌长寿方具有延缓降低 SMC 内 LPO 的含量，清除自由基，阻断脂质过氧化反应，减少异常交联物、脂褐素（Lipofuscin，LPF）等有害物质的产生，维持 SMC 的正常代谢和再生，从而达到延缓血管老化和预防硬化的作用。

SMC 是动脉中膜中唯一类型的细胞，它的增殖、减少、变性在血管老化中占有重要地位，运用体外培养 SMC 来探讨中草药抗衰老作用在国内外尚未见到报道。我们通过搜集整理，对散见于敦煌卷子中有延年、轻身，长生等效用的方药进行了实验研究，观察了对体外培养兔主动脉 SMC 的增殖、LPO 的影响。

我们通过以下实验来研究敦煌长寿方对培养兔主动脉平滑肌细胞的影响。

（1）材料

合成培养液 1000mL 中含 DMEM 5.0g、F_{12} 0.3g（GIBCO，USA）。消化液为 1mL 中含等体积 5.125 % 的胰蛋白酶（1∶250Difco）和 0.02% 的 EDTA 二钠。FBS 由中国医学科学院血液病研究所提供。1，1，3，3- 四乙氧基丙烷应用浓度为 10nmol/mL。兔高脂血清（Hyperlipidemic Serum，HLS）自制，总胆固醇含量为 911mg/dL。

（2）方法

SMC 制备及计数 应用我室建立培养成功的第八代兔主动脉 SMC，染色体数目 2n=44，属于二倍体细胞，于相差显微镜（Phase Contrast Microscope , PCM）下细胞呈长梭形，谷峰状生长；透射电子显微镜（Transmission Electron Microscope , TEM）下可见与细胞长轴平行的肌丝、致密体、致密斑等 SMC 特有的结构。将 SMC 消化制成细胞悬液，0.4% 台盼蓝染色，4 分钟后计数，按下式求每瓶 SMC 数：4 大格中的细胞数 × 稀释倍数 × 每瓶液体量（mL 数）$\times 10^4 \div 4$=SMC 数 / 瓶。

LPO 测定 按细胞内 LPO 微量测定法，以下式求得：（测定管荧光强度 – 空白管）÷（标准管荧光强度 – 空白管）× 0.25= LPO 值 / 瓶，式中 0.25 为标准品用量。

（3）结果

a. 敦煌长寿方对正常 SMC 再生、LPO 及形态结构的影响

对 SMC 再生及 LPO 的影响 将细胞数均匀的 SMC21 瓶，常规培养 24 小时后，随机分为敦煌长寿方组、维生素 E（Vit E）组和空白对照组，加药培养 6 天后，测每瓶 SMC 量和细胞内 LPO 值。结果空白对照组之丙二醛（Malondialdehdey，MDA）量为

0.39±0.10（nmol/10^7 细胞，X±SD，下同）而 Vit E 组 100μg/mL 为 0.07±0.02，敦煌长寿方组 500μg/mL 为 0.09 ±0.04，抑制率分别为 81.2% 及 77.4%，P 值均 <0.01。二者相似，均有促进 SMC 再生，降低 SMC 内 LPO 的作用，与空白对照组比较，有显著性差异。（图 3-3-1-1）

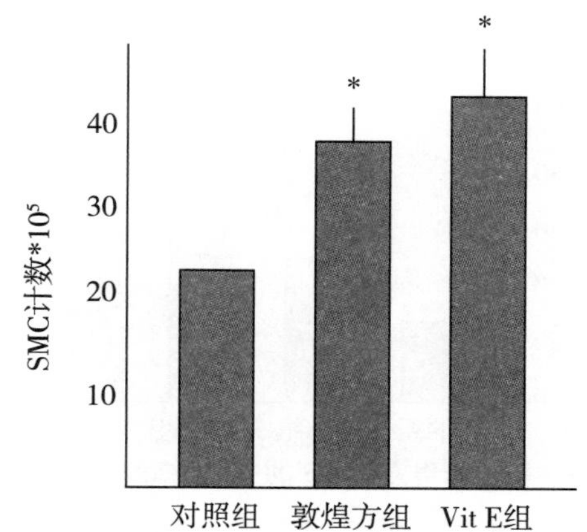

图 3-3-1-1　敦煌长寿方对正常 SMC 再生的影响

注：与对照组比较，*P<0.01。

对 SMC 形态结构的影响　将敦煌长寿方组、Vit E 组和空白对照 SMC 加药培养 6 天后，先在 PCM 下观察生长情况，然后以消化液处理制成细胞悬液，1000 转 / 分离心 10 分钟后，细胞团以 2.5% 戊二醛、1% 锇酸固定，丙酮脱水，Epon812 包埋，超薄切片，用枸橼酸铅、醋酸铀染色，经日立 H-600 电镜观察。结果在 PCM 下，敦煌长寿方组和 Vit E 组相似，细胞比较密集，层次丰富，细胞呈梭形，胞浆中颗粒沉积较多；对照组细胞相对较少，形态呈长梭形。在 TEM 下，对照组 SMC 呈长梭形，肌丝、致密体、致密斑结构清晰，异染色质浓聚。敦煌长寿方组细胞中线粒体丰富，粗面内质网（Rough Endoplasmic Reticulum，RER）较发达，肌丝弥散分布，虽排列稀疏，但含量较多，提示 SMC 代谢旺盛，并呈收缩表型；Vit E 组细胞中线粒体含量较多，RER 呈小泡状，肌丝排列较松散而不规则，比敦煌长寿方组肌丝含量少，并可见量少，形态不规则的圆形脂滴，以上情况表明敦煌长寿方和 Vit E 都可以促进 SMC 新陈代谢，并保护其超微结构，敦煌长寿方略优越于 Vit E 组。

b. 敦煌长寿方对 AS 模型 SMC 增生、LPO 及形态结构的影响

对 SMC 增生及 LPO 的影响　参照文献方法，将细胞数均匀的 SMC28 瓶，常规培养 24 小时后随机分为 4 组，除空白对照组外，其余 3 组均置换含 2% HLS 的培养液，其中

2组同时加入维生素E或敦煌长寿方药液，培养6天后，测每瓶SMC量及SMC内LPO值。结果敦煌长寿方与维生素E相似，均能明显促进SMC增生，降低SMC内LPO含量，空白组MDA量为0.055±0.05（nmol/瓶），高脂对照组为0.073±0.015（$P<0.01$），维生素E组为0.025±0.003（抑制率65.8%），敦煌长寿方组为0.028±0.013（抑制率61.6%），与高脂对照组相比，两个给药组P值均小于0.01。（图3-3-1-2）

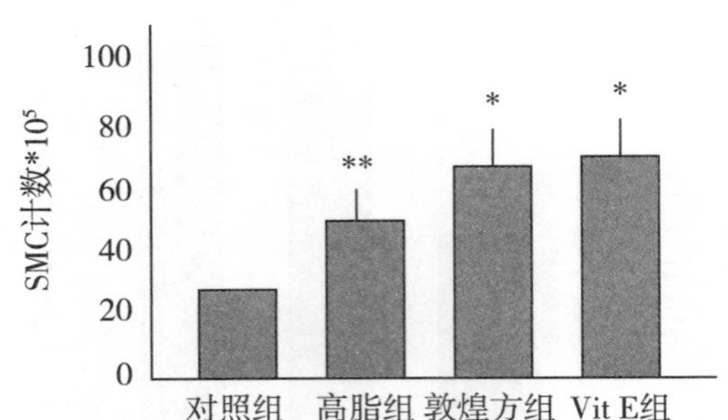

图3-3-1-2 敦煌长寿方对AS的SMC模型细胞增生的影响

注：与高脂组相比，$^{*}P<0.01$；$^{**}P$与空白对照相比，$^{**}P<0.01$。

对SMC形态结构的影响 将含2%HLS培养液培养的4组SMC先在PCM下观察，然后进行电镜观察，在PCM下，敦煌长寿方药组与Vit E组SMC呈梭形，细胞密集，胞体丰富，胞浆中颗粒物沉积较多，胞体伸展欠佳，虽较高脂对照组稍好，但不如空白对照组SMC好。在TEM下，高脂对照组SMC中肌丝排列不规则，数量少，分布局限，RER显著扩张和脱颗粒，卵圆形、体积不等的脂滴含量较多，可见少许不典型的髓样结构，致密体、致密斑均未发现，泡沫样变较重，细胞器丰富，提示SMC已呈合成表型。敦煌长寿方组线粒体丰富，密度较高，部分呈轻度扩张，RER轻度扩张为主，肌丝含量丰富，排列不规则但很紧密。Vit E组线粒体数量多，呈轻、中度扩张，ER丰富，呈中、重度扩张，脱颗粒明显，肌丝少而稀疏，局限性分布，可见致密体样结构，髓样小体较多见。上述情况表明敦煌长寿方和Vit E均可保护SMC免受HLS损伤，并能促进细胞代谢，减轻脂滴沉积，预防SMC泡沫样变性，敦煌长寿方对SMC的保护作用较Vit E好。

（4）讨论

研究发现，敦煌长寿方不仅在生理条件下，而且在病理条件下，都可以提高SMC再生力，并保持细胞的正常形态结构。从细胞老化角度提示，本方有延缓动脉老化和预防其硬化的作用，从而达到延缓衰老的效果。脂质过氧化反应是指不饱和脂肪酸（Unsaturated Fatty Acids，UFA）中发生的一系列自由基反应，该反应可以导致UFA不断消耗，并产生大量的脂质过氧化物，这些产物如与核酸交联，则使DNA的双螺旋结构在细胞分裂时无法解旋而致细胞死亡，引起异常交联物增加，线粒体、内质网膨大、崩溃，溶酶体中水解酶大量释放，致使细胞丧失其整体组合性，导致各组织结构、功能退化，进而表现为衰老。本方可以降低 SMC 内 LPO 的含量，清除自由基，阻断脂质过氧化反应，减少异常交联物、LPF 等有害物质的产生，维持 SMC 的正常代谢和再生，从而达到延缓血管老化和预防其硬化的作用。形态学研究也表明敦煌长寿方可以改善 SMC 的脂质代谢、减轻脂滴沉积、保护其超微结构，预防 SMC 泡沫样变性。上述结果提示敦煌长寿方对 SMC 脂质代谢有良好的调节作用，从而预防 AS 的发生和发展，起到延缓衰老的效果。

二、益气软脉方延缓动脉粥样硬化的实验研究

益气软脉方（简称 YRF）中红芪补益肺脾肾三脏之气，茯苓健脾祛痰，利水化浊，泽泻利水湿，泻肾浊，诸药相伍，共同达到益气软脉之功效。经在体实验表明 YRF 具有调节脂质代谢、清除自由基、保护动脉血管壁形态结构的作用；通过离体实验也表明 YRF 有抑制 SMC 增殖，保护内皮、SMC 超微结构等作用。

（1）材料

兔 VSMCs 和人血管内皮细胞制备　运用我室培养并鉴定的第 8 代二倍体 VSMCs、第 4 代人血清 EC。

培养液　VSMCs 应用 DMEM 液（GIBCO 公司提供）；人 VEC 应用 RPMI 1640 液和 Endothelidl .SFM Medium 液孵育（均由美国 GIBCO 公司提供）。

YRF 血清制备　将由红芪 30g、茯苓 15g、泽泻 30g 组成的 YRF 水煎醇沉，制备成浓度为 100% 的 YRF 液，按每日 1 次，每次 7.5g/kg 体重标准灌胃，连续 10 天，于最后 1 次灌胃后 60min、120min 心脏采血，制备血清。即 60min 采集的血清为 YRF 血清 1，120min 采集的血清为 YRF 血清 2，灭活备用。

血清人血管内皮细胞应用 FBS　由美国 GIBCO 公司提供；VSMCs 应用的 FBS 由中国医学科学院血液病研究所提供。

兔 HLS　将胆固醇粉末拌于饲料中，剂量为每只家兔 0.6g/kg，饲喂 6 周后取血，制备兔 HLS。测血清中总胆固醇含量为：32.60mmol/L，血清：1.198mmol/L。

血管壁细胞 HLS 损伤模型建立　以 2% 兔 HLS 加入体外培养的兔 VSMCs 和 EC 中，建立 HLS 损伤模型。

（2）方法

检测指标及方法　细胞增殖以细胞计数法，细胞内 LPO 含量用硫代巴比妥酸（Thiobarbituric Acid , TBA）法，以每毫克蛋白的 MDA 含量反映；SOD 运用邻苯三酚

自氧化法测定，以每毫克蛋白 SOD 的活力单位反映；前列环素（PGI2）和血栓素 B2（TXB2）运用解放军 301 医院放免药盒测定。

统计学方法 全部数据处理应用完全随机 ANOVA。

（3）结果

不同时相 YRF 血清对兔 VSMCs 增殖的影响 将不同时相采集制备的 YRF 血清 1、2 分别以 5% 的比例加 5%FBS 置换正常培养条件下 10% 的血清，观察对 VSMCs 增殖的影响。结果表明，在加药 48h 后，不论在正常（10%FBS 条件）还是 HLS（2% 另加 8%FBS）培养条件下，YRF 血清都显示出良好的抑制 VSMCs 增殖作用，与对照组比较有显著性差异（P<0.01）；YRF 血清 1 和 YRF 血清 2 在对 VSMCs 增殖影响上虽有差异，但无统计学意义，结合 PCM 下细胞形态变化，YRF 血清 1，即 60min 采集的血清较 YRF 血清 2 为优。（表 3–3–1–1）

表 3–3–1–1 YRF 血清对兔 VSMCs 增殖量的影响（$\bar{x} \pm S$）

组别	n	VSMCs（$\times 10^8$ 个 /L）	
		正常条件	高脂条件
对照组	12	4.01 ± 0.61	5.95 ± 1.02
YRF 血清 1 组	12	2.45 ± 0.52**	3.42 ± 0.75**
YRF 血清 2 组	12	2.77 ± 0.72**	4.14 ± 0.92**

注：与对照组相比，**P<0.01。

YRF 血清 1 对兔 VSMCs 内 LPO、SOD 活性的影响 将细胞浓度相同的 VSMCs 随机分组，应用正常和 HLS 两种培养条件，观察 YRF 血清 1 对 VSMCs 内 LPO、SOD 的影响。结果表明：YRF 血清 1 在两种培养条件下，均显示出显著的降低 LPO、提高 SOD 的作用。说明 YRF 血清 1 有良好的自由基清除剂的作用。（表 3–3–1–2）

表 3–3–1–2 YRF 血清 1 对兔 VSMCs 内 MDA 含量、SOD 活力的影响（$\bar{x} \pm S$）

组别	n	MDA（nmoL/mg pro）		SOD（u/mg pro）	
		正常条件	高脂条件	正常条件	高脂条件
对照组	10	1.87 ± 0.36	2.92 ± 0.75	9.12 ± 2.27	6.02 ± 0.92
YRF 血清 1 组	10	0.85 ± 0.14**	1.02 ± 0.97**	17.20 ± 3.51**	15.10 ± 2.69**

注：与对照组相比，**P<0.01。

YRF 血清 1 对人血管内皮细胞内 LPO、SOD 含量的影响 将细胞浓度相同的内皮细胞随机分组，应用正常和HLS两种培养条件，观察YRF血清1对内皮细胞内LPO、SOD的影响。结果表明YRF血清1在两种培养条件下，均显示出良好的自由基清除剂作用，可以显著降低人内皮细胞内LPO，提高SOD活力（$P<0.01$）。（见表3-3-1-3）

表3-3-1-3　YRF血清1对人血管内皮细胞内MDA含量、SOD活力的影响（$\bar{x}\pm S$）

组别	n	MDA（nmoL/mg pro）		SOD（u/mg pro）	
		正常条件	高脂条件	正常条件	高脂条件
对照组	10	1.230.20	1.97 ± 0.34	8.01 ± 1.34	5.12 ± 1.52
YRF血清1组	10	0.710.16 * *	0.93 ± 0.24 * *	13.21 ± 2.11* *	14.14 ± 1.10* *

注：与对照组相比，$^{**}P<0.01$。

YRF血清1对人血管内皮细胞孵育液中PGI2、TXB2含量的影响　将细胞浓度相同的EC随机分组，用正常和HLS两种培养条件，观察YRF血清1对孵育液中PGI2、TXB2的影响，结果表明：YRF血清1对PGI2有升高趋势；对TXB2有降低趋势，与对照组比较，在正常培养条件下无统计学差异，在HLS培养条件下有统计学差异；对P/T比值有提高作用，有显著性差异（$P<0.05$，$P<0.01$）。（表3-3-1-4）

表3-3-1-4　YRF血清1对人血管EC孵育液中PGI2、TXB2、P/T的影响（$\bar{x}\pm S$）

组别	n	6-keto-PGF（ng/L）		TXB2（ng/L）		6-keto-PGF/TXB2	
		正常条件	高脂条件	正常条件	高脂条件	正常条件	高脂条件
对照组	10	1021.1 ± 186.7	786.2 ± 81.2	592.1 ± 93.2	972.3 ± 109.7	1.62 ± 0.47	0.82 ± 0.24
YRF血清1组	10	1451.2 ± 201.2	1007.1 ± 175.2	462.5 ± 71.6	627.1 ± 184.3	3.02 ± 1.09*	1.64 ± 0.51**

注：与对照组相比，$^{*}P<0.05$，$^{**}P<0.01$。

（4）讨论

中药粗制剂经口服吸收后，用含药血清进行体外实验，可以排除多种因素的干扰，从而使实验更接近药物作用于机体时所产生的真实过程，提高实验的可信度。但由于从药物到药物血清产生完全是在一个系统内的“暗箱”中完成，鉴于胃肠吸收的饱和度和血药浓度问题，我们对以不同浓度灌胃制备药物血清法改良为以等浓度灌胃，在不同时相分别制备血清的做法。在本实验中，YRF血清1即60min采集的血清在对VSMCs增殖的抑制作用及在PCM下对VSMCs形态保护上，其作用较YRF血清2为优，其机理我们认为可能是随时间不同，药物在机体内代谢的差异，导致YRF血清1、2之间的差异。

YRF是根据中医学基础理论对AS发病机理的认识，以益气、祛痰、化浊、软脉为立法制订的方药，其中红芪补益肺脾肾三脏之气，茯苓健脾祛痰、利水化浊，泽泻利水湿、泻肾浊，诸药相伍，共同达到益气软脉之功效。在离体实验中，把本方药直接加入体外培养的血管壁细胞，表现出良好的干预VSMCs、EC在AS发生发展中的细胞行为。以药物血清作用于VSMCs、EC后，可以将中药粗制剂中不能被胃肠吸收或吸收后经代谢又被灭活的有效假性成分剔除，这是将药物直接加入培养的VSMCs、EC所无法比拟的；而中药经胃肠吸收、在体内激活或产生的其他效应（如器官效应）也都可以在药物血清中体现出来。

本实验表明：YRF血清1可以有效地抑制VSMCs增殖，保护人血管EC，降低血管壁细胞内LPO含量，提高SOD活力，起到自由基清除剂的作用；对PGI2、TXB2的比值起到稳定提高的作用，从而起到干预影响AS发病过程中EC、VSMCs的行为，达到防治AS的作用。

第二节 清脑益智法治疗脑血管疾病的实验研究

现代医学认为预防和治疗血管性痴呆（Vascular Dementia，VD）的着眼点应该在于前期保护脑血管，发病后保护脑神经细胞。而中医认为，VD的发病机理为气虚阴亏，痰饮内生，酿毒成浊，瘀血阻络，痰瘀互结，而败坏脑络，殃及脑髓，阻闭清窍，蒙蔽神明，从而导致痴呆的发生发展。其病位在心脑，病变涉及肾、肝、脾等五脏六腑。以清脑益智法遣方用药，即由黄连、莲子心、人参、麦冬等药物组成的清脑益智方（Qing Nao Yi Zhi Fang，QNYZ）作为实验用药，功效为清脑化毒、开窍益智、醒神降浊、祛痰通络。经实验研究表明QNYZ具有保护VD中的脑神经细胞、抑制烟雾病（Moyamoya Disease，MMD）脑血管SMC增殖、蛋白质合成、维护内膜屏障等作用。

一、清脑益智法血清在缺氧培养条件下对人胚大脑神经细胞的影响

研究表明，QNYZ有改善VD患者记忆力，提高认知功能，纠正异常的行为学等作用；有增强脑代谢、促进受损神经元的修复、提高红细胞的变形能力、逆转脑内单胺类神经递质的异常改变、保护脑神经元的超微结构等作用。应用SFM，我们观察了QNYZ处理的人血清在缺氧（95%N_2 + 5%CO_2，120min）培养条件下对人胚脑神经细胞的影响，并与有促进人脑神经细胞生长和发育，增强大鼠记忆能力的牛磺酸（Taurine，Tau）进行了比较。

（1）材料

人胚脑神经细胞的培养　取健康合法12周的流产儿，应用生物显微镜，剥离出大脑组织，剔净脑膜及血管，参照金氏法，培养脑神经细胞，以氟脱氧尿苷（Fluorodeoxy uridne）抑制DNA合成，除去胶质及纤维细胞等以达到纯化神经细胞的目的，该实验用的神经细胞纯度达95%以上。

SFM　F_{12}和DMEM（GIBCO）1：1混合，添加Hepes（2.6g/L），并加入神经细胞生长营养因子。即每毫升合成培养液中含胰岛素（insulin）5μg，人转铁蛋白（Apo-Transferrin）10μg，腐胺（Putrescine，$C_4H_{12}N_2 \cdot 2HCl$）100μmol，亚硝酸钠（Sodium Selenite，Na_2SeO_3）30nmol，葡萄糖（D-glucose）5mg（以上试剂均由Sigma提供），青霉素100U及链霉素100μg。

清脑益智方人血清（QNYZs）制备　参照张军平法进行，并改良操作步骤。具体为：将QNYZ（药物由天津市药材公司提供）水煎、醇沉，充分提取有效成分，制成100%的浓缩液，以常规量（1.57g/kg·d）给健康志愿者连续服用96h。初始每日2回，连续服用3d后，于采集血液前30h、24h、18h、12h、6h、3h、1.5h和0.5h连续8回间断投药，采集血液制备血清。同时，采集该健康志愿者未服药时的血液，制作对照组应用血清。实验所用QNYZ处理人血清浓度，以每毫升培养液中含QNYZ血清的量来计算。在4次实验观察中，QNYZ处理人血清3个浓度组（20μL/mL、50μL/mL和100μL/mL）对部分指标的影响虽有区别，但统计学处理无显著差异，也无一致协调性。在本研究中显示的数据是50μL/mL QNYZ处理人血清的结果。

Tau　用合成培养液配制，终浓度为0.24mM。

（2）方法

细胞匀浆及培养上清液的制备　神经细胞经48h培养后，换含神经生长营养因子的SFM继续培养72h，QNYZ组加入QNYZ处理人血清（50μL/mL），Tau组加入Tau（0.24mM）及正常对照人血清（50μL/mL），缺氧损伤对照组则加入正常对照人血清（50μL/mL）。以缺氧（95%N_2+5%CO_2，37℃，120min）条件，建立外源性缺氧损伤细胞模型后继续培养18h，计数检测细胞存活率，吸取培养上清，制备细胞匀浆以供检测神经细胞机能。

检测方法　培养液中乳酸脱氢酶（Lactic Dehydrogenase，LDH）活性参照阎军法测定；神经细胞特异性烯醇化酶（Neuron Specific Enolase，NSE）活性应用双抗体夹心酶标免疫分析法测定，酶联板为丹麦Nunc-ImmunoModule；细胞内LPO含量以翁玉椿法测定，细胞SOD活力以邻苯三酚自氧化法测定。

形态学观察 将培养在培养皿中的胚脑神经细胞加入 QNYZ 处理人血清，观察 6h、18h、36h 的 PCM 下神经细胞变化，并于培养 36h 后收集细胞，按常规制作 TEM 标本，观察神经细胞的超微结构变化。

统计学方法 上述各组实验分别进行 4 次，实验结果以 $\bar{x} \pm S$ 表示。One way ANOVA，组间 q 检验，$P<0.05$ 为差异具有显著性。

（3）结果

QNYZ 人血清对人胚脑神经细胞 LDH、NSE 释出量的影响 见表 3-3-2-1。

表 3-3-2-1 QNYZ 人血清在缺氧培养条件下对培养液中 LDH、NSE 的影响（$\bar{x} \pm S$）

组别	药物浓度	n	LDH 释出量（U/106cells）	n	NSE 活性（U/mg.prot）
对照组	0	6	196.6 ± 42.6**	11	13.45 ± 2.31*
模型组	0	6	296.2 ± 62.5**	11	9.49 ± 3.03
Taurine	0.24mM	6	218.0 ± 40.4**	11	13.03 ± 3.07*
QNYZs	50uL/mL	6	221.0 ± 49.4**	12	12.89 ± 2.58*

注：与模型组相比，*$P<0.05$，**$P<0.01$。

QNYZ 人血清对人胚脑神经细胞 LPO、SOD 活性的影响 见表 3-3-2-2。

表 3-3-2-2 QNYZ 人血清在缺氧培养条件下对脑神经细胞 LPO、SOD 的影响（$\bar{x} \pm S$）

组别	药物浓度	n	LPO 含量（nmol/mg.prot）	SOD 活性（U/mg.prot）
对照组	0	6	0.265 ± 0.115**	688.23 ± 56.98*
模型组	0	6	0.478 ± 0.166**	276.85 ± 120.70
Taurine	0.24mM	6	0.192 ± 0.051**	598.95 ± 88.30**
QNYZs	50uL/mL	6	0.245 ± 0.109**	845.72 ± 198.60**

注：与模型组相比，*$P<0.05$，**$P<0.01$。

QNYZ 人血清对人胚大脑神经细胞形态学的影响 在光镜下，缺氧损伤对照组神经细胞可见大量肿胀变性及坏死，神经细胞的突起有断裂，结构不清晰；Tau 组神经细胞突起清晰，胞体呈锥形、圆形，胞核居中；QNYZ 组神经细胞呈锥形、圆形，细胞间以突起连接，形成网络，突起连接处虽有断裂现象，但较缺氧损伤对照组显著为轻。在电镜下，缺氧损伤对照组神经细胞核肿胀，有核溶解现象，染色质稀疏淡染，无核仁，胞浆内含有多数次级溶酶体及少量初级溶酶体，并有脂滴、髓磷体，胞浆内有空泡形成，内散在有多聚核糖体及游离核糖体，数目较少，部分胞浆有溶解，线粒体极小呈暗调，内外膜及嵴均消失，RER 极少，池略扩张，膜有溶解现象；Tau 组细胞形态及其胞膜结构比较清晰，胞核比例较大，胞浆较少，核膜清晰，可见核仁及核孔，并有沟管结构，染色质分布均匀，胞浆较少，尚可见核糖体，RER 及少数溶酶体，细胞旁所见超微结构欠清晰，有退变、溶解现象；QNYZ 人血清组神经细胞膜结构清晰，核膜核仁可辨，见有核孔及沟管结构，染色质分布均匀，胞浆见有少量脂滴及溶酶体，胞浆内有较多的核糖体、线粒体、RER、高尔基氏器等细胞器。

（4）讨论

超微结构观察表明，运用缺氧手段导致的神经细胞损伤模型是成功的，该模型有利于药物预防、治疗作用的筛选和研究；QNYZ 人血清和 Tau 对神经细胞缺氧损伤具有直接的保护及康复作用。从总体分析表明，在对超微结构影响上，QNYZ 人血清占有一定的优势。总之，QNYZ 人血清与 Tau 对神经细胞在缺氧损伤下的保护作用显示相近水平，与缺氧损伤对照组比较，在神经细胞超微结构保护方面则显示出了一定的优势。本研究发现，QNYZs 在对体外培养鼠胚和人胚脑神经细胞分子生物学观察中，显示出多种保护胚胎大脑神经细胞的作用机理。QNYZs 可以显著提高特异性烯醇化酶活力，可以降低胚脑神经细胞内脂质过氧化物含量，提高 SOD 活性，从而起到清除自由基的作用。

二、清脑益智法对烟雾病脑血管壁细胞的影响

烟雾病（MMD）是一个不寻常的慢性进行性脑血管疾病，其特征是双侧 ICA 的远端以及中大动脉的近位部，即 willis 动脉环以及它的近旁血管发生狭窄或闭塞，在脑底部出现一种模模糊糊的血管造影像，由于第 1 例患者被日本学者 Takeuchi 在 1968 年发现，故以日语的发音命名，即 Moyamoya disease。该病呈现一个低水平的，全世界范围的分布，以蒙古人种发病率最高；流行病学调查该病 60% 以上好发于 10 岁以下，以女性居多，男女比例约为 1 : 1.5，不过现在陆续也有成人年龄段的发病报道。发病机制至今不明，由于有家族内发病及单卵双胞胎的发病报道，故认为该病有家族遗传因素参与。本病病理特点为受损 ICA 细小、内膜增厚、管腔狭窄或闭塞、伴血栓形成，其管壁的内弹力层断裂、曲折、增厚，中层肌明显变薄，而外膜无明显改变。其异常的脑底血管直径通常为 200~ 300 μm，非常脆弱，极易破裂而导致出血性脑中风。Yamamoto K 的研究小组建立了人的 MMD 脑血管平滑肌细胞（HMSMC）株，通过与正常人的血管平滑肌细胞（HCSMC）比较，发现 HMSMC 对 PDGF 的刺激反应低下，DNA 合成减少，而进一步的

研究表明，在 MMD 患者的 SMC 膜上，PDGF 的受体数较正常人 SMCs 的受体数相对减少。基于此，我们选择了 HMSMC 这一比较特殊的细胞株，采用具有改善 VD 患者记忆力，提高认知能力，对调节脑血流状态和血液流变性有良好的作用，并能纠正异常的行为学等作用的 QNYZ，观察了该方药对 HMSMC 的增殖、蛋白质合成等的影响，为中医药治疗 MMD 拓宽了思路，提供了新的疗法。

（1）材料

①细胞培养

脑血管 SMC 培养　HMSMC 和 HCSMC 株建立如以前描述，患者均为日本人。在这个试验中共使用了 3 个不同年龄、性别的 HMSMC 株和 3 个 HCSMC 株。细胞接种在 60mm 的 Falcon 培养皿中，以含 15% 的 FBS（ Biocell No.6201B304，USA）的最低必需培养基（Minimum Essential Medium，MEM）（GIBCOBRL）培养，并加入链霉素（100μg/mL）和青霉素（100U/mL），在 37℃，5%CO_2~95%air 的饱和湿度下培养，培养液 3~4d 更换 1 次。待细胞生长铺满时，用无 Ca、Mg 的 PBS（pH 7.4）洗涤细胞 1 次，以 0.5mL 的消化液（0.25% trpsin-0.02%EDTA）在 37℃下，消化处理 8~10min，以 1 : 2 的比例传代。

VEC 培养　参 Jaffe 法，使用人脐静脉内皮细胞株（Human Vascular Endothelial Cell，HVEC），以含 20% 热灭活的 FBS（heat inactivated fetal bovine serum、hi- FBS，HyClone Laboratories，Inc.）的 MEM 培养液接种于 60mm 培养皿（IWAKI，Collagen-coated，microplate），在该培养液中含有 150μg/mL 的内皮细胞生长因子（Endothelial Cell Growth Factor，ECGF）及链霉素（100μg/mL）和青霉素（100U/mL），在 37℃，5%CO_2~95%air 的饱和湿度下培养，培养液 3d 更换 1 次。待细胞生长铺满皿底时，用无 Ca、Mg 的 PBS（pH 7.4）洗涤细胞 1 次，以 0.5mL 的消化液（0.25% trpsin~0.02% EDTA）在 37℃下，消化处理 8 min，以 1 : 2 的比例传代，经（11）因子抗原抗体反应，确认为内皮细胞。

②药物制备

将 QNYZ 以去离子双蒸水（Double Distilled Water，DDW）煎煮沸腾 30 min，充分提取，两煎混合浓缩成 100% 浓缩液，在低温离心机上以 10000 r/min（Radius：10.8cm，centrifugal force：11850g）离心 20min 后，以 0.22μm 的滤器过滤除菌，-20℃保存备用。

（2）方法

细胞贴壁率检测　将 0.5mL，含 15% FBS 和 QNYZ 的细胞悬液（1×10^4 cell/mL）接种到 16mm 的 24well 培养板（SMC 为 Falcon；内皮细胞为 IWAKI），在 37℃，5%CO_2-95%air 的饱和湿度下培养 24h 后，以 PBS 洗涤细胞 1 次，用 0.5 mL 的 0.25% trpsin-0.02% EDTA 消化收集细胞，加入 0.5mL 含 10% FBS 的 MEM 培养液以中止 trpsin 的消化作用，

收集细胞悬液，加入 9mL 的 Isoton 等渗液，用镰刀计数器（Model ZBI Coulter Counter）计数 24h 后贴壁到培养皿的细胞数，并与初始接种时的细胞数比较，计算细胞贴壁率。

细胞增殖　将 0.5mL 含 15% FBS 的细胞悬液（1×10^4cell/mL）接种到 16mm 培养板（SMC 为 Falcon；内皮细胞为 IWAKI）。在 37℃，5%CO_2–95% air 的饱和湿度下培养 24h 后，在各实验组置换含不同浓度的 QNYZ 培养液，于加药培养的第 1、3、5、7、9、11、13 d 计数细胞。计数细胞前，先以 PBS 洗涤 1 次，然后消化收集细胞，加入 0.5 mL 含 10% FBS 的 MEM 培养液以中止消化作用，并加入 9mL 的 Isoton 等渗液，用镰刀计数器在完全相同的培养条件下，检测计数细胞。QNYZ 实验组在第 5d 用 10% NBS 或 FBS 置换 500μg/mL QNYZ（含 10% FBS）的培养液，调查细胞生存状态。

细胞的 DNA 合成　培养细胞生长铺满皿底后，用含 0.5% FBS 的 MEM 培养液培养细胞 24h 后，在含 0.5% FBS 的 MEM 培养液中掺入 2uLBrdU（1 : 250）培养 48h ，BrdU 掺入到细胞的 DNA 合成应用免疫过氧化技术测定，计数被染色的细胞核，每组至少计数 200 个以上细胞，统计百分率。

统计方法　所有数据以（$\bar{x}\pm S$）显示，不同组间的比较以 ANOVA q 检验的统计方法进行。

（3）结果

QNYZ 对血管壁细胞贴壁的影响结果提示：QNYZ 对血管壁内皮、SMC 的贴壁率无显著影响（$P>0.05$）。（表 3–3–2–3，表 3–3–2–4）

表 3–3–2–3　QNYZ 对 SMC 贴壁的影响（$\bar{x}\pm S$）

组别	n	药物浓度（μg/mL）	HCSMCs（$\times10^3$）	HMSMCs（$\times10^3$）
Plant cell	9	0	9.69 ± 0.28	9.94 ± 0.29
10%FBS	9	0	6.95 ± 0.41	7.02 ± 0.31
10%FBS–QNYZ	9	500	7.28 ± 0.27*	7.25 ± 0.98*

注：对比 10%FBS，*$P>0.05$。

表 3–3–2–4　QNYZ 对内皮细胞贴壁的影响（$\bar{x}\pm S$）

组别	n	药物浓度（μg/mL）	HVECs（$\times10^3$）
对照组	9	0	7.060 ± 0.087
20%FBS	9	0	6.027 ± 0.507
20%FBS–QNYZ	9	500	6.030 ± 0.027*

注：对比 20%FBS，*$P>0.05$。

QNYZ 对血管壁 SMC 增殖的影响 结果显示与对照组比较，QNYZ 在低浓度（100~200μg/mL）时仅部分抑制了 HCSMC 和 HMSMC 的增殖，当 QNYZ 的浓度增加到 500μg/mL 以上（500~5000μg/mL），显示出了一个完全抑制 HCSMC 和 HMSMC 增殖的作用（$P<0.01$）；在观察的第 5d，对处于完全抑制状态的 SMC，再次恢复正常培养条件后，细胞增殖良好，说明 QNYZ 有抑制 SMC 增殖的作用。（图 3-3-2-1）

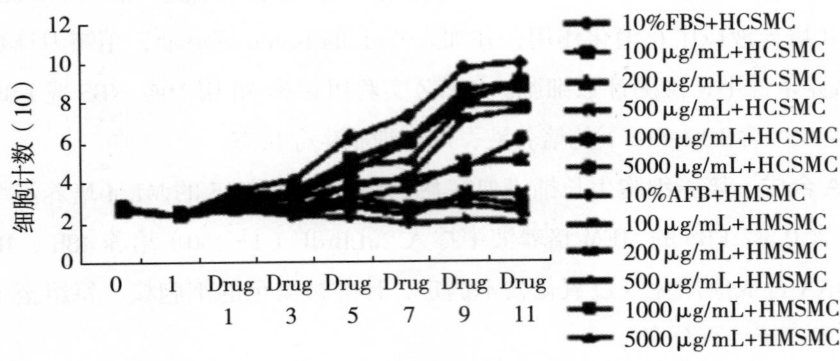

图 3-3-2-1 QNYZ 对 SMC 增值的影响

QNYZ 对血管壁内皮细胞增殖的影响 结果显示：与对照组比较，QNYZ 在低浓度（250μg/mL）及高浓度（500、1000μg/mL）时，对内皮细胞的增殖无显著影响（$P>0.05$）。说明在内皮细胞损伤后的修复过程中，QNYZ 对其有到良好的保护作用。（图 3-3-2-2）

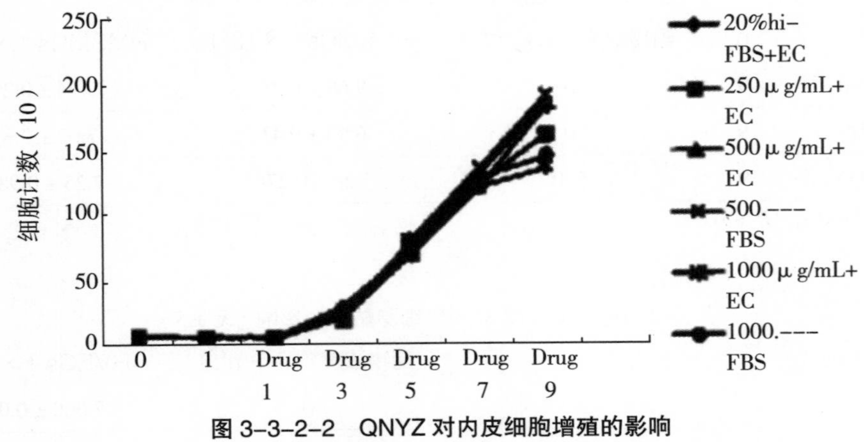

图 3-3-2-2 QNYZ 对内皮细胞增殖的影响

QNYZ 对血管壁 SMC 内 DNA 合成的影响 当掺入 BrdU 培养 48h 后，在 HCSMC 和 HMSMC 的对照组显示一个比较高水平的掺入率，而 QNYZ 组的 BrdU 掺入率则相对比较低，统计学处理有显著差异，$P<0.01$；在 HCSMC 组，不同浓度（500μg/mL、1000μg/mL）的 QNYZ 组间 BrdU 掺入率无显著差异，$P>0.05$；在 HMSMC 组，1000μg/mL 浓度的 QNYZ 较 500μg/mL 的 QNYZ 可以显著降低 BrdU 掺入率，说明了随 QNYZ 浓度增加，对 BrdU 掺入率在 HMSMC 组表现出了显著性差异。（表 3-3-2-5）

表 3-3-2-5　QNYZ 对 SMC 内 DNA 合成的影响（$\bar{x}\pm S$）

组别	n	药物浓度（μg/mL）	HCSMCs	HMSMCs
10%FBS	9	0	94.86 ± 1.80	94.68 ± 1.02
10%FBS-QNYZ	9	500	84.59 ± 5.15	76.55 ± 4.39
10%FBS-QNYZ	9	1000	82.86 ± 4.90	64.58 ± 0.98

注：与对照组比较，$P<0.01$。

（4）讨论

血管中膜 SMC 由收缩型转向合成型，增殖并向内膜游走，是 MMD 发生发展过程中的一个主要事件，这一变化引起血管内膜增厚，管壁弹性下降，管腔狭窄，组织血流供应不足，是导致 MMD 脑血管事件发生的基础病变。QNYZ 可以在低浓度时部分抑制，高浓度时完全抑制 SMC 的增殖，说明 QNYZ 可以阻抑 SMC 的增殖，起到部分保护血管壁细胞的作用。内皮细胞覆盖于血管腔表面，构成血液与血管间的一层屏障，维护着血管壁的正常功能。内皮细胞受损是血管壁病变的始动因素，因此保护内皮细胞，提高其修复再生能力，是避免血管受损或减轻其受损程度的关键一步。QNYZ 对内皮细胞的生长无显著影响，同时又抑制了 SMC 的增殖，起到了保护内膜完整性，维护内膜屏障的作用，从而可能在预防 MMD 脑血管事件中发挥一定的作用。

第三节　解毒活血法干预动脉粥样硬化斑块的实验研究

我们认为，毒邪瘀滞脉络为 AS 的病机关键。一方面，外界毒邪与机体内生毒邪胶着蓄积，且毒为火之聚，热毒相结，病势多变，易加重病情，故清热解毒是防止易损斑块破裂的重要策略；另一方面，脉络瘀滞则气机失常、营血失布，瘀血日久不去，新血难以速生，应活血化瘀以养血荣络。二者相合为解毒活血法，是干预 AS 易损斑块的重要治法。方药以四妙勇安汤为代表。四妙勇安汤最早见于《华佗神医秘传》一书，全方亦载于《验方新编》，为治疗脱疽的著名古方，全方由金银花、玄参、当归、甘草组成，具有清热解毒、养阴活血通络功效。随着研究的逐渐深入，四妙勇安汤的运用范围已由最初的外科周围血管疾病扩展到冠心病、VM、脑血管病、痛风、强直性脊柱炎、带状疱疹等内、外科疾病，大量实验研究结果也表明，四妙勇安汤具有拮抗炎症反应、抑制血栓形成、促进缺血区血管新生等作用。我们对本方进行了大量的实验研究，已证明其具有促进 VEC 增殖，抑制血管 SMC 迁移、黏附，促进斑块滋养血管成熟化，稳定 AS 斑块等作用。

一、四妙勇安汤对血管内皮细胞（人脐静脉内皮细胞）增殖的影响

1. 四妙勇安汤的有效成分对 ECV304 增殖的影响

（1）材料

DMEM/F12 干粉（Gibco 公司 12400024）；FBS（中美合资兰州民海生物工程有限公司 A911001.104）；10000U/mL 青霉素、10000g/mL 链霉素（Hyclone 公司，SV30010）；胰蛋白酶（Gibco 公司 27250018）；MTT 干粉（Gibco）；BrdU 试剂盒（Roche）；10000UPmL 青霉素、10000LgPmL 链霉素（Hyclone 公司，SV30010）；ECV304 细胞株（由天津市神经外科研究所张文治教授惠赠）。

（2）方法

MTT 测定细胞活力　将细胞均匀接种于 96 孔板中，每孔 200μL，细胞浓度为 2×10^4 个 /mL。培养 24h 后换含 0.5%FBS 的培养液继续培养 24h，令细胞周期同步于 G0/G1 期。根据实验需要加入干预药物，处理不同时间后，加入 20μL MTT（5mg/mL），继续培养 4h。加入 150μL 二甲基亚砜（Dimethyl Sulfoxide，DMSO），充分溶解甲臜结晶。振荡器上振荡 10min，用酶标仪测定每孔在 570nm 波长处的吸光度值。

BrdU-ELISA 法检测细胞增殖　在 96 孔板上培养的 ECV304 经不同浓度单体作用 24h 后，加入无菌 100μmol/L 的 BrdU 标记液置培养箱孵育 2h。加入 FixDenat 液室温下孵育 30min。加入 Anti-BrdU-POD 抗体工作液室温下孵育 90min。加入 PBS 洗液洗涤。加入底液，室温下孵育至充分显色。加入 1mmol/L 的 H_2SO_4 终止反应，置振荡器上充分振荡，在酶标仪 450/655nm 双波长处检测 OD 值。

统计学方法　数据均用统计学软件 SPSS 11.5 版进行统计学分析，采用 t 检验进行组间显著性分析，多组间比较用单因素 ANOVA。全部实验经过 3 次重复，结果用（$\bar{x}\pm S$）表示，$P<0.05$ 为有统计学意义。

（3）结果

绿原酸与 FA 在 10%FBS 培养条件下对 ECV304BrdU 掺入的影响　实验分组同前，另设 2 个空白对照孔（以 DMEM 培养液代替细胞）和 1 个 BrdU 背景对照孔（含细胞，但不加 BrdU 标记液）处理内皮细胞 24h 后，利用 BrdU-ELISA 法测细胞增殖能力。

结果显示：绿原酸在 10^1ng/mL~10^2ng/mL 浓度之间 OD 值与 FBS 组相比有统计学差异（P<0.05），且优于 FBS 组。在 10^2ng/mL 浓度时，BrdU 掺入 OD 值最大。提示绿原酸在 10^1ng/mL~10^2ng/mL 浓度之间有促细胞增殖能力。FA 在 10^2ng/mL~10^4ng/mL 浓度之间细胞增殖能力明显增加，OD 值与 FBS 组相比有统计学差异（P<0.05），且优于 FBS 组。在 10^4ng/mL 浓度时，BrdU 掺入 OD 值最大。提示 FA 在 10^2ng/mL~10^4ng/mL 浓度之间有促细胞增殖能力。（表 3–3–3–1）

表 3–3–3–1　10%FBS 条件下对 ECV304BrdU 掺入的影响（$\bar{x} \pm S$，OD 值）

组别	n	绿原酸	FA
10%FBS	6	1.261 ± 0.022	1.373 ± 0.025
10^0ng/mL	6	1.404 ± 0.070	1.376 ± 0.134
10^1ng/mL	6	1.431 ± 0.167*	1.378 ± 0.303
10^2ng/mL	6	1.492 ± 0.134*	1.389 ± 0.131*
10^3ng/mL	6	1.394 ± 0.133	1.409 ± 0.246*
10^4ng/mL	6	1.383 ± 0.149	1.426 ± 0.128*
10^5ng/mL	6	1.356 ± 0.167	1.371 ± 0.133
10^6ng/mL	6	1.278 ± 0.134	1.349 ± 0.237

注：与 FBS 组相比有统计学差异（*P<0.05）。

绿原酸与 FA 在 5%FBS 培养条件下对 ECV304BrdU 掺入的影响　实验分组同前，各组均加 5%FBS 为基础培养条件。实验结果：绿原酸 10^0ng/mL~10^2ng/mL 浓度组，FA 10^2ng/mL~10^4ng/mL 浓度组的 OD 值与 5%FBS 组相比有统计学差异（P<0.05），且优于 5%FBS 组，但均劣于 10%FBS 组（P<0.05）。绿原酸、FA 促细胞增殖能力与血清有协同作用。（表 3–3–3–2）

表 3-3-3-2　5%FBS 条件下对 ECV304 BrdU 掺入的影响（$\bar{x} \pm S$，OD 值）

组别	n	绿原酸	FA
10%FBS	6	1.380 ± 0.043	1.360 ± 0.184
5%FBS	6	1.255 ± 0.083*	1.248 ± 0.152*
10^0ng/mL	6	1.284 ± 0.054$^{*\Delta}$	1.269 ± 0.117*
10^1ng/mL	6	1.300 ± 0.015$^{*\Delta}$	1.278 ± 0.108*
10^2ng/mL	6	1.329 ± 0.032$^{*\Delta}$	1.290 ± 0.128$^{*\Delta}$
10^3ng/mL	6	1.149 ± 0.016*	1.302 ± 0.175$^{*\Delta}$
10^4ng/mL	6	1.048 ± 0.030*	1.340 ± 0.122$^{*\Delta}$
10^5ng/mL	6	1.046 ± 0.030*	1.270 ± 0.129*
10^6ng/mL	6	1.044 ± 0.029*	1.227 ± 0.185*

注：与 10%FBS 组比较，$^*P < 0.05$；与 5%FBS 组比较，$^{\Delta}P<0.05$。

配比对 ECV304 增殖的影响　实验分组：空白对照组：即添加 10%FBS 的 DMEM/F12 培养基；FA 组：用含 10^2ng/mL，10^3ng/mL，10^4ng/mL（分别用 A*2、A*3、A*4 表示）的 FA 培养液。绿原酸组：10^1ng/mL，10^2ng/mL（分别用 L*1、L*2 表示）的绿原酸培养液。配比组：分别用 10^2ng/mL，10^3ng/mL，10^4ng/mL 的 FA 培养液与 10^1ng/mL，10^2ng/mL 的绿原酸培养液配比，各组均加 10%FBS 为基础培养条件。

单体配比对 ECV304 细胞活力的影响　FA 10^2ng/mL 与绿原酸 10^1ng/mL、10^2ng/mL 配比优于单用 FA 10^2ng/mL 组。绿原酸 10^1ng/mL 与 FA 10^2ng/mL，FA 10^3ng/mL 配比优于单用绿原酸 10^1ng/mL 组；绿原酸 10^2ng/mL 与 FA 10^2ng/mL 配比优于单用绿原酸 10^2ng/mL 组。（表 3-3-3-3）

表 3-3-3-3　不同单体配比对 ECV304 细胞活力的影响（$\bar{x} \pm S$）

组别	n	OD 值
10%FBS	6	0.994 ± 0.116
A*2	6	0.976 ± 0.154
A*3	6	1.165 ± 0.104*
A*4	6	1.217 ± 0.147*
L*1	6	0.954 ± 0.110
L*2	6	1.043 ± 0.129

续表

组别	n	OD 值	
A*2L *1	6	1.177 ± 0.139* Δ	☆
A* 3L*1	6	1.123 ± 0.135*	☆
A*4L *1	6	0.954 ± 0.110	
A* 2L*2	6	1.296 ± 0.209* Δ	▼
A*3L *2	6	1.121 ± 0.077*	
A*4L *2	6	0.944 ± 0.116	

注：* 与 10%FBS 组比较 P<0.05；Δ 为与 A*2 ☆比较 P<0.05；▼为与 L*1 比较 P<0.05；与 L*2 组比较 P<0.05。

单体配比对 ECV304BrdU 掺入的影响　FA 10^2ng/mL 与绿原酸 10^2ng/mL 配比 ECV304BrdU 掺入优于各组。（表 3-3-3-4）

表 3-3-3-4　不同单体配比对 ECV304 BrdU 掺入的影响（$\bar{x} \pm S$）

组别	n	OD 值	
10%FBS	6	1.323 ± 0.132	
A*2	6	1.401 ± 0.668	
A*3	6	1.461 ± 0.138	
A*4	6	1.593 ± 0.104	
L*1	6	1.350 ± 0.152	
L*2	6	1.502 ± 0.091	
A*2L *1	6	1.504 ± 0.159*	
A* 3L*1	6	1.474 ± 0.200	
A*4L *1	6	1.490 ± 0.217	
A* 2L*2	6	1.610 ± 0.138*Δ	☆
A*3L *2	6	1.504 ± 0.089*	
A*4L *2	6	1.430 ± 0.070	

注：与 10%FBS 组比较，*P<0.05；Δ 为与 A*2 比较，P<0.05；☆为与 L*2 比较，P<0.05。

（4）讨论

通过研究不同浓度的绿原酸，FA 及二者的配比对 HVEC 增殖的影响发现：绿原酸、FA 分别在 10^1ng/mL~10^2ng/mL，10^1ng/mL~10^4ng/mL 浓度之间有促细胞增殖的作用，且此作用与血清有协同关系。绿原酸 10^2ng/mL 与 FA 10^2ng/mL 配比为促细胞增殖的最佳配比。单体的剂量是影响配比效果的关键因素，相同的比例，单体的剂量不同，配比对细胞增殖的影响存在很大差异。

自从国家提出实现中药现代化的发展目标以来，在中医药研究领域取得了许多可喜的成绩，在单味中药的研究方面取得了长足的进展。本课题从中药的单体成分入手，探讨绿原酸、FA 对内皮细胞生长的影响。四妙勇安汤为一首古方，由金银花（90g）、玄参（90g）、当归（60g）、甘草（30g）四味药组成，具有滋阴养血、清毒祛瘀的功效。临床研究表明，四妙勇安汤对周围血管性疾病，心血管系统疾病的治疗都有明确疗效。绿原酸是金银花的有效成分之一，具有保护心血管、降脂、降糖的作用。FA 是当归的有效成分之一，对血液及心血管系统均有作用，还可抗氧化、清除自由基以及保护细胞作用。在血管新生这一连续有序的过程中，内皮细胞增殖是其关键步骤，是管腔形成的结构基础。因此，本实验采用 MTT 和 BrdU-ELISA 法分别观察 HVEC 经不同浓度的绿原酸及 FA 处理后，内皮细胞活力及增殖的变化，以明确其发挥作用的浓度。二者综合评价有利于排除方法自身对结果的影响，但把 BrdU 的结果作为促细胞增殖的药物终浓度。实验结果显示，10%FBS 基本培养条件下，与 HVEC 共同孵育 24h 后，绿原酸在 10^1ng/mL~10^2ng/mL 浓度之间，FA 在 10^2ng/mL~10^4ng/mL 浓度之间 MTT 与 BrdU 结果与对照组有统计学差异，且结果基本趋同。

为了进一步明确单体促细胞增殖作用与血清之间的关系，在实验分组不变的情况下，降低基本培养血清浓度，以 5%FBS 为基本培养条件，5%FBS、10%FBS 为对照，重复以上实验。实验结果显示，单体促细胞增殖的浓度与上同。但以 5%FBS 为基本培养条件的各单体组，促细胞增殖能力均劣于 10%FBS 组，证明绿原酸、FA 促细胞增殖与血清有协同作用，绿原酸、FA 无独立促细胞增殖能力。血清中的生长因子为体外细胞增殖的物质基础，而细胞外生长因子与细胞表面受体结合的激活，是细胞进行分裂信号传导级联反应的关键。FA、绿原酸无独立促细胞增殖能力，证明二者没有类生长因子的作用，其促细胞增殖的机制可能在于促进了细胞外生长因子与细胞表面受体结合的激活，加速了细胞进行分裂信号传导的级联反应。

2. 四妙勇安汤的人含药血清对人脐静脉内皮细胞的增殖作用

（1）材料与方法

含四妙勇安汤人血清的制备　金银花、玄参、当归、甘草，共 11 剂，按原方准确称取每味中药，加入 15 倍量的去离子水（即 1g 药加 15mL 去离子水）煎煮 1.5h，冷却，滤出药渣，将四妙勇安汤水煎液以常规量，给健康志愿者连续服用 5 天，开始每日 1 次，连续服用 3 天后，于采集血液前第 30、24、18、12、6、3、1.5、0.5h 连续 8 次间断服药，共计 11 次，静脉采血，以 3000r/min 离心 15min，取上层血清，以 0.22μm 微孔滤膜过滤，制成人含药血清（HDS）备用，同时采集志愿者未服药时的血液制作对照组用血清（HNS），以上血清均 56℃水浴灭活 30min 后使用。

ECV304 细胞的复苏及传代培养 将液氮中冻存的 ECV304 细胞株取出，迅速置于 40℃水中，溶解后加 D-hank's 中，离心，去上清液，加入含 10%FBS 及 1% 双抗的 DMEM/F_{12} 培养基中培养，置于 5%CO_2、37℃饱和湿度孵箱培养，长成 80% 融合状态时即可传代。传代时，弃去原培养液，加入 0.25% 胰蛋白酶溶液和 0.02%EDTA 的 1∶1 混合液约 5mL，消化 1min。加入含 10%FBS 的新鲜 DMEM/F_{12} 培养液终止消化反应。调整成密度约 1.5×10^5 个 /mL 的细胞悬液，转入新的培养瓶中。实验分为：对照组（FBS 组）：含 10%FBS 的 DMEM/F_{12} 培养液。空白血清对照组（HNS 组）：含 10% 健康人血清的 DMEM/F_{12} 培养液。四妙勇安汤含药血清组（HDS 组）：含 10% 的四妙勇安汤血清的 DMEM/F_{12} 培养液。

BrdU-ELISA 法测定细胞 BrdU 掺入 取生长期的细胞均匀地接种于 96 孔板中，每孔 100μL，约为 2×10^4 个细胞 /mL，每组 6 个复孔。继续培养 24h 后，换含 0.5% 的 FBS 的培养液令细胞周期同步化，弃去原培养液，按实验分组更换培养液，继续培养 24h。

100μmol/L BrdU 标记液：用无菌 DMEM/F12 培养液以 1∶100 稀释原 10μmmol/LBrdU 标记溶剂，使终浓度为 100μmol/L。Anti-BrdU-POD 抗体工作液：用 DDW1.1mL 溶解 Anti-BrdU-POD 粉剂 10min，充分混匀制成抗体储存液。实验时用抗体稀释液将储存液稀释 100 倍使用。PBS 洗涤液：用 DDW 将 10×PBS 储存液稀释 10 倍。对照孔设置：每次实验均设 2 个空白对照孔（以 DMEM 培养液代替细胞）和 1 个 BrdU 背景对照孔（含细胞，但不加 BrdU 标记液，余步骤不变），上述对照孔吸光值均应 <0.1。细胞处理：在 96 孔板上生长的 ECV304 经不同浓度的血清作用 24h 后，加入无菌 100μmol/L 的 BrdU 标记液 10μL/ 孔，置培养箱孵育 2h。充分倾出原培养板各孔内液体，加入 FixDenat 液 200μL/ 孔，室温下（18℃ ~25℃）孵育 30min。充分倾出 FixDenat 液，加入 Anti-BrdU-POD 工作液 100μL/ 孔，室温下孵育 90min。倾出上清液，加入 PBS 洗涤液 300μL/ 孔，洗 3~5min，倾出洗涤液。加入即用基底液 100μL/ 孔，室温下孵育至显色充分（约 20min）。加入 1mol/L H2SO4 25μL/ 孔终止反应，置振荡器上充分振荡（300r/

min）1min，立即在酶标仪 450/655nm 双波长处检测 OD 值，即 BrdU 检测值。每份样本检测 2 次（分别用不同的空白对照孔调零），取平均值。

流式细胞仪测定细胞周期 调整细胞浓度接种到细胞培养皿中，按每个皿 5×10^5 接种，每组 3 个复孔，24h 后换含 0.5%FBS 培养液培养 48h，令细胞周期同步静止于 G0/G1 期。按实验分组更换培养液，继续培养 24h 后收集细胞用于检测。以 PBS 洗两次，1000r/min 离心 10min 收集细胞，并调整细胞浓度为 1×10^6/mL，以 70% 乙醇固定细胞过夜，以 PBS 洗两次，加入加碘化丙锭（Propidium Iodide, PI）染色液 1mL，4℃避光染色 30min，离心洗去 PI，加入 PBS 0.5mL，上机检测并用随机软件 Cell Quest 定量分析细胞周期各时期的百分率。实验进行 3 次重复，结果用均数标准差表示。

统计学方法

数据均用统计学软件 SPSS10.0 版进行统计学分析，采用 t 检验进行组间显著性分析，多组间比较用单因素 ANOVA，$P<0.05$ 为差异有显著性。

（2）结果

四妙勇安汤对 BrdU 掺入的影响 与对照组相比，10% 的 HNS 对 OD 值的促增殖作用无显著性差异，在此可以排除人血清对实验结果的影响，两种血清之间种属无差异。而与空白对照组相比，加入 10% 四妙勇安汤血清可以显著促进 DNA 合成的增加，ECV304 的增殖具有显著的促进作用。

四妙勇安汤对细胞周期分布的影响 流式细胞仪测定的细胞周期显示正常对照组培养的 ECV304 以 G0 期 /DNA 合成前期（G1 期）细胞为主，而 DNA 合成期（S 期）及 DNA 合成后期（G2 期）分裂期（M 期）细胞较少；HNS 组使停留于 G0 期 /G1 期细胞比例数增加，S 期及 G2 期 M 期细胞比例减少，但与正常对照组比较，无显著性差异，可排除人血清对实验结果的影响。HDS 组培养使 ECV304 正常 ECG0 期 /G1 期细胞比例减少，S 期细胞比例增多，且 S 期的增多与空白对照组相比有显著性差异（$P<0.05$）。10% 的四妙勇安汤含约血清能显著加速细胞由 G0 期 G1 期向 S 期的转换，增加 S 期的细胞所占比例。（表 3–3–3–5）

表 3–3–3–5 四妙勇安汤对细胞周期分布的影响（$\bar{x} \pm S$）

组别	例数	S 期	G0/G1 期	G2 期
FBS 组	3	35.600 ± 1.015	51.00 ± 3.422	13.300 ± 2.587
HNS 组	3	39.367 ± 1.801	47.533 ± 3.951	13.100 ± 1.050
HDS 组	3	48.633 ± 3.910*	47.366 ± 1.069	4.001 ± 0.302

注：* 与空白对照组比较，$P<0.05$。

（3）讨论

BrdU 可以很好地反映细胞增殖状态，它是脱氧胸苷的类似物，在细胞增殖过程中，能够掺入到新合成的 DNA 中。BrdU-ELISA 法测定结果可以反映细胞增殖时 DNA 掺入的水平。细胞增殖主要决定于 DNA 的合成，对同一细胞群来说，S 期细胞所占比例越高，G0/G1 期细胞所占比例越低，该群细胞增殖越活跃。细胞增殖是细胞增殖信号作用于细胞膜或胞浆受体并经细胞内信号传递进而影响细胞周期的结果，细胞周期时相的改变是影响细胞增殖的重要原因。四妙勇安汤对 ECV304 增殖作用的调节尚未见文献报道，本研究通过 BrdU 掺入实验，细胞周期测定以及 CyclinD mRNA 半定量分析发现，与空白对照组相比，10% 四妙勇安汤含药血清能促进细胞增殖，增加处于 S 期细胞所占的比例，使具有 DNA 复制潜能的细胞增加，成为“感受态”细胞。四妙勇安汤可能是通过调节细胞周期的作用参与了对 ECV304 增殖的影响。提示了四妙勇安汤可用于冠心病等缺血性疾病的治疗，以促进新生血管的生成和缺血损伤组织的修复。

二、四妙勇安汤对动脉粥样硬化炎症反应和氧化应激的影响

（1）材料

实验药品、试剂及仪器 四妙勇安汤饮片（金银花、玄参、当归和甘草）购自天津中医药大学第一附属医院；舒降之（辛伐他汀）购自天津中医药大学第一附属医院（杭州默沙东制药有限公司，产品批号 07283）；胆固醇（分析纯）购自天津市英博生化试剂有限公司；TC、TG、LDL-C、HDL-C 测试盒均购自南京建成生物技术有限公司；兔 ox-LDL、TNF-α ELISA 试剂盒购自天津灏洋生物制品科技有限责任公司；NF-κB p65 亚基免疫组化试剂盒及相应二抗购自 Chemicon 公司；200 型半自动生化分析仪（Humaly2er 公司）；Themo Multiskan MK3 酶标仪（芬兰雷勃）；HMIAs-2000 高清晰度彩色病理图像分析系统（武汉同济医科大学）。

（2）方法

四妙勇安汤的制备工艺与质控标准 四妙勇安汤水煎液制备工艺：金银花、玄参、当归和甘草四味药材加水温浸 30min 后，分别加 10 倍、8 倍量水煎煮两次，每次 1.5h，滤过，合并滤液，14000rpm/min 离心 15min，取上清液，采用分子截留值 5 万的超滤膜进行超滤，超滤过程中控制压力为 0.1mPa，温度（30±1）℃。

四妙勇安汤水煎液质控标准 金银花（绿原酸不得少于 1.5%）；玄参（哈巴俄苷不得少于 0.05%）；当归（FA 不得少于 0.05%）；甘草（甘草酸不得少于 2.0%）。

动物分组 普通级雄性日本大耳白家兔56只，体重（2.0±0.2）kg（由北京维通利华实验动物技术有限公司提供），适应性喂养1周后，按抽签法随机分成正常组（8只）、模型组（16只）、辛伐他汀组（16只）和四妙勇安汤组（16只）。正常组给予普通饲料；模型组给予高胆固醇饲料，注射牛血清蛋白及行球囊拉伤术；辛伐他汀组造模方法同模型组，自实验第1天开始给予辛伐他汀5mg/kg；四妙勇安汤组造模方法同模型组，自实验第1天开始给予四妙勇安汤浓缩水煎剂20mL/d（含生药22.5g/kg）。四组家兔均不限制饮水，分笼饲养，共喂养10周。

造模方法 从实验第1天开始，模型组家兔给予高胆固醇饲料100g/d（配方：1%胆固醇+5%蛋黄+5%猪油+89%普通饲料），至第10周取材截止。第2周时经家兔耳缘静脉一次性注射牛血清蛋白250mg/mL/kg。第4周时行经股动脉球囊拉伤术：以3%戊巴比妥钠30mg/mL/kg经耳缘静脉麻醉后，在左大腿近端沿左股动脉走行分离皮肤和皮下组织，钝性分离出股动脉约2cm，结扎远心端，用手术缝合线提起近心端股动脉以阻断血流，在动脉壁上剪一“V”型小口后，逆行插入套有球囊的导管（用1:15稀释的肝素生理盐水浸润）至胸主动脉处，送入约20cm，抽出导丝，连接20mL注射器，注入约10mL空气，以球囊充盈为度，缓慢回拉球囊至髂总动脉附近（约10cm刻度处）；重新插入导管，再牵拉1次，以确保内膜拉伤，退出导管，结扎近心端，逐层缝合皮下组织和皮肤；术后青霉素钠注射液冲洗创面。

标本的收集与制备 于0周（实验开始前）、3周（注射牛血清蛋白后1周）、6周（行球囊拉伤术后2周）和10周（实验结束时）四个时间点经家兔耳缘静脉采血3mL，3000r/min离心10分钟后取血清，血清贮存于-80℃冰箱中。第10周末用3%的戊巴比妥钠30mg/mL/kg经兔耳缘静脉麻醉后，固定于手术台上，用50mL注射器体外心脏采血，3000r/min离心10分钟取血清，血清贮存于-80℃冰箱中备用；开胸腹，分离剥取主动脉，取主动脉弓起始处至股动脉结扎处之间血管段，生理盐水冲洗后，置于10%的中性福尔马林固定备用。

血清学检测 血脂采用200型半自动生化分析仪检测（总胆固醇和采用酶比色法检测，LDL-C采用清除法检测）；兔血清ox-LDL、TNF-α采用Themo Multiskan MK3酶标仪检测（ELISA法）。

免疫组化检测 严格按照试剂盒说明书操作进行，在10×40倍光镜下，每张切片选10个视野，采用武汉同济医科大学HMIAS-2000高清晰度彩色病理图像分析系统测量NF-κB p65亚基阳性染色面积百分比。具体步骤：脱蜡→0.01molPBS洗3次→3%

过氧化氢封闭→ 0.01molPBS 洗 3 次→打孔液打孔 10min →蒸馏水冲洗，0.01molPBS 洗 3 次→微波枸橼酸热修复→冷却至室温→ 5% 兔血清封闭液封闭 45min → 4℃过夜→滴加一抗 NF- κ Bp65 → 4℃取出，复温 20min →滴加二抗→ 37℃孵育→ 0.01molPBS 洗 3 次→二氨基联苯胺（Diaminobenzidine，DAB）显色→苏木素复染，自来水冲洗→分化液分化，自来水冲洗→返蓝→中性树胶封片→显微镜下观察。每只动物选取 3 张切片，每张切片随机观察 5 个不同的高倍镜视野（10 × 40），计算阳性细胞的面积占内膜面积的百分比，取其平均值。

病理形态学观察　大体观察血管大致厚度，内膜是否光滑，是否有奶油样斑块凸出于表面，覆盖的面积有多大等；主用苏丹Ⅲ进行染色，观察脂质沉积情况，并用数码相机进行拍摄（分辨率：2592x1944，三星），分辨率后，统一在 764x572 分辨率下使用 HMIAS-2000 高清晰度彩色病理图像分析系统测量斑块面积与内膜面积（Intimal Area, IA）比（PA/IA）。取腹主动脉部分进行脱水、透明、浸蜡、包埋、切片（5μm）、HE 染色等步骤，在 10 × 10 倍光镜下观察并拍照，以内膜层有脂质沉积为脂质斑块的诊断标准，使用 HMIAS-2000 高清晰度彩色病理图像分析系统测量脂核面积与斑块面积比（LCA/PA）、内膜厚度（Intimal Thickness , IT）与内膜中膜厚度比（IT/MT）。

统计学方法　采用 SPSS 11.0 软件进行统计，多组间比较采用单因素 ANOVA，数据以$\bar{x} \pm S$表示，$P<0.05$ 或 $P<0.01$ 为差异有统计学意义。

（3）结果

各组体重变化情况　各组家兔的体重随时间变化均呈上升趋势，各时间点四组间体重值比较，$P > 0.05$，差异无统计学意义，说明造膜损伤因素及中、西药并未影响家兔的正常生长。（表 3-3-3-6）

表 3-3-3-6　各组家兔体重变化情况（$\bar{x} \pm S$，kg）

组别	n	0 周	3 周	6 周	10 周
正常组	6	2.050 ± 0.184	2.250 ± 0.175	2.400 ± 0.167	2.733 ± 0.306
模型组	10	2.142 ± 0.180	2.383 ± 0.209	2.334 ± 0.259	2.635 ± 0.258
辛伐组	10	2.097 ± 0.145	2.319 ± 0.252	2.208 ± 0.310	2.456 ± 0.513
四妙组	10	2.117 ± 0.142	2.257 ± 0.183	2.242 ± 0.156	2.565 ± 0.149

注：n 为动物数。

四妙勇安汤对实验性 AS 家兔主动脉病理形态学的影响　各组主动脉常规 HE 染色，模型组具有典型的 AS 斑块，且病变范围较大，脂核面积占斑块面积的一半以上，IT 为

MT 的两倍，提示高脂喂养、免疫损伤加球囊拉伤术建立的家兔主动脉 AS 斑块模型较可靠。同时，用药组也有 AS 病灶形成，但较模型组病变程度轻，而用药组中的中药和西药之间差异不明显，说明四妙勇安汤在延缓 AS 进程、预防 AS 斑块形成上与辛伐他汀效果相近。（图 3-3-3-1）

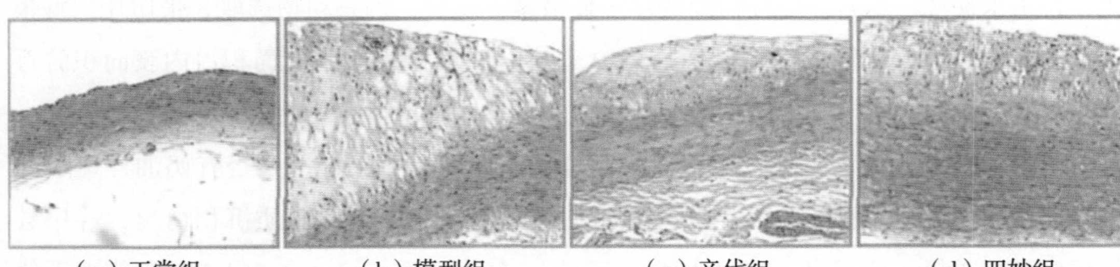

（a）正常组　　（b）模型组　　（c）辛伐组　　（d）四妙组

图 3-3-3-1　各组 HE 染色观察比较（40×）

正常组主动脉内皮细胞完整，单层紧贴内弹力板，SMC 排列整齐，呈长型或椭圆形，胞浆呈嗜酸性红染；模型组主动脉内膜明显增厚，内皮细胞或完整或有脱落，内膜下大量泡沫细胞，中层 SMC 排列紊乱，并经内弹力膜向斑块部位游走，部分斑块中可见钙化；用药组主动脉内膜轻度增厚，内皮下也有泡沫细胞形成，中层 SMC 排列较整齐。病理形态测量数据，用药组 PA/IA、LCA/PA、IT/MT 均较正常组和模型组有显著差异（$P<0.01$），且较模型组为低，但辛伐组与四妙组之间差异无统计学意义。（表 3-3-3-7）

表 3-3-3-7　各组主动脉病理形态测量分析（$\bar{x} \pm S$）

组别	n	PA/IA	LCA/PA	IT/MT
正常组	6	0.055 ± 0.023	0.062 ± 0.016	0.063 ± 0.013
模型组	10	0.302 ± 0.119□□◆◆	0.340 ± 0.101□□◆◆	0.903 ± 0.097□□◆◆
辛伐组	10	0.347 ± 0.086□□◆◆	0.379 ± 0.111□□◆◆	0.867 ± 0.280□□◆◆
四妙组	10	0.536 ± 0.105	0.549 ± 0.094	2.085 ± 0.479

注：□□为与正常组比较 $P<0.01$；◆◆为与模型组比较 $P<0.01$。

四妙勇安汤对血脂及 ox-LDL 含量的影响　除正常组外，其余各组血脂随时间变化均呈上升趋势。模型组及用药组与正常组比较血脂明显升高（$P<0.01$），但用药组与模型组比较差异不明显；辛伐组在 3 周时与模型组比较，TC 与 LDL-C 有显著降低，提示辛伐他汀降脂作用在早期较中药为优，但在实验终点时中、西药的降脂作用均有限。模

型组及用药组血清 ox-LDL 在 6 周前均呈上升趋势，6 周后略有下降，与同期正常组比较，在 3 周、6 周、10 周差异均有统计学意义（$P<0.01$），四妙组在 3 周、6 周时与模型组比较有显著降低，并较辛伐组为优。（表 3-3-3-8，表 3-3-3-9）

表 3-3-3-8　各组血脂含量变化情况（$\bar{x}\pm S$，mmol/L）

血脂	组别	n	0 周	3 周	6 周	10 周
TC	正常组	6	1.042 ± 0.126	1.425 ± 0.399	1.310 ± 0.169	1.352 ± 0.336
	模型组	10	1.079 ± 0.402	10.383 ± 4.988	10.991 ± 3.895	24.043 ± 4.725
	辛伐组	10	1.028 ± 0.417	4.343 ± 1.570□	11.396 ± 5.232	22.589 ± 4.963
	四妙组	10	1.185 ± 0.366	8.990 ± 3.780□*	9.266 ± 3.316□□	21.658 ± 6.475□□
TG	正常组	6	1.140 ± 0.388	0.692 ± 0.066	0.955 ± 0.337	0.767 ± 0.201
	模型组	10	1.189 ± 0.539	1.254 ± 0574	0.951 ± 0.472	1.416 ± 0.513
	辛伐组	10	1.009 ± 0.334	1.151 ± 0.418	0.740 ± 0.226	1.484 ± 0.696
	四妙组	10	0.867 ± 0.294	0.702 ± 0.294	0.574 ± 0.146	0.963 ± 0.399
LDL-C	正常组	6	0.527 ± 0.167	0.388 ± 0.132	0.353 ± 0.162	0.672 ± 0.212
	模型组	10	0.509 ± 0.124	3.502 ± 1.739	2.388 ± 1.169	11.730 ± 3.090
	辛伐组	10	0.454 ± 0.217	1.577 ± 0.660□◆	2.005 ± 0.892□	11.149 ± 3.271
	四妙组	10	0395 ± 0.175	3.080 ± 1.519□	2.526 ± 1.201□	10.907 ± 4.168
HDL-C	正常组	6	0.657 ± 0.183	0.677 ± 0.089	0.528 ± 0.076	0.373 ± 0.086
	模型组	10	0.596 ± 0.146	1.544 ± 0.593	1.589 ± 0.382	4.00410.896
	辛伐组	10	0.683 ± 0.119	1.694 ± 0.721□	2.171 ± 0.990□	4.239 ± 0.833□
	四妙组	10	0.6S8 ± 0.161	1.996 ± 0.570□	2.193 ± 0.878□	4.082 ± 1.173□

注：□为与正常组比较 $P<0.05$；□□为与正常组比较 $P<0.01$；◆为与模型组比较 $P<0.05$；* 为与辛伐组比较 $P<0.05$。

表 3-3-3-9　各组血清 ox-LDL 含量变化（$\bar{x}\pm S$，μg/dL）

组别	n	0 周	3 周	6 周	10 周
正常组	6	67.972 ± 18.027	54.855 ± 15.658	53.394 ± 19.261	55.388 ± 18.719
模型组	10	73.194 ± 17.275	311.892 ± 54.877	556.386 ± 74.065	406.215 ± 129.246
辛伐组	10	71.895 ± 7.568	290.249 ± 62.158□□	517.101 ± 117.948	393.324 ± 99.709
四妙组	10	80.135 ± 8.811	232.04 ± 55.476□□◆◆	445.87 ± 108.726□□◆◆	318.581 ± 85.547

注：□□为与正常组比较 $P<0.01$；◆为与正常组比较 $P<0.05$；◆◆为与模型组比较 $P<0.01$。

四妙勇安汤对 IL-1、TNF-α 水平的影响 与空白对照组比较，模型组 IL-1、TNF-α 水平随时间延长呈增长趋势（$P<0.01$）。与模型组比较，辛伐他汀组 IL-1 水平在第 3、6、10 周时均降低，TNF-α 水平第 6、10 周时降低（$P<0.01$）；四妙勇安汤组 IL-1 水平第 3、6、10 周时均降低，TNF-α 水平在第 3、10 周时降低（$P<0.05$ 或 $P<0.01$）。表明四妙勇安汤在实验模型 3 个不同时间点均有抑制炎症的作用，与辛伐他汀组比较无统计学意义，但对 TNF-α 的抑制，四妙勇安汤有优于辛伐他汀的趋势。（表 3-3-3-10）

表 3-3-3-10 在不同时间点各组 IL-1、TNF-α 水平变化（$\bar{x}\pm S$）

组别	n	IL-1				TNF-α			
		0 周	3 周	6 周	10 周	0 周	3 周	6 周	10 周
空白对照组	6	3280.03 ± 190.42	3381.12 ± 264.54	3217.24 ± 275.80	3304.60 ± 300.05	2835.64 ± 571.02	2831.59 ± 391.17	3141.77 ± 966.20	2706.71 ± 814.72
模型组	10	3392.40 ± 230.42	12460.26 ± 609.06□□	12286.80 ± 1357.60□□	13684.78 ± 728.52□□	3306.55 ± 702.51	9089.76 ± 650.13□□	9350.19 ± 1636.48□□	11340.77 ± 822.19□□
辛伐他汀组	10	3512.45 ± 290.53	11102.1 ± 522.64△△	9066.85 ± 632.28△△	9392.86 ± 471.36△△	3741.42 ± 841.97	7171.80 ± 1843.26	7122.04 ± 1752.96△△	7879.09 ± 1355△△
四妙勇安组	10	3312.37 ± 233.17	11130.27 ± 346.571△△	8633.97 ± 430.67△△	10677.57 ± 417.50△△	3390.632 ± 131.77	5284.87 ± 435.82△△	8167.14 ± 1357.68	7547.16 ± 1319.60△△

注：与空白对照组比较，□□$P<0.01$；与模型组比较，△$P<0.05$，△△$P<0.01$。

四妙勇安汤对 AS 斑块中 NF-κB p65 亚基表达的影响 空白对照组主动脉中 NF-κB p65 亚基免疫组化染色较浅或几乎无染色；模型组粥样斑块中泡沫细胞 NF-κB p65 亚基表达丰富，胞核、胞浆均有染色；用药组 NF-κB p65 亚基表达不如模型组丰富，阳性细胞较少。模型组及用药组 NF-κB p65 亚基阳性染色面积比，均较空白对照组有显著差异（$P<0.01$），用药组与模型组比较为低，但用药组之间差异无统计学意义。（图 3-3-3-2，表 3-3-3-11）

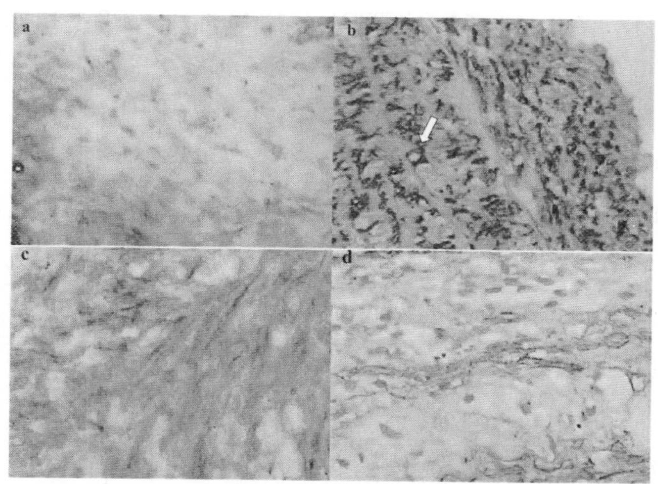

图 3-3-3-2　各组主动脉 NF-κB p65 亚基免疫组化染色比较（400×）

注：空白对照组主动脉（a）浅或几乎无染色；模型组主动脉（b）染色较深，胞浆与胞核均有着色，阳性染色面积占总面积的比例较大；辛伐组（c）与四妙组（d）主动脉染色不如模型组，阳性染色面积占总面积的比例较小。箭头所指为阳性染色部分。

表 3-3-3-11　组织 NF-κB p65 亚基阳性染色面积比（$\bar{x} \pm S$）

组别	n	NF-κB P65 亚基阳性染色面积比
正常组	6	0.014 ± 0.005
模型组	10	0.162 ± 0.046
辛伐组	10	0.107 ± 0.049□□
四妙组	10	0.101 ± 0.038□□ △

注：与正常组比较□□ $P<0.01$；与模型组比较 △$P<0.05$。

四妙勇安汤对血清炎症因子的影响　第 8 周即给药前模型组血清炎症因子 ICAM-1、MCP-1、CRP 水平均远远高于正常组（$P<0.01$）。第 16、24 周四妙组 ICAM-1、MCP-1 水平明显低于模型组（$P<0.01$，$P<0.05$）；CRP 水平与模型组相当，无统计学意义。可见，四妙勇安汤可在一定程度上降低 AS 模型兔机体的 ICAM-1 和 MCP-1 水平，对血清 CRP 含量无明显影响。（表 3-3-3-12）

表 3-3-3-12　第 8、16、24 周各组 ICAM-1、MCP-1、CRP 水平比较（$\bar{x} \pm S$）

时点	组别	n	ICAM-1 含量 /（ng · mL⁻¹）	MCP-1 含量 /（pg · mL⁻¹）	CRP 含量 /（pg · mL⁻¹）
第 8 周	正常组	10	341.70 ± 16.99	72.25 ± 28.05	17.86 ± 0.97
	模型组	8	462.83 ± 42.51*	240.91 ± 102.05*	20.45 ± 2.17*
第 16 周	模型组	8	583.85 ± 45.47▲	240.70 ± 88.04	27.43 ± 3.67
	辛伐组	10	509.46 ± 44.05▲	219.97 ± 80.20	28.74 ± 1.29
	四妙组	10	522.72 ± 46.22▲	162.06 ± 66.75△	26.19 ± 1.78
第 24 周	模型组	8	678.96 ± 64.12▲	307.91 ± 131.10	35.30 ± 4.71
	辛伐组	10	582.59 ± 34.53▲	145.64 ± 24.93△	32.40 ± 3.93
	四妙组	10	457.83 ± 48.22▲	111.89 ± 57.86▲	32.91 ± 1.60

注：与正常组比较，*P<0.01；与模型组比较，△P<0.05，▲P<0.01。

四妙勇安汤对斑块内炎症反应的影响　正常组动脉壁有少量 NF-κB 表达，模型组 HSP60、TNF-α、NF-κB 蛋白呈强阳性表达，其阳性面积百分比均明显高于正常组（P<0.01），AS 斑块内存在一定的炎症反应；四妙组 HSP60、TNF-α、NF-κB 阳性面积百分比均低于模型组（P<0.05，P<0.01），可见四妙勇安汤可能能够抑制 HSP60、TNF-α、NF-κB 蛋白表达，抑制斑块内炎症反应。（表 3-3-3-13）

表 3-3-3-13　各组 HSP60、TNF-α、NF-κB 阳性面积百分比比较（$\bar{x} \pm S$）

组别	n	HSP60	TNF-α	NF-κB
正常组	10	1.37 ± 0.567	2.38 ± 0.83	0.17 ± 0.07
模型组	8	26.96 ± 9.42*▲	28.93 ± 7.08*	24.38 ± 8.10*
辛伐组	10	8.99 ± 1.343*▲	9.24 ± 2.98*▲	12.00 ± 2.56*△
四妙组	10	9.82 ± 3.763*▲	9.88 ± 2.73*▲	11.63 ± 3.83*△

注：与正常组比较，*P<0.01；与模型组比较，△P<0.05，▲P<0.01。

四妙勇安汤对 AS 斑块内 ICAM-1 mRNA 表达的影响 以 ICAM-1mRNA/Actin 比值表示 ICAM-1mRNA 基因的相对表达量。模型组 ICAM-1mRNA 相对表达高于正常组；四妙勇安汤组和辛伐他汀组 ICAM-1mRNA 表达均低于模型组（P<0.01），但四妙勇安汤组和辛伐他汀组之间无统计学差异。可见，四妙勇安汤可以从基因水平抑制黏附分子的表达。（表 3-3-3-14）

表 3-3-3-14 各组 ICAM-1 mRNA 表达的比较（$\bar{x} \pm S$）

组别	n	ICAM-1 mRNA/Actin
正常组	10	1.20 ± 0.35
模型组	8	2.31 ± 0.49*▲
辛伐组	10	0.70 ± 0.34*▲
四妙组	10	0.61 ± 0.30*▲

注：与正常组比较，*P<0.01；与模型组比较，▲P<0.01。

（4）讨论

本实验表明血清 ICAM-1、MCP-1、CRP 水平随时间延长呈不断上升趋势；动脉壁斑块内 TNF-α、HSP60 及 NF-κB 呈高表达。四妙勇安汤干预后 8 周和 16 周血清 ICAM-1、MCP-1 水平降低，对 CRP 作用不明显。CRP 是急性时相反应蛋白，既往在感染、自身免疫性疾病、肿瘤方面的研究应用较多。近来，CRP 在临床已被广泛应用于预测心血管病变的发生率，CRP 可能是不稳定 AS 病变的重要标志物，但并不反映 AS 的程度。本实验结果也提示了四妙勇安汤可以抑制 IT、降低斑块易损性，但是对 CRP 的降低作用不明显。免疫组化结果提示其可抑制斑块内 TNF-α、HSP60 表达，降低斑块内炎症反应水平，抑制炎症相关的细胞信号通路蛋白 NF-κB 的表达。进一步 PCR 实验表明四妙勇安汤能够抑制 ICAM-1 的 mRNA 表达。综上，四妙勇安汤能够降低 IT，降低血清 MCP-1 和 ICAM-1 水平，对 CRP 水平影响不明显；抑制斑块内 TNF-α、HSP60 的高表达及炎症细胞信号通路蛋白 NF-κB 的高表达，下调 ICAM-1 mRNA 的表达。由此可见，四妙勇安汤能够抑制斑块内炎症反应，降低 IT，抑制斑块生长和斑块内成分的改变，从而稳定 AS 易损斑块，其进一步的作用机制还在深入研究中。

三、四妙勇安汤稳定动脉粥样硬化易损斑块的机制研究

1. 四妙勇安汤对斑块易损机制的研究

（1）材料

药物　辛伐他汀：40mg/ 片，5 片 / 盒，批号：07283，杭州默沙东制药有限公司；四妙勇安汤煎剂（制备过程及质控标准同前）。

试剂与仪器　NF-κB 免疫组化一抗：（RelA，Cat.RB-1638-P0，Rabbit polyclonal antibody，Thermo）；TNF-α 一抗：（BA0131，Rabbit polyclonal antibody，武汉博士德有限公司）；CD68 一抗：（Ab-3，mouse monoclonal antibody, cat#MS-397-P0，Thermo）；α 平滑肌肌

动蛋白（α-SMA，Alpha smooth muscle actin）一抗（1A4，catMS-113-P0，ThermoUSA），MCP-1、ICAM-1、IL-1、IL-8 ELISA 试剂盒：美国 RB 公司。酶标仪 Thermo MK3（上海热电），OLYMPUS-BX40 生物显微镜（奥林巴斯，日本），HMIAS-2000 高清晰度彩色病理图像分析系统（武汉同济医科大学千屏影像工程公司）；α-SMA 一抗（1A4，cat#MS-113-P0，ThermoUSA），MMP-9 一抗（56-2A4，ab58803，Abcam），NF-κB 免疫组化一抗（RelA，Cat.#RB-1638-P0，ThermoUSA），MMP-9 ELISA 试剂盒（美国 RB 公司）。

（2）方法

分组及给药方法　选用普通级雄性日本大耳白兔 40 只，体质量（2.2±0.2）kg，由北京市维通利华实验动物中心提供（生产许可证号 SCXK 京 2007-0001，防疫合格证号 20060038）。随机分正常组 10 只，实验组 30 只。每日每只予 150g 饲料，正常组动物予普通饲料，实验组采用 HFD 加免疫损伤和球囊拉伤方法建立兔 AS 易损斑块模型。第 8 周时实验组随机分为模型组、辛伐他汀组、四妙勇安组（以下简称为模型组、辛伐组、四妙组），自开始给药第 24 周取材。给药方法：给药量按动物与人用药量体表面积折算系数 15 换算。辛伐他汀组予辛伐他汀，每次 5mg/kg，1 次 / 日；四妙勇安组予四妙勇安汤，按生药量每次 11.25g/kg，2 次 / 日；模型组予蒸馏水 10mL/ 次，2 次 / 日。

标本的收集　分别于实验开始、第 8 周、第 16 周、第 24 周采血。每次采血前禁食 12h，经耳缘静脉抽血 3mL，静置 1h 后 3000r/min 离心 10min，提取血清置于 -80℃冰箱冻存备用；取材后取出主动脉血管组织，沿纵轴剪开，用生理盐水轻轻冲洗后置于 10% 中性福尔马林固定。

标本的测定　石蜡包埋，HE、油红“O”、Masson 染色，光镜观察病理改变检测斑块内细胞外脂质含量（ELA）、胶原含量。MCP-1、ICAM-1、IL-1、IL-8 均采用 ELISA 方法，斑块内 α-SMA、CD68、TNF-α、p38MAPK 及 NF-κB 表达，采用免疫组化方法。每张切片随机观察 5 个不同的高倍镜视野（10×40），计算阳性细胞（细胞内有黄褐色或棕黄色沉淀物）的面积与整个场面积的百分比，取其平均值。易损指数Ⅵ =（ELA+CD68）/（胶原含量 +α-SMC）。

统计学方法　实验数据计量资料以 $\bar{x} \pm S$ 表示，组间比较采用单因素 ANOVA（SPSS 11.5 统计软件），差异显著性水平设为 α=0.05。

（3）结果

四妙勇安汤对腹主动脉斑块 FCT 的影响　四妙组 FCT、维帽厚度与内中膜厚度比（FCT/IMT）均低于模型组（$P<0.01$）。（表 3-3-3-15）

表 3-3-3-15　各组血管壁 FCT、FCT/IMT 比较（$\bar{x} \pm S$）

组别	n	FCT	FCT/IMT
模型组	8	47.07 ±6.45	0.07 ±0.03
辛伐组	10	77.07 ± 12.01▲	0.15 ± 0.03▲
四妙组	10	108.74 ± 14.09▲	0.19 ± 0.04▲

注：与模型组比较，▲P<0.01。

四妙勇安汤对 AS 斑块易损指数的影响　模型组血管壁 ELA、CD68、CA 阳性面积百分比均高于正常组，α-SMA 阳性面积百分比低于正常组。四妙勇安汤可以降低 ELA、CD68，增高 CA、α-SMA 阳性面积百分比，与模型组比较有统计学差异（P<0.05 或 P<0.01）。（表 3-3-3-16）

表 3-3-16　各组斑块内 ELA、胶原含量、CD68、α-SMA 阳性面积百分比及 VI 比较（$\bar{x} \pm S$，%）

组别	n	ELA	胶原含量	α-SMA	CD68	VI
正常组	10	0.27 ±0.13	0.68 ±0.29	16.70 ±7.8	2.90 ±0.60	0.13 ±0.05
模型组	8	28.67 ± 10.97**	9.89 ± 1.48**	3.69 ± 1.51*	25.13 ± 5.46**	2.96 ± 0.79**
辛伐组	10	13.20 ± 4.92**△	18.67 ± 3.60**△△	9.03 ± 3.80△	10.06 ± 4.29**△△	1.79 ± 0.61**△
四妙组	10	6.69 ± 3.05**△△	18.29 ± 4.37**△△	16.50 ±3.23△△	8.96 ± 3.67**△△	0.89 ± 0.25**△△

注：与正常组比较 *P<0.05，**P<0.01；与模型组比较，△P<0.05，△△P<0.01。

四妙勇安汤对血清 MMP-9 的影响　第 8 周模型组血清 MMP-9 水平（0.33 ± 0.03）高于正常组（0.22 ± 0.031）（P<0.01）。第 16 周及第 24 周四妙组血清 MMP-9 水平低于模型组（P<0.01）。（表 3-3-3-17）

表 3-3-3-17　各组不同时间点血清 MMP-9 水平（$\bar{x} \pm S$，ng/mL）

组别	n	第 16 周	第 24 周
模型组	8	0.63 ±0.02	0.96 ±0.04
辛伐组	10	0.61 ±0.03	0.88 ± 0.03▲▲
四妙组	10	0.51 ± 0.03▲▲	0.65 ±0.04▲▲

注：与模型组比较，▲▲P<0.01。

四妙勇安汤对血管壁 ELA 和 FCT 的影响 与模型组相比，四妙勇安汤能够降低 FCT、ELA、LCA/PA（$P<0.01$）。（表 3-3-3-18）

表 3-3-3-18 各组血管壁 FCT、ELA 及 LCA/PA 比较（$\bar{x}\pm S$，%）

组别	n	ELA（%）	LCA/PA（%）	FCT（μm）
模型组	8	28.67 ± 10.97	44.51 ± 16.40	47.07 ± 6.45
辛伐组	10	13.20 ± 4.92▲	8.59 ± 3.36▲▲	77.07 ± 12.01▲▲
四妙组	10	6.69 ± 3.05▲▲	7.49 ± 1.59▲▲	108.74 ± 14.09▲▲

注：与模型组比较，▲$P<0.05$，▲▲$P<0.01$。

四妙勇安汤对斑块内胶原含量、α-SMA、MMP-9、NF-κB 的影响 模型组血管壁胶原含量、MMP-9、NF-κB 阳性面积百分比高于正常组，α-SMA 低于正常组各给药组血管壁 MMP-9 和 NF-κB 阳性面积百分比明显低于模型组，CA 和 α-SMA 阳性面积百分比明显高于模型组（$P<0.05$ 或 $P<0.01$）。（表 3-3-3-19）

表 3-3-3-19 各组动脉壁 CA、α-SMA、MMP-9 及 NF-κB 阳性面积比较（$\bar{x}\pm S$，%）

组别	n	CA	α-SMA	MMP-9	NF-κB
正常组	10	0.68 ± 0.29	16.7 ± 7.80	1.20 ± 0.47	0.17 ± 0.07
模型组	8	9.89 ± 1.48**	3.69 ± 1.51**	22.39 ± 7.26**	24.38 ± 8.10**
辛伐组	10	18.67 ± 3.60**▲▲	9.03 ± 3.80▲	7.38 ± 1.52**▲	12.00 ± 2.56**▲
四妙组	10	18.29 ± 4.37**▲▲	16.50 ± 3.23▲▲	4.22 ± 2.06**▲▲	11.63 ± 3.83**▲

注：与正常组比较，**$P<0.01$；与模型组比较，▲$P<0.05$，▲▲$P<0.01$。

（4）讨论

先前的研究表明四妙勇安汤能够预防 AS 形成，抑制氧化应激、拮抗炎症反应，本次实验旨在观察四妙勇安汤对 AS 易损斑块的影响，从保护纤维帽、抑制基质降解角度来阐释稳定 AS 易损斑块的机制。AS 斑块稳定性与 FCT、强度及其胶原组织含量密切相关。AS 形成的过程也是心脏细胞外基质（Extracellular Matrix，ECM）重构的过程，在 AS 的内膜，特别是易损斑块，基质的降解占优势。所以，要稳固斑块的纤维帽就要抑制 ECM 的降解。

本实验表明模型组纤维帽较薄（<65μm）斑块内脂核面积较大（＞40%），胶原含量高于正常组，α-SMA 表达低于正常组，纤维帽及斑块内的基质被降解。四妙勇安汤

可抑制基质降解，增加 FCT，减少斑块内脂核面积，增加斑块内胶原含量及 α-SMA 表达，使斑块趋于稳定状态。α-SMA 是成熟 SMC 的标志之一，α-SMA 表达增多说明具有收缩功能的成熟平滑肌增多，分泌型减少，分泌的胶原将随之降低。但四妙组胶原含量高于模型组，为阐明其原因，进一步检测血清及斑块内 MMP-9 和细胞信号通路的 NF-κB 表达情况。MMP-9 是降解 ECM、削弱纤维帽、诱发斑块破裂的关键因素。在生理状态下，血管 SMC、胶原合成和胶原降解处于平衡状态，MMP-9 可降解基质并促进新生基质合成，维持血管纤维结缔组织重塑，保障血管壁的完整性。在病理条件下，MMP-9 可降解 ECM，使胶原合成少于降解，打破了平衡状态，致使斑块稳定性差。本实验结果显示模型组 AS 斑块内 MMP-9 和 NF-κB 呈高表达，四妙勇安汤能够抑制 MMP-9 和 NF-κB 的高表达，从而抑制了斑块内及纤维帽部位的基质降解。NF-κB 参与了 AS 炎症过程中的多种信号转导途径，推测四妙勇安汤对 MMP-9 转录水平的调节可能通过 NF-κB 途径实现。

2. 四妙勇安汤稳定易损斑块机制的研究

（1）材料

主要仪器　半自动生化分析仪（200，Humaly2er 公司），全自动酶标仪（MK3，芬兰雷勃公司），高清晰度彩色病理图像分析系统（HMIAS-2000，武汉同济医科大学），电子天平（JA1003，上海横平科学仪器有限公司），手术无影灯（2F-620，上海医达新技术研究所），立式压力蒸汽灭菌器（LS-B50L，上海华线医用核子仪器有限公司），台式高速冷冻离心机（64R，德国 BECKMAN 公司），电热恒温水箱（WS2-216-79，沈阳市理化仪器厂），一次性使用输尿管导管（4F，上海上医康鸽医用器材有限责任公司），生物显微镜（CX21，日本 OLYMPUS）。

主要试剂与药品　油红 O（天津市元立化工有限公司，批号：2008，1.16），胆固醇（分析纯）（天津市英博生化试剂有限公司，批号：070703），牛血清蛋白（上海生物工程技术服务有限公司，批号：#9048-46-8），TC、TG、LDL-C、HDL-C 试剂盒（南京建成生物技术有限公司），MMP-9 和 CRP 酶免试剂盒（RapidBio Lab , Calabasas , California , USA），鼠 α-actin 单克隆抗体（Cat.#MS-113-R7）、鼠 CD68 单克隆抗体（Cat.#MS-397-R7）和兔 NF-κB/p65 多克隆抗体（Cat.#RB-1638-R7）（Thermo Fisher Scientific Inc. , Fremont , CA , USA），鼠 MMP-9 单克隆抗体（56-2A4）（ab58803）（AbcamInc. , Cambridge , MA , USA）。

四妙勇安汤饮片（由金银花、玄参、当归和甘草 4 味药组成）购自天津中医药大学第一附属医院。金银花、玄参购自安徽协和成药业饮片有限公司（批号：20070102），当归购自河北美威中药材有限公司（批号：070701），甘草购自安国市光明饮片加工厂（批号：070402）。辛伐他汀购自天津中医药大学第一附属医院（商品名舒降之，杭州默沙东制药有限公司，规格 40mg/ 片，批号：07283）。制备过程及质控标准同前。

（2）方法

动物及分组 普通级雄性日本大耳白家兔 70 只，1.8~2.2kg，购自北京维通利华实验动物技术有限公司，生产许可证号：SCXK（京）2007-0001，防疫合格证号：20060038。按实验动物使用的 3R 原则给予人道的关怀，适应性喂养 1w 后，分为正常组（10 只）和实验组（60 只）。正常组给予普通饲料；实验组进行造模，造模成功后再分为模型组、辛伐他汀组（简称辛伐组）和四妙勇安汤组（简称四妙组），辛伐组给予辛伐他汀 5mg · kg^{-1}，连续给药 16w，四妙组给予四妙勇安汤浓缩水煎剂 10mL · kg^{-1}（1mL 含生药 2.25g），连续给药 16w。4 组家兔均不限制饮水，单笼饲养，共计 24w。

造模方法 从第 1w 开始，实验组家兔给予高胆固醇饲料 100g · d^{-1}（配方：1% 胆固醇 +5% 蛋黄 +5% 猪油 +89% 普通饲料）；第 2w 时经家兔耳缘静脉一次性注射牛血清蛋白 250mg · kg^{-1}；第 4w 时行经股动脉球囊拉伤术：以 3% 戊巴比妥钠 30mg · kg^{-1} 经耳缘静脉麻醉后，在左大腿近端沿左股动脉走行分离皮肤和皮下组织，钝性分离出股动脉约 2cm，结扎远心端，用手术缝合线提起近心端股动脉以阻断血流，在动脉壁上剪一“V”型小口后，逆行插入套有球囊的导管至主动脉弓处，抽出导丝，连接 20mL 注射器，注入约 10mL 空气（相当于 2atm），以球囊充盈为度，缓慢回拉球囊至髂总动脉附近，重新插入导管，再牵拉 1 次，以确保内膜拉伤，退出导管，结扎近心端股动脉，逐层缝合皮下组织和皮肤，术后青霉素钠注射液冲洗创面。

标本采集与指标检测 于给药前、给药后 8w、给药后 16w 经家兔耳缘静脉采血 3mL，3000rpm 离心 10min 后取血清，血清贮存于 -80℃冰箱中；实验结束时用 3% 的戊巴比妥钠 30mg · kg^{-1} 经兔耳缘静脉麻醉后，固定于手术台上，50mL 注射器体外心脏采血，3000rpm 离心 10min 后取血清，血清贮存于 -80℃冰箱中备用，开胸腹，分离剥取主动脉，取主动脉弓起始处至股动脉结扎处之间血管段，生理盐水冲洗后，置于 10% 的中性福尔马林固定备用。血脂采用半自动生化分析仪检测（TC 和 TG 采用酶比色法，LDL-C 和 HDL-C 采用清除法）；兔血清 MMP-9、CRP 采用全自动酶标仪检测（酶免法）。

病理形态学观察　肉眼观察主动脉大致厚度，内膜是否光滑，是否有奶油样斑块凸出于表面，覆盖的面积有多大等；取腹主动脉部分进行 HE 染色（石蜡切片，厚度 5μm）、油红 O 染色（冰冻切片，厚度 6μm）、马松染色（石蜡切片，厚度 5μm），在 100 倍光镜下观察并拍照，以内膜层有脂质沉积为脂质斑块的诊断标准。使用 HMIAS-2000 高清晰度彩色病理图像分析系统测量 FCT、IMT、FCT/IMT、LCA/PA、IT/MT。

免疫组化染色　石蜡切片脱蜡至水，PBS 清洗 10min×3 次（0.01molPH7.2~7.4），0.01% 的曲拉通 X-100 和 0.3%H_2O_2 配制于 200mL 枸橼酸缓冲液共 10min，PBS 清洗 5min×3 次，37℃复合消化液消化 30min，PBS 清洗 5min×3 次，滴加一抗工作液，4℃过夜（湿盒保湿），PBS 清洗 10min×3 次，滴加二抗工作液，37℃孵育 45min，PBS 清洗 10min×3 次，滴加三抗工作液，37℃孵育 45min，PBS 清洗 10min×3 次，DAB 显色，自来水冲洗，苏木精复染，乙醇脱水，二甲苯透明，中性树胶封片，显微镜下观察。在 400 倍光镜下，每张切片随机取 3 个不重叠视野，采用 HMIAS-2000 高清晰度彩色病理图像分析系统测量阳性物质染色面积比。

统计学方法　采用 SPSS11.5 软件进行统计，多组间比较用单因素 ANOVA，数据以 $\bar{x} \pm S$ 表示，$P<0.05$ 或 $P<0.01$ 为差异有统计学意义。

（3）结果

四妙勇安汤对 AS 家兔血脂含量的影响　给药前，模型组与给药组血脂比较差异均无统计学意义（$P > 0.05$）。随着给药时间的变化，辛伐组的 TC、TG 和 LDL-C 水平均明显下降（与模型组比较 $P<0.05$），但是 HDL-C 水平无明显升高，四妙组血脂也有一定降低，尤其表现为 LDL-C 和 TG 降低较为明显（与模型组比较 $P<0.05$）。（表 3-3-3-20）

表 3-3-3-20　四妙勇安汤对 AS 家兔血脂含量的影响（$\bar{x} \pm S$，mmol・L^{-1}）

血脂	组别	n	给药前	给药后 8w	给药后 16w
TC	正常组	10	1.37 ± 0.47	1.28 ± 0.55	1. 12 ± 0.48
	模型组	8	28.06 ± 7.06**	32.74 ± 4.71**	36.09 ± 1.78**
	辛伐组	11	27.09 ± 8.53**	23.51 ± 8.26**◆	20.21 ± 8.77**◆◆
	四妙组	12	32.38 ± 4.52**	32.49 ± 3.61**★	34.44 ± 4.68**★★

续表

血脂	组别	n	给药前	给药后 8w	给药后 16w
TG	正常组	10	0.34 ± 0.07	0.69 ± 0.18	0.92 ± 0.21
	模型组	8	1.17 ± 0.52**	3.69 ± 1.62**	2.87 ± 1.32**
	辛伐组	11	1.05 ± 0.36**	1.33 ± 0.63*◆	0.85 ± 0.29◆◆
	四妙组	12	1.14 ± 0.55**	1.80 ± 0.67**	1.37 ± 0.51◆
LDL-C	正常组	10	0.33 ± 0.12	0.38 ± 0.18	0.31 ± 0.15
	模型组	8	25.36 ± 9.02**	26.66 ± 8.80**	30.96 ± 14.95**
	辛伐组	11	24.34 ± 6.04**	14.77 ± 4.10**◆	6.28 ± 3.04**◆◆
	四妙组	12	24.26 ± 9.16**	21.10 ± 5.08**★	12.16 ± 5.25**◆
HDL-C	正常组	10	0.45 ± 0.11	0.38 ± 0.09	0.67 ± 0.26
	模型组	8	6.43 ± 1.98**	5.79 ± 0.98**	6.48 ± 1.10**
	辛伐组	11	6.34 ± 2.17**	4.91 ± 1.81**	5.39 ± 2.05**
	四妙组	12	7.65 ± 1.10**	5.10 ± 0.92**	5.81 ± 1.33**

注：* 为与正常组比较 $P<0.05$；** 为与正常组比较 $P<0.01$；◆为与模型组比较 $P<0.05$；◆◆为与模型组比较 $P<0.01$；★为与辛伐组比较 $P<0.05$；★★为与辛伐比较 $P<0.01$。

四妙勇安汤对 AS 家兔血清 CRP 和 MMP-9 含量的影响 实验结束时，辛伐组与四妙组血清 CRP 均有一定程度地降低，但与模型组比较差异无统计学意义（$P>0.05$）；同时，辛伐组与四妙组血清 MMP-9 均有显著降低（与模型组比较 $P<0.01$），且四妙组的 MMP-9 水平较辛伐组下降更为明显（$P<0.01$）。（表 3-3-3-21）

表 3-3-3-21 四妙勇安汤对 AS 家兔血清 CRP 和 MMP-9 含量的影响（$\bar{x} \pm S$，ng · mL^{-1}）

组别	动物数	CRP	MMP-9
正常组	10	17.86 ± 0.97	0.22 ± 0.03
模型组	8	35.30 ± 4.71**	0.96 ± 0.04**◆◆
辛伐组	11	32.40 ± 3.93**	0.88 ± 0.03**◆◆
四妙组	12	32.91 ± 1.60**	0.65 ± 0.04**◆◆★★

注：** 为与正常组比较 $P<0.01$；◆◆为与模型组比较 $P<0.01$；★★为与辛伐组比较 $P<0.01$。

四妙勇安汤对 AS 家兔病理形态学的影响　正常组主动脉内皮细胞完整，单层紧贴内弹力板，SMC 排列整齐；模型组主动脉管壁 AS 病变明显而广泛，程度较重，镜下观察可见内皮细胞多有脱落，内膜显著增厚，多数血管可见纤维斑块，斑块表面纤维帽较薄，斑块内含有大量的巨噬细胞，CA 明显减少，呈现不稳定斑块的病理特点；两药物干预组主动脉管壁 AS 病变范围小，程度较轻，内膜也有一定程度增厚，但不如模型组严重，斑块表面纤维帽明显较模型为厚，巨噬细胞含量较少，胶原纤维含量较多，呈现比较稳定斑块的特点。病理形态测量数据显示，模型组 FCT 为（49.80 ± 16.96）μm，脂核斑块面积比为（54.9 ± 9.40）%，FCT/IMT 为（6.66 ± 3.01）%，两药物干预组在增加斑块表面 FCT、减少斑块内脂质沉积和抑制内膜增生上有显著作用（P<0.05 或 P<0.01）。（表 3–3–3–22）

表 3–3–3–22 四妙勇安汤对 AS 兔主动脉病理形态的影响（$\bar{x} \pm S$）

组别	动物数	FCT（μm）	IMT（μm）	FCT/IMT（%）	LCA/PA（%）	IT/MT（%）
正常组	10	0	154.93 ± 26.54	0	0	0.02 ± 0.00
模型组	8	47.07 ± 6.45	625.89 ± 91.45**	6.66 ± 3.01	44.51 ± 16.40	3.86 ± 1.37**
辛伐组	11	77.07 ± 12.01◆◆	517.95 ± 124.63**	14.67 ± 2.93◆◆	8.59 ± 3.36◆◆	2.62 ± 0.57**◆
四妙组	12	108.74 ± 14.09◆◆★★	574.97 ± 69.24**	19.94 ± 4.33◆◆★★	7.49 ± 1.59◆◆	2.56 ± 0.79**◆◆

注：** 为与正常组比较 P<0.01；◆为与模型组比较 P<0.05；◆◆为与模型组比较 P<0.01；★★为与辛伐组比较 P<0.01。

四妙勇安汤对 AS 家兔斑块内部成分的影响　正常组家兔主动脉可有极少量的巨噬细胞和脂肪，而平滑肌肌动蛋白含量丰富。模型组染色结果显示，斑块内巨噬细胞含量丰富，主要集中于纤维帽及中膜；油红 O 染色较重，说明有大量脂质沉积于斑块区；斑块内 CA 明显减少，尤其是纤维帽较薄，而内膜中胶原成分排列疏松；α－平滑肌肌动蛋白含量较少，中膜变薄，排列较为紊乱。两药物干预组巨噬细胞和脂肪含量明显减少，而胶原和肌动蛋白含量则显著增多（与模型组比较 P<0.05 或 0.01），四妙勇安汤在减少斑块内脂肪含量和增加肌动蛋白含量上优于辛伐他汀（P<0.01）。（表 3–3–3–23）

表 3-3-3-23 四妙勇安汤对 AS 家兔斑块内部成分的影响（$\bar{x} \pm S$，%）

组别	动物数	CD68 阳性染色面积比	脂肪阳性染色面积比	胶原阳性染色面积比	α-actin 阳性染色面积比
正常组	10	2.90 ± 0.60	0.27 ± 0.13	0.68 ± 0.29	16.70 ± 7.80
模型组	8	25.13 ± 5.46**	28.67 ± 10.97**	9.89 ± 1.48**	3.69 ± 1.51**
辛伐组	11	10.06 ± 4.29**◆◆	13.20 ± 4.92**◆	18.67 ± 3.60**◆◆	9.03 ± 3.80**◆
四妙组	12	8.96 ± 3.67**◆◆	6.69 ± 3.05**◆◆★★	18.29 ± 4.37**◆◆	16.50 ± 3.23◆◆★★

注：** 为与正常组比较 $P<0.01$；◆为与模型组比较 $P<0.05$；◆◆为与模型组比较 $P<0.01$；★★为与辛伐组比较 $P<0.01$。

（4）讨论

在 REVERSAL 和 PROVEIT 试验中证实大剂量他汀具有抑制斑块增长和减低心血管事件的作用。本研究结果显示，辛伐他汀能显著降低 TC 和 LDL-C，并能使斑块表面的纤维帽增厚，斑块内巨噬细胞和 ELA 减少，SMC 和 CA 增加，降低 MMP-9 表达，提示辛伐他汀有明确的促进斑块稳定的作用，与超声研究报道相似。但未能观察到其升高 HDL-C 和明显降低血清 CRP 含量的作用，可能与动物种属及给药时间有关，但并不影响最终的结论。四妙勇安汤在降低 TG、LDL-C 上显示了明显的作用，并在增加斑块表面 FCT、改善 FCT/IMT、减少斑块内 ELA、增加肌动蛋白含量、降低血清和斑块 MMP-9 表达上明显优于辛伐他汀，提示四妙勇安汤在稳定 AS 斑块的作用上较辛伐他汀强，且与降脂作用的强弱无直接相关性，但四妙勇安汤在稳定斑块的量效关系上尚需进一步研究。

第四节　补肾软坚法抑制动脉粥样硬化的实验研究

“益肾健脾，软坚散结”是为百岁国医大师阮士怡教授七十余年临证经验之高度提炼，也是其代表性的学术思想。“补肾软坚，扶正祛邪”为阮老治疗 AS 与冠心病的主要治疗思路。补肾抗衰片乃依据阮老经验方研制而成，为补肾软坚法的代表药物，由丹参、何首乌、夏枯草、茯苓、海藻、龟板、石菖蒲、党参、菟丝子、桑寄生、砂仁等药物组成，临床用于治疗 AS、冠心病等疾病疗效显著，尤其在早期预防和延缓疾病进展方面有着独特优势。大量实验研究表明，补肾抗衰片具有抗炎、抗氧化、抗硝基化、保护内皮组织、调控巨噬细胞自噬的作用，能够稳定动脉粥样斑块、阻抑动脉硬化进程。

一、补肾抗衰片对动脉粥样硬化炎症反应的影响

1999 年 Ross 在内皮损伤反应学说基础上提出的 AS 是一种炎症性疾病已被广泛接受。其中调控炎症反应作用的重要信号通路 NF-κB 及炎症细胞因子高表达在 AS 的发生发展过程中起了非常重要的作用。NF-κB 转录到细胞核后，调节 TNF-α、IL-1、MCP-1 等一些细胞因子及炎症介质的转录过程，这些细胞因子及炎症介质均可影响动脉粥样斑块的发展及其稳定性，说明 NF-κB 和炎症因子在 AS 的发生发展过程中具有重要作用。廿余年来我们于临床上运用补肾抗衰方治疗冠心病，效果肯定。既往有研究显示补肾抗衰片具有降低血液黏度和减少血浆纤维蛋白原的作用。本研究将从对 NF-κB 和炎症因子的调控角度入手，探讨补肾抗衰片对 AS 的干预机制。

（1）材料

试剂与仪器　TC、TG、LDL-C、HDL-C 试剂盒（南京建成生物技术有限公司）；NF-κB 免疫组化试剂盒（美国 CHEMICON 公司）；MCP-1、IL-1、TNF-α ELISA 试剂盒（美国 RB 公司）。200 型半自动生化分析仪（荷兰威图公司）；OLYMPUS-BX40 生物显微镜（BX40，日本奥林巴斯公司）；HMIAS-2000 高清晰度彩色病理图像分析系统（武汉同济医科大学千屏影像工程公司）。

药物　补肾抗衰片（主要药物组成：丹参、何首乌、夏枯草、茯苓、海藻、龟板、石菖蒲、砂仁、淫羊藿、桑寄生等，0.5g/片，60 片/瓶，天津中医药大学第一附属医院制剂，批号：071105）；辛伐他汀（40mg/片，5 片/盒，杭州默沙东制药有限公司，批号：07283）。

（2）方法

动物及分组　选用普通级雄性日本大耳白兔 36 只（北京市维同利华实验动物中心提供，SCXK 京 200720001），体重（212 ± 0.12）kg。所有动物予普通饲料适应性饲养 1 周，考虑实验兔对造模因素产生不同反应，有一定离散度，故予以造模因素干预的实验组比正常对照组数量稍多，以弥补个体差异。随机分为正常对照组 6 只，模型组 10 只，补肾抗衰组 10 只，辛伐他汀组 10 只。

造模及给药方法　采用 HFD 加免疫损伤和球囊拉伤方法建立兔 AS 模型，所有动物均单笼饲养，饮水不限，自由摄食，予普通饲料适应性喂养 1 周后，正常对照组予普通饲料，其他组予高脂饲料（配方：1% 胆固醇 +5% 猪油 +5% 蛋黄 +89% 普通饲料），每只每天予 150g 饲料，共 9 周，第 10 周取材。第 2 周（高脂饲料喂养 1 周后）予 FBS 白

蛋白 250mg/（mL·kg），经兔耳缘静脉注射；第 4 周行经股动脉球囊拉伤术：用 3% 戊巴比妥钠（30mg/mL·kg）麻醉成功后，穿刺左股动脉，将套有球囊的 4F 导管送入降主动脉约 20cm，注入约 10mL 空气充盈球囊使囊内达到约 2 个大气压，回拉至髂动脉，反复回拉 2 次造成内膜损伤。给药方法：适应性饲养 1 周后，辛伐他汀组予辛伐他汀 5mg/kg，每天 1 次；补肾抗衰组予补肾抗衰片 1g/kg，每天 2 次。

血清学指标检测 分别于实验第 0、3、6、10 周进行采血，采血前禁食 12h，然后经耳缘静脉抽取空腹血 3mL，静置 1h 后 3000r/min 离心 10min，取血清 -80℃冻存待用。TG、TC 采用酶比色法，LDL-C、HDL-C 采用清除法，应用半自动生化分析仪测定。MCP-1、IL-1、TNF-α 采用 ELISA 方法检测，步骤严格按照说明书进行。

病理检测 第 10 周取材，经兔耳缘静脉注射 3% 戊巴比妥钠 [30mg/（mL·kg）] 麻醉后，取出主动脉血管组织，沿纵轴剪开，生理盐水冲洗后置于 10% 中性福尔马林固定，进行苏丹Ⅲ染色，分析斑块面积占内膜面积的百分比；然后改刀，石蜡包埋，切片（厚度 5μm），HE 染色，光镜观察病理改变。HMIAS-2000 高清晰度彩色病理图像分析系统测量血管 IT、IT/MT 及内膜面积 /（内膜面积 + 中膜面积）比值即内膜增生指数（Intimal Hyperplasia Index，IHI）。

免疫组织化学检测 选取与病理图像分析所用片子相邻的切片用免疫组化方法检测 NF-κB 阳性表达。步骤：①脱蜡；② 0.01molPBS 洗 3 次，3% 过氧化氢封闭；③ 0.01molPBS 洗 3 次，打孔液打孔 10min；④蒸馏水冲洗，0.01molPBS 洗 3 次，微波枸橼酸热修复；⑤冷却至室温，5% 兔血清封闭液封闭 45min，4℃过夜；⑥滴加一抗 NF-κBp65，4℃取出，复温 20min；⑦滴加二抗，37℃孵育；⑧ 0.01molPBS 洗 3 次，DAB 显色；⑨苏木素复染，自来水冲洗；⑩分化液分化，自来水冲洗，返蓝；⑪中性树胶封片，显微镜下观察。每只动物选取 3 张切片，每张切片随机观察 5 个不同的高倍镜视野（10×40），计算阳性细胞（细胞内有黄褐色或棕黄色沉淀物）的面积占内膜面积的百分比，取其平均值。

统计学方法 采用 SPSS 11.5 统计软件，计量资料以 $\bar{x} \pm S$ 表示，多组间比较采用单因素 ANOVA，变量间采用 Pearson 相关分析方法，$P<0.05$ 为差异有统计学意义。

（3）结果

各组 TC、TG、LDL-C 及 HDL-C 比较 与正常对照组比较，模型组与给药组 TC、HDL-C、LDL-C 均呈增长趋势（$P<0.05$，$P<0.01$）。模型组 3 周、10 周，辛伐他汀组 3 周、10 周，补肾抗衰组 3 周 TG 与正常对照组同期比较，差异有统计学意义（$P<0.05$，

$P<0.01$）。与模型组比较，辛伐他汀组 3 周时 TC、LDL-C 水平低于模型组（$P<0.05$）；补肾抗衰组 6 周时 HDL-C 水平高于模型组（$P<0.05$）。（表 3-3-4-1）

表 3-3-4-1 各组 TC、TG、LDL-C、HDL-C 比较（mmol/L，$\bar{x} \pm S$）

组别	n	时间	TC	TG	LDL-C	HDL-C
正常对照组	6	0 周	1.04 ± 0.13	1.14 ± 0.39	0.53 ± 0.17	0.66 ± 0.18
		3 周	1.43 ± 0.40	0.69 ± 0.07	0.39 ± 0.13	0.68 ± 0.09
		6 周	1.31 ± 0.17	0.96 ± 0.34	0.35 ± 0.16	0.53 ± 0.08
		10 周	1.35 ± 0.34	0.77 ± 0.20	0.67 ± 0.21	0.37 ± 0.09
模型组	10	0 周	1.08 ± 0.40	1.19 ± 0.54	0.51 ± 0.12	0.60 ± 0.15
		3 周	10.38 ± 4.99★★	1.25 ± 0.57★	3.50 ± 1.74★★	1.54 ± 0.59★★
		6 周	10.99 ± 3.89★★	0.95 ± 0.47	2.39 ± 1.17★★	1.59 ± 0.38★★
		10 周	24.04 ± 4.73★★	1.42 ± 0.51★★	11.73 ± 3.09★★	4.00 ± 0.90★★
辛伐他汀组	10	0 周	1.03 ± 0.42	1.01 ± 0.33	0.45 ± 0.22	0.68 ± 0.12
		3 周	4.34 ± 1.57★△	1.15 ± 0.42★★	1.58 ± 0.66★△	1.69 ± 0.72★
		6 周	11.40 ± 5.23★★	0.74 ± 0.23	2.01 ± 0.89★★	2.17 ± 0.99★★
		10 周	22.59 ± 4.96★★	1.48 ± 0.70★★	11.15 ± 3.27★★	4.24 ± 0.83★★
补肾抗衰组	10	0 周	1.23 ± 0.43★★	1.17 ± 0.39	0.64 ± 0.29	0.77 ± 0.18
		3 周	12.29 ± 5.83★★	2.06 ± 1.02★	2.84 ± 1.24★★	2.22 ± 0.92★★
		6 周	13.12 ± 3.48★★	0.85 ± 0.37	2.55 ± 1.13★★	2.79 ± 1.19★★△
		10 周	20.52 ± 8.12★★	1.29 ± 0.60	11.07 ± 4.35★★	4.77 ± 1.38★★

注：与正常对照组同期比较，★$P<0.05$，★★$P<0.01$；与模型组同期比较，△$P<0.05$。

各组 IT、IT/MT、IHI 及 PA/IA 比较　与正常对照组比较，模型组与两给药组 IT、IT/MT、IHI、PA/IA 数值明显增加（$P<0.01$）；与模型组比较，两给药组 IT、IT/MT、IHI、PA/IA 数值均降低（$P<0.05$ 或 $P<0.01$），两给药组之间差异无统计学意义（$P>0.05$）。（表 3-3-4-2）

表 3-3-4-2 各组 IT、IT/MT、IHI 及 PA/IA 比较（$\bar{x} \pm S$）

组别	n	IT（μm）	IT/MT	IHI	PA/IA
正常对照组	6	8.98 ± 1.21	0.06 ± 0.01	0.06 ± 0.02	0
模型组	10	391.52 ± 163.51*	1.94 ± 0.58*	0.55 ± 0.09*	0.54 ± 0.11*
辛伐他汀组	10	211.02 ± 41.38*	0.87 ± 0.28*$^{\Delta\Delta}$	0.38 ± 0.11*$^{\Delta}$	0.35 ± 0.09*$^{\Delta\Delta}$
补肾抗衰组	10	169.79 ± 41.30*$^{\Delta}$	1.10 ± 0.45*$^{\Delta}$	0.37 ± 0.08*$^{\Delta}$	0.29 ± 0.08 *$^{\Delta\Delta}$

注：与正常对照组比较，*P<0.01；与模型组比较，$^{\Delta}P$<0.05，$^{\Delta\Delta}P$<0.01。

各组 MCP-1、IL-1 及 TNF-α 比较 模型组及给药组予以造模因素干预后，随着时间的延长，血清中 MCP-1、IL-1、TNF-α 的含量呈增长趋势，三者均高于正常对照组（P<0.01）。与正常对照组及模型组比较，辛伐他汀在 3 周时降低血清中 MCP-1、IL-1 水平（P<0.01）；6 周时降低血清 IL-1、TNF-α 水平（P<0.01）；10 周时降低 MCP-1、IL-1、TNF-α 水平（P<0.01）。补肾抗衰组 3 周时降低 MCP-1、IL-1 的表达（P<0.01）；6 周时降低 IL-1 水平（P<0.01）；10 周时降低 MCP-1、IL-1、TNF-α 水平（P<0.01）。（表 3-3-4-3）

表 3-3-4-3 各组炎症细胞因子水平比较（ng/L，$\bar{x} \pm S$）

组别	n	时间	MCP-1	IL-1	TNF-α
正常对照组	6	0 周	1286.18 ± 418.03	3280.03 ± 190.42	2835.64 ± 571.02
		3 周	1305.75 ± 1364.25	3381.12 ± 264.54	2831.59 ± 391.17
		6 周	1548.60 ± 496.12	3217.24 ± 275.80	3141.77 ± 966.20
		10 周	1430.55 ± 326.54	3304.60 ± 300.05	2706.71 ± 814.72
模型组	10	0 周	1498.89 ± 306.91	3392.40 ± 230.42	3306.55 ± 702.51
		3 周	5956.40 ± 841.16★★	12460.26 ± 609.06★★	9089.76 ± 650.13★★
		6 周	6190.07 ± 833.92★★	12286.80 ± 1357.60★★	9350.19 ± 1636.48★★
		10 周	6739.29 ± 518.97★★	13684.78 ± 728.52★★	11340.77 ± 822.19★★
辛伐他汀组	10	0 周	1329.77 ± 347.68	3512.45 ± 290.53	3741.42 ± 841.97
		3 周	4830.32 ± 480.04★★$^{\Delta\Delta}$	11102.11 ± 522.64★★$^{\Delta\Delta}$	7171.80 ± 1843.26★
		6 周	6156.67 ± 1277.11★★	9066.85 ± 632.28★★$^{\Delta\Delta}$	7122.04 ± 1752.96★★$^{\Delta\Delta}$
		10 周	3142.02 ± 509.73★★$^{\Delta\Delta}$	9392.86 ± 471.36★★$^{\Delta\Delta}$	7879.09 ± 1355.38★★$^{\Delta\Delta}$

续表

组别	n	时间	MCP-1	IL-1	TNF-α
补肾抗衰组	10	0 周	1339.22 ± 384.38	3320.34 ± 313.21	3683.96 ± 615.46
		3 周	4332.80 ± 546.98 ★★ ΔΔ	10225.01 ± 826.42 ★★ ΔΔ	6802.03 ± 1380.16 ★★
		6 周	5774.16 ± 1116.40 ★★	9508.35 ± 926.36 ★★ ΔΔ	9049.58 ± 1883.30 ★★
		10 周	2791.44 ± 518.69 ★★ ΔΔ	8386.67 ± 495.65 ★★ ΔΔ	7164.17 ± 604.71 ★★ ΔΔ

注：与正常对照组同期比较，★ $P<0.05$，★★ $P<0.01$；与模型组同期比较，ΔΔ $P<0.01$。

各组 SOD、MDA、ox-LDL、NO 水平的影响　与正常对照组比较，模型组 SOD 水平在第 3、10 周时降低，NO 水平在第 3、10 周时增高，尤其至第 10 周时 NO 水平大幅增加；MDA、ox-LDL 水平在各时间点均增高（$P<0.05$ 或 $P<0.01$）。与模型组比较，补肾抗衰组 SOD 水平在第 3、10 周时高于模型组；NO 水平在第 6 周时高于模型组，第 10 周时低于模型组；MDA 水平在第 3、6、10 周时均低于模型组；ox-LDL 水平在第 3 周时低于模型组（$P<0.05$ 或 $P<0.01$）。辛伐他汀组 MDA 水平第 3、6 周时水平低于模型组；NO 水平在第 10 周时低于模型组（$P<0.05$ 或 $P<0.01$），其余效果不显著。可见，与辛伐他汀比较，补肾抗衰片在调节 SOD 和 NO 水平方面具有一定优势。

各组动脉斑块内 NF-κB 阳性表达面积比较　正常对照组血管壁见少量 NF-κB 阳性表达，胞核内见少量不均匀的黄褐色沉淀物；模型组血管壁平滑肌细胞、内皮细胞的胞核有大量棕黄色阳性区域，在胞质内也有少量阳性表达；辛伐他汀组和补肾抗衰组内皮细胞和平滑肌细胞有少量棕黄色阳性沉淀物。正常对照组 NF-κB 阳性染色面积与内膜面积比为 0.012 ± 0.006。模型组阳性染色面积与内膜面积比为 0.162 ± 0.046，与正常对照组比较，差异有统计学意义（$P<0.01$）。辛伐他汀组与补肾抗衰组阳性染色面积与内膜面积比分别为 0.107 ± 0.049、0.111 ± 0.038，均低于模型组，差异有统计学意义（$P<0.01$），两给药组间比较，差异无统计学意义（$P > 0.05$）。（图 3-3-4-1）

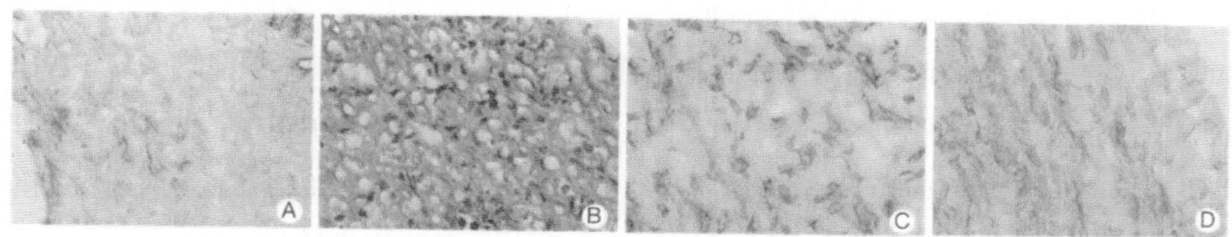

图 3-3-4-1　各组主动脉 NF-κB 免疫组化结果（DAB 染色，400×）

注：A 为正常对照组；B 为模型组；C 为辛伐他汀组；D 为补肾抗衰组。

各组光镜观察结果 于 HE 染色后进行光镜观察，可见正常对照组主动脉内皮细胞完整，单层紧贴内弹力板，中层平滑肌细胞排列整齐，呈长椭圆形。模型组主动脉见有典型粥样斑块形成，斑块表面有纤维组织覆盖，形成典型的“纤维帽”，且纤维帽较薄；内膜明显增厚，内皮部分脱落、不完整，内皮下见脂质浸润，大量泡沫细胞及炎性细胞浸润，中膜平滑肌增殖并迁移于内膜，弹力板不连续，弹力纤维断裂溶解，有大量胶原纤维增生。辛伐他汀组内膜增厚，有少量泡沫细胞形成，内皮完整，中膜平滑肌增殖，部分向内膜移行，弹力板尚完整。补肾抗衰组内膜增厚，可见若干泡沫细胞，内皮完整，中膜平滑肌增殖，排列尚规则，部分向内膜移行，弹力板尚完整。（图 3-3-4-2）

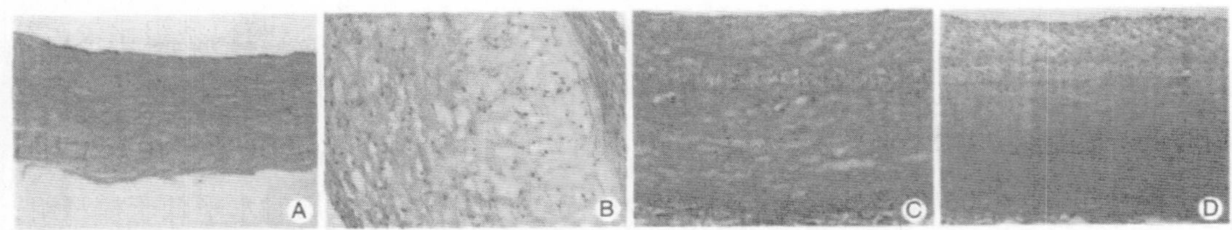

图 3-3-4-2 各组光镜观察结果（HE 染色，100×）

注：A 为正常对照组；B 为模型组；C 为辛伐他汀组；D 为补肾抗衰组。

各组血脂、炎症因子及 IT/MT、IHI 相关性比较 经 Pearson 相关性分析发现，模型组 TC 与 IL-1、TNF-α 与 IHI 呈正相关，相关系数分别为 0.706（$P<0.05$）和 0.930（$P<0.05$）。辛伐他汀组 TC 与 IL-1、TNF-α 与 IT/MT 呈正相关，相关性系数分别为 0.960（$P<0.01$）和 0.899（$P<0.05$）。补肾抗衰组 TC 与 IHI、IL-1 与 IHI、TNF-α 与 IHI、TNF-α 与 IL-1 都呈正相关，相关性系数分别为 0.917（$P<0.05$）、0.876（$P<0.05$）、0.829（$P<0.05$）、0.858（$P<0.05$）；血脂与炎症细胞因子之间无相关性（$P>0.05$）。

（4）讨论

有研究表明他汀类药物可明显降低急性心血管事件的发生率，而且这种作用与降脂幅度不成正比，提示其有降脂以外的心血管保护作用。临床上，笔者发现防治 AS，单从调节血脂入手，似乎收效甚微。中医学注重整体观念，如从固护正气、抵御邪气即抑制炎症反应角度考虑，或可达到有效防治动脉硬化的效果。本实验结果显示两药均能降低血清炎症因子水平、抑制内膜增生以稳定 AS 斑块，其作用机制与抑制 NF-κB 的活性有关。NF-κB 的不适当激活是引起炎症或氧化损伤的关键步骤，因而控制 NF-κB

的不适当激活是治疗 AS 的重要策略。由结果可以看出，两给药组对炎症水平的控制自3周开始显效，至10周效果最佳，对血清 MCP-1、TNF-α、IL-1 水平均有抑制作用，并抑制斑块内 NF-κB 的表达。同时我们发现两药在作用环节和强度上有所差异，6周时辛伐他汀对 TNF-α 的作用优于补肾抗衰片；而在3、6周时补肾抗衰片对 IL-1 作用均优于辛伐他汀。进一步的相关性分析发现，补肾组 TC、TNF-α、IL-1 都与 IHI 呈正相关，提示补肾抗衰片对 TC、TNF-α 及 IL-1 水平的降低与抑制内膜增生之间有一定关系；而其对炎症反应的抑制作用与血脂水平无相关性，提示补肾抗衰片具有直接抑制炎症的作用，且不依赖于血脂水平，其抗炎作用可能是抑制 AS 斑块发展的机制之一。

影响斑块不稳定的另一重要因素是纤维帽厚度，本实验兔 AS 模型主动脉内膜明显增厚、斑块面积增大、纤维帽变薄，增加了斑块的不稳定性。而补肾抗衰片可防止纤维帽变薄，控制斑块发展，从而有效保护动脉壁。此保护作用可能与抗脂质过氧化有关。实验结果显示，补肾抗衰片可减少 MDA 和 ox-LDL 的生成，增强 SOD 活力，清除氧自由基，减轻脂质过氧化损伤，延缓 ox-LDL 对组织的损伤，从始动环节抑制 AS 斑块的形成；而且能够调节 NO 水平，使之维持在一定范围内，改善内皮功能状态；下调氧自由基激活转录调控子 NF-κB 以及相关炎症因子的表达，从而在保护血管内皮细胞中起重要作用。尤其在升高 SOD 和 NO 水平方面，补肾抗衰片优于辛伐他汀，可见补肾抗衰片在提高机体保护性因素方面具有一定优势；其祛邪扶正兼顾，通过加强机体正气，提高 HDL、SOD 和 NO 水平，来抵抗邪气，降低血脂水平，抗脂质过氧化，从而实现抗 AS、稳定 AS 斑块的作用。这与中医对本病的病因病机认识及以此制订的治疗法则是一致的。

二、补肾抗衰片对实验性动脉粥样硬化家兔海马及主动脉氧化应激的影响

1. 补肾抗衰片对动脉粥样硬化家兔海马氧化应激的影响

（1）材料

动物 普通级雄性日本大耳白兔56只，体质量（2.2±0.2）kg，购自北京市维通利华实验动物中心，许可证号：SCXK（京）2007-0001，防疫合格证号：20060038。

药物和试剂 补肾抗衰片为天津中医药大学第一附属医院院内制剂，主要药物组成：丹参、何首乌、夏枯草、茯苓、海藻、龟板、石菖蒲、砂仁、淫羊藿、桑寄生、党参、杜仲等，批准文号：津药制字（2001）Z第0201号；辛伐他汀由 Mecksharp & DohmeLtd.U.K 生产，杭州默沙东制药有限公司分装，产品批号07283；实时荧光定量（Quantitative Polymerase Chain Reaction，q-PCR）试剂盒购自德国 QIAGEN 公司，批号：

204143；SOD、MDA、环鸟苷酸（Cyclic Guanosine Monophosphate，CGMP）等 ELISA 试剂盒均购自美国 AdlitteramDiagnost 公司；谷胱甘肽过氧化物酶（Glutathione Peroxidase，GSH-Px）ELISA 试剂盒购自美国 R&D 公司；HO-1 引物：上游：5’-TGCCGAGGGTTTTA-AGCTGGT-3’，下游：5’-AGAAGGCCATGTCCAGCTCCA-3’（扩增片段为 158bp）；Betaactin 引物：上游：5’-CGCGACATCAAGGAGAAGCTG-3’ 下游：5’-ATTGCCAATGGGTGA-TACCTG-3’（扩增片段为 129bp），均由上海生工生物技术服务有限公司合成。

仪器　实时定量 PCR 仪（Rotor-GeneRG-3000，德国 QIAGEN），微量恒温器（绍兴市卫星医疗设备制造有限公司 HW-8C）。

（2）方法

分组及给药　所有动物适应性喂养 1 周后，随机分成正常组 8 只、实验组 48 只。自第 8 周时，实验组随机分为模型组、模型 + 辛伐他汀组、模型 + 补肾抗衰片组（以下简称正常组、模型组、辛伐组、补肾组），各给药组开始给药后 16 周取材，给药量：辛伐他汀 5mg/kg 每日 1 次，补肾抗衰片 1g/kg 每日 2 次，每克以蒸馏水 5mL 溶解。

造模方法　采用 HFD 加免疫损伤和球囊拉伤方法建立兔 AS 模型。予普通饲料适应性饲养 1 周后，对照组继续给予普通饲料，实验组给予高脂饲料，日均为 150g（早：100g/ 只，晚：50g/ 只），所有动物均单笼饲养，饮水不限，自由摄食。实验组予高脂饲料 1 周后，耳缘静脉一次性注射胎牛血清 250mg · mL^{-1} · kg^{-1}，异体血清致免疫炎症损伤。在免疫损伤 1 周后进行球囊拉伤内皮损伤术。

标本的收集及处理　第 24 周（即给药后 16 周）取材：用 3% 戊巴比妥钠（30mg · mL^{-1} · kg^{-1}）麻醉成功后将动物固定于手术台，20mL 注射器心脏取血；在无菌条件下获取海马组织，生理盐水冲洗后，置于组织冻存管，液氮保存备用，余新鲜脑组织置于 -80℃冰箱保存。

实验指标检测　a.HE 染色观察海马病理形态学改变：取新鲜海马组织，-20℃作 6μm 厚度冰冻切片，做 HE 染色。取各组 HE 染色片于光学显微镜下（400 倍）观察，摄像。b.ELISA 方法检测血清 SOD、MDA 含量：将血清进行 5 倍稀释后严格按照说明书加样，置入酶标仪于 450nm 处测各孔 OD 值。c. 海马组织匀浆氧化酶相关指标测定：取兔海马组织 100mg 加入匀浆器匀浆，制作 10% 组织匀浆液；采用 ELISA 方法检测海马组织 SOD、MDA 以及 GSH-Px 酶含量。d. 血红素氧合酶基因表达的检测（q-PCR

法）：每个标本均进行 HO-1 mRNA 和内参 β-actin 基因的荧光定量 PCR。总反应体积 25μL，反应体系为：12.5μL SYBRGreenMix-Plus，上下游引物各 0.5μL（10pmol/μL），1μLcDNA，加二次蒸馏水（Redistilled Water，DDH_2O）至反应总体积 25μL。反应条件：94℃ 4min，94℃ 20s，56℃ 20s，72℃ 45s，共进行 70 个循环，57℃ ~96℃绘制熔解曲线。

统计学方法　利用比较 CT 法计算各样本 mRNA 的表达情况，依据公式 ΔCt=Ct 目的基因 -Ct 内参基因，分别计算各组的 ΔCt 值，各样本 mRNA 的相对表达量以 2-ΔCt 表示，以 2-ΔΔCt 表示各组间的相对表达率，其中 ΔΔCt=ΔCt 目的基因 -ΔCt 校正样本基因。数据统计采用 SPSS11.5 统计软件，计量资料以$\bar{x} \pm S$表示，多组间比较采用 One-way ANOVA 检验，以 $P<0.05$ 为差异有统计学意义。

（3）结果

海马形态学观察　正常组海马组织细胞排列整齐紧密，形态正常，无变性，锥体细胞大而圆，呈均匀的染色，核仁清晰，细胞质丰富。模型组家兔海马锥体细胞排列稀疏紊乱，细胞脱失明显，甚至仅见少量的不规则细胞，细胞核体积变小，深染，呈核固缩。补肾抗衰片和辛伐他汀治疗组海马细胞脱失现象减轻，细胞排列较模型组整齐，形态较正常，接近正常组。（图 3-3-4-3）

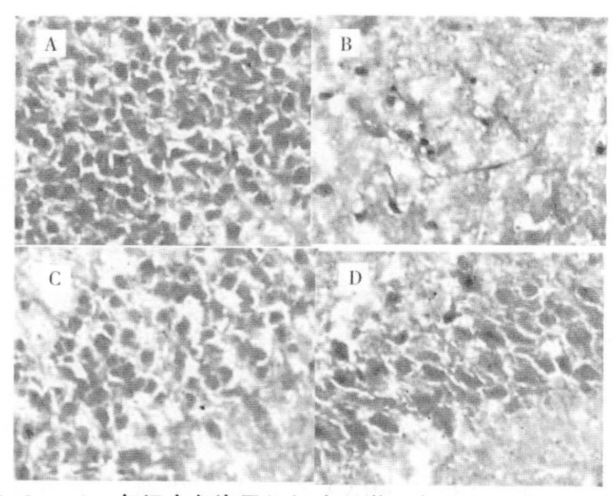

图 3-3-4-3　各组家兔海马组织病理学改变（HE 染色，400×）

注：A 为正常组；B 为模型组；C 为补肾组；D 为辛伐治疗组。

补肾抗衰片对血清 SOD 及 MDA 表达水平的影响　正常组兔血清 SOD 活性明显高于模型组和补肾组，经补肾抗衰片干预后血清 SOD 活性明显增高，与模型组比较有显著性差异（$P<0.01$）；模型组兔血清 MDA 含量高于对照组，经补肾抗衰片干预后血清 MDA 含量明显降低，与模型组比较有显著性差异（$P<0.01$）。（表 3-3-4-4）

表 3-3-4-4　各组血清 SOD 及 MDA 水平比较（$\bar{x} \pm S$）

组别	n	SOD（μg/mL）	MDA（ng/mL）
正常组	8	7.92 ±1.7	14.24 ± 1.87
模型组	8	1.31 ±0.45*	19.72 ±2.60*
辛伐组	9	2.05 ±0.44*◆	15.78 ±2.42◆
补肾组	12	2.06 ±0.35*◆	14.91 ±2.68◆

注：与正常组比较，*$P<0.01$；与模型组比较，◆$P<0.01$。

补肾抗衰片对海马组织 SOD、MDA 及 GSH-Px 水平的影响　模型组海马组织 SOD 活性显著低于正常组（$P<0.01$），而 MDA 含量显著高于正常组（$P<0.01$）；辛伐他汀干预后海马组织 SOD、MDA 与模型组之间无显著差异，经补肾抗衰片干预后兔海马组织 SOD 较模型组升高（$P<0.05$），MDA 较模型组显著下降（$P<0.01$），与正常组相比，模型组海马组织中 GSH-Px 活性明显下降（$P<0.01$）；经补肾抗衰片干预治疗后 GSH-Px 活性提高（$P<0.05$），辛伐组 GSH-Px 活性提高显著（$P<0.01$），但补肾抗衰片组和辛伐组相比差异没有显著的统计学意义。（表 3-3-4-5）

表 3-3-4-5 各海马组织 SOD、MDA 及 GSH-Px 水平比较（$\bar{x} \pm S$）

组别	n	SOD（μg/mL）	MDA（ng/mL）	GSH-Px（U/L）
正常组	8	10.10 ± 1.08	9.17 ± 2.44	48.85 ±8.59
模型组	8	6.43 ± 1.29*	16.69 ±1.42*	36.95 ±5.53*
辛伐组	9	6.58 ± 1.09*	14.97 ±1.36*◆	44.03 ±3.52▲
补肾组	12	8.59 ± 0.78*▲	12.81 ±1.23*▲	44.03 ±8.16◆

注：与正常组比较，*$P<0.01$；与模型组比较，◆$P<0.05$，▲$P<0.01$。

补肾抗衰片对 HO-1mRNA 的影响　兔海马 HO-1 mRNA 基因在各组均有表达，与正常组相比，模型组海马 HO-1 mRNA 表达差异无统计学意义，但模型组经辛伐他汀和补肾抗衰片干预后，海马 HO-1mRNA 表达均显著升高，差异具有统计学意义（$P<0.05$）。（图 3-3-4-4）

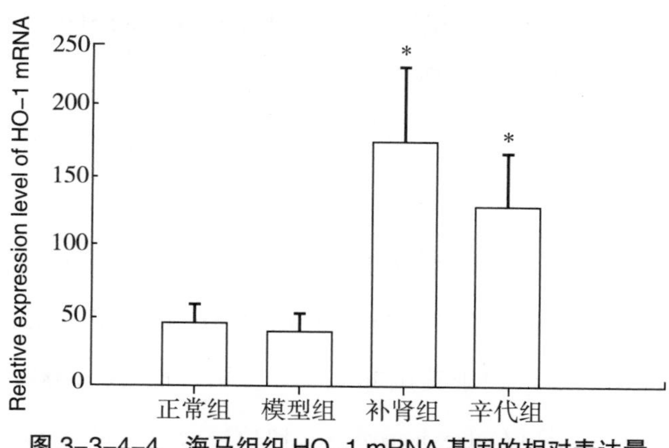

图 3-3-4-4 海马组织 HO-1 mRNA 基因的相对表达量

注：与模型组比较，*P<0.05。

（4）讨论

本研究以实时荧光定量 PCR 技术检测 HO-1 mRNA 基因的表达，结果发现，补肾抗衰片可诱导 HO-1 mRNA 的表达，但作用机制不明。HO-1 是一种抗氧化蛋白，多数情况下由氧化应激或 ox-LDL、H_2O_2 等氧化剂诱导上调。还原剂姜黄素也可上调 HO-1，它通过调控 HO-1 基因启动子区域的抗氧化效应元件而活化 HO-1 基因，直接上调 HO-1 表达水平。

MDA 作为氧自由基和生物膜 UFA 发生脂质过氧化反应的代谢产物，其含量的变化可间接反映组织中氧自由基含量的变化，并间接反映细胞损伤的程度。SOD 的表达水平可反应机体内抗自由基水平的高低。本研究发现正常组、补肾抗衰片组兔血清 SOD 活性明显高于模型组（P<0.01），MDA 水平比模型组明显减低（P<0.01），显示补肾抗衰片可促进血清 SOD 活性，降低 MDA 的产生，减轻氧化应激，抗脂质过氧化反应从而保护血管内皮细胞功能，这可能是补肾抗衰片减轻 AS 的机制之一。同样，模型组海马组织 SOD 活性表达显著低于对照组（P<0.01），而 MDA 表达显著高于对照组（P<0.01）；辛伐他汀干预后海马组织 SOD 与模型组之间无显著差异，但是经补肾抗衰片干预后的兔海马组织 SOD 较模型组升高（P<0.05），MDA 较模型组显著下降（P<0.01）。已有实验证明，在球囊损伤的兔髂动脉局部注射 SOD 或过氧化氢酶基因，发现 ROS 的产生明显减少，同时发现炎症细胞浸润下降，胶原合成减少，再狭窄明显减轻。

本实验结果显示，中药复方补肾抗衰片在 AS 所致脑损伤中具有重要的抗氧化作用，其保护机制可能是通过调控 HO-1 mRNA 基因的表达以及上调 SOD、GSH-Px 酶的活性，同时清除脂质氧化终产物 MDA 而实现的。

2. 补肾抗衰片干预动脉粥样硬化家兔主动脉的氧化应激机制研究

（1）材料

动物 普通级雄性日本大耳白兔 56 只（北京市维通利华实验动物中心，许可证编号 SCXK（京）2007-0001，防疫合格证号：20060038），体质量（2.2 ± 0.2）kg。

试剂材料 q-PCR 试剂盒购于美国 Invitrogen 公司，批号：100008919；环氧合酶 -2（COX-2）、一氧化碳血红素（Carboxyhemoglobin , HbCO）和 cGMP 等 ELISA 试剂盒购于美国 R&Dsystems 公司，批号分别为 KCB4198，DGBP30，KGE003；羊 HO-1 多克隆抗体（sc-7695）、驴抗羊异硫氰酸荧光素抗体（Fluorescein Isothiocyanate-IgG , FITC-IgG）（sc-2024）均购于 SANTACRUZ 公司；HO-1 引物：上游：5’-TTGGCTGGCTTCCTTACC-3’，下游：5’-GGCTCCTTCCTCCTTTCC-3’（扩增片段为 77bp）；过氧化物酶体增殖蛋白活化受体（Peroxisome Proliferator-Activated Receptor, PPAR）引物：上游：5’-AATGCCCGTGAAGA-3’，下游：5’-AAGCGATAGGACAAACT-3’（扩增片段为 89bp）；GAPDH 引物：上游：5’-CATCATCCCTGCCTCCAC-3’，下游：5’-TGCCTGCTTCACCACCTT-3’（扩增片段为 181bp），均由北京千汇博联生物科技有限公司合成。

仪器 Rotor-GeneRG-3000 型实时定量 PCR 仪（德国 QIAGEN），HW-8C 微量恒温器（绍兴市卫星医疗设备制造有限公司），OLYMPUS-BX40 生物显微镜（日本奥林巴斯公司），HMIAS-2000 高清晰度彩色病理图像分析系统（武汉同济医科大学千屏影像工程公司）。

（2）方法

模型制备 采用 HFD 加免疫损伤和球囊拉伤方法建立兔 AS 模型。给予普通饲料适应性饲养 1 周后，正常组继续给予普通饲料，实验组给予高脂饲料（由天津中医药大学实验动物中心配制，配方：1% 胆固醇 +5% 猪油 +5% 蛋黄），日均为 150g（早：100g/只 / 日，晚：50g/ 只 / 日），所有动物均单笼饲养，饮水不限，自由摄食。实验组予高脂饲料 1 周后，耳缘静脉一次性注射胎牛血清 250mg · mL · kg^{-1}，异体血清致免疫炎症损伤。在免疫损伤 1 周后进行球囊拉伤内皮损伤术。自第 8 周开始给药，给药 16 周后，用 3% 戊巴比妥钠 30mg ·（mL · kg）$^{-1}$ 麻醉，将动物固定于手术台，无菌条件下获取主动脉，生理盐水冲洗后，置于组织冻存管，液氮保存备用，其余新鲜组织置于 -80℃冰箱保存。

分组与给药　动物适应性喂养1周后，随机分成正常组8只，实验组48只。自第8周时，实验组随机分为模型组、补肾抗衰片组、辛伐他汀组；每日药物剂量按等效临床剂量和体表面积公式计算：辛伐他汀5mg·kg^{-1}，每日1次，补肾抗衰片1g·kg^{-1}，每日2次，用蒸馏水溶解成5mL·g^{-1}饲喂，正常组同时喂等剂量蒸馏水。

病理标本的留取及检测　24周末取材，用3%戊巴比妥钠麻醉后将动物固定于手术台，取出主动脉血管组织，沿纵轴剪开，用生理盐水轻轻冲洗后置于10%中性福尔马林固定；以主动脉弓、胸主动脉和腹主动脉三部分改刀，石蜡包埋，切片，每个部位切3张片子，HE染色，光镜观察病理改变，各组选10张片子进行图像分析。

免疫荧光技术检测HO-1蛋白水平　石蜡切片经脱蜡至水，热修复后，羊HO-1多克隆抗体（1∶1000）4℃孵育过夜，用0.01mol·L^{-1} PBS漂洗3次后，FITC-IgG标记的驴抗羊二抗（1∶800）室温下孵育4h，封片。用只有二抗和Hoechst孵育的切片作为阴性对照。在Olympus BX51荧光显微镜下观察免疫组化结果，使用Olympus DP70数码相机采图，并用Image-Pro Plus v6.0图像软件分析结果。

血清学指标检测　各组分别于给药前和给药后8、12、16周采血，采血前禁食12h，经耳缘静脉抽取空腹血3mL，静置1h后3000rpm离心10min，取血清-80℃冻存待用。HbCO、cGMP、COX-2采用ELISA方法步骤严格按照说明书进行检测。

荧光实时定量PCR法检测　每个标本均进行HO-1、PPARα mRNA和内参GAPDH基因的荧光定量PCR。总反应体积10μL，反应体系为：5μL SYBR GreenMix-Plus，上下游引物各0.5μL（10pmol·μL^{-1}），2μLcDNA，加DDH2O至反应总体积10μL。反应条件：95℃ 5min、95℃ 30s和59℃ 30s，共40个循环，57℃~96℃绘制熔解曲线。

统计学方法　利用比较CT法计算各样本mRNA的表达情况，依据公式ΔCt=Ct目的基因-Ct内参基因，分别计算各组的ΔCt值，各样本mRNA的相对表达量以2-ΔCt表示，2-ΔΔCt表示各组间的相对表达率，其中ΔΔCt=ΔCt目的基因-ΔCt校正样本基因。数据统计采用PASW Statistics 18.0软件，计量资料以（$\bar{x} \pm S$）表示，多组间比较采用One-way ANOVA检验，$P<0.05$为差异具有统计学意义，$P<0.01$为差异具有显著统计学意义。

（3）结果

病理形态学观察　正常组主动脉内皮细胞完整，单层紧贴内弹力板，中层平滑肌细胞排列整齐，呈长椭圆形。模型组主动脉见有典型粥样斑块形成，斑块表面有纤维组织覆盖，形成典型的“纤维帽”，且纤维帽较薄；内膜明显增厚，内皮部分脱落、不完整，内皮下见脂质浸润，脂核面积大，大量泡沫细胞及炎性细胞浸润，中膜平滑肌增殖并迁移于内膜，弹力板不连续，弹力纤维断裂溶解，有大量胶原纤维生成。辛伐他汀片组内膜增厚，有少量泡沫细胞形成，内皮完整，中膜平滑肌增殖，部分向内膜移行，弹力板尚完整。补肾抗衰片组内膜增厚，可见若干泡沫细胞，内皮完整，中膜平滑肌增殖，排列尚规则。

家兔主动脉 HO-1 荧光面积比较 正常组血管壁见少量 HO-1 阳性表达；模型组血管外膜成纤维细胞和平滑肌细胞，以及斑块边缘有大量绿色荧光区域，在胞质内也有少量荧光阳性表达；补肾抗衰组和辛伐他汀组绿色荧光区域均明显增加。

各组 HbCO、cGMP、COX-2 水平比较 与正常组比较，模型组 cGMP 水平在给药前、给药后 8、12、16 周均明显降低，在补肾抗衰片干预 8 周后，cGMP 水平逐渐升高，补肾抗衰片组和辛伐他汀组在第 12 周和 16 周时，与正常组同期比较，差异有统计学意义（$P<0.05$ 或 $P<0.01$）；模型组在给药前和给药后 8 周，COX-2 活性高于同期正常组（$P<0.05$），但在给药后 12 周和 16 周时，各组均无明显差异；补肾抗衰片组、辛伐他汀组 8、12 和 16 周与同期模型组比较，HbCO 水平显著降低（$P<0.01$）。

家兔主动脉 HO-1mRNA 与 PPARαmRNA 基因表达 家兔正常组主动脉 HO-1mRNA 基因仅有少量表达，模型组 HO-1mRNA 表达增加，经补肾抗衰片干预后 HO-1mRNA 表达升高（$P<0.05$），辛伐他汀也存在类似于补肾抗衰片的抗氧化效应；PPARα mRNA 各组之间无显著的统计学差异，但家兔 AS 病变后，PPARα mRNA 水平升高，而经补肾抗衰片与辛伐他汀片干预后，均有下降的趋势。

（4）讨论

本次研究发现，家兔正常组主动脉 HO-1 mRNA 基因仅有少量表达，模型组 HO-1 mRNA 表达增加，经补肾抗衰片干预后 HO-1 mRNA 表达明显升高。研究表明，中药复方补肾抗衰片可能含有类似 HO-1 诱导剂的成分，诱导 HO-1 在体内表达增高，加速血红素的分解代谢，减轻血红素的细胞毒作用，使一氧化碳（Carbon Monoxide，CO）和胆红素的生成增多，有效缓解氧化应激对机体的损伤，抑制 AS 的形成和发展。

HO-1 抑制炎性细胞因子和化学因子分泌主要通过 CO 的作用实现，CO 主要通过间接介导 cGMP 生成增多发挥抗氧化、保护血管内皮细胞及心肌细胞作用。本研究结果显示，模型组动物 HbCO 水平明显升高，经中药复方补肾抗衰片干预后，HbCO 水平明显下降，而 cGMP 水平显著升高，可能是由于补肾抗衰片促进 CO 介导 cGMP 生成增多，增加细胞内 cGMP 浓度，减少了内皮细胞的过氧化损伤。研究表明，COX-2 的选择性抑制剂 NS-398 促进了经炎症刺激后血管内皮细胞中 HO-1mRNA 的表达，有效减少内皮细胞的应激损伤。本研究发现，家兔经高脂饲喂、球囊拉伤以及免疫损伤后，机体处于应激状态，COX-2 活性明显升高，补肾抗衰片干预后 COX-2 活性有降低的趋势，同时免疫荧光检测发现，模型组血管外膜成纤维细胞、平滑肌细胞以及斑块边缘有大量绿色荧光区域，在胞质内也有少量荧光阳性表达，补肾抗衰干预后，HO-1 绿色荧光区域均明显增加。

三、相关信号通路的研究

1. 补肾抗衰片内皮细胞血红素加氧酶 -1 水平的效应研究

（1）材料

动物与细胞　普通级雄性日本大耳白兔 1 只，体重 2.5kg；清洁级 1 周龄日本大耳白兔 2 只，雌雄不限，均购自北京市维通利华实验动物中心。日本大耳白兔主动脉内皮细胞为原代培养。实验过程中对动物处置符合 2006 年科学技术部发布的《关于善待实验动物的指导性意见》。

试剂与仪器　补肾抗衰片由茯苓、党参、龟甲、杜仲等组成，津药制字 Z20070672 号（天津中医药大学第一附属医院）；DMEM、胎牛血清和其他细胞培养试剂（天津灏洋生物制品有限公司）；HO-1 诱导剂氯化高铁血红素（Hemin）及 HO-1 抑制剂锌 - 原卟啉（Zinc Protoporphyrin，ZnPPIX）（sigma）；Ⅰ型胶原酶（Collagenase Ⅰ，CAI）、Ⅲ型胶原酶（Collagenase Ⅲ，CAIII）、Ⅳ型胶原酶（Collagenase Ⅳ，Ca Ⅳ）、Ⅴ型胶原酶（Collagenase Ⅴ，CAV）、VEGF、bFGF（sigma）；倒置相差显微镜（OLYMPUS）、相机（Canon PowerShot A640）、CO_2 培养箱、酶标仪（Multiskan MK3）。

（2）方法

补肾抗衰片含药血清制备　普通级雄性日本大耳白兔，予补肾抗衰片 1g/kg 每日 2 次，每克以蒸馏水 5mL 溶解给药，连续给药 3d，末次给药后 1h 心脏采血。按通法方案制备含药血清，用 0.22μm 的微孔滤膜过滤除菌，置 -20℃保存备用。

兔内皮细胞原代培养　1 周龄日本大耳白兔放入标本缸，加入 1mL 乙醚，麻醉 1min

后放入体积分数为 75% 乙醇中浸泡 15min，在无菌环境中，用碘伏消毒 3 次，脱碘。在超净工作环境下打开胸腔，钝性分离主动脉，置于无菌培养皿中，无菌 PBS 冲洗 3 次。参考已报道方法铺消化酶，CO_2 培养箱中消化 30min，终止消化，用 DMEM 培养液（含胎牛血清 20%、VEGF 1μg/L、bFGF 2μg/L）混匀沉淀细胞，吹打分散至单个细胞，转移至培养瓶内，置于 37℃、体积分数为 5%CO_2。培养箱中培养，48h 后首次换液，去除细胞碎片和未能贴壁的细胞。

MTT 法分析含药血清最佳浓度 用胰酶消化细胞，将常规培养基配成细胞悬液种入 96 孔板，板周边的孔不加细胞，防止有边缘效应。在 37℃、5%CO_2 的培养箱内培养 24h 后，分别加入不同浓度的含药血清和对照血清。每组设 3 个平行孔，继续培养 24h，加入 M1vr 溶液 20μL 继续培养 4h，终止培养，弃培养液，加入 DMSO150μL/孔，振荡；在酶联免疫检测仪上测定各孔吸光度值，比色时以空白孔调零。按照上述同样方法检测培养 24h、48h、72h、96h 的吸光度值。

细胞分组及干预 根据 HO-1 激动剂 Hemin、抑制剂 Znpp 不同浓度孵育兔主动脉内皮细胞以及补肾抗衰片含药血清是否干预做如下分组：① HO-l 激动剂 Hemin、抑制剂 Znpp 不同浓度预处理：PBS 组，Hemin 组和 Znpp 组。细胞以 2×10^6 接种于 24 孔培养板中，24h 后待细胞完全贴壁，然后分别加入 1μmol/L Hemin、10μmol/L Hemin、100μmol/L Hemin、1μmol/L Znpp、10μmol/L Znpp、100μmol/L Znpp 处理 24h 待用。②预处理的内皮细胞以补肾抗衰片含药血清干预：10% 空白血清 +Hemin 组、10% 空白血清 +Znpp 组、10% 含药血清 +Hemin 组、10% 含药血清 +Znpp 组，加药后将细胞置于 37℃、5%CO_2。培养箱内培养 72h，离心取上清液备用。

酶联免疫法分析 HO-1 水平 细胞上清液作 5 倍稀释后严格按照说明书加样，置入酶标仪于 450nm 处测各孔 OD 值。

统计学方法 采用 PASW Statistics 18 统计软件处理数据，实验数据用均数 ± 标准差（$\bar{x}\pm S$）表示，采用单因素 ANOVA，组间比较采用 t 检验，$P<0.05$ 为差异有统计学意义。

（3）结果

倒置相差显微镜观察细胞培养结果 细胞接种 24h 后，倒置相差光镜下应可见细胞贴壁，部分细胞分化生长。48h 可见初长出的细胞为单层、互不重叠，梭边界清楚，胞浆丰富，核清晰，呈三角形或多角形；第 7d，细胞长成片，中心排列紧密的部分可见呈典型“铺路石”状排列的单层细胞。

补肾抗衰片不同浓度含药血清对内皮细胞增殖的影响 不同浓度的含药血清对内皮细胞增长率具有不同的影响，10%的含药血清在培养72h时达到最佳的效应。

不同浓度Hemin、Znpp孵育内皮细胞24h后HO-l水平 不同浓度HO-1激动剂Hemin孵育内皮细胞24h后与Hemin未孵育组比较，HO-1水平没有明显差异，但100μmol/L孵育组HO-1水平有升高趋势；不同浓度HO-1抑制剂Znpp孵育内皮细胞24h后与Znpp未孵育组比较，1μmol/L孵育组与Znpp未孵育组HO-l水平差异具有统计学意义（$P<0.05$）。

补肾抗衰片含药血清对HO-1的影响 补肾抗衰片含药血清与空白血清分别干预不同浓度Hemin、Znpp孵育后内皮细胞，补肾抗衰片含药血清对1μmol/L、10μmol/L Hemin孵育后的内皮细胞HO-1水平具有明显的抑制作用，但对于100μmol/L Hemin孵育后的内皮细胞HO-1水平没有明显的作用。补肾抗衰片含药血清干预不同浓度Hemin孵育后内皮细胞HO-1水平比较，1μmol/L组与100μmol/L Hemin孵育后的内皮细胞HO-1水平具有统计学意义（$P<0.05$）；补肾抗衰片含药血清对1μmol/L、10μmol/L Znpp孵育后的内皮细胞HO-1水平没有明显的影响，但补肾抗衰片上调了100μmol/L Znpp孵育后的内皮细胞HO-1水平（$P<0.05$）。

（4）讨论

HO-1作为一种关键生物分子，参与适应和防御氧化应激等细胞应激反应，维持细胞稳态，促进细胞生存，是一种多效性的细胞保护效应分子，是机体内源性抗损伤的重要机制之一。本研究用不同浓度的HO-1激动剂Hemin和HO-1抑制剂Znpp分别处理兔主动脉内皮细胞，预处理24h后以最佳浓度补肾抗衰片含药血清干预72h。分析发现，补肾抗衰片含药血清对Hemin促表达后的HO-1水平呈抑制效应，而对抑制剂Znpp孵育后的内皮细胞HO-1水平呈促进效应。HO-1很容易被血红素、高氧血症、低氧血症、热休克、内毒素、H_2O_2、细胞因子、紫外线、重金属和NO等多种刺激诱导，这些刺激都有引起氧化应激的特点。HO-1对稳定体内的氧化与抗氧化过程有重要意义。Taille等发现在巨噬细胞HO-1可以降低NADPH这一产生ROS的关键酶的活性，推测可能是由于NOX含有血红素亚基，HO-1的诱导可以降解血红素亚基，从而降低了NADPH的功能。ROS引起的内皮细胞功能紊乱是AS病变形成的起始环节。Abraham等研究发现增加HO-1的表达可以减弱ROS介导的内皮细胞的凋亡。Petrache等在鼠成纤维细胞中发现了肿瘤坏死因子 G（Tumor Necrosis Factor-G, TNF-G）诱导细胞凋亡时 HO-1 过度表达的条件。在锡原卟啉作用下，抗细胞凋亡作用丧失，并在细胞内过度表达反义的 HO-1。

2. 补肾抗衰片介导自噬 PI3k/Akt/mTOR 通路调控动脉粥样硬化的机制

（1）材料

动物 清洁级健康成年雄性新西兰大白兔，体重（2.2 ± 0.2）kg，购自北京维通利华实验动物技术有限公司（动物许可证号：SCXK 京 2010-0002）。小鼠单核巨噬细胞白血病细胞（Mouse Monocyte Macrophage Leukemia Cells，RAW264.7）巨噬细胞株购自国家实验细胞资源共享平台（China Infrastrcture of Cell Line Resource），资源编号 3111C0001CCC000146。

药品 补肾抗衰片（由丹参、何首乌、夏枯草、茯苓、海藻、龟板、石菖蒲、党参、菟丝子、桑寄生等组成，0.5g/ 片，60 片 / 瓶，天津中医药大学第一附属医院制剂，批号：071105）；阿托伐他汀钙片（商品名：立普妥，20mg/ 片，7 片 / 盒，辉瑞制药有限公司生产，国药准字 H20051407）。

试剂和仪器 ox-LDL（北京欣源佳和生物科技有限公司），雷帕霉素（即西罗莫司，Rapamycin, RAP，德国 calbiochem 公司），细胞计数试剂盒 -8（Cell Counting Kit-8，CCK8，日本同仁化学研究所），双荧光自噬指示体系（Dual Fluorescence Autophagy Indicator System，mRFP-GFP-LC3，柏礼生物医药科技有限公司），兔抗 LC3 多克隆抗体（美国 abcam 公司），兔抗选择性自噬接头蛋白 p62（Sequestosome 1，p62）单克隆抗体（美国 Sigma 公司），兔抗 PI3K 单克隆抗体、兔抗 Akt 单克隆抗体、兔抗磷酸化 Akt（Phosphorylation Protein Kinase B，p-Akt）单克隆抗体、兔抗 mTOR 单克隆抗体、兔抗 β-actin 多克隆抗体、兔抗增生细胞核抗原（Proliferating Cell Nuclear Antigen, PCNA）多克隆抗体（武汉三鹰），HRP-goatanti-rabbitIgG（武汉博士德）。TC 测定试剂盒、TG 测定试剂盒、HDL-C 测定试剂盒、LDL-C 测定试剂盒（中生北控生物科技股份有限公司）。全自动生化分析仪（7020 型 ISE，日本日立）、激光共聚焦显微镜（德国 Zeiss 公司）、二氧化碳恒温培养箱、凝胶成像系统（美国 BIO-RAD 公司）等。

（2）方法

a. 在体实验

造模、分组及干预方法 24 只雄性新西兰大白兔给予 1 周普通饮食适应期，随机分为 4 组，分别为正常对照组、模型组、阿托伐他汀组及补肾抗衰组，每组 6 只。对照组给予普通饲料喂饲 12 周，其余三组给予高脂饲料（组成：1.5% 胆固醇 +5% 猪油 +9% 蛋黄粉 +0.2% 胆酸 +84.3% 普通饲料）喂饲 12 周。喂饲 4 周后，模型组给予生理盐水 3mL 灌胃；补肾抗衰组给予补肾抗衰片（1g/kg・d）进行治疗，相当于人用量的 3.27 倍，将补肾抗衰片溶于生理盐水 3mL 中，灌胃给药，每日 2 次；阿托伐他汀组给予阿托伐他汀钙片（5mg/kg・d）进行治疗，相当于人用量的 3.27 倍，将阿托伐伐他汀钙片溶于生理盐水 3mL 中，灌胃给药，每日 1 次。第 12 周末，将各组实验兔取材，取材前禁食 12 小时。从兔耳正中动脉采血，每只兔采血 3mL，常温静止 2~4h 后离心（3000rpm，15min），提取上清液，-80℃冻存待用。麻醉固定后迅速开胸暴露心脏，采集心脏血后，剪开一侧心耳，向心脏内注射 0.9% 生理盐水 500mL 左右冲洗胸主动脉。无菌条件下获取胸主动脉并剥除外膜结缔组织及脂肪组织，分成两段，一段置于 10% 中性福尔马林溶液中，一段用锡纸包裹置于冻存管内，-80℃冰箱保存，备用。

油红 O 染色　胸主动脉血管组织石蜡切片脱蜡至水，经水洗后用异丙醇（Isopropyl Alcohol，IPA）放置 5min，吸去 IPA 溶液后，加入 0.5% 油红 O/IPA 溶液，染色 30min；蒸馏水清洗 3 次；苏木素染色 5min，盐酸乙醇分色，氨水返蓝；大体观察形态。在有脂质浸润的斑块处主动脉内膜呈橘红色染色，观察 AS 斑块形成情况。

HE 染色　主动脉用 10% 中性福尔马林溶液固定 1 ~ 2 天，行梯度酒精脱水、浸蜡、常规石蜡包埋、切片（厚 5μm），42℃水浴展片，37℃烤箱烘烤过夜，脱蜡至水，经水洗后，苏木素浸染 10min，10% 盐酸酒精分化 10s，0.5% 氨水返蓝，怡红浸染 3~5min，行梯度酒精脱水，二甲苯透明后，中性树脂封片。按照常规 HE 染色方法进行染色。光学显微镜下观察血管内膜的病理变化。采用 Image-proplus 6.0 System 病理图像分析系统对血管内膜增生面积、中膜面积进行测定，并计算它们的比值。将 HE 染色后的主动脉照片输入图像分析系统，用鼠标准确勾勒出动脉管壁的内腔以及内外弹力层的完整轮廓。每个目标血管各取 6 张切片，每张切片取 1 个血管环均测量 2 次取平均值，最后计算 6 个血管环所得的数据均值作为该标本的最终数值。计算参数如下：①内膜增生面积 = 内弹力层围绕面积 - 血管环管腔横截面积；②中膜面积 = 外弹力层围绕面积 - 内弹力层围绕面积；③内中膜比值：反映内膜增生程度。

微管相关蛋白轻链 3II（Microtubule Associated Protein 1 Light Chain 3-II，LC3II）免疫组织化学染色　主动脉石蜡切片脱蜡至水；微波枸橼酸热修复；冷却至室温，

0.01mol PBS 洗 3 次，3% 过氧化氢封闭；0.01mol PBS 洗 3 次，5% 兔血清封闭液封闭 45min；滴加一抗，置于湿盒中 4℃过夜；4℃取出，复温 20min；0.01mol PBS 洗 3 次，滴加二抗，37℃孵育；PBS 洗 3 次，链霉卵白素工作液，37℃下孵育；PBS 洗 3 次，DAB 显色；苏木素复染，流水冲洗；分化液分化，流水下返蓝；中性树胶封片，显微镜下观察。每只动物选取 3 张切片，每张切片随机观察 5 个不同的高倍镜视野（10×40），用 Image-Pro Plus 6.0 图像处理系统进行处理，以细胞质内出现棕黄色颗粒为阳性，计算 LC3II 蛋白的表达面积，并计算所占整个标本面积的百分比。

Beclin-1 蛋白检测　提取主动脉组织蛋白，主动脉组织用蛋白裂解液充分研磨，冰上裂解 30min，4℃离心 15min，取上清。BCA 法进行蛋白定量后进行 SDS-PAGE 电泳，恒定电流 200mA，4℃转膜 2h 至 PVDF，5% 脱脂牛奶 TBST 溶液封闭 1h 后，分别加入一抗（1∶1000）4℃过夜，二抗（1∶2000）室温 1h，ECL 化学发光试剂盒曝光，Image-J 软件进行图像灰度分析，所有目的蛋白灰度值与内参灰度值之比为所需结果。

b. 离体实验

巨噬细胞自噬模型建立　小鼠巨噬细胞 RAW264.7 常规培养于 10% 胎牛血清 +1% 双抗的 DMEM 中，置于 37℃、5%CO_2 培养箱培养。待细胞状态良好、贴壁紧，生长面积达 90% 左右时分瓶传代。传代培养 3 次后取对数生长期的细胞用于实验。建立 ox-LDL 诱导的巨噬细胞株 RAW264.7 自噬模型。经预实验，60μg/mL 和 100μg/mL 的 ox-LDL 均可诱导巨噬细胞自噬。在 6、12、24 小时，自噬活性随时间增加，在 24 小时达到峰值，60μg/mL ox-LDL 组的自噬溶酶体持续增加至 48h，无法判断自噬强度减弱。在 48 小时，100μg/mL ox-LDL 组红色自噬溶酶体数目的增加减少，提示自噬体的融合，溶酶体被阻断。故选择 100μg/mL ox-LDL 干预巨噬细胞作为本研究的最佳建模条件。

补肾抗衰片浓度筛选　取对数期 RAW264.7，消化离心后计数，调整细胞悬液密度为 1×10^4 个 / 孔细胞，接种于 96 孔板，每孔 100μL，每组均设定 6 个副孔，孵育 24 小时后更换培养基为无血清培养基。分别用 5%、10%、15%、20% 补肾抗衰片含药血清孵育细胞，每组 6 个复孔，孵育 24h。各组培养液作用完成后，弃液，D-hank’s 每孔 100μL 润洗 2 遍，每孔加入 100μL 10%CCK8（CCK8∶DMEM=1∶9），37℃孵育 30min，450nm 酶标仪检测不同孔内 OD 值，检测细胞活力。与空白对照组相比，10% 含药血清促增殖作用最明显，故选用进行给药干预

Western blot 检测　将自噬模型巨噬细胞分为 control 组、model 组、补肾抗衰片（BS-KS）组及 Rapamycin 汀组，给予相应干预后，提取各组巨噬细胞的核蛋白和浆蛋白，具体操作参照凯基核蛋白提取试剂盒说明书。BCA 法进行蛋白定量，SDS-PAGE 电泳同前。

统计学方法　应用 SPSS17.0 统计软件进行数据统计与分析，计量资料以均数 ± 标准差（$\bar{x} \pm S$）表示，多组间比较采用单因素 ANOVA，变量间采用 Pearson 相关分析方法，$P<0.05$ 为差异有统计学意义。

（3）结果

a. 在体实验

油红 O 染色形态　对照组主动脉内膜光滑，无斑块及脂纹形成，内膜均匀，轻度红染；模型组主动脉内膜大部分呈橘红色，明显油红沉积，说明形成大量斑块；阿托伐他汀组主动脉内膜散在的橘红色染色，说明有散在斑块；补肾抗衰组内膜部分呈橘红色，但与模型组相比较少。（图 3-3-4-5）

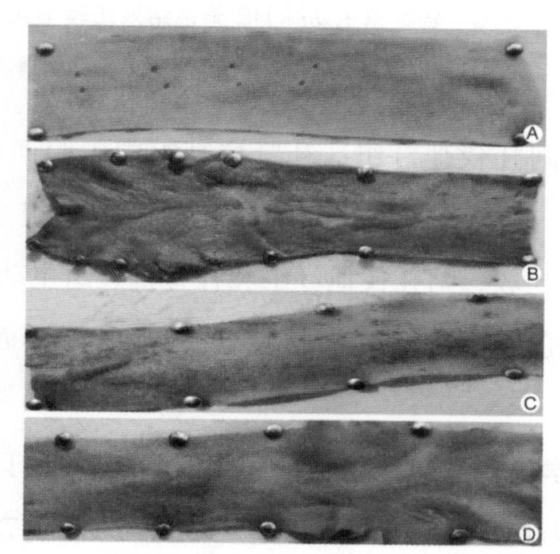

图 3-3-4-5　各组兔主动脉油红 O 染色结果比较

注：A 为对照组；B 为模型组；C 为阿托伐他汀组；D 为补肾抗衰片组

HE 染色和内 / 中膜面积比值　对照组兔主动脉管壁结构完整，管腔未见异常改变；内膜无增厚，内皮细胞完整连续、单层结构；中膜平滑肌细胞排列整齐，呈长椭圆形，外膜附有大量疏松结缔组织。模型组兔主动脉可见 AS 斑块病变，内膜、中膜明显增厚，内皮细胞部分缺失、不完整，内膜下层可见大量泡沫细胞；斑块下的中膜呈不同程度破坏，平滑肌细胞增殖并向内膜迁移。阿托伐他汀组兔主动脉内膜明显增厚，主动脉内膜增生的程度显著低于模型组，内膜下层存在少量的泡沫细胞及炎症细胞；中层平滑肌细胞排列较整齐，病理改变情况均较模型组减轻。补肾抗衰组可见内膜增生明显，内膜下层有大量泡沫细胞及炎症细胞的浸润；中层平滑肌细胞排列较整齐，与模型组比较，病变程度减轻。（见图 3-3-4-6）

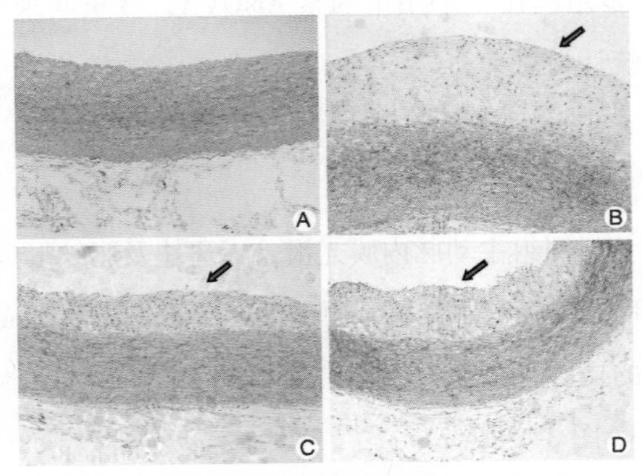

图 3-3-4-6　各组兔主动脉 HE 染色结果比较（100×）

注：A 为对照组；B 为模型组；C 为阿托伐他汀组；D 为补肾抗衰片组；箭头所指为内膜增生区域

对照组、模型组、阿托伐他汀组、补肾抗衰组内中膜面积比分别为 0.07±0.02、1.82±0.12、0.94±0.09、1.52±0.23。与对照组比较，模型组主动脉内中膜面积比升高（$P<0.01$）。与模型组比较，阿托伐他汀组和补肾抗衰组主动脉内中膜面积比值降低（$P<0.05$，$P<0.01$）；阿托伐他汀组和补肾抗衰组主动脉内中膜面积比相比较，差异无统计学意义（$P>0.05$）。

LC3II 免疫组织化学染色　对照组、模型组、阿托伐他汀组、补肾抗衰组主动脉 LC3II 阳性面积百分比为 0、6.30±0.89、8.72±1.11、8.47±1.73。对照组中 LC3II 无阳性表达；与对照组比较，模型组主动脉 LC3II 阳性面积百分比增大（$P<0.01$）；与模型组比较，阿托伐他汀组及补肾抗衰组主动脉 LC3II 阳性面积百分比增大（$P<0.05$）。（图 3-3-4-7）

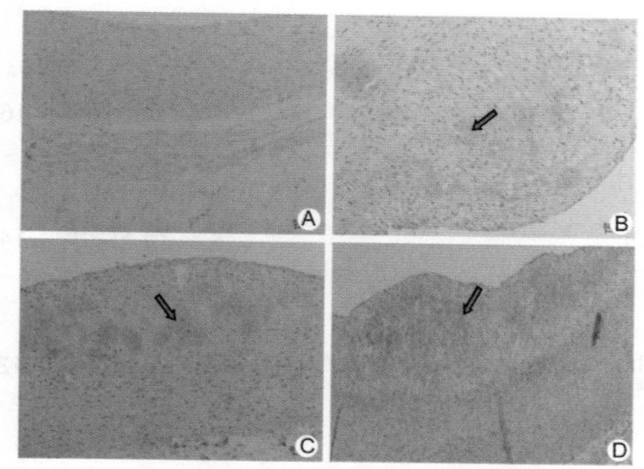

图 3-3-4-7　各组兔主动脉 LC3 Ⅱ免疫组化染色（100×）

注：A 为对照组；B 为模型组；C 为阿托伐他汀组；D 为补肾抗衰片组；箭头所指为 LC3 Ⅱ阴性表达区域

各组 Beclin-1 蛋白表达比较　与对照组比较，模型组兔主动脉 Beclin-1 蛋白的表达升高（$P<0.05$）；与模型组比较，阿托伐他汀组和补肾抗衰组兔主动脉 Beclin-1 蛋白的表达升高（$P<0.01$）。（图 3-3-4-8）

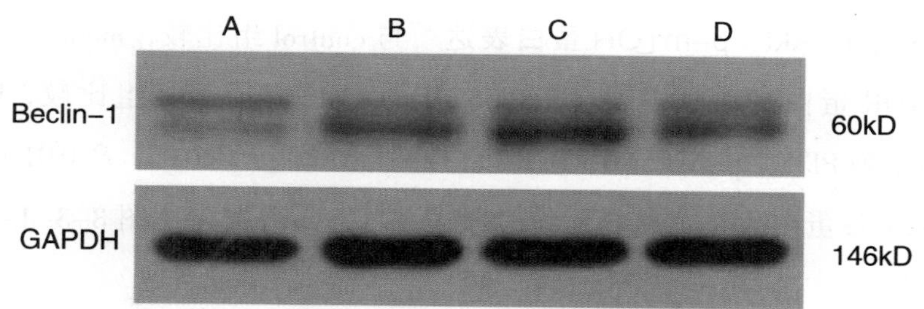

图 3-3-4-8　各组 Beclin-1 的蛋白电泳图

注：A 为对照组；B 为模型组；C 为阿托伐他汀组；D 为补肾抗衰片组

b. 离体实验

各组 LC3II/I 及 p62 表达　与 control 组比较，model 组细胞 LC3II/I 表达水平升高（$P<0.01$），p62 表达水平降低（$P<0.01$）；与 model 组比较，BS-KS 组和 Rapamycin 组细胞 LC3II/I 表达水平升高（$P<0.01$），p62 表达水平均降低（$P<0.01$）；与 BS-KS 组相比，Rapamycin 组细胞 LC3II/I 表达升高，p62 表达降低（$P<0.05$）。（图 3-3-4-9）

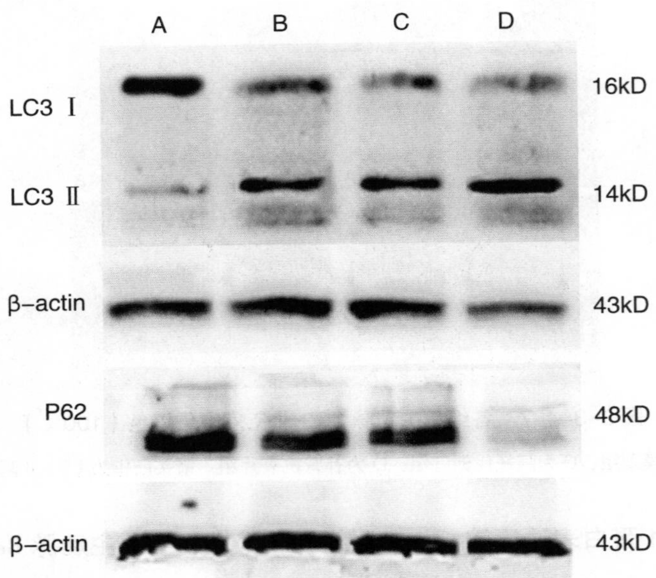

图 3-3-4-9　自噬相关蛋白 LC3 Ⅱ和 p62 的蛋白电泳图

注：A 为对照组；B 为模型组；C 为补肾抗衰片组；D 为雷帕霉素组

各组 PI3K、p-Akt、p-mTOR 蛋白表达　与 control 组比较，model 组细胞 PI3K、p-Akt、p-mTOR 蛋白的表达升高（$P<0.05$，$P<0.01$）；与 model 组比较，BS-KS 组与 Rapamycin 组细胞 PI3K、p-Akt、p-mTOR 蛋白的表达降低（$P<0.05$，$P<0.01$）；BS-KS 组与 Rapamycin 组各蛋白表达，差异无统计学意义（$P>0.05$）。（图 3-3-4-9，表 3-3-4-6）

表 3-3-4-6 各组 PI3K、p-Akt、p-mTOR 蛋白表达比较（$\bar{x}\pm S$）

组别	n	PI3K	p-Akt	p-mTOR
对照组	6	0.96 ± 0.21	0.93 ± 0.13	1.48 ± 0.09
模型组	6	1. 18 ± 0.08*	1.17 ± 0.21*	6.74 ± 0.68**
补肾抗衰组	6	0.84 ± 0.08△△	0.59 ± 0.12△△	4.76 ± 0.88△
雷帕霉素组	6	0.67 ± 0.17△△	0.44 ± 0.08△△	3.45 ± 0.18△△

注：与对照组比较，* P<0.05，**P<0.01；与模型组比较，△P<0.05，△△P<0.01。

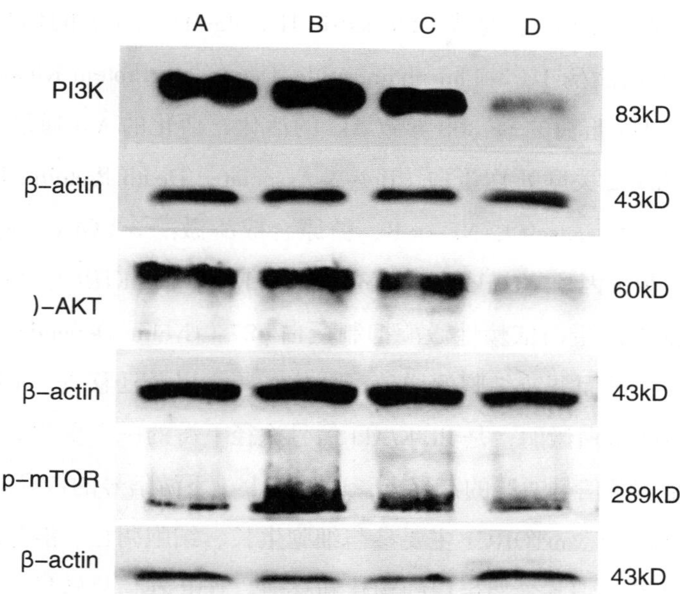

图 3-3-4-10　各组巨噬细胞内 PI3K、p-Akt、p-mTOR 蛋白电泳图

注：A 为对照组；B 为模型组；C 为补肾抗衰片组；D 为雷帕霉素组

（4）讨论

自噬体存在于参与 AS 形成过程的多种细胞内，如内皮细胞、平滑肌细胞、巨噬细胞等。适度的自噬可修复损伤，维护机体正常的功能，但过度自噬会损伤细胞器，引起细胞的死亡。在正常生理条件下，自噬在细胞内始终维持在较低水平，但随着 AS 的形成，自噬被持续激活，自噬水平存在变化。本研究在兔 AS 模型中，观察到自噬现象，主动脉自噬相关蛋白 LC3 Ⅱ、Beclin-1 的表达升高，BS-KS 干预组与模型组相比，能减轻 AS 病变程度，增强自噬。在 Perrotta Ⅰ检测人动脉内膜切除术取材的主动脉 AS 斑块中，可见多种细胞的超微结构中都有自噬体存在，在巨噬细胞吞噬脂质后形成的泡沫细胞内脂滴及自噬体数目最多。由此，我们选择巨噬细胞为研究对象，以 ox-LDL 干预巨噬细胞，模拟 AS 脂质环境，检测巨噬细胞中自噬流随时间的变化和自噬相关蛋白，探讨补肾抗衰片对巨噬细胞自噬的调控作用。

自噬每个阶段都有特定的标志蛋白，我们选择了 Beclin-1、LC3 Ⅱ、p62 这三个重要的自噬相关分子，反映自噬的启动阶段、自噬体的延伸和自噬体的降解。自噬的调节机制十分复杂，PI3K 是一个复杂的大家族，基于它的结构可以分为三类：class Ⅰ、class Ⅱ、class Ⅲ。PI3K 被激活后在细胞膜上生成磷脂酰肌醇 -3，4，5- 三磷酸（Phosphatidylinositol-3,4,5-Triphosphate，PIP3），以它作为第二信使激活下游的蛋白，PIP3 与细胞内含有 PH 结构域（Pleckstrin Homolgy Domain）的信号蛋白 Akt 和 3-磷脂酰肌醇依赖蛋白激酶 1（3-Phosphoinositide-Dependent Protein Kinase-1，PDK1）结合，促使 PDK1 p-Akt 蛋白的 Ser308 导致 Akt 的活化，活化的 Akt 通过磷酸化激活或抑制其下游靶蛋白 Bcl-2 关联死亡蛋白（Bcl-2-Associated Death Protein，Bad）、半胱氨酸天冬氨酸蛋白酶 9（Caspase9）、NF-κB、糖原合成酶激酶 3（Glycogen Synthase Kinase 3，GSK-3）、叉头转录因子（Forkhead Transcription Factors，FKHR）、细胞周期调控因子（p21Cip1）和细胞周期蛋白依赖性激酶抑制蛋白 p27（Cyclin-Dependent Kinase Inhibitor p27，p27Kip1）等，进而调节细胞的增殖、分化、凋亡以及迁移等。mTOR 是一种非典型的丝氨酸 / 苏氨酸蛋白激酶，是 PI3K/Akt 信号途径下游的一个重要效应分子。现已明确，mTOR 通路是多条信号通路的汇聚点，通过对上、下游信号的传导来影响细胞自噬，是调控自噬的关键环节。mTORC1 主要参与细胞生长、细胞凋亡、能量代谢和细胞自噬的调节，mTORC2 参与细胞骨架蛋白的构建和存活。TOR 在信号转导通路中通过下游效应器同时控制翻译和转录的过程，TOR 可直接或间接影响 ATG 蛋白，影响自噬体的形成。本研究结果显示，与对照组比较，模型组 PI3K、p-Akt、p-mTOR 蛋白的表达升高；与模型组相比，补肾抗衰组细胞 PI3K、p-Akt、p-mTOR 蛋白的表达显著降低。说明补肾抗衰片可能通过抑制 PI3K/Akt/mTOR 信号通路的激活，促进巨噬细胞自噬。

综上所述，本实验通过采用高脂喂养方法，成功地建立了 AS 动物模型。正常对照组动物整体状况良好，模型组动物随 HFD 喂养的时间推移逐渐地出现了 AS 疾病相关的症状，血脂水平明显升高，油红 O 染色与病理方面均观察到了主动脉 AS 斑块的形成。与模型组比较，补肾抗衰片组血清中 TC、TG、LDL-C 的水平有降低的趋势，HDL-C 水平有升高的趋势，提示补肾抗衰片不能明显降低 AS 兔的血脂水平，只能调节 AS 兔的血脂水平。主动脉内中膜面积比值能够反映内膜增生程度，提示补肾抗衰片能够降低 AS 兔主动脉内膜的增生程度，发挥抑制 AS 发展的作用。在体实验观察到 AS 中的自噬现象，补肾抗衰片能减轻 AS 兔模型病变程度，上调主动脉自噬相关蛋白 LC3II、Beclin-1 的表达。体外研究表明，ox-LDL 能诱导巨噬细胞自噬，补肾抗衰片能上调自噬相关蛋白 LC3II，下调 p62，通过 PI3K/Akt/mTOR 通路调节自噬。我们试图通过调控巨噬细胞自噬，为临床防治 AS 提供新的理论依据、治疗策略和靶点。但是，体外的巨噬细胞研究并不能直接反应体内 AS 的情况，仍需在 AS 模型中进一步研究巨噬细胞自噬与其他细胞自噬的情况。另外，对于疾病不同时间点的自噬水平是如何变化的，以及过程中自噬具体的作用机制，也有待于在今后的实验中继续探究。

第五节　益气活血法对心肌保护作用的实验研究

中医认为心力衰竭的病机在于宗气不足、心阳虚衰，瘀血阻滞是疾病发展变化的关键，从气血论治为心力衰竭的治疗提供了新的思路。对于心肌而言，气虚则能量供应不足，血瘀则有害产物堆积，是为本虚标实，邪实为主。在临床上以益气活血法保护心肌损伤广为沿用，并取得了显著的临床疗效。芪参益气滴丸是由黄芪、丹参、三七、降香等配伍组成的上市成药，具有益气活血、通络止痛，祛瘀而不伤正之功效，广泛应用于心血管疾病的治疗和心肌梗死（MI）的二级预防，其在减轻冠心病患者的心绞痛症状、改善慢性心衰患者的心功能水平方面具有良好疗效。实验研究也表明，芪参益气滴丸具有抑制心肌细胞凋亡、抑制心肌纤维化、拮抗 MI 免疫炎症反应的作用。本节也将主要介绍芪参益气滴丸抑制心肌纤维化的实验研究。

1. 压力超负荷大鼠心肌胶原代谢的动态变化

（1）材料

实验动物　雄性 Wistar 大鼠，购自军事医学科学院实验动物中心，许可证号为 SCXK（军）2012-0004，SPF 级，体重 180~200g。

主要试剂　戊巴比妥钠和 Masson 三色染色液，购自天津百浩生物科技有限公司；羟脯氨酸（Hydroxyproline，HYP）测试盒，购自南京建成生物工程研究所；大鼠Ⅰ型前胶原羧基端肽（Procollagentype Ⅰ Carboxy-terminalpeptide，PⅠCP）酶联免疫试剂盒、大鼠Ⅲ型前胶原氨基端肽（Procollagentype Ⅲ Amino-terminal Peptide，PⅢNP）酶联免疫试剂盒和大鼠Ⅰ型胶原 C 端肽（CollagenC Telopeptidetype Ⅰ，CTX-Ⅰ）酶联免疫试剂盒，购自武汉华美生物工程有限公司。

（2）方法

压力超负荷大鼠模型的建立　采用腹主动脉缩窄法制备压力超负荷大鼠模型。Wistar 大鼠适应性饲养 3~5d，术前 12h 禁食，自由饮水。称重后给予 3% 戊巴比妥钠（45mg/kg），行腹腔内注射麻醉。大鼠角膜反射消失、肌力下降后，固定于手术台，腹部正中 3cm × 5cm 大小面积处剃毛备皮，并以碘伏消毒。在左肋弓下缘 0.5cm、腹部正中线左侧 0.5cm 处行 2.0~2.5cm 纵切口，分层打开腹腔。用生理盐水纱布将肠管推向腹腔右侧，同时将胃体、脾脏向上轻推隔离，充分暴露腹主动脉段。在右肾动脉分支上 0.5cm 处游离腹主动脉，平行放置 7 号针头（直径 0.7mm），用 4 号手术缝线（直径约 0.3mm）将腹主动脉和 7 号针头一并结扎后，抽去针头。将脏器复位，腹腔内滴入 2×10^5U 青霉素，逐层缝合腹肌和皮肤，术后连续 3d 每天肌注青霉素 2×10^5U 抗感染。

假手术组开腹后只挂线，不结扎，其他程序均与手术组相同。

标本采集与处理 分别于手术后第3周、4周、8周、12周按组取材。取材前再一次称量大鼠体质量（Bodymass，BM），用3%戊巴比妥钠（45mg/kg）行腹腔注射麻醉，麻醉后迅速从腹主动脉取血，3000r/min离心10min，收集血清，分装。取血后，迅速开胸摘取心脏，于4℃生理盐水中洗去血液，滤纸吸干，除去心脏周围组织和大血管，称取心脏质量（Heart Mass，HM），计算心脏质量指数（Heart Mass Index，HMI）：HMI=HM/BM。再剪去左、右心房，右心室游离壁，保留左心室及室间隔，称取左心室质量（Left Ventricle Mass，LVM），计算左心室质量指数（Left Ventricle Mass Index，LVMI）：LVMI=LVM/BM。最后将分离出来的部分心肌组织置于4%中性甲醛缓冲溶液中固定，把其余的组织标本迅速置于液氮中冻存备用。

心肌组织的Masson染色 将心肌组织在4%中性甲醛缓冲溶液中固定后，经过梯度乙醇脱水、透明、浸蜡和包埋等步骤，制成石蜡块，进行连续冠状切片，厚度5μm。切片经二甲苯脱蜡，梯度乙醇脱水，苏木素染核，1%盐酸乙醇分化，自来水冲洗返蓝，Masson复合染色液染色，1%磷钼酸处理，苯胺蓝染色液复染，1%冰醋酸水处理，梯度乙醇脱水，二甲苯透明，中性树胶封片，光镜下观察结果。Masson染色后心肌细胞呈红色，胶原纤维呈蓝色，采用Image-ProPlus图像分析软件，每张切片随机选取5个视野测胶原面积，取其平均值作为该心肌组织胶原容积分数（Collagen Volume Fraction，CVF），CVF=心肌胶原纤维面积/图像总面积。

HYP测定 精确称取30~100mg液氮冻存的心肌组织，采用碱水解法测定HYP含量。以蒸馏水为空白管，以5mg/L标准应用液为标准管，在550nm处用比色法检测每例样本吸光度，按下式计算HYP含量：羟脯氨酸含量（mg/g）=（测定管吸光度—空白管吸光度）/（标准管吸光度—空白管吸光度）×标准管含量（5mg/L）×水解液总体积（10mL）/组织湿重（mg）。

血清胶原代谢产物水平测定 以ELISA测定血清PⅠCP、PⅢNP和CTX-Ⅰ水平，严格按照ELISA试剂盒说明进行操作。

统计学处理 采用SPSS11.5统计软件，数据以均值±标准差（$\bar{x}\pm S$）表示，统计方法采用两独立样本t检验分析，以$P<0.05$为差异有统计学意义。

（3）结果

心脏及左心室质量指数的变化 与假手术组相比，模型组大鼠HMI和LVMI均明显增加，差异有统计学意义（$P<0.05$）。（图3-3-5-1）

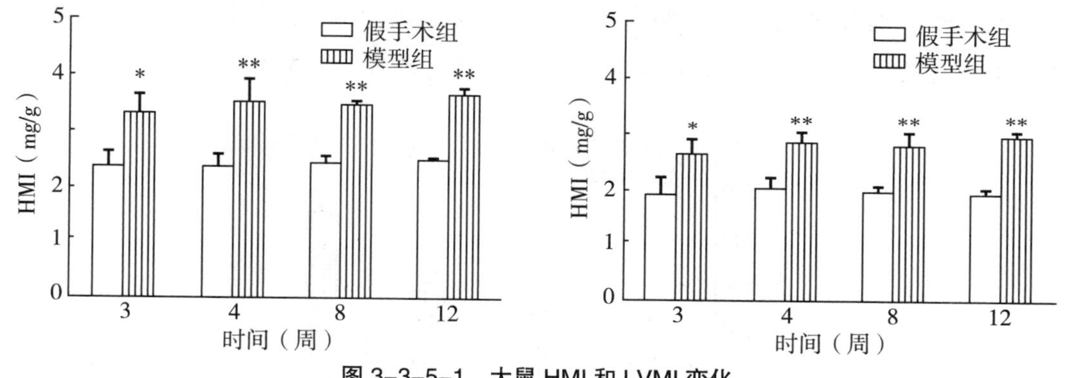

图 3-3-5-1 大鼠 HMI 和 LVMI 变化

注：与假手术组比较，*P<0.05,**P<0.01。

心肌组织的病理变化 假手术组大鼠心肌血管周围有少量的胶原纤维存在，间质无明显胶原纤维；腹主动脉缩窄术后第 3 周，模型组大鼠心肌血管周围及间质可见胶原纤维沉积，心肌胶原容积分数高于假手术组（P<0.01）；第 4 周时心肌胶原纤维明显增多，心肌组织内可见被染成蓝色的纤维，心肌间质有较多胶原沉积，心肌胶原容积分数明显高于假手术组（P<0.01）；第 8 和 12 周时心肌血管周围及间质纤维化仍呈高水平状态（P<0.01），且随时间延长胶原沉积明显增多。（图 3-3-5-2）

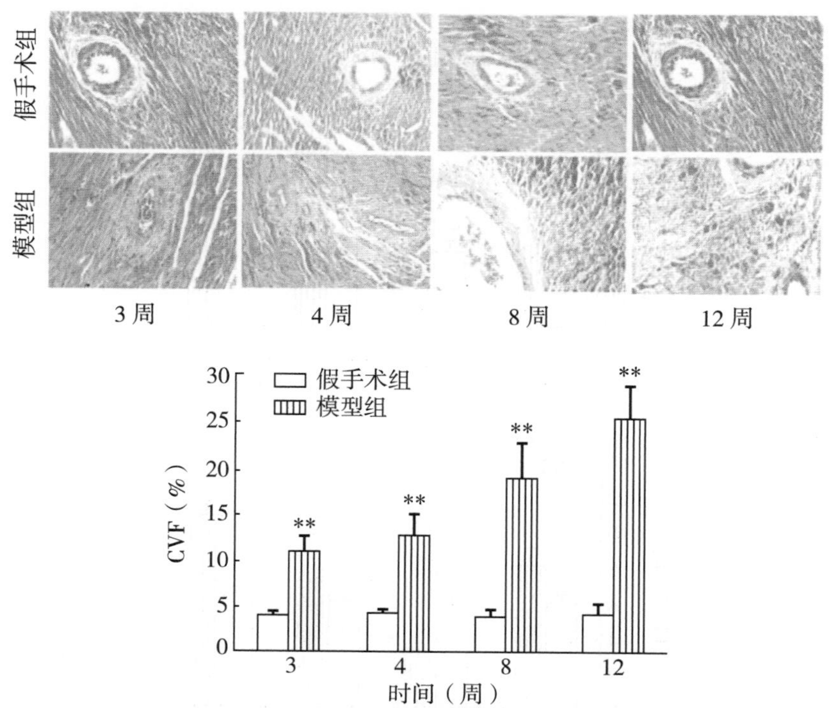

图 3-3-5-2 大鼠心肌组织 Masson 染色及胶原容积分数变化

注：与假手术组比较，*P<0.05，**P<0.01。

心肌 HYP 含量的变化 与假手术组相比，模型组大鼠心肌 HYP 含量均明显增（$P<0.0$），且随时间延长大鼠 HYP 含量有升高的趋势。（图 3–3–5–3）

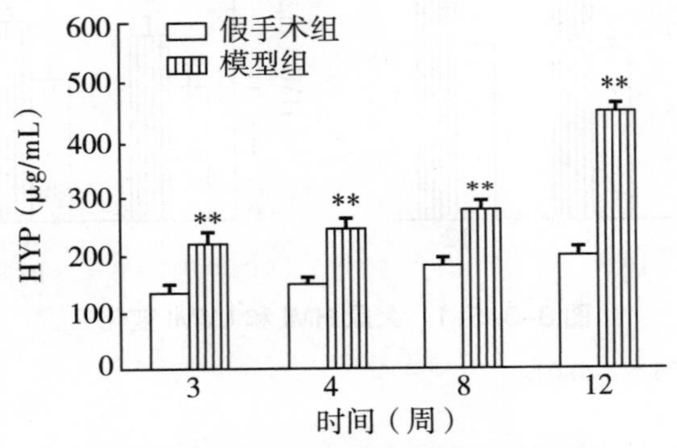

图 3–3–5–3 大鼠心肌羟脯氨酸含量

注：与假手术组比较，$^{**}P<0.01$。

血清胶原代谢产物水平的变化 与假手术组相比，模型组大鼠血清 PⅠCP 浓度显著升高，在第 4、8 和 12 周时差异有统计学意义（$P<0.05$），且随时间延长有增高的趋势；模型组大鼠血清 PⅢNP 浓度显著升高，CTX–Ⅰ浓度显著降低，差异均有统计学意义（$P<0.01$）。（图 3–3–5–4）

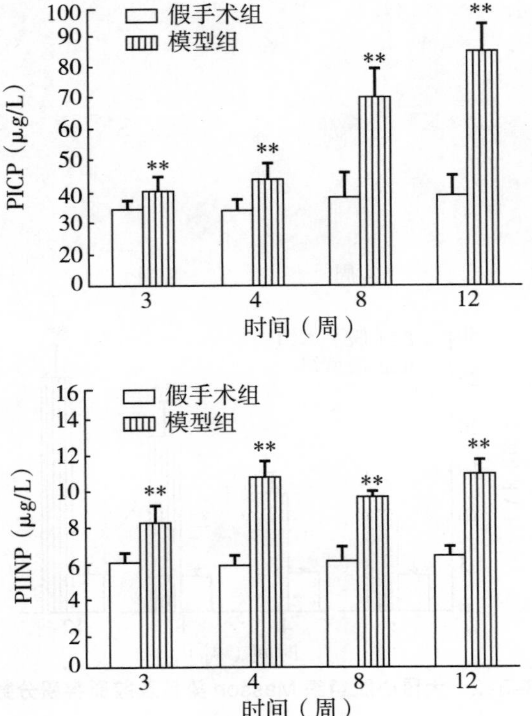

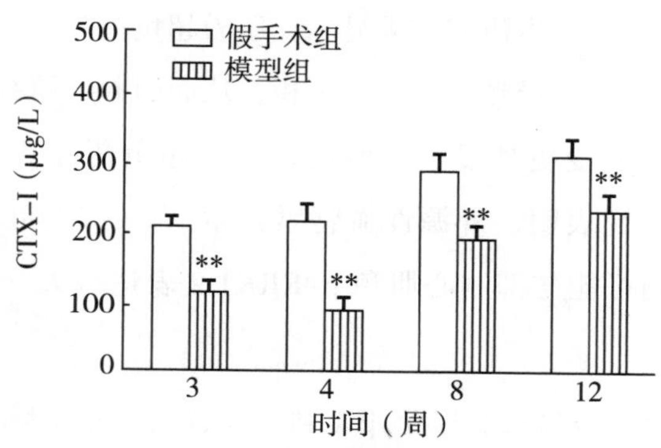

图 3-3-5-4　大鼠血清胶原代谢产物水平

注：与假手术组比较，$^{**}P$<0.01。

（4）讨论

心肌纤维化是高血压左心室肥厚的核心病理改变。通过在大鼠右肾动脉上方 0.5cm 处部分结扎腹主动脉，导致心脏后负荷增加，同时缩窄部位远心端供血量减少，引起双肾动脉血流相对减少，血管紧张素Ⅱ等体液因素也参与了心肌纤维化的形成。HYP 在胶原蛋白中占 13.4%，在弹性蛋白中含量极少，其他蛋白中几乎不存在，因此测定心 HYP 的含量可以间接反映心肌胶原蛋白的水平，纤维化病灶内 HYP 含量常与纤维化程度呈正相关。本研究结果显示，压力超负荷大鼠心肌 HYP 含量明显增加，且随时间延长大鼠心肌 HYP 含量有升高的趋势。

心肌纤维化是心肌胶原合成与降解失衡的过程。ECM 中含量最多的是胶原，其中 85% 是Ⅰ型胶原，11% 为Ⅲ型胶原，其他的为Ⅳ、Ⅴ型等胶原。Ⅰ、Ⅲ型胶原之间保持适当数量和比例，是维持心脏正常结构和功能的前提。心肌胶原合成与降解失衡，导致Ⅰ、Ⅲ型胶原比例改变及过度沉积，从而形成心肌纤维化。心肌纤维化过程中伴随着多种心肌胶原代谢相关产物的增加，如：PⅠCP、PⅢNP、CTX-Ⅰ等。临床研究显示，老年舒张性心功能不全患者血清 PⅠCP 水平明显高于健康对照组，并且无论有无左心室肥厚，血清 PⅠCP 水平均明显增高，表明心肌纤维化是舒张性心功能不全的主要原因。PⅠCP 和 PⅢNP 是心肌Ⅰ型和Ⅲ型胶原的前体多肽，是前胶原转换为胶原过程中脱离前胶原的游离肽段，其随胶原纤维合成的增加而增加，是心肌Ⅰ型和Ⅲ型胶原合成的间接标志。CTX-Ⅰ是Ⅰ型胶原特异成分，在Ⅰ型胶原降解过程中释放入血，是Ⅰ型胶原降解的标志物。研究显示，自发性高血压大鼠血清 CTX-Ⅰ浓度并未随着胶原合成增加而升高，提示相对于较高的胶原合成率，胶原的降解可能不足。心肌胶原代谢标志物主要用于评估心肌纤维化水平，定量测定血清浓度有助于了解心肌纤维化程度，对于评价疗效及近远期预后有着重要意义。本研究结果显示，压力超负荷大鼠心肌胶原代谢紊乱，心肌胶原合成增加、降解不足，导致心肌胶原沉积，从而引起心肌纤维化，乃至左心室肥厚，且随时间的延长，病变更加显著。然而，压力超负荷导致心肌纤维化效应的机制尚需深入研究。有研究表明，外源性血管紧张素 -（1–7）可减轻压力负荷增高所致的心肌肥厚，其机制可能与抑制心肌兔 p-ERK1/2 表达有关，这为进一步研究提供了参考。

2. 芪参益气滴丸干预转化生长因子 β1 刺激心脏成纤维细胞增殖的效应机制研究

（1）材料

动物 清洁级 2d 新生 Wistar 大鼠，雌雄不限，购自军事医学科学院实验动物中心，许可证号：SCXK（军）2012–0004。

药物和试剂 芪参益气滴丸购自天津天士力制药有限公司；TGF-β1 购自美国 Peprotech 公司；MTT、PI、核糖核酸酶 A（Ribonuclease A，RNaseA）购自美国 Sigma 公司；DMSO、β-巯基乙醇购自美国 Amressco 公司；EZNAT M 总 RNA 提取试剂盒购自美国 Omega 公司；cDNA 反转录试剂盒、qPCR Mix 扩增试剂盒、细胞周期蛋白 D1（Cyclin D1，Ccnd1）及 GAPDH 基因验证型引物购自美国 Genecopoeia 公司，引物货号：RQP053085、RQP049537；p-ERK1/2 单克隆抗体、兔磷酸化 Sma-Mad 族蛋白 2/3（p-Smad2/3）单克隆抗体购自美国 CellSignaling Technology 公司；BCA 蛋白定量试剂盒、细胞蛋白提取试剂、兔 GAPDH 多克隆抗体、HRP 标记山羊抗兔免疫球蛋白 G（Immunoglobulin G，IgG）、ECL 发光底物购自武汉博士德公司；FBS、0.25% 胰酶 &0.02%EDTA 溶液购自以色列 Biological Industry 公司；DMEM 细胞培养基、青霉素 &. 链霉素溶液购自美国 HyClone 公司；0.25% 胰蛋白酶溶液、Ⅱ型胶原酶购自美国 Gibco 公司。

仪器 倒置相差显微镜（德国 Leica 公司）；二氧化碳恒温恒湿培养箱（美国 Thermo 公司）；紫外分光光度计（日本 Malcom 公司）；iMark 酶标读板仪、iQ5 荧光定量 PCR 仪、凝胶成像系统（美国 BIO-RAD 公司）；高速低温离心机（德国 Kendro 公司）。

（2）方法

心肌成纤维细胞（Cardiac Fibroblasts Cells，CFs）的分离纯化与体外培养 取出新生大鼠心脏剪去心房部分后将心肌组织剪碎为 $1mm^3$ 大小组织块，置于 0.03% 胰酶与 0.05% 碳酸酐酶Ⅱ（Carbonic Anhydrase Ⅱ，CA Ⅱ）的 D-Hank’s 混合溶液中，在 37℃恒温摇床中以 190r/min 消化 10min 后，取上清液并以 4℃预冷的 FBS 终止消化。将细胞悬液以 200 目不锈钢网过滤，1000r/min 离心 5min 后弃去上清，细胞沉淀重悬于含 10%FBS、100IU/mL 青霉素、100μg/mL 链霉素的 DMEM 培基中，以 2×10^5/mL 密度接种于培养瓶，在 37℃、5%CO_2 培养箱中培养 60min 后弃去培基，再加入新鲜培基继续培养，取第 2~4 代的 CFs 用于实验研究。

分组及干预条件　取指数生长期 CFs，以常规完全培养基制成 1×10^5/mL 的细胞悬液接种，于 37℃、5%CO_2 恒温恒湿培养箱中培养 24h 后按照实验分组更换为相应培养液，继续培养 24h。实验分组：①对照组：常规条件培养；②模型组：含 5ng/mL TGF-β1 的完全培养基培养；③～⑦芪参益气滴丸各剂量组：完全培基中含 5ng/mL TGF-β1，芪参益气滴丸剂量分别为 10^{-6}g/L、10^{-5}g/L、10^{-4}g/L、10^{-3}g/L、10^{-2}g/L。

MTT 细胞活力检测法检测细胞增殖　取指数生长期 CFs，以 5×10^4/mL 的密度接种于 96 孔细胞培养板中培养 24h；吸弃培养液按照实验分组加入相应的培养基继续培养 24h 后进行 MTT 法细胞活力检测。于酶标仪中测定各孔在 570nm 波长下的吸光度值（A570），将各组的 A570 值减去调零孔 A570 均值得到的 ΔA570 值用于统计分析。

流式细胞术检测细胞周期　各处理组弃去细胞培养液，消化分离 CFs 并收集于 1.5mL 离心管（Eppendorf，EP），每个 EP 管中加入 1mL 4℃预冷的 70% 乙醇过夜固定细胞；离心后加入 1mL D-Hank’s 溶液重悬后再次 15000g 离心 5min 以清洗细胞；向细胞沉淀中加入 450μL D-Hank’s 溶液重悬细胞后加入 25μL 浓度为 1mg/mL 的 PI 工作液和 25μL 浓度为 2.5mg/mL 的 RNaseA 工作液混匀，37℃避光孵育 30 min，随后 4℃避光存放，24h 内完成流式细胞检测。

实时荧光 RT-PCR 法检测 Ccnd 1mRNA 表达水平　按照试剂盒说明书提取各组细胞总 RNA，反转录合成 cDNA，分别将 cDNA 模板、Ccnd1 及 GAPDH 基因引物加入至 qPCR Mix 扩增反应体系中进行实时荧光 RT-PCR 检测。ΔCT 值 = 样本待测基因 CT 值 - 相应内参基因 CT 值；ΔΔCT 值 = 各组 ΔCT 值 - 对照组 ΔCT 值；各组待测基因的相对表达倍数值 =2-ΔΔCT，以该值进行统计分析。

Western blot 方法检测 p-ERK1/2、p-Smad2/3 蛋白表达水平　取指数生长期 CFs，按照实验分组予相应培养液作用 30min，依据各试剂说明要求及实验方案进行细胞总蛋白提取、蛋白定量以及 Western blot 检测。分别将兔 GAPDH 多克隆抗体、兔 p-ERK1/2 单克隆抗体、兔 p-Smad2/3 单克隆抗体按 1∶500、1∶2000、1∶1000 比例进行稀释后 4℃过夜孵育蛋白转印膜；将蛋白转印膜洗涤，在以 1∶4000 稀释的 HRP 标记的羊抗兔 IgG 二抗溶液中室温孵育 1.5h；洗膜后滴加 ECL 工作液于凝胶成像系统中进行曝光显影。用各组待测蛋白与相应内参蛋白印记条带相对灰度值的比值与对照组的比值比进行统计分析。

统计学方法 使用 SPSS 11.5 软件进行统计分析，计量资料用$\bar{x} \pm S$表示，多组间比较采用 One-way ANOVA。以 $P<0.05$ 为差异具有统计学意义。

（3）结果

芪参益气滴丸对细胞增殖的影响 MTT 细胞活力检测结果表明，与对照组比较，模型组 ΔA570 值明显升高（$P<0.05$），说明 5ng/mL TGF-β1 能够促进 CFs 的活力与增殖；与模型组比较，芪参益气滴丸各剂量组 ΔA570 值均有不同程度地显著下降（$P<0.05$）；说明 10^{-6}g/L~10^{-2}g/L 各浓度芪参益气滴丸可不同程度地抑制 TGF-β1 刺激下 CFs 的增殖。后续实验选择各芪参益气滴丸干预组中最高 ΔA570 值对应组的芪参益气滴丸浓度（10^{-3}g/L）作为机制研究的药物干预条件。（图 3-3-5-5）

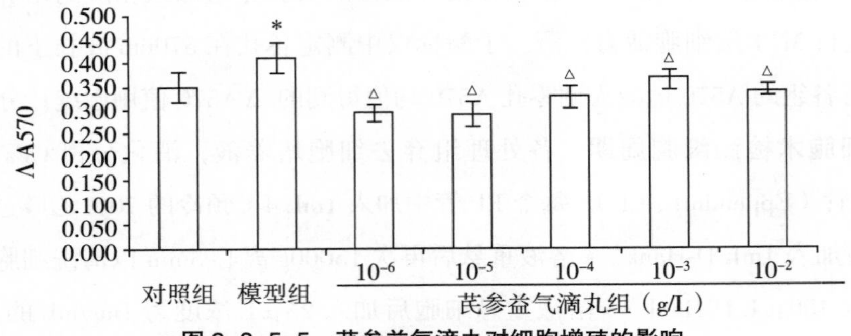

图 3-3-5-5 芪参益气滴丸对细胞增殖的影响

注：与对照组比较，*$P<0.05$；与模型组比较，△$P<0.05$。

芪参益气滴丸对细胞周期分布的影响 与对照组比较，模型组 CFs 在细胞周期 S 期的比例明显增加（$P<0.05$），说明 TGF-β1 使 CFs 向 S 期过渡进而促进 CFs 的增殖；与模型组比较，芪参益气滴丸组 CFs 在细胞周期 S 期的比例显著减少（$P<0.05$）；结果说明 10^{-3}g/L 芪参益气滴丸能够抑制 TGF-β1 刺激下 CFs 向 S 期过渡进而抑制 CFs 的增殖。（图 3-3-5-6）

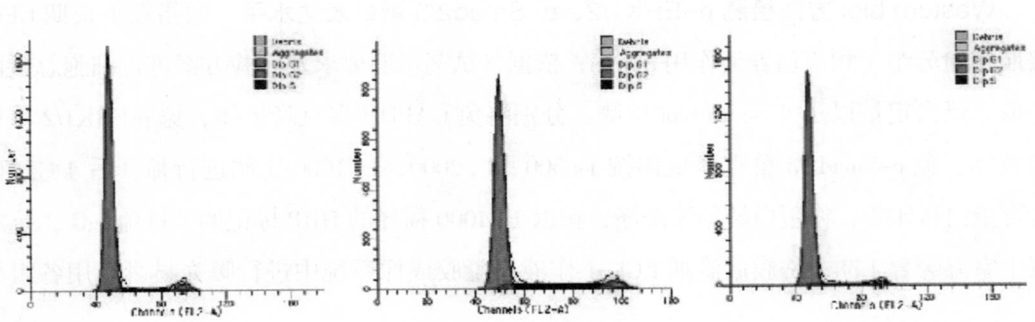

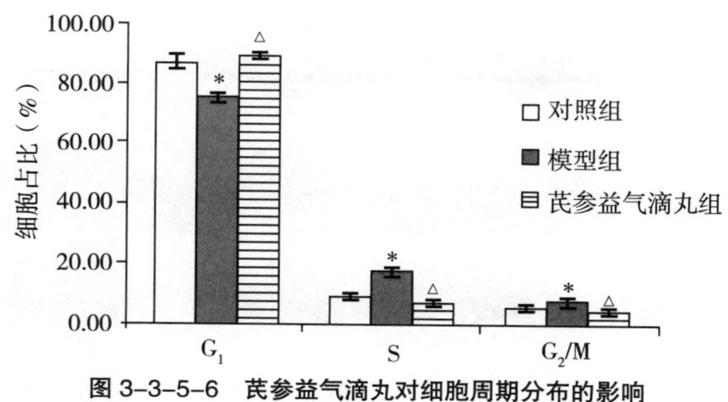

图 3-3-5-6　芪参益气滴丸对细胞周期分布的影响

注：与对照组比较，$^*P<0.05$；与模型组比较，$^{\triangle}P<0.05$。

芪参益气滴丸对细胞周期蛋白 D1 基因（Ccnd1mRNA）表达水平的影响　与对照组比较，模型组 CFs 的 Ccnd1mRNA 表达水平明显升高（P<0.05），说明 TGF-β1 能够通过提高 Ccnd1mRNA 的表达进而使 CFs 向细胞周期的 S 期过渡；与模型组比较，芪参益气滴丸组 CFs 的 Ccnd1mRNA 表达水平显著降低（P<0.05）；结果说明 10^{-3}g/L 芪参益气滴丸能够通过降低 Ccnd1mRNA 的表达阻抑在 TGF-β1 刺激下 CFs 向细胞周期的 S 期过渡。（图 3-3-5-7）

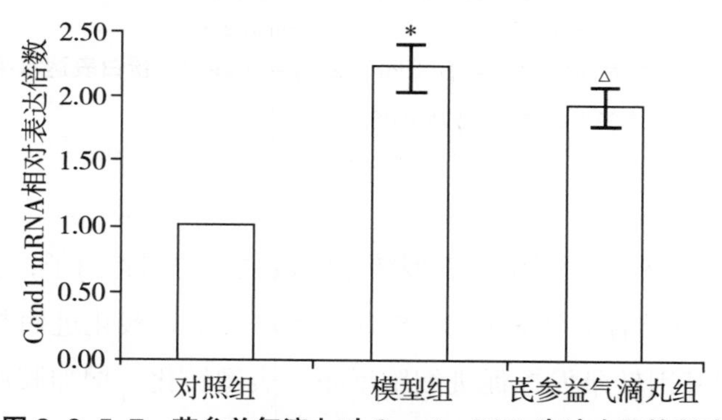

图 3-3-5-7　芪参益气滴丸对 Ccndl mRNA 表达水平的影响

注：与对照组比较，$^*P<0.05$，与模型组比较，$^{\triangle}P<0.05$。

芪参益气滴丸对 p-ERK1/2、p-Smad2/3 蛋白表达水平的影响　与对照组比较，模型组 CFs 的 p-ERK1/2、p-Smad2/3 蛋白表达水平明显升高（P<0.05），说明 TGF-β1 能够通过提高 p-ERK1/2、p-Smad2/3 蛋白表达水平进而促进 CFs 增殖；与模型组比较，芪参益气滴丸组仅 CFs 的 p-ERK1/2 蛋白表达水平明显降低（P<0.05）；结果说明 10^{-3}g/L 芪参益气滴丸主要通过降低 p-ERK1/2 蛋白表达水平发挥了抑制 CFs 在 TGF-β1 刺激下增殖的作用。（图 3-3-5-8）

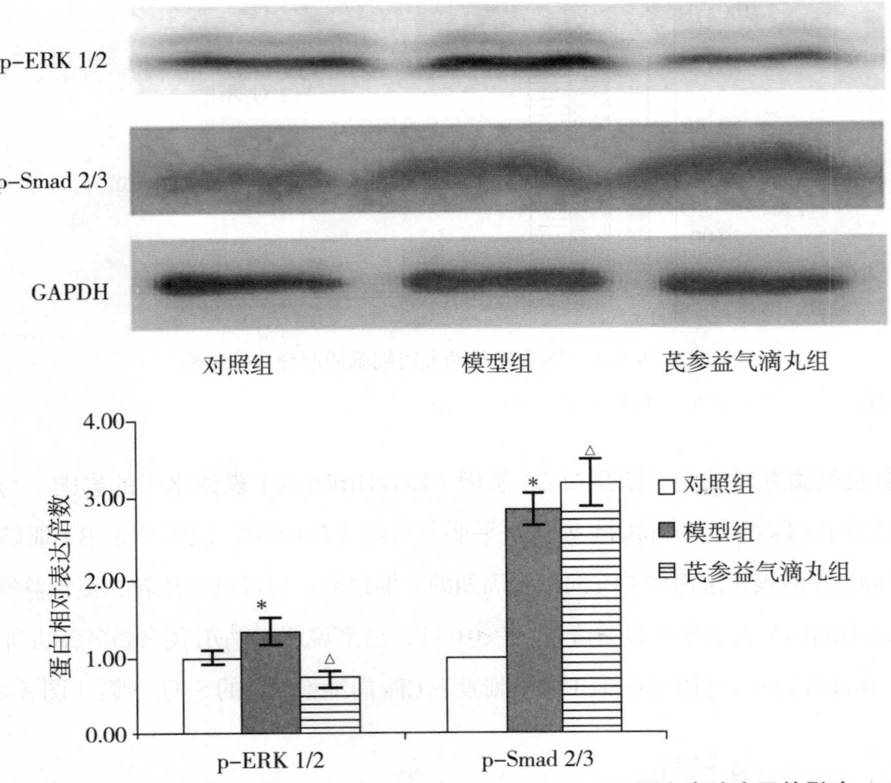

图 3-3-5-8 芪参益气滴丸对 p-ERK1/2、p-Smad2/3 蛋白表达水平的影响

注：与对照组相比，$^*P<0.05$；与模型组相比，$\Delta P<0.05$。

（4）讨论

TGF-β1 是能够刺激 CFs 增殖和表型转化的最主要的细胞因子，它与成纤维细胞表面的 TGF-βRⅠ受体结合后使 Smad2、Smad3 蛋白发生磷酸化进而与 Smad4 结合进入细胞核激活相应靶基因转录发挥促进细胞增殖、表型转化、增加胶原合成等生物学作用。除 TGF-β/Smads 经典信号转导通路外，TGF-β1 还可以激活 MAPK 途径，通过调控 ERK1/2、AKT 等信号转导蛋白发挥促进细胞增殖与胶原合成、阻抑成纤维凋亡的作用。然而，一些研究发现 TGF-β1 中和抗体及其受体抑制剂干预实验性心肌纤维化虽然能够减少胶原纤维的生成并且增加 MMPs 的表达，但对于心肌细胞肥大、血压以及心脏收缩功能并没有明显地改善，甚至还加重了血管重构导致病死率增加。鉴于此，有学者认为这种利用 TGF-β1 中和抗体及其受体抑制剂直接阻断 TGF-β/Smads 经典通路的方法或许并不适用于临床，而阻断如 MAPK 信号转导通路等一些非 TGF-β/Smads 经典通路可能是更好的选择。中医药从多途径、多环节、多靶点促进心脏微环境稳态的恢复，通过复方调控心脏微环境，逆转心肌纤维化在改善心脏组织异常重构中发挥独特优势。

芪参益气滴丸是由黄芪、丹参、三七、降香为主要药效成分构成的复方组分中药制剂，在本研究中显示出抗 TGF-β1 刺激 CFs 增殖的作用，且明显下调了 TGF-β1 刺激下 CFs 的 p-ERK1/2 蛋白表达水平，而对 p-Smad2/3 蛋白表达水平没有显著性影响。研究结果部分揭示了芪参益气滴丸干预心肌纤维化作用的潜在药效分子机制。

3. 芪参益气滴丸对心肌梗死免疫炎症反应的干预作用

（1）材料

分组　雄性 SD 大鼠 46 只，SPF 级，体重（200±20）g。随机分为：正常组 6 只、模型对照组 20 只、实验模型组 20 只；造模后模型对照组分为模型对照组 10 只，硝酸异山梨酯组 10 只；实验模型组分为实验模型组 10 只，芪参益气组 10 只。

造模　模型对照组：大鼠饲养 2 周后，采用冠状动脉左前降支结扎，1% 戊巴比妥钠腹腔注射（30mg/kg）麻醉后，背位固定。开胸，将胸前肌肉剥离，露出第三、四肋骨，做荷包缝合；于第三、四肋间挤出心脏，于左心耳与肺动脉圆锥之间左冠脉根部前降支结扎。术中心电监测，术后即刻描记心电图，以 ST 段抬高 0.2mV 为造模成功标志。实验模型组：冠心病 MI 采用左前降支结扎（同上），气虚血瘀制作参照王键气虚血瘀证制作方法并作改进，采用饥饿、凉水游泳力竭、寒湿刺激。以上干预 2 周后行左前降支结扎术。

给药　硝酸异山梨酯组给予长效硝酸异山梨酯 10.42mg/（kg·d），1 次 / 日；芪参益气组给予芪参益气滴丸 0.78g/（kg·d），1 次 / 日。

标本采集　给药后 4 周取材，留取血清、血浆、心脏组织。组织处理：抗凝血 4℃放置 30 分钟后，离心（3000r/min，15min），取上清转移至 Ep 管，离心（7500r/min，30min），取上清，放置于 -80℃冰箱保存，待测。心脏组织按照纵轴切成 4 段，厚度约 2mm。一部分置于液氮罐中；一部分进行氯化硝基四氮唑蓝液（Nitrotetrazolium Blue Chloride，NBT），然后拍照，完毕后置于 10% 中性福尔马林液中固定，备用。

（2）方法

超声评价　术后 3 天、术后 2 周、术后 4 周进行超声心动图检查，一实验员抓牢大鼠，选取标准左心室乳头肌短轴切面和左心室长轴切面结合 M 型和多普勒超声进行检查。每组原始数据取连续 3 个心动周期的平均值，超声检查的操作采用单盲法。

组织大体病理观察　于 NBT 染色 5 分钟左右进行拍照，梗死区为灰白色，正常心肌组织为紫黑色。

免疫组化方法检测糖原合成酶激酶 -3（Glycogen Synthase Kinase-3β，GSK-3β）和 Toll 样受体 -4（Toll-like Receptor 4，TLR-4）蛋白表达　取组织块，进行固定、包埋、切片，将厚度 5μm 的组织切片附于经多聚赖氨酸附膜的载玻片上，60℃

过夜；脱蜡、入水；1% 甲醇过氧化氢，室温 10 分钟，蒸馏水洗 1 次，0.1MPBS 洗 3 次 ×5 分钟；切片上滴加抗原修复液，室温 10 分钟，0.1MPBS 洗 3 次 ×5 分钟；加正常山羊血清封闭液，室温 20 分钟。甩去多余液体，不洗。滴加第一抗体，4℃过夜，0.1MPBS 洗 3 次 ×5 分钟。滴加生物素化第二抗体（IgG），37℃ 20 分钟，0.1M PBS 洗 3 次 ×5 分钟；加辣根酶标记链霉卵白素工作液（S-A/HRP），37℃ 20 分钟，0.1MPBS 洗 3 次 ×5 分钟；DAB 显色 6 分钟，充分水洗；苏木素复染细胞核，中性树脂封片；400× 的显微照相进行图像分析：染色为棕黄色为阳性，数阳性细胞百分比。

RT-PCR 方法检测 β-catenin 基因表达 首先进行引物设计；ratβ-catentin FCAGCGACTAAGCAGGAAGG，ratβ-catentinRCACCAGCACGAAGGACAG，ratactin FCCATCAACGACCCCTTCATT，atactinRGACCAGCTTCCCATTCTCAG；定量实验判断 mRNA 表达量的变化提取 RNA，以反转录好的 cDNA 作为模板，进行 RT-PCR 实验。反应条件为：Sock95℃ 5 分钟，1 个循环，95℃ 30 秒，60℃ 30 秒，40 个循环，Sock4℃ 1 个循环。导出扩增过程中的扩增曲线和熔解曲线，熔解曲线反应程序 95℃ 15 秒，60℃ 15 秒，95℃ 5 秒。

统计学方法 实验数据计量资料以 $\bar{x}\pm S$ 表示，组间比较采用单因素 ANOVA，差异显著性水平设为 α=0.05（SPSS11.5 统计软件）。

（3）结果

芪参益气滴丸对射血分数的影响 各模型组射血分数（Ejection Fraction，EF）明显低于正常组，硝酸异山梨酯组 EF 高于模型对照组，芪参益气组 EF 高于实验模型组，差异有显著性（$P<0.01$）；实验模型组与模型对照组相比差异无显著性。（图 3-3-5-9）

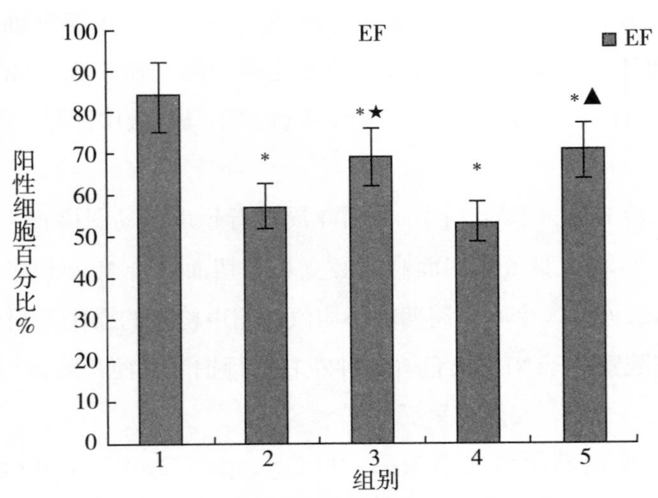

图 3-3-5-9　各组射血分数（EF）值比较

注：1. 正常组；2. 模型对照组；3. 硝酸异山梨酯组；4. 实验模型组；5. 芪参益气组。与正常组比较，*$P<0.01$；硝酸异山梨酯组与模型对照组比较，★ $P<0.01$；芪参益气组与实验模型组比较，▲ $P<0.01$。

病理大体观察 取材后心肌组织 NBT 染色后，正常组显示出紫黑色为正常心肌；各模型组的心肌组织可见有大片的灰白色梗死区域，各给药组的心肌组织可见有较小的灰白色梗死区。

芪参益气滴丸对心肌组织 TLR-4 和 GSK-3β 蛋白表达的影响 通过免疫组化染色结果显示，正常组 TLR-4 和 GSK-3β 蛋白阳性表达细胞百分比较低，各模型组与正常组比较阳性率明显增高，差异有显著性（$P<0.01$）；硝酸异山梨酯可降低 MI 模型的 TLR-4 和 GSK-3β 蛋白阳性表达；芪参益气滴丸能够降低气虚血瘀证 MI 的 TLR-4 和 GSK-3β 蛋白阳性表达，与实验模型组比较差异有显著性（$P<0.01$）。（图 3-3-5-10，图 3-3-5-11）

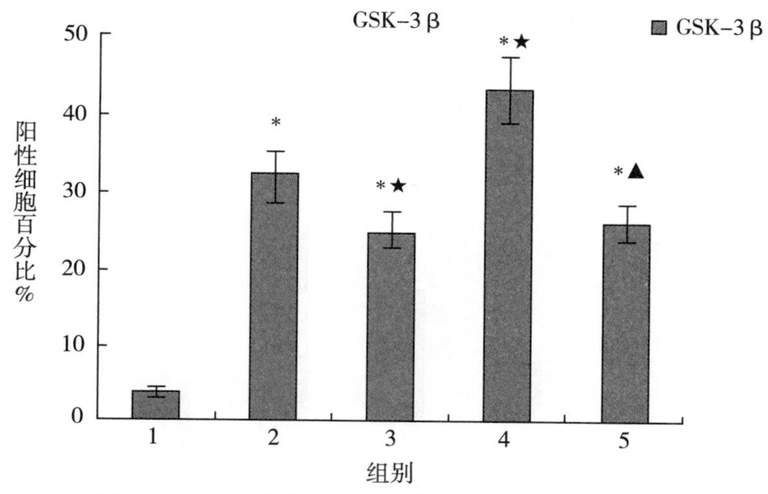

图 3-3-5-10 各组 GSK-3β 蛋白阳性表达细胞百分比

注：1. 正常组；2. 模型对照组；3. 硝酸异山梨酯组；4. 实验模型组；5. 芪参益气组。与正常组比较，*$P<0.01$；硝酸异山梨酯组与模型对照组比较，★ $P<0.01$；芪参益气组与实验模型组比较，▲ $P<0.01$。

芪参益气滴丸对心肌组织 β-catenin 基因表达的影响 RT-PCR 结果显示，正常组 β-catenin 基因相对表达量最高，各模型组 β-catenin 基因表达与正常组比较明显降低，差异有显著性（$P<0.01$）；硝酸异山梨酯可升高 MI 模型的 β-catenin 基因表达；芪参益气滴丸能够升高气虚血瘀证 MI 的 β-catenin 基因表达，与实验模型组比较差异有显著性（$P<0.01$）。（图 3-3-5-12）

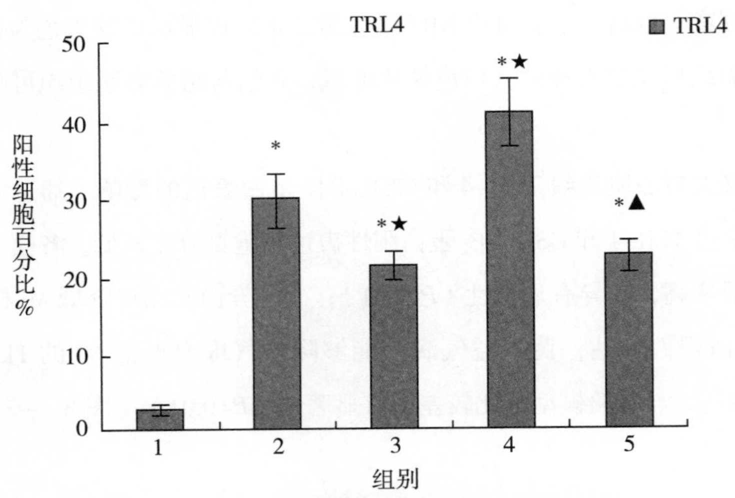

图 3-3-5-11　各组 TRL4 蛋白阳性表达细胞百分比

注：1. 正常组；2. 模型对照组；3. 硝酸异山梨酯组；4. 实验模型组；5. 芪参益气组。与正常组比较，*P<0.01；硝酸异山梨酯组与模型对照组比较，★ P<0.01；芪参益气组与实验模型组比较，▲ P<0.01。

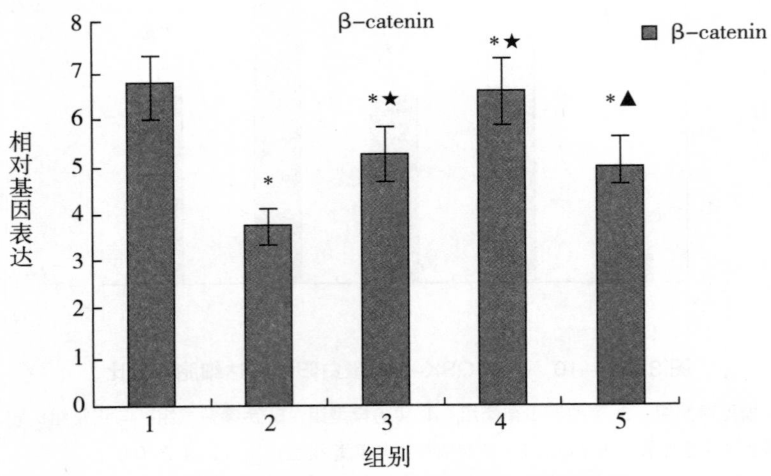

图 3-3-5-12　各组 β-catenin 基因表达

注：1. 正常组；2. 模型对照组；3. 硝酸异山梨酯组；4. 实验模型组；5. 芪参益气组。与正常组比较，*P<0.01；硝酸异山梨酯组与模型对照组比较，★ P<0.01；芪参益气组与实验模型组比较，▲ P<0.01。

芪参益气滴丸对心肌组织 NF-κB 基因表达的影响　正常组 NF-κB 表达水平较低，各模型组与正常组比较阳性率明显增高，差异有显著性（P<0.01）；硝酸异山梨酯可降低 MI 模型的 NF-κB 基因表达；芪参益气滴丸能够降低气虚血瘀证 MI 的 NF-κB 基因表达，与实验模型组比较差异有显著性（P<0.01）。（图 3-3-5-13）

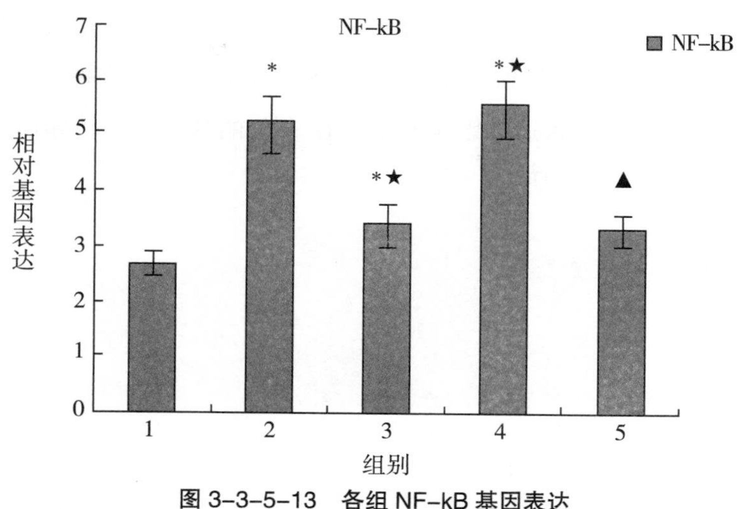

图 3-3-5-13　各组 NF-kB 基因表达

注：1. 正常组；2. 模型对照组；3. 硝酸异山梨酯组；4. 实验模型组；5. 芪参益气组。与正常组比较，*P<0.01；硝酸异山梨酯组与模型对照组比较，★ P<0.01；芪参益气组与实验模型组比较，▲ P<0.01。

（4）讨论

本实验结果显示，各模型组的心肌组织见有大片的灰白色梗死区域，芪参益气组和硝酸异山梨酯组的心肌组织见有较小的灰白色梗死区；MI 造成大量的心肌细胞坏死、功能受损。同时，伴随着 MI 导致的炎性反应，心肌细胞的凋亡增加，随即引发心肌的纤维变性，左心室顺应性下降，心脏重塑以及渐进性的心脏泵血功能减退。本研究中，各模型组的心功能明显下降，EF 降低；芪参益气滴丸能够提高心脏 EF，改善心功能。

各模型组中 TLR-4、GSK-3β 蛋白及 NF-κB 基因表达增高，β-catenin 基因表达降低。研究表明，TLR-4 信号通路参与了心肌缺血 / 再灌注损伤（Myocardial Ischemia/Reperfusion Injury，MIRI）的炎性反应。细胞中转导通路可通过 TLR-4 下游分子 Toll/IL-1 受体结构域（TLR）、髓样分化因子（Myeloiddifferentiationfactor88，MyD88）等一系列信号通路激活 NF-κB，促进 IL-6 以及 TNF-α 分泌，加速细胞死亡。另外，NF-κB 的激活同时影响 GSK-3β 的活性，GSK-3β 是一种广泛存在的丝 / 苏氨酸蛋白激酶，是细胞内多种信号转导通路中的重要成分，这些通路参与细胞的分化、增殖、凋亡的发生。GSK-3β 能使 β-catenin 磷酸化，从而降解 β-catenin，使胞质中的游离 β-catenin 含量减少，达到抑制 β-catenin 的促增殖、抗凋亡基因转录的目的。

本实验通过对心肌缺血坏死过程中 TLR-4/NF-κB、GSK-3β/β-catenin 信号通路表达的检测，发现芪参益气滴丸明显降低 TRL-4、NF-κB 以及 GSK-3β 的表达，上调

β-catenin 的基因表达，从而减少心肌细胞受损以及死亡。在芪参益气滴丸对气虚血瘀证 MI 的干预过程中 GSK-3β 起到关键作用。GSK-3β 是细胞内多种信号转导通路中的重要成分，芪参益气滴丸是否通过影响 GSK-3β 参与的其他信号转导通路而发挥抗细胞凋亡机制，还有待于进一步研究。

参考文献

1. 王成益，郭晓辰，张军平．NLRP3 炎症体相关调控机制研究进展 [J]. 中国医学科学院学报，2015，37（5）:618-622.
2. 陈馨浓，郭晓辰，张军平，等．需肌醇酶 1（IRE1）激活 NLRP3 炎性体在动脉粥样硬化中的作用 [J]. 细胞与分子免疫学杂志，2018.34（4）:373-378.
3. 漆仲文，张军平，李萌，等．外泌体介导的 microRNA 在心血管疾病防治中的作用 [J]. 生理科学进展，2018，49（3）:161-164.
4. 袁鹏，郭晓辰，张军平，等．外泌体作为中药载体的研究进展 [J]. 药学学报，2017，52（11）:1667-1672.
5. 漆仲文，李萌，张军平．从滋养血管成熟化探讨稳定动脉粥样硬化易损斑块的作用 [J]. 中国动脉硬化杂志，2017，25（7）:737-740.
6. 李萌，张军平，朱科，等．新生滋养血管在动脉粥样硬化形成中的作用及临床意义 [J]. 中国动脉硬化杂志，2018，26（1）:91-98.
7. 方子寒，漆仲文，谢盈彧，等．中药对斑马鱼血管新生干预作用的研究进展 [J]. 中草药，2018，49（14）:3441-3445.
8. 朱科，张军平，李萌．神经型一氧化氮合酶在冠心病中的研究进展 [J]. 临床心血管病杂志，2017，33（3）:207-210.
9. 周欢，张军平．基于雌激素减少探讨围绝经期胸痹心痛的中医治法要点 [J]. 江苏中医药，2016，48（1）:65-67.
10. 王强，吕仕超，许颖智，等．基于雌激素浅谈围绝经期冠心病发病的中医机制 [J]. 中华中医药杂志 .2014，29（1）:50-52.
11. 彭立，张光银，丁义，等．血小板单核细胞聚集体在急性心脑血管疾病发病中的地位 [J]. 世界科学技术（中医药现代化），2011，13（3）:493-497.
12. 张军平，许颖智，李明，等．血管新生在实验性动脉粥样硬化斑块中的地位与评价 [J]. 实验动物科学，2009，26（5）:21-25.
13. 耿彦婷，张军平，徐士欣，等．PPARs 与 TLR-NF-κB 信号通路 [J]. 中国病理生理杂志，2012，28（8）:1516-1520.
14. 王丹，张军平．吲哚胺 2，3- 双加氧酶对免疫系统双向调节作用的研究进展 [J]. 中国免疫学杂志 .2014，30（4）:566-569.
15. 邱志凌，张军平，郭晓辰．内质网应激与血管内皮细胞凋亡的研究进展 [J]. 中国医学科学院学报，2014，36（1）:102-107.
16. Li M， Zhang J. Circulating MicroRNAs: Potential and Emerging Biomarkers for Diagnosis of Cardiovascular and Cerebrovascular Diseases[J]. Biomed Res Int， 2014， 2015:730535.
17. 辛颖，仲爱芹，徐士欣，等．巨噬细胞自噬在动脉粥样硬化病理机制中的研究进展 [J]. 临床心血管病杂志，2015，31（7）:700-703.
18. 徐玲，吕仕超，张军平．Th17/Treg 细胞失衡与自身免疫性心肌炎 [J]. 中国免疫学杂志，2015，31

（8）:1129-1131+1137.

19. Hu Y， Deng H， Xu S， et al. MicroRNAs Regulate Mitochondrial Function in Cerebral Ischemia-Reperfusion Injury[J]. International Journal of Molecular Sciences， 2015， 16（10）:24895-24917.
20. 刘斯文，郭晓辰，张军平．内质网应激中 IRE1 级联反应对动脉粥样硬化的作用 [J]. 中国病理生理杂志，2016，32（6）: 1147-1152.
21. 熊鑫，仲爱芹，徐士欣，等．血管外周脂肪在动脉粥样硬化中的作用 [J]. 心脏杂志，2016，28（1）:88-91.
22. 陈馨浓，郭晓辰，张军平．小肠维持胆固醇稳态在预防动脉粥样硬化中的作用 [J]. 中国医学科学院学报，2018，40（1）:104-111.
23. 庞树朝，张军平，陈美玲，等．调控非酒精性脂肪肝脂联素表达异常防治动脉粥样硬化 [J]. 中国老年学杂志，2016，36（7）:1755-1757.
24. 吕仕超，张军平．转化生长因子－β 1/Smads 通路在心血管疾病中作用的研究进展 [J]. 中国老年学杂志，2016，36（20）:5208-5210.
25. Li M， Gao P， Zhang J. Crosstalk between Autophagy and Apoptosis: Potential and Emerging Therapeutic Targets for Cardiac Diseases[J]. International Journal of Molecular Sciences， 2016， 17（3）:332.
26. 张延辉，郭晓辰，张军平，等．脾调节动脉粥样硬化的相关机制研究 [J]. 中国免疫学杂志，2017，33（9）:1412-1414.
27. 郝阳，郭晓辰，张军平．氧化应激和自噬在动脉粥样硬化中的作用研究新进展 [J]. 中国动脉硬化杂志，2017，25（4）:404-410.
28. 毛鑫羽，马惠宁，徐士欣，等．周细胞在缺血性心脏病病理环节中的研究进展 [J]. 中华老年心脑血管病杂志，2016，18（7）:756-758.
29. 吕仕超， 张军平．扩张型心肌病中医药治疗进展 [J]. 时珍国医国药， 2010， 21（6）:1496-1497.
30. 吕仕超， 张军平．病毒性扩张型心肌病研究进展与现状 [C]. 2010 年第六届海河之滨心脏病学会议论文集．2010.
31. 李欲来，张军平，杨淑莲，等．再生障碍性贫血患者心肌免疫损伤研究 [J]. 临床荟萃， 2010，25（14）:1242-1243.
32. 肖楠，张军平．抗心肌抗体在病毒性心肌炎诊断中的贡献 [J]. 世界中西医结合杂志， 2012，07（1）:75-76.
33. 徐士欣，仲爱芹，许颖智，等．活化血小板在缺血性脑卒中病理机制中的作用研究进展 [J]. 中华老年心脑血管病杂志， 2014，16（10）:1112-1113．
34. 裴丽，张军平．病毒性心肌炎诊断的研究进展 [J]. 中华实用儿科临床杂志， 2011， 26（10）:795-797.
35. 张光银，张军平．辛伐他汀联合用药研究进展 [J]. 世界科技研究与发展， 2010， 32（3）:393-396.
36. 徐士欣，张军平，仲爱芹，等．丹酚酸 B 对脑缺血再灌注大鼠 HIF-1 α 表达的时相调节 [C]. 第九次全国中西医结合中青年学术研讨会．2011.
37. 仲爱芹，徐士欣，张军平，等．丹酚酸 B 对脑缺血再灌注损伤黏附分子表达影响的实验研究 [J]. 中国临床药理学杂志， 2014，30（8）:704-707.
38. 徐士欣，张军平，李伟，等．丹酚酸 B 对活化血小板诱导脑微血管内皮细胞炎症应答的影响 [J]. 中华神经医学杂志， 2011，10（12）:1215-1218.

39. Xu S, Zhong A, Ma H, et al. Neuroprotective Effect of Salvianolic Acid B Against Cerebral Ischemic Injury in Rats via the CD40/NF-κB Pathway Associated with Suppression of Platelets Activation and Neuroinflammation[J]. Brain Research, 2017, 1661:37-48.

40. 李伟，张军平，徐士欣，等 . 丹酚酸 B 对血小板聚集及释放 sP-sel 和 sCD40L 的影响 [J]. 中华中医药学刊，2013（1）:48-50

41. 徐士欣，马惠宁，王成益，等 . 三七总皂苷对脑缺血再灌注损伤大鼠缺氧诱导因子 1α 和基质金属蛋白酶表达的影响 [J]. 中华老年心脑血管病杂志，2016，18（8）:859-862.

42. 张军平，郭利平，阮士怡 . 红芪多糖对培养兔主动脉平滑肌细胞内 LPO 和 SOD 含量的影响 [J]. 甘肃中医药大学学报，1992，9（1）:27-28.

43. 张军平，郭利平，陈晓玉，等 . 红芪多糖对培养血管壁平滑肌细胞的影响 [J]. 中国中西医结合杂志，1998，18（s1）:73-76.

44. 刘养凤，张军平，张伯礼，等 . 冰片对大鼠血浆儿茶酚胺类物质影响的实验研究 [J]. 天津中医药，2004，21（2）:144-147.

45. 刘养凤，张军平，张伯礼，等 . 冰片对大鼠下丘脑单胺类神经递质的影响 [J]. 中国中医药信息杂志，2004，11（2）:122-124.

46. 王筠，袁卓，张军平 . 阿魏酸对人脐静脉血管内皮细胞 ECV304 的增殖作用 [J]. 中医药学报，2007，35（3）:4-6.

47. Wang J, Yuan Z, Zhao H, et al. Ferulic acid promotes endothelial cells proliferation through up-regulating cyclin D1 and VEGF[J]. Journal of Ethnopharmacology, 2011, 137（2）:992-997.

48. 袁卓，张军平，杨萃 . 阿魏酸对血管内皮细胞生长因子诱导的血管平滑肌细胞迁移的影响 [J]. 中国中西医结合杂志，2012，32（2）:229-233.

49. 张军平，阮士怡，祝炳华，等 . 敦煌长寿方药延缓衰老的实验研究 [J]. 甘肃中医药大学学报，1990，7（4）:27-28.

50. 张军平，阮士怡，何聪，等 . 敦煌长寿方对培养兔主动脉平滑肌细胞的影响 [J]. 中药药理与临床，1991，7（1）:13-15.

51. Zhang, J, et al.Effects of a traditional Chinese medicine, Qing Nao Yi Zhi Fang, on glutamate excitotoxicity in rat fetal cerebral neuronal cells in primary culture[J]. Neuroscience Letters, 2000. 290（1）: 21-24.

52. 张军平，张伯礼，王永炎，等 . 清脑益智方药血清在缺氧培养条件下对人胚大脑神经细胞的影响 [J]. 中国中医基础医学杂志，2002，8（8）:17-19.

53. 张军平，张伯礼，山本清高 . 清脑益智法方药对烟雾病脑血管壁细胞的影响 [J]. 天津中医药，2004，21（1）:13-16.

54. Yamamoto, K, et al.The diverse effects of a Chinese medicine, Qing Nao Yi Zhi Fang, on the proliferation of human arterial smooth muscle cells and endothelial cells[J]. Biological & Pharmaceutical Bulletin, 2004. 27（7）: 1010-1013.

55. 张军平，郭利平，阮士怡 . 益气软脉方药血清制备及适用浓度的研究 [C]. 世界中西医结合大会论文摘要集 . 1997. 中国北京 .

56. 张军平，阮士怡，郭利平，等．益气软脉方药血清对培养血管壁细胞影响的实验研究 [J]. 中国中西医结合杂志，1998，18（s1）:41-43.
57. 王筠，张军平，袁卓．四妙勇安汤可促进血管生成 [N]. 2006-07-27，中国中医药报：4.
58. 王筠，袁卓，张军平．四妙勇安汤对人脐静脉血管内皮细胞 ECV304 的增殖作用 [J]. 中华中医药学刊，2007，25（9）:1818-1820.
59. 袁卓，张军平，张仁岗．四妙勇安汤的有效成分对血管内皮细胞增殖的影响 [J]. 上海中医药大学学报，2008，22（4）:69-71.
60. 朱亚萍，张军平．从四妙勇安汤的临床应用及实验研究谈滋阴解毒法在心系疾病中的应用 [J]. 时珍国医国药，2009，20（4）:780--780.
61. 张军平，袁卓，李明，等．四妙勇安汤稳定动脉粥样硬化斑块拮抗炎症反应的分子生物学机制研究 [J]. 天津中医药，2009，26（5）:366-366.
62. 张军平，彭立，李明，等．四妙勇安汤干预家兔动脉粥样硬化斑块形成的实验研究 [J]. 新中医，2009，41（10）:105-107.
63. 张军平，李明，李良军，等．四妙勇安汤对实验性动脉粥样硬化模型兔血清 ox-LDL、NO 及 MPO 的影响 [J]. 中医药通报，2009，8（2）:53-58.
64. 彭立，张军平．四妙勇安汤防治动脉粥样硬化性疾病的临床应用及作用机制研究 [J]. 天津中医药，2009，26（4）:351-352.
65. 张军平，许颖智，李明，等．四妙勇安汤对动脉粥样硬化模型兔氧化应激及炎症反应的影响 [J]. 中医杂志，2010，51（1）:72-74.
66. 张军平，李明，李良军，等．四妙勇安汤调控核因子－κB 活性及抑制相关炎症因子的实验研究 [J]. 中华中医药杂志，2010，25（3）:372-376.
67. 许颖智，张军平，李明，等．四妙勇安汤对实验性兔动脉粥样硬化易损斑块的影响 [J]. 上海中医药杂志，2010，44（9）:55-57.
68. 许颖智，张军平，李明，等．四妙勇安汤抑制动脉粥样硬化易损斑块炎症反应机制 [J]. 科技导报，2010，28（23）:95-98.
69. 许颖智，张军平，李明，等．四妙勇安汤对动脉粥样硬化斑块易损指数的影响及机制探讨 [J]. 中华中医药杂志，2010，25（12）:2298-2301.
70. 许颖智，张军平，李明，等．四妙勇安汤对动脉粥样硬化易损斑块内细胞外基质的影响 [J]. 中华中医药杂志，2011，26（4）:822-824.
71. 彭立，许颖智，张光银，等．四妙勇安汤稳定动脉粥样硬化斑块的机制研究 [J]. 世界科学技术（中医药现代化），2011，13（2）:287-292.
72. 许颖智，张军平，李明，等．四妙勇安汤对实验性动脉粥样硬化易损斑块内血管新生的影响 [J]. 中国中医基础医学杂志，2012（2）:161-163.
73. 丁义，彭立，吕仕超，等．AS 易损斑块研究现状与四妙勇安汤疗效探讨 [J]. 中国中西医结合杂志，2012，32（9）:1287-1289.
74. Peng L，Li M，Xu Y Z，et al. Effect of Si-Miao-Yong-An on the stability of atherosclerotic plaque in a diet-induced rabbit model [J]. Journal of Ethnopharmacology，2012，143（1）:241-248.

75. 杨萃，袁卓，张军平．四妙勇安汤对血管平滑肌细胞迁移的影响 [J]. 中华中医药杂志， 2013, 28（5）:1480-1483.

76. 李光辉，张军平，丁义，等．四妙勇安汤抑制中性粒细胞 - 内皮细胞黏附的实验研究 [J]. 中国实验方剂学杂志，2013，19（24）:193-196.

77. 李光辉，张军平，丁义，等．四妙勇安汤抑制血管内皮细胞 p- 选择素、NF-κB 表达的实验研究 [J]. 中华中医药学刊，2016，34（7）:1613-1615.

78. 张军平，许颖智，李明，等．补肾抗衰片对动脉粥样硬化氧化应激状态的干预 [J]. 中国中医基础医学杂志，2009，15（4）:279-281.

79. 张军平，许颖智，李明，等．补肾抗衰片对实验性动脉粥样硬化家兔的 NF-κB 及炎症因子的影响 [J]. 中国中西医结合杂志， 2009，29（9）:816-820.

80. 张光银，张军平，李明，等．补肾抗衰片对实验性动脉粥样硬化家兔海马氧化应激的影响 [J]. 中华中医药杂志， 2011，26（5）:1228-1231.

81. 张光银．补肾抗衰片含药血清对体外培养日本大耳白兔内皮细胞 HO-1 水平的不同效应研究 [J]. 第九次全国中西医结合中青年学术研讨会， 2012.

82. 张光银，李明，许颖智，等．动脉粥样硬化家兔蛋白质硝基化修饰及补肾抗衰片干预研究 [J]. 中国实验方剂学杂志，2014，20（9）:179-184.

83. 张光银，李明，许颖智，等．补肾抗衰片干预动脉粥样硬化的氧化应激机制研究 [J]. 世界科学技术—中医药现代化，2014，16（5）:1083-1088.

84. 张光银，马惠宁，李南南，等．补肾抗衰片对 EA.hy 926 细胞过氧化损伤的影响 [J]. 世界科学技术 - 中医药现代化，2016，18（9）:1528-1533.

85. 张光银，马惠宁，李南南，等．补肾抗衰片对乳兔来源内皮细胞 HO-1 相关氧化应激水平的影响 [J]. 中华中医药杂志，2017，32（4）:1840-1843.

86. 谢盈彧，许晓敏，张军平，等．基于 PI3K/Akt/mTOR 通路探讨补肾抗衰片介导自噬调控动脉粥样硬化的机制 [J]. 中国中西医结合杂志，2018，38（5）:586-593.

87. 李欲来， 张军平， 赵广荣，等．气虚血瘀型冠心病患者证素的分布及芪参益气滴丸的治疗作用 [J]. 辽宁中医杂志， 2009，36（5）:687-689.

88. 许颖智， 张军平， 庞树朝，等．芪参益气滴丸干预心肌梗死大鼠免疫与炎性反应的机制 [J]. 中国医学前沿杂志（电子版）， 2012，04（8）:51-55.

89. Lv S， Wu M， Li M， et al. Effect and Mechanism of QiShenYiQi Pill on Experimental Autoimmune Myocarditis Rats[J]. Medical Science Monitor International Medical Journal of Experimental & Clinical Research， 2016，22:752-760.

90. 吕仕超，张军平，李萌，等．压力超负荷大鼠心肌胶原代谢的动态变化 [J]. 中国病理生理杂志，2017，33（4）:740-743.

91. 马惠宁，徐士欣，吕仕超，等．芪参益气滴丸干预 TGF-β1 刺激心脏成纤维细胞增殖的效应机制研究 [J]. 中华中医药杂志，2017，32（5）:1948-1951.

缩略词表

中文名称	英文全称	英文缩写
3- 磷脂酰肌醇依赖蛋白激酶 1	3-Phosphoinositide-Dependent Protein Kinase-1	PDK1
3- 硝基酪氨酸	3-Nitrotyrosine	3-NT
6- 酮 - 前列腺素 F1 α	6-Keto-Prostaglandin F1 α	6-Keto-PGF1 α
Ⅳ型胶原酶	Collagenase Ⅳ	Ca Ⅳ
AMP 依赖的蛋白激酶	Adenosine 5 '-Monophosphate (AMP)-Activated Protein Kinase	AMPK
ATP 结合盒运转蛋白 A1	ATP-Binding Cassette Transporter A1	ABCA1
Bcl-2 关联死亡蛋白	Bcl-2-Associated Death Protein	Bad
B 型钠尿肽	Brain Natriuretic Peptide	BNP
C-Jun 氨基末端激酶	C-Jun N-Terminal Kinase	JNK
C 反应蛋白	C-Reactive Protein	CRP
Ⅲ型胶原酶	Collagenase Ⅲ	CAIII
Ⅰ型胶原酶	Collagenase Ⅰ	CAI
JAK 激酶	Janus Kinase	JAK
p38 蛋白激酶	p38 Mitogen-Activated Protein Kinase	p38 MAPK
P 选择素	P-Selectin	PS
P- 选择素糖蛋白配基 -1	P-Selectin Glycoprotein Ligand 1	PSGL-1
Toll 样受体 -4	Toll-like Receptor 4	TLR-4
T- 钙黏蛋白	T-Cadherins	Tcad
V 型胶原酶	CollagenaseV	CAV
X- 盒结合蛋白 1	X-Box Binding Protein 1	XBP1
阿魏酸	Ferulic Acid	FA
白细胞介素	Interleukin	IL
半胱氨酸天冬氨酸蛋白酶	Caspase	Caspase
丙二醛	Malondicldehdey	MDA
抗心肌抗体	Anti-myocardial antibody	AMA
血栓调节蛋白	Thrombomodulin	TM

中文名称	英文全称	英文缩写
右冠状动脉	Right Coronary Artery	RCA
左回旋支	Left Circumflex Artery	LCX
左冠状动脉主干	Left Main Coronary Artery	LM
病毒性心肌炎	Vral Myocarditis	VM
不饱和脂肪酸	Unsaturated Fatty Acids	UFA
不稳定型心绞痛	Unstable Angina Pectoris	UAP
叉头转录因子	Forkhead transcription factors	FKHR
充血性心力衰竭	Congestiveheartfailure	CHF
粗面内质网	Rough Endoplasmic Reticulum	RER
大鼠Ⅰ型胶原C端肽	Collagenc Telopeptidetype Ⅰ	CTX-Ⅰ
大鼠Ⅰ型前胶原羧基端肽	Procollagentype Ⅰ Carboxy-terminalpeptide	PⅠCP
大鼠Ⅲ型前胶原氨基端肽	Procollagentype Ⅲ Amino-terminal Peptide	PⅢNP
单胺氧化酶	Monoamine Oxidase	MAO
单核细胞趋化蛋白-1	Monocyte chemotactic protein-1	MCP-1
胆固醇逆向转运	Reverse Cholesterol Transport	RCT
胆固醇酰基转移酶	Acyl-CoA:Cholesterol Acyltransferase	ACAT
蛋白激酶样ER激酶	Protein Kinase R(PKR)-Like Endoplasmic Reticulum Kinase	PERK
低密度脂蛋白	Low Density Lipoprotein	LDL
低密度脂蛋白胆固醇	Low Density ipoprotein Cholesterol	LDL-C
凋亡相关斑点样蛋白	Apoptosis Associated Speck-like Protein Containing CARD	ASC
动脉粥样硬化	Atherosclerosis	AS
动态心电图	Dynamic Electrocardiography	DCG
动态血压监测	Ambulatory Blood Pressure Monitoring	ABPM
杜尔伯科极限必需培养基	Dulbecco Minimum Essential Medium	DMEM
儿茶酚胺	Catecholamine	CA
二氨基联苯胺	Diaminobenzidine	DAB
二次蒸馏水	Redistilled Water	DDH_2O
二甲基亚砜	Dimethyl Sulfoxide	DMSO
二磷酸腺苷	Adenonisine Disphosphate	ADP

中文名称	英文全称	英文缩写
反转录·聚合酶链反应	Reverse Transcription–polymerase Chain Reaction	RT–PCR
方差分析	Analysis of Variance	ANOVA
非酒精性脂肪肝	Non–Alcoholic Fatty Liver Disease	NAFLD
肥厚性心肌病	Hypertrophic Cardiomyopathy	HCM
辅助性T细胞	T helper cells	Th
腐胺	Putrescine	$C_4H_{12}N_2$·2hcl
钙离子拮抗剂	Calcium Antagonists Calcium Channel Blockers	CCB
甘油三酯	Triglyceride	TG
肝X受体	Liver X Receptor	LXR
肝脂酶	Hepatic Lipase	HL
干扰素–γ	Interferon–γ	INF–γ
高密度脂蛋白胆固醇	High–Density Lipoprotein Cholesterol	HDL–C
高脂血清	Hyperlipidemic Serum	HLS
谷胱甘肽过氧化物酶	Glutathione Peroxidase	GSH–Px
冠状动脉慢性闭塞病变	Chronic Total Occlusion	CTO
冠状动脉旁路移植术	Coronary Artery Bypass Grafting	CABG
冠状动脉粥样硬化	Coronary Atherosclerosis	CAS
冠状动脉左前降支	Coronary Artery Left Anterior Descending	LAD
光学相干断层扫描	Optical Coherence Tomography	OCT
胱天蛋白酶募集结构域	Caspase Recruitment Domain	CARD
过氧化氢	Hydrogen Peroxide	H_2O_2
过氧化物酶体增殖蛋白活化受体	Peroxisome Proliferator–Activated Receptor	PPAR
含有Nod样受体蛋白3	Nucleotide–binding domain (NOD)–Like Receptor Protein 3	NLRP3
核磁共振成像	Magnetic Resonance Imaging	MRI
核糖核酸酶A	Ribonuclease A	RNaseA
红芪多糖	Hedysarun Polybotrys Hard— Mazz	HPS
环磷酸鸟苷	CyclicGuanosineMonophosphate	cGMP
环氧合酶	Cyclooxygenase	COX
活化血小板	Platelet Activating Factor	PAF

中文名称	英文全称	英文缩写
活化转录因子 6	Activating Transcription Factor 6	ATF6
活性氧	Reactive Oxy Gen Species	ROS
肌酸激酶同工酶	Creatine Kinase Isoenzymes	CK–MB
基质金属蛋白酶 9	Matrix Metallopeptidase 9	MMP–9
碱性成纤维生长因子	Basic Fibroblast Growth Factor	BFGF
降钙素基因相关肽	Calcitonin Gene Related Peptide	CGRP
焦虑自评量表	Self–Rating Anxiety Scale	SAS
金属蛋白酶组织抑制剂	Tissue Inhibitor Metal Loproteinase	TIMP
经皮冠状动脉介入治疗	Percutaneous Coronary Intervention	PCI
颈内动脉	Internal Carotid Artery	ICA
颈外动脉	External Cartied Artery	ECA
颈总动脉	Common Cartied Artery	CCA
聚合酶链反应	Polymerase Chain Reaction	PCR
巨噬细胞趋化性和激活性因子	Macrophage Chemotaxis and Activating Factor	MCP–1
抗核抗体	Antinuclear Antibody	ANA
颗粒膜蛋白 140	Granular Membrane Protein 140	GMP–140
可溶性 CD40L	Soluble CD40 Ligand	sCD40L
可溶性P －选择素	sP–selectin	sP–sel
可溶性细胞间黏附分子	Soluble Intercellular Adhesion Molecule 1	sICAM–1
可溶性血管细胞黏附分子	Soluble Vascular Cell Adhesion Molecule–1	sVCAM–1
扩张型心肌病	Dilated Cardiomyopathy	DCM
辣根过氧化物酶	Horseradish Peroxidase	HRP
雷帕霉素（即西罗莫司）	Rapamycin	RAP
西罗莫司靶蛋白	Mammalian Target of Rapamycin	mTOR
离心管	Eppendorf	EP
亮氨酸重复序列	Leucine Rich Repeat	LRR
磷酸二酯酶	Phosphodiesterase	PDE
磷酸化 Akt	Phosphorylation Protein Kinase B	P–Akt
磷酸化 mTOR	Phosphorylation Mammalian Target of Rapamycin	p–mTOR

中文名称	英文全称	英文缩写
磷酸盐缓冲液	Phosphate Buffered Saline	PBS
磷脂酰肌醇 -3，4，5- 三磷酸	Phosphatidylinositol-3，4，5-Triphosphate	PIP3
硫代巴比妥酸	Thiobarbituric Acid	TBA
硫氧还蛋白相互作用蛋白	Thioredoxin Interacting Protein	TXNIP
驴抗羊异硫氰酸荧光素抗体	Fluorescein Isothiocyanate-IgG	FITC-IgG
氯化硝基四氮唑蓝液	Nitrotetrazolium Blue Chloride	NBT
脉压	Pulse Pressure	PP
酶联免疫吸附测定	Enzyme-Linked Immunosorbent Assay	ELISA
每搏输出量	Stroke Volume	SV
每日 3 次	Three Times a Day	Tid
美国国立卫生研究院卒中量表	National Institute of Health Stroke Scale	NIHSS
美国心脏协会	American Heart Association	AHA
迷迭香酸	Rosmarinic Acid	Rosa
免疫球蛋白 G	Immunoglobulin G	IgG
免疫球蛋白重链结合蛋白	Immunoglobulin Heavy Chain Binding Protein	Bip
脑梗死	Cerebral Infarction	CI
内膜厚度	Intimal Thickness	IT
内膜中层厚度	Intima-Media Thickness	IMT
内皮素	Endothelin	ET
内皮细胞生长因子	Endothelial Cell Growth Factor	ECGF
内皮型一氧化氮合酶	Endothelial Nitric Oxide Synthase	Enos/NOS
内质网	Endoplasmic Reticulum	ER
内质网应激	Endoplasmic Reticulum Stress	ERS
尼曼匹克 C1 样蛋白 1	Niemann-Pick C1-Like 1	NPC1L1
凝血活酶时间	Activated Partial Thromboplastin Time	APTT
凝血酶原时间	Prothrombin Time	PT
牛磺酸	Taurine	Tau
牛津郡社区脑卒中项目	Oxfordshire Community Stroke Project	OCSP
平滑指数	Smoothness Index	SI

中文名称	英文全称	英文缩写
平均血小板体积	Mean Platelet Volume	MPV
葡萄糖调节蛋白 78	Glucose Regulated Protein 78kd	GRP78
前列环素	Epoprostenol	PGI2
前列腺素	Prostaglandin	PG
羟脯氨酸	Hydroxyproline	HYP
清脑益智方	Qing Nao Yi Zhi Fang	QNYZ
缺血性心脏病	Ischemic Heart Disease	IHD
缺氧诱导因子 -1 α	Hypoxia-inducible Factor-1 α	HIF-1 α
热蛋白结构域	Pyrin Domain	PYD
热休克蛋白 60	Heat Shock Protein 60	HSP60
人脐静脉内皮细胞	Human Umbilical Vein Endothelial Cells	HUVEC
人脐静脉内皮细胞株	Human Vascular Endothelial Cell	HVEC
溶血磷脂酸	Lysophosphatidic Acid	LPA
乳酸脱氢酶	Lactic Dehydrogenase	LDH
噻唑蓝	Thiazolyl Blue Tetrazolium Bromide	MTT
三磷酸腺苷结合盒亚家族 G5	ATP-Binding Cassette Sub-Family G Member 5	ABCG5
三七总皂苷	Panax Notoginseng Saponins	PNS
射血分数	Ejection Fraction	EF
神经细胞特异性烯醇化酶	Neuron Specific Enolase	NSE
神经型一氧化氮合酶	Neuronal Nitric Oxide Synthase	nNOS/NOS1
实时荧光定量	Quantitative real-time polymerase chain reaction	q-PCR
世界卫生组织	World Health Organization	WHO
收缩压	Systolic Blood Pressure	SBP
瘦素	Leptin	LP
舒张压	Diastolic Blood Pressure	DBP
双荧光自噬指示体系	Dual fluorescence autophagy indicator system	Mrfp-GFP-LC3
双蒸水	Double Distilled Water	DDW
丝裂原活化蛋白激酶	Mitogen-Activated Protein Kinase	MAPK
髓样分化因子	Myeloiddifferentiationfactor88	MyD88

中文名称	英文全称	英文缩写
羧甲基纤维素钠	Sodium Carboxymethyl Cellulose	CMC-Na
胎牛血清	Fetal Bovine Serum	FBS
碳酸酐酶Ⅱ	Carbonic Anhydrase Ⅱ	CA Ⅱ
糖原合成酶激酶 -3β	Glycogen Synthase Kinase-3β	GSK-3β
体质量	Bodymass	BM
同型半胱氨酸	Homocysteine	HCY
透射电子显微镜	Transmission Electron Microscope	TEM
兔磷酸化 Sma-Mad 族蛋白 2/3	Rabbit Phosphorylated SMA Mad Group Protein 2 / 3	p-Smad2/3
胞外调节蛋白激酶 1/2	Extracellular Signal-regulated Kinase 1/2	ERK1/2
晚期氧化蛋白产物	Advanced Oxidation Protein Products	Aopps
微管相关蛋白轻链 3II	Microtubule Associated Protein 1 Light Chain 3-II	LC3II
微粒体甘油三酯转运蛋白	Microsomal Triglyceride Transfer Protein	MTP
未折叠蛋白反应	Unfolded Protein Response	UPR
无复流	No-Reflow	NR
戊巴比妥钠	Pelltobarbitalum Natricum	IPTG
细胞核因子 -κB	Nuclear Factor-κB	NF-κB
细胞计数试剂盒 -8	Cell Counting Kit-8	CCK8
细胞间黏附分子 -1	Intercellular Cell Adhesion Molecule-1	ICAM-1
细胞周期蛋白 D1	Cyclin D1	Ccnd1
细胞周期蛋白依赖性激酶抑制蛋白 p27	Cyclin-Dependent Kinase Inhibitor p27	p27Kip1
纤维蛋白原	Fibrinogen	FIB
纤维帽厚度	Fibre Cap Thickness	FCT
腺苷二磷酸	Adenosine Diphosphate	ADP
相差显微镜	Phase Contrast Microscope	PCM
小鼠单核巨噬细胞白血病细胞	Mouse Monocyte Macrophage Leukemia Cells	RAW264.7
心肌成纤维细胞	Cardiac Fibroblasts Cells	CFs
心肌梗死	Myocardialinfarction	MI
心肌肌钙蛋白 T	Cardiac Troponin T	cTnT

中文名称	英文全称	英文缩写
心肌缺血 / 再灌注损伤	Myocardial Ischemia/Reperfusion Injury	MIRI
心肌组织胶原容积分数	Collagen Volume Fraction	CVF
心力衰竭	Heart Failure	HF
心率	Heart Rate	HR
心排血量	Cardiac Output	CO
心脏细胞外基质	Extracellular Matrix	ECM
心脏质量	Heart Mass	HM
心脏质量指数	Heart Mass Index	HMI
锌 – 原卟啉	Zinc protoporphyrin	ZnPPIX
信使 RNA	Messenger RNA	mRNA
需肌醇酶 1	Inositol–Requiring Enzyme 1	IRE1
选择性自噬接头蛋白 p62	Sequestosome 1	p62
眩晕评定量表的评分系统	Scoring System of Vertigo Rating Scale	DARS
眩晕障碍量表的筛查表	Dizziness Handicap Inventory	DHI–S
血管 CT 造影	CT angiography	CTA
血管紧张素 Ⅱ	Angiotensin Ⅱ	Ang Ⅱ
血管紧张素 Ⅱ 受体阻滞剂	Angiotensin Receptor Blocker	ARB
血管紧张素转化酶抑制剂	Angiotensin Converting Enzyme Inhibitors	ACEI
血管内皮细胞生长因子	Vascular Endothelial Growth Factor	VEGF
血管平滑肌细胞	Vascular Smooth Muscle Cells	VSMCs
血管外周脂肪组织	Perivascular Adipose Tissue	PVAT
血管性痴呆	Vascular Dementia	VD
血红素加氧酶 –1	Heme Oxygenase–1	HO–1
血红素加氧酶 –1 信使 RNA	Heme Oxygenase–1messenger RNA	HO–1mRNA
血浆内皮素	Endothelin	ET
血脑屏障	Blood Brain Barrier	BBB
血清素	5–Hydroxy Tryptamine	5–HT
血清血小板颗粒膜蛋白 140	Granular Membrane Protein 140	GMP–140
血栓素 A2	Thromboxane A2	TXA2

中文名称	英文全称	英文缩写
血栓素 B2	Thromboxane B2	TXB2
血小板白细胞聚集体	Platelet-Leukocyte Aggregates	PLA
血小板单核细胞聚集体	Platelet-Monocytes Aggregates	PMA
血小板聚集率	Platelet Aggregation Ratio	PAR
血小板淋巴细胞聚集体	Platelet-Lymphocyte Aggregates	PlyA
血小板糖蛋白	Platelet Glycoprotein	PG
血小板源性生长因子	Platelet-Derived Growth Factor	PDGF
血小板中性粒细胞聚集体	Platelet-Neutrophil Aggregates	PNA
血压	Blood Pressure	BP
血压变异性	Blood Pressure Variability	BPV
亚硝酸钠	Sodium Selenite	Na_2NO_2
烟雾病	Moyamoya Disease	MMD
氧化低密度脂蛋白	Oxidized Low Density Lipoprotein	ox-LDL
一氧化氮	Nitric Oxide	NO
一氧化氮合酶	Nitric Oxide Synthase	NOS
一氧化碳	Carbon Monoxide	CO
一氧化碳血红素	Carboxyhemoglobin	Hbco
乙二胺四乙酸二钠	Ethylenediaminetetraacetic Acid Disodium Salt	EDTA 二钠
乙酰胆碱	Acetylcholine	ACC
异丙醇	Isopropyl Alcohol	IPA
抑郁自评量表	Self-Rating Depression Scale	SDS
诱导型一氧化氮合成酶	Inducible Nitric Oxide Synthase	iNOS
诱导型一氧化氮合酶	Inducible Nitric Oxide Synthase	iNOS/NOS
载脂蛋白	Apolipoproteins	Apo
造血干细胞	Hematopoietic Stem Cells	HSCS
增强化学发光	Enhanced Chemiluminescence	ECL
增生细胞核抗原	Proliferating Cell Nuclear Antigen	PCNA
脂褐素	Lipofuscin	LPF
脂联素	Adiponectin	APN

中文名称	英文全称	英文缩写
肿瘤坏死因子	Tumor Necrosis Factor	TNF
转化生长因子 β	Transforming Growth Factor- β	TGF- β
自发性高血压大鼠	Spontaneous Hypertensive Rat	SHR
总胆固醇	Total Cholesterol	TC
组织纤溶酶原激活物	Tissue Plasminogen Activator	t-PA
最低必需培养基	Minimum Essential Medium	MEM
左心室质量	Left Ventricle Mass	LVM
左心室质量指数	Left Ventricle Mass Index	LVMI
血小板	Platelet	PLT

图书在版编目（CIP）数据

传承岐黄瑰宝，创新发微医理 / 张军平主编. -- 北京：华夏出版社有限公司，2021.9

（医门问津）

ISBN 978-7-5080-9901-9

Ⅰ. ①传… Ⅱ. ①张… Ⅲ. ①心脏血管疾病—中西医结合疗法②脑血管疾病—中西医结合疗法 Ⅳ.①R540.5②R743.05

中国版本图书馆 CIP 数据核字（2020）第 020694 号

传承岐黄瑰宝，创新发微医理

主　　编　张军平
责任编辑　梁学超　颜世俊

出版发行　华夏出版社有限公司
经　　销　新华书店
印　　刷　三河市万龙印装有限公司
装　　订　三河市万龙印装有限公司
版　　次　2021 年 9 月北京第 1 版
　　　　　　2021 年 9 月北京第 1 次印刷
开　　本　787×1092　1/16 开
印　　张　24.5
字　　数　442 千字
定　　价　119.00 元

华夏出版社有限公司　地址：北京市东直门外香河园北里 4 号　邮编：100028
网址: www.hxph.com.cn　电话：（010）64663331（转）

若发现本版图书有印装质量问题，请与我社营销中心联系调换。